病理学与病理生理学

（供护理、助产、临床医学、医学技术等专业用）

主　编　宋晓环　李宪孟

副主编　高　寒　郭风振　关　鑫　胡　玲

编　者　（以姓氏笔画为序）

王　枫（山东中医药高等专科学校）

卢琳琳（邢台医学高等专科学校）

关　鑫（泰山护理职业学院）

李宪孟（山东医学高等专科学校）

吴晓岚（辽宁医药职业学院）

余园媛（重庆医药高等专科学校）

宋晓环（长春医学高等专科学校）

周　晓（山东医学高等专科学校）

胡　玲（重庆三峡医药高等专科学校）

姚晓媛（长春医学高等专科学校）

高　寒（长春医学高等专科学校）

郭风振（邢台医学高等专科学校）

中国健康传媒集团

中国医药科技出版社

内容提要

　　本教材是"全国高职高专院校护理类专业核心教材"之一。根据全套教材的总体编写思路和原则，结合护理类专业人才培养目标及病理学与病理生理学的课程标准要求编写而成。本教材包括病理学与病理生理学两部分，内容涵盖了高等职业教育护理类专业病理学与病理生理学教学要求的全部内容，并对接护士执业资格考试要求。本教材为书网融合教材，即纸质教材有机融合电子教材、教学配套资源（PPT、微课、题库等）、题库系统、数字化教学服务（在线教学、在线作业、在线考试），使教学资源更加多样化、立体化。

　　本教材供高职高专院校护理、助产、临床医学、医学技术等专业使用。

图书在版编目（CIP）数据

病理学与病理生理学/宋晓环，李宪孟主编 . —北京：中国医药科技出版社，2021.12
全国高职高专院校护理类专业核心教材
ISBN 978 – 7 – 5214 – 2918 – 3

Ⅰ. ①病…　Ⅱ. ①宋…　②李…　Ⅲ. ①病理学 – 高等职业教育 – 教材　②病理生理学 – 高等职业教育 – 教材　Ⅳ. ①R36

中国版本图书馆 CIP 数据核字（2021）第 253594 号

美术编辑　陈君杞
版式设计　友全图文

出版　**中国健康传媒集团** | 中国医药科技出版社
地址　北京市海淀区文慧园北路甲 22 号
邮编　100082
电话　发行：010 – 62227427　邮购：010 – 62236938
网址　www.cmstp.com
规格　889mm×1194mm $^1/_{16}$
印张　21 $^1/_4$
字数　667 千字
版次　2021 年 12 月第 1 版
印次　2024 年 1 月第 4 次印刷
印刷　三河市万龙印装有限公司
经销　全国各地新华书店
书号　ISBN 978 – 7 – 5214 – 2918 – 3
定价　**79.00 元**

获取新书信息、投稿、为图书纠错，请扫码联系我们。

党的二十大报告指出，要办好人民满意的教育，全面贯彻党的教育方针，落实立德树人根本任务，培养德智体美劳全面发展的社会主义建设者和接班人。教材是教学的载体，高质量教材在传播知识和技能的同时，对于践行社会主义核心价值观，深化爱国主义、集体主义、社会主义教育，着力培养担当民族复兴大任的时代新人发挥巨大作用。

为了贯彻党的二十大精神，落实国务院《国家职业教育改革实施方案》文件精神，将"落实立德树人根本任务，发展素质教育"的战略部署要求贯穿教材编写全过程，充分体现教材育人功能，深入推动教学教材改革，中国医药科技出版社在院校调研的基础上，于2020年启动"全国高职高专院校护理类、药学类专业核心教材"的编写工作。在教育部、国家药品监督管理局的领导和指导下，在本套教材建设指导委员会和评审委员会等专家的指导和顶层设计下，根据教育部《职业教育专业目录（2021年）》要求，中国医药科技出版社组织全国高职高专院校及其附属机构历时1年精心编撰，现该套教材即将付梓出版。

本套教材包括护理类专业教材共计32门，主要供全国高职高专院校护理、助产专业教学使用；药学类专业教材33门，主要供药学类、中药学类、药品与医疗器械类专业师生教学使用。其中，为适应教学改革需要，部分教材建设为活页式教材。本套教材定位清晰、特色鲜明，主要体现在以下几个方面。

1. 体现职业核心能力培养，落实立德树人

教材应将价值塑造、知识传授和能力培养三者融为一体，融入思想道德教育、文化知识教育、社会实践教育，落实思想政治工作贯穿教育教学全过程。通过优化模块，精选内容，着力培养学生职业核心能力，同时融入企业忠诚度、责任心、执行力、积极适应、主动学习、创新能力、沟通交流、团队合作能力等方面的理念，培养具有职业核心能力的高素质技能型人才。

2. 体现高职教育核心特点，明确教材定位

坚持"以就业为导向，以全面素质为基础，以能力为本位"的现代职业教育教学改革方向，体现高职教育的核心特点，根据《高等职业学校专业教学标准》要求，培养满足岗位需求、教学需求和社会需求的高素质技术技能型人才，同时做到有序衔接中职、高职、高职本科，对接产业体系，服务产业基础高级化、产业链现代化。

3. 体现核心课程核心内容，突出必需够用

教材编写应能促进职业教育教学的科学化、标准化、规范化，以满足经济社会发展、产业升级对职业人才培养的需求，做到科学规划教材标准体系、准确定位教材核心内容，精炼基础理论知识，内容适度；突出技术应用能力，体现岗位需求；紧密结合各类职业资格认证要求。

4. 体现数字资源核心价值，丰富教学资源

提倡校企"双元"合作开发教材，积极吸纳企业、行业人员加入编写团队，引入一些岗位微课或者视频，实现岗位情景再现；提升知识性内容数字资源的含金量，激发学生学习兴趣。免费配套的"医药大学堂"数字平台，可展现数字教材、教学课件、视频、动画及习题库等丰富多样、立体化的教学资源，帮助老师提升教学手段，促进师生互动，满足教学管理需要，为提高教育教学水平和质量提供支撑。

编写出版本套高质量教材，得到了全国知名专家的精心指导和各有关院校领导与编者的大力支持，在此一并表示衷心感谢。出版发行本套教材，希望得到广大师生的欢迎，对促进我国高等职业教育护理类和药学类相关专业教学改革和人才培养做出积极贡献。希望广大师生在教学中积极使用本套教材并提出宝贵意见，以便修订完善，共同打造精品教材。

数字化教材编委会

主　编　宋晓环　李宪孟
副主编　姚晓媛　高　寒　郭风振　关　鑫　胡　玲
编　者　（以姓氏笔画为序）

王　枫（山东中医药高等专科学校）

卢琳琳（邢台医学高等专科学校）

关　鑫（泰山护理职业学院）

李宪孟（山东医学高等专科学校）

吴晓岚（辽宁医药职业学院）

余园媛（重庆医药高等专科学校）

宋晓环（长春医学高等专科学校）

周　晓（山东医学高等专科学校）

胡　玲（重庆三峡医药高等专科学校）

姚晓媛（长春医学高等专科学校）

高　寒（长春医学高等专科学校）

郭风振（邢台医学高等专科学校）

前　言

　　病理学与病理生理学为医学基础学科，主要是以正常人体的形态结构、功能和代谢为基础，研究疾病发生时机体的形态结构、功能和代谢发生的变化，是医学各专业由基础医学学科向后续专业岗位学科过渡的"桥梁"。

　　本教材是"全国高职高专院校护理类专业核心教材"之一，坚持"以就业为导向，以全面素质为基础，以能力为本位"的现代职业教育教学改革方向，以满足经济社会发展、产业升级对职业人才培养的需求，根据病理学与病理生理学课程标准，以必需、够用为度选取教材内容。编写过程中紧密结合职业资格认证要求，精炼病理基础理论知识，融入课程思政内容，突出应用能力的培养，力争使病理学与病理生理学基础理论知识更好地为护理职业岗位服务。本教材供高职高专院校护理、助产、临床医学、医学技术等专业使用。

　　本教材除绪论（李宪孟）外共设立 22 章，包括病理学及病理生理学两部分，由来自全国 8 所高等医学职业院校的 12 名专业教师编写完成，涵盖了临床护理岗位必需的病理学与病理生理学全部内容。其中病理学部分主要从机体形态结构变化的角度来研究疾病的全过程，包括细胞和组织的适应、损伤与修复（姚晓媛），局部血液循环障碍（宋晓环），炎症（郭风振），肿瘤（李宪孟），心血管系统疾病（胡玲），呼吸系统疾病（高寒），消化系统疾病（关鑫），泌尿系统疾病（郭风振），女性生殖系统及乳腺疾病（余园媛），内分泌系统疾病（宋晓环），传染病（李宪孟）；病理生理学部分主要从机体功能、代谢变化的角度来研究疾病的全过程，包括疾病概论（吴晓岚），水、电解质代谢紊乱（余园媛），酸碱平衡紊乱（王枫），发热（吴晓岚），缺氧（宋晓环），休克（周晓），弥漫性血管内凝血（周晓），心力衰竭（胡玲），呼吸衰竭（高寒），肾功能衰竭（卢琳琳）及肝性脑病（关鑫）。为方便学生学习、复习和掌握相关知识内容，加强思政教育，教材各章设有"学习目标""导学情景""看一看""练一练""想一想""护爱生命""重点回顾""目标检测"等模块；同时提供数字化资源，包括 PPT课件、题库、微课等，使教学资源更加多样化、立体化。在教材编写过程中得到了各院校的大力支持和帮助，在此致以衷心的感谢。

　　由于参编人员专业水平和编写能力所限，书中疏漏之处在所难免，恳请广大读者给予批评指正。

编　者
2021 年 9 月

目 录

绪论 …………………………………………………………………………………………………… 1

一、病理学与病理生理学的概念及任务 ……………………………………………………… 1

二、病理学与病理生理学的内容 ……………………………………………………………… 1

三、病理学与病理生理学在医学中的地位 …………………………………………………… 2

四、病理学与病理生理学的研究方法及观察方法 …………………………………………… 2

五、病理学与病理生理学的发展简史 ………………………………………………………… 3

第一章　细胞和组织的适应、损伤与修复 …………………………………………………… 5

第一节　细胞和组织的适应性反应 ………………………………………………………… 6

一、萎缩 ………………………………………………………………………………………… 6

二、肥大 ………………………………………………………………………………………… 7

三、增生 ………………………………………………………………………………………… 8

四、化生 ………………………………………………………………………………………… 8

第二节　细胞和组织的损伤 ………………………………………………………………… 9

一、变性 ………………………………………………………………………………………… 9

二、细胞死亡 …………………………………………………………………………………… 13

第三节　损伤的修复 ………………………………………………………………………… 16

一、再生 ………………………………………………………………………………………… 16

二、纤维性修复 ………………………………………………………………………………… 17

三、创伤愈合 …………………………………………………………………………………… 19

第二章　局部血液循环障碍 …………………………………………………………………… 24

第一节　充血 ………………………………………………………………………………… 25

一、动脉性充血 ………………………………………………………………………………… 25

二、静脉性充血 ………………………………………………………………………………… 26

第二节　出血 ………………………………………………………………………………… 27

一、病因及发病机制 …………………………………………………………………………… 27

二、病理变化 …………………………………………………………………………………… 28

三、结局及对机体的影响 ……………………………………………………………………… 28

第三节　血栓形成 …………………………………………………………………………… 28

一、条件及机制 ………………………………………………………………………………… 29

二、形成过程及类型 …………………………………………………………………………… 30

三、结局 ………………………………………………………………………………………… 31

　　　四、对机体的影响 ……………………………………………………………………………… 32

　　第四节　栓塞 …………………………………………………………………………………………… 32

　　　一、栓子的运行途径 …………………………………………………………………………… 32

　　　二、类型及对机体的影响 ……………………………………………………………………… 33

　　第五节　梗死 …………………………………………………………………………………………… 34

　　　一、原因及条件 ………………………………………………………………………………… 34

　　　二、类型及病理变化 …………………………………………………………………………… 35

　　　三、结局及对机体的影响 ……………………………………………………………………… 36

第三章　炎症 ……………………………………………………………………………………………… 39

　　第一节　炎症的概念及病因 …………………………………………………………………………… 39

　　　一、炎症的概念 ………………………………………………………………………………… 39

　　　二、炎症的病因 ………………………………………………………………………………… 40

　　第二节　炎症的基本病理变化 ………………………………………………………………………… 40

　　　一、变质 ………………………………………………………………………………………… 40

　　　二、渗出 ………………………………………………………………………………………… 41

　　　三、增生 ………………………………………………………………………………………… 44

　　第三节　炎症介质 ……………………………………………………………………………………… 44

　　第四节　炎症的局部临床表现和全身反应 …………………………………………………………… 45

　　　一、局部临床表现 ……………………………………………………………………………… 45

　　　二、全身反应 …………………………………………………………………………………… 45

　　第五节　炎症的类型 …………………………………………………………………………………… 46

　　　一、临床类型 …………………………………………………………………………………… 46

　　　二、病理类型及其特点 ………………………………………………………………………… 46

　　第六节　炎症的结局 …………………………………………………………………………………… 50

　　　一、痊愈 ………………………………………………………………………………………… 50

　　　二、迁延不愈 …………………………………………………………………………………… 50

　　　三、蔓延扩散 …………………………………………………………………………………… 50

第四章　肿瘤 ……………………………………………………………………………………………… 53

　　第一节　肿瘤的概念 …………………………………………………………………………………… 53

　　第二节　肿瘤的命名及分类 …………………………………………………………………………… 54

　　　一、命名 ………………………………………………………………………………………… 54

　　　二、分类 ………………………………………………………………………………………… 55

　　第三节　肿瘤的形态 …………………………………………………………………………………… 55

　　　一、大体形态 …………………………………………………………………………………… 55

　　　二、组织结构 …………………………………………………………………………………… 57

　　第四节　肿瘤的异型性 ………………………………………………………………………………… 57

　　　一、组织结构的异型性 ………………………………………………………………………… 57

　　　二、细胞的异型性 ……………………………………………………………………………… 58

　　第五节　肿瘤的生长及扩散 ……………………………………………………………… 58
　　　　一、生长 ……………………………………………………………………………… 58
　　　　二、扩散 ……………………………………………………………………………… 59
　　第六节　肿瘤的代谢特点 …………………………………………………………………… 61
　　　　一、蛋白质代谢 ……………………………………………………………………… 61
　　　　二、糖代谢 …………………………………………………………………………… 61
　　　　三、核酸代谢 ………………………………………………………………………… 61
　　　　四、酶系统的改变 …………………………………………………………………… 61
　　第七节　肿瘤的分级及分期 ………………………………………………………………… 61
　　　　一、分级 ……………………………………………………………………………… 61
　　　　二、分期 ……………………………………………………………………………… 62
　　第八节　肿瘤对机体的影响 ………………………………………………………………… 62
　　　　一、良性肿瘤对机体的影响 ………………………………………………………… 62
　　　　二、恶性肿瘤对机体的影响 ………………………………………………………… 62
　　第九节　良性肿瘤与恶性肿瘤的区别 ……………………………………………………… 63
　　第十节　癌前疾病、不典型增生及原位癌 ………………………………………………… 64
　　　　一、癌前疾病 ………………………………………………………………………… 64
　　　　二、不典型增生 ……………………………………………………………………… 64
　　　　三、原位癌 …………………………………………………………………………… 65
　　第十一节　肿瘤的病因及发病机制 ………………………………………………………… 65
　　　　一、病因 ……………………………………………………………………………… 65
　　　　二、发病机制 ………………………………………………………………………… 66
　　第十二节　常见肿瘤举例 …………………………………………………………………… 67
　　　　一、上皮组织肿瘤 …………………………………………………………………… 67
　　　　二、间叶组织肿瘤 …………………………………………………………………… 69
　　　　三、淋巴造血组织肿瘤 ……………………………………………………………… 71
　　　　四、其他肿瘤 ………………………………………………………………………… 72

第五章　心血管系统疾病 ……………………………………………………………………… 75
　　第一节　动脉粥样硬化 ……………………………………………………………………… 75
　　　　一、病因及发病机制 ………………………………………………………………… 76
　　　　二、病理变化 ………………………………………………………………………… 77
　　　　三、重要器官的动脉粥样硬化 ……………………………………………………… 79
　　第二节　冠状动脉粥样硬化性心脏病 ……………………………………………………… 80
　　　　一、心绞痛 …………………………………………………………………………… 80
　　　　二、心肌梗死 ………………………………………………………………………… 81
　　　　三、心肌硬化 ………………………………………………………………………… 82
　　　　四、冠状动脉性猝死 ………………………………………………………………… 82
　　第三节　原发性高血压 ……………………………………………………………………… 83
　　　　一、病因及发病机制 ………………………………………………………………… 83

二、类型及病理变化 ……………………………………………………………………… 84

第四节 风湿病 ………………………………………………………………………… 86

一、病因及发病机制 ……………………………………………………………………… 86

二、病理变化 ……………………………………………………………………………… 87

三、各器官的风湿性病变 ………………………………………………………………… 88

第五节 感染性心内膜炎 ……………………………………………………………… 89

一、急性感染性心内膜炎 ………………………………………………………………… 89

二、亚急性感染性心内膜炎 ……………………………………………………………… 90

第六节 心瓣膜病 ……………………………………………………………………… 91

一、二尖瓣狭窄 …………………………………………………………………………… 91

二、二尖瓣关闭不全 ……………………………………………………………………… 91

三、主动脉瓣狭窄 ………………………………………………………………………… 91

四、主动脉瓣关闭不全 …………………………………………………………………… 92

第七节 心肌炎 ………………………………………………………………………… 92

一、病毒性心肌炎 ………………………………………………………………………… 92

二、细菌性心肌炎 ………………………………………………………………………… 92

三、特发性心肌炎 ………………………………………………………………………… 93

第六章 呼吸系统疾病 ……………………………………………………………… 96

第一节 慢性支气管炎 ………………………………………………………………… 97

一、病因及发病机制 ……………………………………………………………………… 97

二、病理变化 ……………………………………………………………………………… 98

三、临床病理联系 ………………………………………………………………………… 98

四、并发症 ………………………………………………………………………………… 98

第二节 肺气肿 ………………………………………………………………………… 99

一、病因及发病机制 ……………………………………………………………………… 99

二、类型及病变特点 ……………………………………………………………………… 99

三、病理变化 ……………………………………………………………………………… 100

四、临床病理联系 ………………………………………………………………………… 100

第三节 支气管扩张 …………………………………………………………………… 101

一、病因及发病机制 ……………………………………………………………………… 101

二、病理变化 ……………………………………………………………………………… 101

三、临床病理联系 ………………………………………………………………………… 102

四、并发症 ………………………………………………………………………………… 102

第四节 支气管哮喘 …………………………………………………………………… 102

一、病因及发病机制 ……………………………………………………………………… 102

二、病理变化 ……………………………………………………………………………… 102

三、临床病理联系 ………………………………………………………………………… 103

第五节 慢性肺源性心脏病 …………………………………………………………… 103

一、病因及发病机制 ……………………………………………………………………… 103

二、病理变化 ·· 103

三、临床病理联系 ·· 104

第六节 肺炎 ·· 104

一、细菌性肺炎 ·· 104

二、病毒性肺炎 ·· 108

三、支原体肺炎 ·· 110

第七节 呼吸系统常见肿瘤 ······························ 110

一、鼻咽癌 ·· 110

二、肺癌 ·· 111

第七章 消化系统疾病 ·································· 117

第一节 胃炎 ·· 117

一、急性胃炎 ·· 117

二、慢性胃炎 ·· 118

第二节 消化性溃疡 ······································ 118

一、病因及发病机制 ·· 118

二、病理变化 ·· 119

三、临床病理联系 ·· 120

四、结局及并发症 ·· 120

第三节 病毒性肝炎 ······································ 120

一、病因及发病机制 ·· 120

二、病理变化 ·· 121

三、临床病理类型 ·· 122

第四节 肝硬化 ·· 123

一、门脉性肝硬化 ·· 123

二、坏死后肝硬化 ·· 125

三、胆汁性肝硬化 ·· 125

第五节 消化系统常见恶性肿瘤 ·························· 126

一、食管癌 ·· 126

二、胃癌 ·· 127

三、大肠癌 ·· 128

四、原发性肝癌 ·· 129

第八章 泌尿系统疾病 ·································· 133

第一节 肾小球肾炎 ······································ 134

一、病因及发病机制 ·· 134

二、病理变化 ·· 135

三、临床病理联系 ·· 135

四、常见类型及病理特点 ···································· 136

第二节 肾盂肾炎 ·· 139

　　　一、病因及发病机制 ……………………………………………………………… 139
　　　二、类型 ……………………………………………………………………………… 140
　　第三节　泌尿系统常见恶性肿瘤 ………………………………………………………… 141
　　　一、肾细胞癌 ………………………………………………………………………… 141
　　　二、肾母细胞瘤 ……………………………………………………………………… 142
　　　三、膀胱癌 …………………………………………………………………………… 143

第九章　女性生殖系统及乳腺疾病 …………………………………………………………… 147
　　第一节　子宫颈疾病 ……………………………………………………………………… 147
　　　一、慢性宫颈炎 ……………………………………………………………………… 147
　　　二、宫颈上皮内瘤变及宫颈癌 ……………………………………………………… 148
　　第二节　子宫体疾病 ……………………………………………………………………… 150
　　　一、子宫内膜异位症 ………………………………………………………………… 150
　　　二、子宫内膜增生 …………………………………………………………………… 150
　　　三、子宫肿瘤 ………………………………………………………………………… 151
　　第三节　滋养层细胞疾病 ………………………………………………………………… 152
　　　一、葡萄胎 …………………………………………………………………………… 152
　　　二、侵蚀性葡萄胎 …………………………………………………………………… 153
　　　三、绒毛膜上皮癌 …………………………………………………………………… 153
　　第四节　卵巢上皮性肿瘤 ………………………………………………………………… 154
　　　一、囊腺瘤 …………………………………………………………………………… 154
　　　二、囊腺癌 …………………………………………………………………………… 155
　　第五节　乳腺疾病 ………………………………………………………………………… 156
　　　一、乳腺增生性病变 ………………………………………………………………… 156
　　　二、乳腺纤维腺瘤 …………………………………………………………………… 156
　　　三、乳腺癌 …………………………………………………………………………… 157

第十章　内分泌系统疾病 ……………………………………………………………………… 162
　　第一节　甲状腺肿 ………………………………………………………………………… 162
　　　一、单纯性甲状腺肿 ………………………………………………………………… 162
　　　二、毒性弥漫性甲状腺肿 …………………………………………………………… 164
　　第二节　甲状腺炎 ………………………………………………………………………… 164
　　　一、桥本甲状腺炎 …………………………………………………………………… 165
　　　二、亚急性肉芽肿性甲状腺炎 ……………………………………………………… 165
　　第三节　甲状腺功能减退 ………………………………………………………………… 166
　　　一、克汀病 …………………………………………………………………………… 166
　　　二、黏液水肿 ………………………………………………………………………… 166
　　第四节　甲状腺癌 ………………………………………………………………………… 166
　　　一、乳头状癌 ………………………………………………………………………… 166
　　　二、滤泡癌 …………………………………………………………………………… 167

三、髓样癌 ·· 167

四、未分化癌 ··· 167

第五节 糖尿病 ··· 167

一、分型、病因及发病机制 ··· 167

二、病理变化 ··· 168

三、临床病理联系 ·· 169

第十一章 传染病 ·· 172

第一节 结核病 ··· 173

一、概述 ·· 173

二、肺结核 ··· 175

三、肺外器官结核病 ··· 177

第二节 伤寒 ··· 178

一、病因及发病机制 ··· 178

二、病理变化及临床病理联系 ··· 179

三、结局及并发症 ·· 179

第三节 细菌性痢疾 ··· 180

一、病因及发病机制 ··· 180

二、病理变化及临床病理联系 ··· 180

第四节 流行性脑脊髓膜炎 ··· 181

一、病因及发病机制 ··· 181

二、病理变化 ··· 181

三、临床病理联系 ·· 181

四、结局及并发症 ·· 182

第五节 流行性乙型脑炎 ··· 182

一、病因及发病机制 ··· 182

二、病理变化 ··· 182

三、临床病理联系 ·· 182

四、结局 ·· 183

第六节 肾综合征出血热 ··· 183

一、病因及发病机制 ··· 183

二、病理变化 ··· 183

三、临床病理联系 ·· 184

第七节 手足口病 ··· 184

一、病因及感染途径 ··· 184

二、病理变化 ··· 184

三、结局 ·· 184

第八节 狂犬病 ··· 184

一、病因及感染途径 ··· 185

二、临床病理联系 ·· 185

三、结局及并发症 ………………………………………………………………………… 185

第九节　常见性传播疾病 ……………………………………………………………………… 185

一、淋病 …………………………………………………………………………………… 185

二、梅毒 …………………………………………………………………………………… 186

第十节　获得性免疫缺陷综合征 ……………………………………………………………… 187

一、病因及发病机制 ……………………………………………………………………… 187

二、病理变化 ……………………………………………………………………………… 187

三、临床病理联系 ………………………………………………………………………… 188

第十二章　疾病概论 …………………………………………………………………………… 191

第一节　健康与疾病、亚健康 ………………………………………………………………… 191

一、健康 …………………………………………………………………………………… 191

二、疾病 …………………………………………………………………………………… 192

三、亚健康 ………………………………………………………………………………… 192

第二节　病因学 ………………………………………………………………………………… 192

一、疾病发生的原因 ……………………………………………………………………… 192

二、疾病发生的条件 ……………………………………………………………………… 193

第三节　发病学 ………………………………………………………………………………… 194

一、疾病发生、发展的一般规律 ………………………………………………………… 194

二、疾病发生、发展的基本机制 ………………………………………………………… 195

第四节　疾病的经过及转归 …………………………………………………………………… 196

一、疾病的经过 …………………………………………………………………………… 196

二、疾病的转归 …………………………………………………………………………… 196

第十三章　水、电解质代谢紊乱 ……………………………………………………………… 200

第一节　水、钠代谢紊乱 ……………………………………………………………………… 201

一、正常水、钠平衡 ……………………………………………………………………… 201

二、水、钠代谢紊乱 ……………………………………………………………………… 202

第二节　水肿 …………………………………………………………………………………… 205

一、分类、特点 …………………………………………………………………………… 205

二、发生机制 ……………………………………………………………………………… 206

三、对机体的影响 ………………………………………………………………………… 207

四、常见类型 ……………………………………………………………………………… 207

五、治疗原则 ……………………………………………………………………………… 208

第三节　钾代谢紊乱 …………………………………………………………………………… 209

一、低钾血症 ……………………………………………………………………………… 209

二、高钾血症 ……………………………………………………………………………… 210

第十四章　酸碱平衡紊乱 ……………………………………………………………………… 215

第一节　酸碱平衡及其调节 …………………………………………………………………… 215

一、酸碱物质的来源 ……………………………………………………………………… 215

二、酸碱平衡的调节 ……………………………………………………………………… 216

第二节 反映酸碱平衡的常用指标及其意义 …………………………………………… 218

一、pH 值 …………………………………………………………………………………… 218

二、动脉血二氧化碳分压 ………………………………………………………………… 218

三、标准碳酸氢盐和实际碳酸氢盐 ……………………………………………………… 218

四、缓冲碱 ………………………………………………………………………………… 219

五、碱剩余 ………………………………………………………………………………… 219

六、阴离子间隙 …………………………………………………………………………… 219

第三节 单纯型酸碱平衡紊乱 …………………………………………………………… 220

一、代谢性酸中毒 ………………………………………………………………………… 220

二、呼吸性酸中毒 ………………………………………………………………………… 221

三、代谢性碱中毒 ………………………………………………………………………… 222

四、呼吸性碱中毒 ………………………………………………………………………… 223

第四节 混合型酸碱平衡紊乱 …………………………………………………………… 225

一、双重性酸碱平衡紊乱 ………………………………………………………………… 225

二、三重性混合型酸碱平衡紊乱 ………………………………………………………… 225

第十五章 发热 ……………………………………………………………………………… 229

第一节 发热的概念及分类 ……………………………………………………………… 229

一、概念 …………………………………………………………………………………… 229

二、分类 …………………………………………………………………………………… 230

第二节 发热的原因及发生机制 ………………………………………………………… 230

一、原因 …………………………………………………………………………………… 230

二、发生机制 ……………………………………………………………………………… 231

第三节 发热的分期及其热代谢特点 …………………………………………………… 232

一、体温上升期 …………………………………………………………………………… 232

二、高热持续期 …………………………………………………………………………… 233

三、体温下降期 …………………………………………………………………………… 233

第四节 发热时机体的代谢及功能变化 ………………………………………………… 234

一、物质代谢的变化 ……………………………………………………………………… 234

二、生理功能的变化 ……………………………………………………………………… 234

第五节 发热的生物学意义 ……………………………………………………………… 235

一、有利方面 ……………………………………………………………………………… 235

二、有害方面 ……………………………………………………………………………… 236

第六节 发热的治疗原则 ………………………………………………………………… 236

一、病因治疗 ……………………………………………………………………………… 236

二、对症治疗 ……………………………………………………………………………… 236

第十六章 缺氧 ……………………………………………………………………………… 240

第一节 常用血氧指标及其意义 ………………………………………………………… 240

一、血氧分压 ………………………………………………………………… 241

二、血氧容量 ………………………………………………………………… 241

三、血氧含量 ………………………………………………………………… 241

四、动静脉血氧含量差 ……………………………………………………… 241

五、血红蛋白氧饱和度 ……………………………………………………… 241

第二节　缺氧的原因、分类及其血氧变化特点 ………………………………… 242

一、低张性缺氧 ……………………………………………………………… 242

二、血液性缺氧 ……………………………………………………………… 244

三、循环性缺氧 ……………………………………………………………… 245

四、组织性缺氧 ……………………………………………………………… 245

第三节　缺氧时机体的功能及代谢变化 ………………………………………… 247

一、呼吸系统的变化 ………………………………………………………… 247

二、循环系统的变化 ………………………………………………………… 247

三、血液系统的变化 ………………………………………………………… 248

四、中枢神经系统的变化 …………………………………………………… 248

五、组织细胞的变化 ………………………………………………………… 249

第四节　缺氧的防治原则 ………………………………………………………… 249

一、去除病因 ………………………………………………………………… 249

二、氧疗 ……………………………………………………………………… 249

三、防止氧中毒 ……………………………………………………………… 250

第十七章　休克 …………………………………………………………………… 253

第一节　休克的病因及分类 ……………………………………………………… 253

一、病因 ……………………………………………………………………… 253

二、分类 ……………………………………………………………………… 254

第二节　休克的发展过程及发生机制 …………………………………………… 254

一、休克早期 ………………………………………………………………… 254

二、休克期 …………………………………………………………………… 255

三、休克晚期 ………………………………………………………………… 256

第三节　休克时机体的代谢及功能变化 ………………………………………… 256

一、细胞代谢障碍及细胞损伤 ……………………………………………… 256

二、重要器官功能障碍 ……………………………………………………… 257

第四节　休克的防治原则 ………………………………………………………… 257

一、病因学防治 ……………………………………………………………… 257

二、发病学治疗 ……………………………………………………………… 258

第十八章　弥散性血管内凝血 …………………………………………………… 262

第一节　弥漫性血管内凝血的病因及发生机制 ………………………………… 263

一、病因 ……………………………………………………………………… 263

二、发生机制 ………………………………………………………………… 263

第二节　影响弥漫性血管内凝血的发生、发展的因素 ·· 263
　　一、单核吞噬细胞系统功能障碍 ·· 263
　　二、肝功能严重障碍 ·· 264
　　三、血液的高凝状态 ·· 264
　　四、其他因素 ·· 264
第三节　弥漫性血管内凝血的分期及分型 ·· 264
　　一、分期 ·· 264
　　二、分型 ·· 264
第四节　弥漫性血管内凝血的临床表现 ·· 265
　　一、出血 ·· 265
　　二、器官功能障碍 ·· 265
　　三、休克 ·· 266
　　四、微血管病性溶血性贫血 ·· 266
第五节　弥漫性血管内凝血的防治原则 ·· 266
　　一、防治原发病 ·· 266
　　二、改善微循环 ·· 266
　　三、重建凝血和纤溶间的动态平衡 ·· 266
　　四、密切观察患者的病情变化 ·· 267

第十九章　心力衰竭 ·· 270
第一节　心力衰竭的病因及分类 ·· 271
　　一、病因 ·· 271
　　二、分类 ·· 272
第二节　心力衰竭的发生机制 ·· 273
　　一、心肌收缩功能降低 ·· 273
　　二、心肌舒张功能障碍 ·· 274
第三节　心力衰竭时机体的代偿反应 ·· 274
　　一、心脏代偿反应 ·· 274
　　二、心外代偿反应 ·· 275
第四节　心力衰竭时机体的代谢及功能变化 ·· 275
　　一、肺淤血 ·· 275
　　二、体循环淤血 ·· 276
　　三、心输出量减少 ·· 276
第五节　心力衰竭的防治原则 ·· 277

第二十章　呼吸衰竭 ·· 281
第一节　呼吸衰竭的病因及发生机制 ·· 282
　　一、病因 ·· 282
　　二、发生机制 ·· 282
第二节　呼吸衰竭时机体的代谢及功能变化 ·· 285

一、酸碱平衡及电解质代谢紊乱 ··· 285

二、呼吸系统的变化 ·· 286

三、循环系统的变化 ·· 287

四、中枢神经系统的变化 ··· 287

五、肾功能变化 ··· 288

六、胃肠道变化 ··· 288

第三节　呼吸衰竭的防治原则 ·· 288

一、去除病因及诱因，防治原发病 ··· 288

二、畅通气道和提高通气 ··· 288

三、改善缺氧 ··· 288

四、改善内环境及重要器官的功能 ··· 289

第二十一章　肾功能衰竭 ·· 292

第一节　急性肾功能衰竭 ··· 293

一、病因及分类 ··· 293

二、发生机制 ··· 294

三、机体功能及代谢变化 ··· 295

四、防治原则 ··· 297

第二节　慢性肾功能衰竭 ··· 298

一、病因 ·· 298

二、发生机制 ··· 298

三、机体功能和代谢变化 ··· 299

四、防治原则 ··· 301

第三节　尿毒症 ··· 301

一、发生机制 ··· 302

二、机体功能和代谢变化 ··· 302

三、防治原则 ··· 303

第二十二章　肝性脑病 ··· 307

第一节　肝性脑病的病因及分类 ··· 307

一、病因 ·· 307

二、分类 ·· 308

第二节　肝性脑病的发生机制 ·· 308

一、氨中毒学说 ··· 308

二、假性神经递质学说 ··· 309

三、血浆氨基酸失衡学说 ··· 309

四、GABA 学说 ··· 310

五、其他神经毒质的作用 ··· 310

第三节　肝性脑病的诱因 ··· 310

一、氨的负荷增加 ··· 310

二、血脑屏障通透性增加 ··· 310

三、脑敏感性增加 ··· 310

第四节 肝性脑病的防治原则 ··· 311

一、防止诱因的发生 ··· 311

二、降低血氨 ··· 311

三、其他治疗措施 ··· 311

四、肝移植 ··· 311

参考文献 ··· 315

绪　论

<table>
<tr><td rowspan="8">学习目标</td><td>知识目标：</td></tr>
</table>

学习目标

知识目标：

1. 掌握　病理学与病理生理学的任务、观察方法。

2. 熟悉　病理学与病理生理学的地位、内容和研究方法。

3. 了解　病理学与病理生理学的发展简史。

技能目标：

能用动态的理论联系实际的观点学习病理学。

素质目标：

具有临床思维的理念。

📖 导学情景

情景描述：患者，女，46 岁，洗澡发现左乳腺肿块 7 天。查体：左乳腺外上象限有一肿块，大小 3.5cm×3cm×2cm，质地较硬，边界不清。术中行快速病理检查，病理诊断：左乳腺浸润性导管癌。

情景分析：活体组织检查是临床最常用的病理检查方法，对病理标本进行肉眼和显微镜观察，准确地进行病理诊断，以指导治疗和判断预后。快速冰冻病理学检查于术中对病理标本进行检查，并在 20 分钟左右的时间内对良、恶性肿瘤进行快速病理诊断，为临床医生决定手术的范围提供依据。

讨论：病理学的研究方法有哪些？病理学的观察方法有哪些？

学前导语：病理学是研究疾病的病因、发病机制、病理变化和转归规律的医学基础课，是联系基础医学和临床医学的桥梁。在疾病诊断中，病理诊断更具有直观性和客观性，为临床的最后诊断提供可靠的依据。

一、病理学与病理生理学的概念及任务

病理学与病理生理学是研究疾病的代谢、功能及形态结构等方面的改变，从而揭示疾病的病因、发病机制、病理变化和转归规律的医学基础课。疾病是一个极其复杂的过程，在致病因子的作用下，机体有关部分的代谢、功能和形态结构会发生相应改变。病理学与病理生理学的任务就是运用各种方法揭示疾病的本质，阐明疾病发生发展的规律，为疾病的预防、诊断和治疗提供科学的理论依据。其主要任务如下。①病因学：研究疾病发生的病因，包括内因、外因及其相互关系。②发病学：在病因作用下导致疾病发生、发展的机制和过程。③病理变化：疾病在发生发展过程中，机体的代谢、功能和形态结构的变化以及这些变化与临床表现之间的关系。④疾病的转归和结局。

二、病理学与病理生理学的内容

病理学侧重从形态角度研究疾病，病理生理学侧重从代谢和功能的角度研究疾病。本教材分为病理学和病理生理学两部分。病理学分为十一章，包括细胞和组织的适应、损伤与修复，局部血液循环障碍，炎症，肿瘤，心血管系统疾病，呼吸系统疾病，消化系统疾病，泌尿系统疾病，女性生殖系统

及乳腺疾病，内分泌系统疾病和传染病；病理生理学分为十一章，包括疾病概论，水、电解质代谢紊乱，酸碱平衡紊乱，发热，缺氧，休克，弥漫性血管内凝血，心力衰竭，呼吸衰竭，肾功能衰竭和肝性脑病。任何疾病都会有形态、代谢和功能的变化，三者相互联系，相互影响。因此病理学与病理生理学相互联系，密切相关，不能截然分开。学习这些病理知识，为专业课的学习和临床实践奠定必备的基础。学习过程中，要理论与实践相结合，病理变化与临床表现相结合。用动态的观点认识疾病，掌握疾病的一般与特殊、局部与整体、镜下与大体、结构与功能的辩证关系。

三、病理学与病理生理学在医学中的地位

病理学与病理生理学在医学中具有极其重要的地位。

在科学研究方面，病理学与病理生理学是重要的研究领域。心脑血管疾病和恶性肿瘤等重大疾病的科学研究无一不涉及病理学的内容。应用蛋白质和核酸等分子生物学技术研究疾病发生发展过程的分子病理学已成为新兴的分支学科。临床病理数据和资料（包括大体标本、病理组织切片），不仅是医学科学研究的重要材料，还是病理学教学的资料来源。

在医学教育中，病理学与病理生理学是基础医学和临床医学之间的桥梁，以解剖学、组织胚胎学、生理学、生物化学、微生物学、寄生虫学、免疫学等为基础，同时又是临床专业课程的基础。

在临床医疗工作中，活体组织检查是诊断疾病最可靠的方法。细胞学检查在发现早期肿瘤等方面具有重要作用。对不明原因的死亡，尸检是判断死因的最权威方法，也是提高临床诊断水平和治疗水平的重要方法。虽然医学实验室检验、内镜检查、影像学检查等技术快速发展，并在疾病诊断中发挥了重要作用，但病理诊断在很多疾病的诊断中发挥了最后确诊的作用。

四、病理学与病理生理学的研究方法及观察方法

（一）病理学与病理生理学的研究方法

1. 活体组织检查（biopsy） 根据临床需要，采用钳取、穿刺、局部切除、摘除等方法，从患者病变部位取得组织进行病理诊断，称活体组织检查（简称活检）。这是临床广泛采用的检查方法，特别对良、恶性肿瘤的鉴别具有十分重要的意义。活检标本经肉眼和显微镜检查，及时准确地进行病理诊断，以指导治疗和判断预后。在手术过程中，冰冻切片快速病理诊断可协助手术医生选择最佳的手术治疗方案。

2. 细胞学检查 通过采集病变处的细胞，涂片染色后在显微镜下观察并作出诊断。可以运用各种采集器，在口腔、食管、鼻咽、女性生殖道等病变部位直接采集病变细胞，也可从分泌物、体液及排泄物中采集细胞，还可通过内镜或细针穿刺从病变部位获取细胞。细胞学检查设备简单，操作简便。

3. 尸检（autopsy） 即对死者的遗体进行病理剖验。通过肉眼观察和显微镜观察，系统检查各器官和组织的病理变化，结合临床资料，作出全面的病理诊断和死因分析。尸检是病理学的基本研究方法之一，其主要作用包括：①确定诊断，查明死因，协助临床总结在诊断和治疗过程中的经验和教训，提高诊治水平；②完成医疗事故鉴定及司法鉴定，明确责任；③及时发现和确诊某些新的疾病，如传染病、地方病、流行病等，为卫生防疫部门采取防疫措施提供依据；④积累各种疾病的人体病理资料，进行科学研究，并为病理教学收集各种疾病的病理标本。

4. 动物实验 根据研究目的，运用动物实验方法在动物身上复制人类某些疾病的模型，进行观察研究，了解疾病的病因、发病机制、疾病的转归以及治疗疾病的药物疗效等。动物实验可弥补人体观察的局限和不足，并可与人体疾病进行对照研究。但是由于动物与人之间毕竟存在很大的差异，因此不能将动物实验结果不加分析地套用于人体。

护爱生命

宋慈（1186—1249），字惠父，生于南宋孝宗淳熙十三年（1186年），南宋著名法医学家，于公元1235年开创了"法医鉴定学"，因此宋慈被尊为世界法医学鼻祖。

宋慈在二十余年的官宦生涯中，先后担任四次高级刑法官，长期的专业工作经历，他积累了丰富的法医检验经验，编著了第一本法医学著作《洗冤集录》。此书一经问世就成为当时和后世刑狱官员的必备之书，被奉为"金科玉律"。此书先后被译成朝、日、法、英、荷、德、俄等多种文字，至今仍然熠熠闪光，影响深远，在中外医药学史、法医学史、科技史上留下了光辉的一页。

（二）病理学与病理生理学的观察方法

1. 大体观察　主要运用肉眼、量尺及各种衡器等辅助工具，对标本的大小、形状、颜色、硬度、表面、切面及病灶特征等进行细致地观察和测量。大体观察能够了解病变的整体形态，临床医生能够通过大体观察初步判断病变性质，为选择进一步的诊断方法提供方向。

2. 组织学观察　将病变组织做成组织切片，经不同方法染色后借助显微镜观察其细微病变，并作出病理诊断。临床上常用的染色方法是苏木精－伊红染色（HE染色）。

3. 细胞学观察　采集病变部位的脱落细胞或抽取体腔积液经离心后制成的细胞进行涂片，进行显微镜观察，以了解病变性质。常用于某些肿瘤（子宫颈癌、食管癌、肺癌）的诊断，也适用于重点人群的普查。

4. 超微结构观察　运用投射及扫描电子显微镜对细胞内部及表面的超微结构进行更细微地观察，从亚细胞和分子水平上了解细胞的病变。

5. 组织化学检查　运用某些能与组织细胞内化学成分进行特异结合的化学试剂进行特殊染色，从而辨别组织细胞内各种蛋白质、酶类、脂类、核酸、糖原等化学成分。如运用苏丹Ⅲ染色法可将细胞内的脂肪染成橘红色。

6. 免疫组织化学检查　运用抗原抗体特异性结合的特性建立起来的一种组织化学染色技术，可以观察原位抗原物质是否存在及含量等，把形态变化与分子水平的功能、代谢结合起来，在显微镜下直接观察，广泛运用于肿瘤的病理诊断和鉴别诊断。

近年来，放射自显影、显微分光光度、流式细胞、图像分析、聚合酶链反应和分子原位杂交等一系列分子生物学技术运用到医学研究中，可以对疾病的发生、发展规律获得更为深入的了解，促进病理学进入一个新的发展时期。

看一看

病理检验技术是研究应用各种科学的方法、手段和工具，以探讨疾病的发生、发展及转归规律的一门方法学，是临床病理诊断的基础。根据病理诊断的需要，把病变组织做成病理组织切片，以便在显微镜下观察组织结构特点。常规病理检验技术采用传统的甲醛固定、石蜡切片、HE染色技术，是临床病理检验中最基础、使用最多的技术方法，主要包括取材、固定、洗涤、脱水、透明、浸蜡、包埋、切片、染色、封片等多个步骤。

五、病理学与病理生理学的发展简史

病理学的发展史是人类对自身疾病认识的历史。病理学的建立和发展与社会发展、科技进步以及医学发展息息相关。

我国是世界上最早开始做尸检的国家，早在春秋战国时期就有人做过尸体解剖，并记载于秦汉时期的《黄帝内经》。隋唐时代的巢元方在《诸病源候论》中对疾病的病源和证候已有详细记载和深入的论述，尤其对内分泌和营养学方面的论述较为突出。南宋时期著名法医学家宋慈所著《洗冤集录》对尸检、伤痕病变以及中毒等均有详述，是世界上最早的法医学著作，为病理学发展做出了很大的贡献。

18 世纪中叶，意大利医学家莫尔加尼（Morgagni）根据大量尸检，详细记录了病变器官的肉眼变化，讨论了病变与临床症状的联系，从而创立了器官病理学。19 世纪中叶，随着显微镜的发明和使用，德国病理学家魏尔啸（Virchow）利用显微镜对病变组织和细胞进行了深入的观察，创立细胞病理学，并于 1858 年出版著名的《细胞病理学》，其理论和技术对医学科学的发展产生了深远的影响，为近百年来病理解剖学的发展做出了巨大的贡献。此后经过一个半世纪的探索，病理学学科体系逐渐形成并完善，用肉眼观察病变器官的大体变化称为解剖病理学，借助显微镜进行的组织学或细胞学研究称为组织病理学或细胞病理学，用电子显微镜技术观察病变细胞的超微结构变化称为超微结构病理学。

近 30 年来，免疫学、细胞生物学、分子生物学、细胞遗传学的发展以及免疫组织化学、流式细胞术、图像分析技术和分子生物学等理论和技术的应用，极大地推动了传统病理学的发展。特别是学科间的相互渗透，使病理学出现了许多新的分支学科，如免疫病理学、分子病理学、遗传病理学、计量病理学等，使得对疾病的研究从器官、组织、细胞和亚细胞水平深入到分子水平，并使形态学观察结果从定位、定性逐渐走向定量，更具客观性、重复性和可比性。随着 5G 技术的快速发展，借助图像数字化技术将病理切片转化为切片数字化图像，通过网络进行阅片、教学、科研、远程诊断和会诊，称为数字病理学。

我国的现代病理学始建于 20 世纪初。一个多世纪以来，我国病理学家在学科建设、人才培养、病理诊断和科学研究等方面做出了巨大贡献。我国是一个幅员辽阔、人口众多的国家，在疾病谱和疾病种类上都具有自己的特点。加强病理学和实验病理学的研究，对医学科学的发展和疾病的防治具有极其重要的意义。

（李宪孟）

书网融合……

习题

第一章　细胞和组织的适应、损伤与修复

学习目标

知识目标：

1. 掌握　萎缩、肥大、增生、化生的概念，类型及病理变化特点；变性的概念及类型；坏死的概念及病理变化特点，坏死的类型；肉芽组织的概念和功能。

2. 熟悉　各种类型变性及坏死的病理变化，坏死的结局；各种细胞的再生能力；瘢痕组织的概念及功能；创伤愈合的类型及各类型的特点。

3. 了解　各种组织的再生过程；创伤愈合的基本过程，影响创伤愈合的因素。

技能目标：

能用自己的语言说明"细胞和组织的适应、损伤与修复"之间存在的相互关系；能够明确认识细胞和组织的适应、损伤与修复在疾病的预防、诊断和治疗中的意义。

素质目标：

利用本章的病理知识，进行健康教育，培养全心全意为患者服务的良好医德医风。

导学情景

情景描述： 患者，男，67 岁，既往有高血压病史 25 年。反复心悸、胸闷 1 年余，2 小时前无明显诱因心悸、胸闷、胸痛进行性加重，随之面色发青，口唇发绀，呼吸心搏停止。尸检：左、右冠状动脉粥样硬化，且以左冠状动脉为重，左心室壁厚 1.5cm，有苍白色病灶。镜下大片心肌细胞核溶解消失，胞质红染，病灶周围部分心肌细胞体积增大，染色变深。脾小体中央动脉和肾入球小动脉管壁增厚、均匀粉染，管腔狭窄。

情景分析： 高血压不控制会导致患者发生死亡。尸检是病理学中常用的研究方法，对于判断患者的死因具有非常重要的意义。尸检可以对多个器官、组织细胞进行组织学检查，以明确死因。

讨论： 这位患者的心脏发生了哪些基本病变？脾脏、肾脏发生了哪些基本病变？

学前导语： 高血压会引起患者左心室增厚，心肌细胞发生肥大甚至心肌细胞坏死，肾脏、脾脏等器官细动脉壁发生玻璃样变性等。

在机体的生命活动中，当细胞、组织受到各种因素刺激时，机体的形态、结构和功能、代谢会出现相应的改变。当受到过度的生理性应激或某些较轻的病理性因素刺激时，机体可出现适应性改变，如萎缩、肥大、增生和化生。当受到的病理性因素刺激较强，超过了组织细胞的适应能力时，细胞就可能出现损伤性改变。较轻的细胞损伤是可逆的，属于可逆性损伤，如细胞水肿、脂肪变性、玻璃样变性等。严重的细胞损伤是不可逆的，属于不可逆性损伤，最终导致细胞死亡，如凝固性坏死、液化性坏死等。在长期进化过程中，细胞、组织获得了不同程度的再生能力，当细胞组织损伤后，可通过细胞再生或纤维结缔组织增生的方式进行修复。

PPT

第一节 细胞和组织的适应性反应

细胞、组织或器官对内外环境有害因素刺激产生的非损伤性的应答反应称为适应（adaptation），在一定程度上反映了机体的调整应答能力。适应在形态上表现为萎缩（atrophy）、肥大（hypertrophy）、增生（hyperplasia）和化生（metaplasia），涉及细胞体积、细胞数量或细胞分化的改变。

一、萎缩

（一）概念

发育正常的细胞、组织或器官的体积缩小称为萎缩。发生萎缩时常伴有细胞代谢降低，功能下降。有时萎缩的组织与器官还可以伴有实质细胞数量的减少。不发育或发育不全的组织器官不属于萎缩的范畴。

（二）类型

1. 生理性萎缩 指机体的某些组织、器官，随着年龄的增长而自然发生的萎缩，是生命过程的正常现象。见于青春期后胸腺的萎缩，更年期后卵巢、子宫及睾丸等性腺的萎缩等。

2. 病理性萎缩 按发生的原因不同可分为以下类型。

（1）营养不良性萎缩 ①全身营养不良性萎缩：见于慢性消耗性疾病（如糖尿病、结核病及恶性肿瘤等）。一般脂肪组织最易发生萎缩，其次是肌肉组织。②局部营养不良性萎缩：常由于局部缺血、缺氧引起，如冠状动脉粥样硬化后血管壁增厚、管腔狭窄，心肌缺乏足够血液供应导致心脏萎缩；高血压引起肾细、小动脉硬化，管腔狭窄，导致原发性颗粒性固缩肾发生。

（2）压迫性萎缩 局部组织、器官长期受到压迫引起的萎缩。如肾结石等尿路梗阻时引起肾盂积水，压迫周围肾组织，导致肾实质萎缩（图1-1）；肿瘤推挤压迫可导致邻近正常组织发生萎缩；流行性脑脊髓膜炎等引起脑积水可导致脑实质萎缩。

（3）失用性萎缩 组织、器官因长期工作负荷减少和功能、代谢低下而发生的萎缩。如下肢骨折后用石膏固定长期不活动，引起患肢肌肉发生萎缩。

（4）去神经性萎缩 由于运动神经元或轴突损伤引起所支配的组织器官发生萎缩。如脊髓灰质炎时，脊髓前角运动神经细胞发生变性、坏死，对其支配的肌肉运动失去调节作用，引起肢体肌肉发生萎缩。

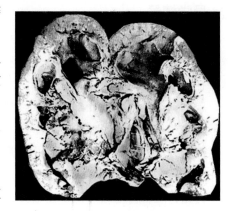

图1-1 肾压迫性萎缩

（5）内分泌性萎缩 由于内分泌腺功能下降引起相应靶器官发生的萎缩。如下丘脑-腺垂体功能低下时，可引起肾上腺、甲状腺及性腺等萎缩。

✕ 练一练1-1

长期卧床的患者下肢肌肉萎缩属于（ ）。

A. 营养不良性萎缩   B. 失用性萎缩

C. 压迫性萎缩   D. 去神经性萎缩

E. 内分泌性萎缩

答案解析

（三）病理变化

肉眼观：萎缩的器官体积缩小，重量减轻，颜色加深，功能降低。如脑萎缩时，脑体积缩小、重量减轻，脑回变窄，脑沟变宽加深，出现反应能力和记忆能力下降等；心脏萎缩时，心脏体积缩小，重量减轻，心室壁变薄，冠状动脉迂曲呈蛇行状，心肌的收缩力降低。

镜下见：萎缩器官的实质细胞体积缩小，伴有或不伴有细胞数量减少，细胞核染色加深。心肌细胞发生萎缩时其胞质内可出现脂褐素颗粒（未能被溶酶体酶彻底降解的细胞器残体）（图1-2）。间质有成纤维细胞、脂肪细胞增生。

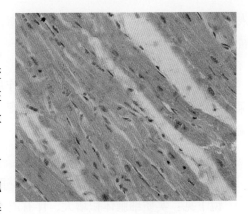

图1-2 心肌萎缩

（四）影响和结局

萎缩一般是可逆性的，消除病因后，萎缩的细胞、组织和器官可逐渐恢复正常。若病因持续存在或病变不断发展，萎缩的细胞最终可发生变性、坏死及消失。

二、肥大

（一）概念

细胞、组织和器官体积的增大称为肥大。由于细胞器和DNA含量增多，细胞的合成功能增强，导致细胞体积增大。组织器官的肥大常是由实质细胞体积增大所致，有时也可伴有实质细胞数量增加。

（二）类型

肥大分为生理性肥大和病理性肥大两种。

1. 生理性肥大 指在生理状态下，由于局部细胞、组织的代谢和功能增强而引起的肥大。如运动员骨骼肌的肥大、妊娠时子宫平滑肌的肥大等。

2. 病理性肥大 指在病理状态下，由于各种致病因素作用引起的肥大。

（1）代偿性肥大 由于相应组织、器官的工作负荷过重所致，常伴有功能的增强，具有代偿作用。如高血压时心脏后负荷增加引起的左心室向心性肥大（图1-3）；一侧肾切除或一侧肾功能丧失后，对侧肾脏发生肥大（代偿其功能）。

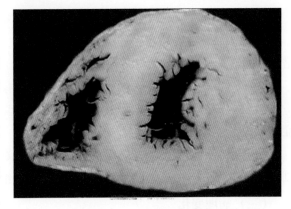

图1-3 左心室向心性肥大

❤ 护爱生命

高血压是指血液在血管中流动时对血管壁造成的压力高于正常值，是最常见的心血管疾病之一，也是导致脑卒中、冠心病、心力衰竭等疾病的重要危险因素。高血压早发现、早诊断、早治疗对于控制血压、改善症状、预防并发症极其重要，尤其对于高危人群要定期检查，对于疑似患者更应及时就诊以明确诊断。

作为医学生不仅要学好医学知识，更要将自己所学知识服务于人民。在日常生活中要积极向周围人群宣传高血压的危害性及控制高血压的必要性。①保持健康的生活方式，规律饮食，多吃粗粮、蔬菜、水果等，少吃高盐高脂饮食。②保持健康的生活习惯，多运动，规律作息，加强体育锻炼，保证人体健康运行。③在日常生活中应少抽烟，尽量不吸烟。④对于平时生活节奏快的人群，应适当减轻精神压力，保持心理平衡。

（2）内分泌性肥大　由内分泌激素作用于效应器所引起的肥大。如甲状腺功能亢进时，分泌甲状腺激素增多，引起甲状腺滤泡上皮细胞肥大；发生脑垂体腺瘤时，使生长激素分泌过多，引起成人肢端肥大症。

（三）病理变化

肉眼观：肥大的组织器官体积增大，重量增加，包膜紧张。

镜下见：实质细胞体积增大，伴有或不伴有细胞数量增多。

（四）影响和结局

肥大的细胞、组织或器官合成代谢增加、功能增强。但肥大超过一定限度时，可导致器官功能下降甚至衰竭。如心肌细胞过度肥大时，易诱发心力衰竭。

三、增生

（一）概念

组织或器官内实质细胞数量增多的现象称为增生，常引起该组织、器官体积增大和功能活跃。增生多是由于各种原因引起细胞分裂增殖加快、而细胞凋亡受到抑制的结果。

（二）类型

根据原因和性质，增生可分为生理性增生和病理性增生两种。

1. 生理性增生　指在生理状态下发生的增生。例如：血细胞的更新、月经周期中子宫内膜腺体的增生、青春期乳腺上皮的增生等。

2. 病理性增生　指在病理状态下发生的增生。

（1）内分泌性增生　常因激素异常增多引起。例如：雌激素绝对或相对增加，引起子宫内膜增生症；雄激素过多可引起前列腺增生等。

（2）再生性增生　如肾缺血或肾中毒时导致肾小管上皮细胞坏死，引起肾小管上皮细胞的再生；创伤愈合过程中，由于生长因子刺激引起成纤维细胞和毛细血管内皮细胞增生等。

（三）病理变化

肉眼观：增生的组织器官体积增大，重量增加，包膜紧张。

镜下见：实质细胞数量增多，伴有或不伴有实质细胞体积增大。

（四）影响和结局

增生具有更新、修复及防御等功能，一定程度上对机体是有益的。但过度增生会形成增生性结节，而影响器官功能。病因去除后，大部分增生可停止，如炎性增生。若细胞增生失去控制，则可演变为肿瘤。

四、化生

（一）概念

一种分化成熟的细胞转变为另一种分化成熟的细胞的过程称为化生，通常出现在分裂增殖能力比较活跃的细胞类型中。

（二）类型

化生常发生于同源性细胞之间，即发生于上皮组织细胞之间或间叶组织细胞之间。

1. 上皮组织的化生

（1）鳞状上皮化生　是最常见的被覆上皮组织的化生类型。如慢性支气管炎时，支气管的假复层纤毛柱状上皮可转化为鳞状上皮，发生鳞状上皮化生（图1-4）；慢性宫颈炎时，宫颈黏膜柱状上皮可发生鳞状上皮化生。

（2）肠上皮化生　如慢性萎缩性胃炎时，部分胃黏膜上皮可转化为大肠或小肠黏膜上皮，发生肠上皮化生（图1-5）。尤其是大肠型上皮化生，是肠型胃癌的发病基础。

2. 间叶组织的化生　多数由纤维结缔组织化生为骨、软骨或脂肪组织等，如骨化性肌炎等。

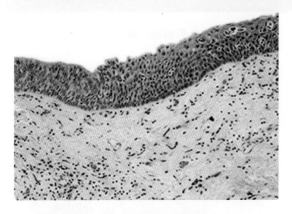

图1-4　呼吸道鳞状上皮化生

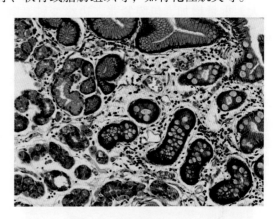

图1-5　胃黏膜肠上皮化生

（三）影响和结局

上皮组织的化生在病因消除后有可能恢复正常，但间叶组织的化生大多数是不可逆的。组织化生后虽然可增强局部抵御外界刺激的能力，但因失去原有正常组织的结构和功能，局部防御能力反而有所下降，甚至有时还可发生恶变。

第二节　细胞和组织的损伤

PPT

有害因子的刺激超过了机体的细胞和组织的适应能力，引起细胞及其间质发生物质代谢、组织化学、超微结构、光镜及肉眼可见的异常变化，称为损伤（injury）。损伤的形态改变包括变性和细胞死亡，变性为可逆性损伤，细胞死亡为不可逆性损伤。

一、变性

细胞或细胞间质受损伤后，由于细胞的物质代谢障碍，引起细胞或细胞间质内出现异常物质或正常物质异常蓄积的现象，称为变性（degeneration），属于可逆性损伤。变性常伴有器官功能下降。造成物质增多的原因是这些正常或异常物质的产生过度或产生速度过快，细胞组织缺乏相应的代谢、清除和转运利用机制所致。常见的变性有以下几种类型。

（一）细胞水肿

细胞水肿（cellular swelling）又称水样变性（hydropic degeneration），是指细胞内水和钠离子过多的积聚，导致细胞、组织及器官体积增大。常是细胞损伤中最常见最早期的形态改变，好发于心、肝、肾等器官的实质细胞。

1. 发生原因及机制　主要由缺氧、中毒、感染、高热等原因引起。以上原因可导致细胞膜受损伤，引起细胞膜通透性增高，使钠、水进入细胞内，发生细胞内水肿；也可导致线粒体受损伤，ATP 生成减少，细胞膜钠 - 钾泵功能障碍，引起细胞内钠、水潴留，发生细胞内水肿。

2. 病理变化　肉眼观：水肿的组织器官体积增大，重量增加，包膜紧张，边缘变钝，颜色苍白，混浊无光泽，似沸水烫过一样（图 1 - 6）。

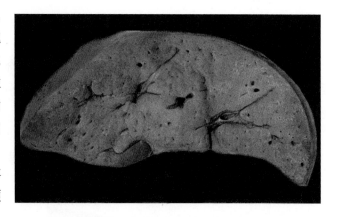

图 1 - 6　肝细胞水肿（肉眼）

镜下见：细胞体积增大，胞质疏松淡染，胞质内出现大量红染细小颗粒（图 1 - 7）（电镜下证实为肿胀的线粒体和扩张的内质网）。若细胞水肿进一步发展，胞质高度疏松呈空泡状（胞质疏松化），细胞核也会肿胀，整个细胞膨大透明如气球状，称为气球样变性（图 1 - 8），见于病毒性肝炎。

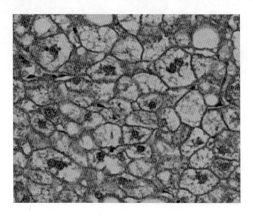

图 1 - 7　肝细胞水肿（镜下）

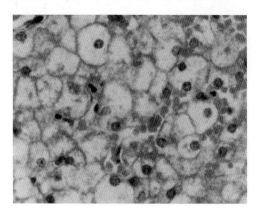

图 1 - 8　肝细胞气球样变

3. 影响及结局　细胞水肿可导致细胞功能代谢活动降低。轻度的细胞水肿，病因消除后细胞可恢复正常；若病变进一步发展，可导致细胞发生坏死。

（二）脂肪变性

脂肪变性（fatty degeneration）是指除脂肪细胞外的实质细胞内出现脂肪或脂肪异常蓄积。脂滴的主要成分是中性脂肪尤其是甘油三酯。脂肪变性主要发生在肝脏（肝细胞是脂肪代谢的重要场所）、其次为心脏、肾脏等器官的实质细胞。

1. 发生原因及机制　主要由缺氧、感染、中毒、肥胖、营养不良、糖尿病等原因引起。以肝脏为例，以上病因干扰或破坏了肝细胞的脂肪代谢，造成脂滴在肝细胞内积聚引起肝细胞脂肪变性；发生机制如下。①脂蛋白合成障碍：脂滴要与载脂蛋白结合形成脂蛋白后才能从肝细胞中运输出去进行利用。当病因作用后，使蛋氨酸、胆碱等组成载脂蛋白的重要原料缺乏，载脂蛋白合成减少、脂滴与载脂蛋白结合形成的脂蛋白减少，过多的脂滴堆积在肝细胞内，引起肝细胞发生脂肪变性。②中性脂肪合成过多：长期饥饿、糖尿病及脂肪摄入过多时，使机体中性脂肪合成增多，一旦超过肝脏的代偿能力，过多的脂滴就可堆积在肝细胞内而发生脂肪变性。③脂肪酸氧化障碍：病因作用后会导致线粒体受损伤，引起脂肪酸氧化障碍，造成肝细胞内脂滴堆积发生脂肪变性。

2. 病理变化　肉眼观：轻度脂肪变性的器官可无明显变化。随着病变发展，脂肪变性的器官体积增大，包膜紧张，边缘变钝，颜色变黄，质稍软，切面有油腻感。

镜下见：在 HE 染色的切片中，细胞内有大小不等的圆形脂肪空泡（脂滴在制片过程中被有机溶剂所溶解），严重时将细胞核挤向一侧（图 1-9）。在冷冻切片中应用苏丹Ⅲ染色，脂滴被染成橘红色，可与其他物质进行鉴别。

脂肪变性在肝小叶中的分布与其病因有一定的关系，如肝淤血时，小叶中央区缺血、缺氧严重，脂肪变性在中央区较重；磷中毒时，小叶周边区肝细胞对磷中毒更敏感，脂肪变性则主要发生于小叶周边区；严重中毒时，脂肪变性可累及全部肝细胞。显著弥漫性肝脂肪变性称为脂肪肝（fatty liver）（图 1-10），严重脂肪肝可发展为肝细胞坏死和肝硬化。

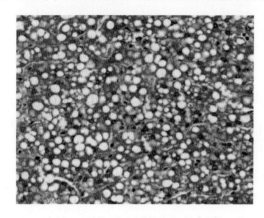

图 1-9　肝细胞脂肪变性

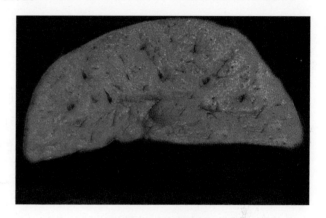

图 1-10　脂肪肝

严重贫血或慢性中毒时，心肌细胞可发生脂肪变性，常发生在左心室心内膜下尤其是乳头肌处。脂肪变性心肌呈黄色条纹，与正常心肌的暗红色条纹相间排列，状似虎皮斑纹，故称虎斑心。此外，心外膜脂肪组织增生时，可沿着心肌间质浸润到心肌细胞间，称为心肌脂肪浸润（myocardial fatty infiltration），又称脂肪心，与心肌脂肪变性不同。

3. 影响及结局　轻度脂肪变性是可逆的，一般不引起器官功能障碍，当病因消除后可恢复正常；重度脂肪变性可导致器官功能明显障碍，如重度肝细胞脂肪变性可发展为肝细胞坏死及肝硬化。

（三）玻璃样变性

玻璃样变性（hyaline degeneration）又称透明变性，是指细胞内或间质中出现半透明样的蛋白质蓄积，HE 染色呈均质红染状。

1. 结缔组织玻璃样变性　常见于纤维瘢痕组织、纤维化的肾小球及动脉粥样硬化的纤维斑块等处，是纤维组织老化的表现。肉眼观：病变组织呈灰白半透明状，质地坚韧，弹性消失。镜下见：纤维细胞及血管明显减少，胶原纤维增粗、融合形成均匀红染、半透明梁状、片块状的结构（图 1-11）。

2. 细小动脉壁玻璃样变性　又称小动脉硬化（arteriolosclerosis），常见于缓进型高血压和糖尿病时的肾、脾、脑及视网膜等脏器的细小动脉壁（图 1-12）。由于细动脉持续性痉挛，血管内皮细胞缺血、缺氧，血管通透性增高，使血浆蛋白渗入内膜下沉积，形成均质红染的玻璃样物质，引起血管管壁增厚，管腔狭窄，造成局部组织器官缺血、缺氧。玻璃样变性的血管壁弹性降低、脆性增加，易继发血管破裂出血。

3. 细胞内玻璃样变性　镜下见细胞内出现均质红染、大小不一的圆形小体。例如：肾病综合征时，肾近曲小管上皮细胞内出现许多圆形红染小滴；酒精中毒性肝病时，肝细胞胞质中出现圆形红染的马洛里小体（Mallory body）；慢性炎症时，浆细胞内免疫球蛋白蓄积，出现圆形红染的拉塞尔小体（Russell body）。

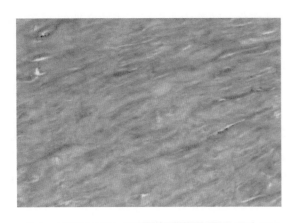

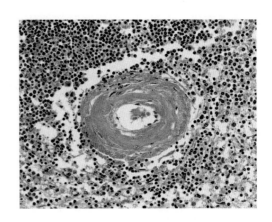

图 1-11　结缔组织玻璃样变性　　　　　　　　图 1-12　脾细动脉壁玻璃样变性

（四）淀粉样变性

淀粉样变性（amyloid degeneration）是指细胞间质内淀粉样蛋白质-黏多糖复合物蓄积，因与淀粉遇碘反应相似故得名。分为全身性和局部性（见于皮肤、肺、膀胱等，与慢性炎症有关）两种。镜下见：细胞间质呈淡红色的均质状，并显示淀粉样呈色反应。

（五）黏液样变性

黏液样变性（mucoid degeneration）是指细胞间质内黏多糖（如透明质酸、葡萄糖胺聚糖等）和蛋白质蓄积，常见于风湿病、动脉粥样硬化及间叶组织肿瘤等。镜下见：细胞间质疏松，有多突起的星芒状纤维细胞散在于灰蓝色的黏液样基质中。

（六）病理性色素沉着

在病理情况下，某些色素增多并积聚在细胞内外，称为病理性色素沉着。

1. 含铁血黄素　是巨噬细胞吞噬、降解红细胞的血红蛋白产生 Fe^{3+}，与蛋白质结合形成的金黄色或棕褐色的铁蛋白微粒聚集体，可被普鲁士蓝染成蓝色。见于慢性肺淤血、陈旧性出血及溶血性贫血等疾病。

2. 胆红素　是正常胆汁的主要色素，是巨噬细胞吞噬衰老红细胞后的产物，不含铁，呈棕黄色或黄绿色的小颗粒或团块。当血中胆红素增高时，可使皮肤黏膜等组织黄染，称为黄疸。

3. 黑色素　是黑色素细胞合成的黑褐色的内源性色素。色素痣、黑色素瘤、基底细胞癌及某些慢性炎症等，黑色素可局部增多。肾上腺皮质功能低下（如艾迪生病）患者，全身的皮肤、黏膜可出现黑色素沉着。

4. 脂褐素　是细胞内自噬溶酶体中未被消化的细胞器碎片残体，呈黄褐色微细颗粒。脂褐素沉积见于老年人和慢性消耗性疾病的患者，在萎缩心肌细胞和肝细胞的胞质内出现大量脂褐素颗粒。

👁‍🗨**看一看**

病理性钙化也是一种可逆性损伤，是指在骨与牙齿以外的组织内有固体性钙盐沉积。主要是磷酸钙和碳酸钙沉积在细胞外或细胞内，镜下呈蓝色颗粒状。分为两种类型。①营养不良性钙化：患者血钙水平正常，钙磷代谢正常。常见于坏死灶（如干酪样坏死、脂肪组织坏死、粥样斑块坏死）、血栓、死亡的虫卵和其他异物的钙化等。②转移性钙化：常伴全身的钙、磷代谢障碍，血钙或血磷升高。甲状旁腺功能亢进及骨肿瘤等均可引起转移性钙化。

二、细胞死亡

细胞受到严重损伤时，发生不可逆性代谢、结构和功能障碍，引起细胞死亡（cell death），属于不可逆性损伤。细胞死亡包括坏死（necrosis）和凋亡（apoptosis）两种类型。

（一）坏死

坏死是指活体内局部组织、细胞的死亡。坏死细胞不仅代谢停止、功能丧失，还会引起周围组织的炎症反应。坏死多由变性发展而来，也可因致病因素较强而直接导致。

1. 病理变化　肉眼观：坏死组织范围变小，失去正常组织的光泽，颜色苍白、混浊，无弹性，刺激后回缩不良，无血液供应及运动功能，切开后无新鲜血液流出，痛觉甚至触觉消失（如足坏疽）等。因此，临床上要彻底清除坏死组织，才能有利于组织的再生及修复。

镜下见：组织、细胞坏死，包括细胞核、细胞质、细胞膜和细胞间质的改变。

（1）细胞核的变化　细胞核的改变是细胞坏死的主要形态标志，主要有三种表现。①核固缩（pyknosis）：细胞核染色质浓缩，核体积缩小，染色加深，嗜碱性增强。②核碎裂（karyorrhexis）：核染色质崩解和核膜破裂，使核碎片分散在胞质中。③核溶解（karyolysis）：DNA酶和蛋白酶分解染色质DNA及核蛋白质，核染色质嗜碱性下降，核染色浅淡，最终核消失（图1-13）。

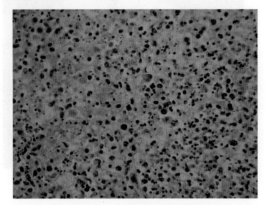

图1-13　坏死细胞核的改变

（2）细胞质的变化　细胞质结构崩解呈颗粒状，嗜酸性增强，红染。

（3）细胞膜的变化　细胞膜破裂，最后整个细胞解体消失。

（4）间质的变化　实质细胞坏死一段时间后，间质中的基质逐渐崩解液化，最后坏死组织呈片状模糊的红染、无结构物质。

2. 类型　坏死通常分为凝固性坏死、液化性坏死及纤维蛋白样坏死三种基本类型。另外，还有干酪样坏死、脂肪坏死、坏疽等一些特殊类型的坏死。

（1）凝固性坏死（coagulative necrosis）　坏死组织的蛋白质发生凝固且溶酶体酶水解作用较弱时，坏死区呈灰黄色或灰白色、干燥质实状态称为凝固性坏死。多见于心、脾、肾等器官的贫血性梗死。肉眼观：坏死区呈灰白或灰黄色，质地坚硬，坏死周围形成充血、出血和炎症反应带，与健康组织分界清楚（图1-14）。镜下见：坏死组织的细胞结构消失，但细胞外形和组织结构轮廓仍可保存较长时间（图1-15）。

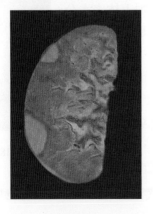

图1-14　肾凝固性坏死（肉眼）

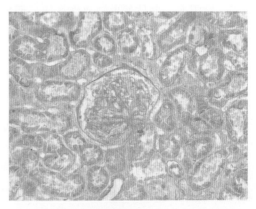

图1-15　肾凝固性坏死（镜下）

（2）液化性坏死（liquefactive necrosis）　坏死组织被酶分解发生溶解液化，称为液化性坏死。可由坏死组织中可凝固的蛋白质含量少，或坏死细胞及浸润的中性粒细胞释放大量水解酶，或组织富含水分和磷脂引起。见于化脓性炎症中的脓肿、脑液化性坏死（又称脑软化）等（图1-16）。

（3）纤维蛋白样坏死（fibrinoid necrosis）　是纤维结缔组织及小血管壁常发生的一种坏死。镜下见：坏死组织结构消失，形成边界不清的颗粒状、细丝状或小条状红染无结构物质，由于染色性质与纤维蛋白相似，故称为纤维蛋白样坏死。多见于某些变态反应性疾病，如风湿病、急进性高血压、新月体性肾小球肾炎及系统性红斑狼疮等的小动脉。

（4）干酪样坏死（caseous necrosis）　是一种特殊形式的凝固性坏死，主要见于结核病。肉眼观：因病灶中含脂质较多，坏死区呈淡黄色，质地松软、细腻，形似奶酪，称为干酪样坏死（图1-17）。镜下见：红染无结构颗粒状物质，原有细胞结构及组织结构轮廓彻底消失，甚至不见细胞核碎屑。

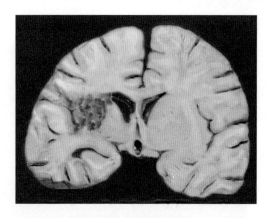

图1-16　脑液化性坏死

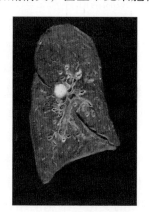

图1-17　肺门淋巴结干酪样坏死

✎ 练一练1-2

以干酪样坏死为特征性病变的疾病是（　）。

A. 病毒性肝炎　　　　　　B. 流行性乙型脑炎　　　　　C. 结核病

D. 阿米巴病　　　　　　　E. 细菌性痢疾

答案解析

（5）坏疽（gangrene）　是指局部组织较大范围的坏死，并继发不同程度的腐败菌感染，使坏死组织呈黑色或暗绿色等特殊形态的改变。腐败菌分解坏死组织产生硫化氢气体，与血红蛋白中的铁结合形成硫化铁，使坏疽组织呈黑色或暗绿色。

坏疽可分为三种类型。①干性坏疽：常发生于四肢末端，尤其是下肢。由于动脉阻塞，肢体发生缺血性坏死，而静脉血液回流正常，加上体表水分容易蒸发，坏死组织干燥（图1-18）。特点：坏疽的组织干燥、皱缩、质硬呈黑褐色，与周围健康组织分界清楚。②湿性坏疽：常发生于与外界相通的内脏器官，如肺、肠、阑尾、胆囊、子宫等。由于动脉阻塞而静脉回流也受阻，并伴淤血水肿，坏死组织湿润。特点：坏疽组织湿润，局部明显肿胀，呈暗绿色或污黑色，与周围健康组织分界不清。腐败菌感染较重，故全身中毒症状较重，伴有恶臭。③气性坏疽：属于湿性坏疽的一种特殊类型，常发生于深达肌肉的开放性创伤，合并产气荚膜梭菌、腐败弧菌等厌氧菌感染时。细菌分解坏死组织时产生大量气体，使坏死组织内含气泡呈蜂窝状，按之有捻发音。气性坏疽病变发展迅速，全身中毒症状重，如不及时处理，可危及生命。

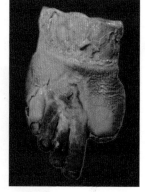

图1-18　足干性坏疽

3. 结局

（1）溶解吸收 坏死细胞或周围中性粒细胞崩解释放水解酶，分解液化坏死组织，由淋巴管或血管吸收。不能吸收的细胞碎片则由巨噬细胞吞噬清除。当坏死液化范围较大时可形成囊腔。

（2）分离排出 坏死灶较大时不能被完全溶解吸收，表皮黏膜的坏死组织被分离，形成缺损。皮肤、黏膜组织坏死脱离后，留下的较浅的缺损称为糜烂（erosion）；留下的较深的缺损称为溃疡（ulcer）。肺、肾等内脏器官组织坏死液化后，通过支气管、输尿管等自然管道排出，局部残留的空腔称为空洞（cavity）。深部组织坏死后形成的开口于皮肤、黏膜表面的深在性盲管称为窦道（sinus）。连接于两个内脏器官或者从内脏器官通向体表的具有两端开口的通道样缺损称为瘘管（fistula）。

（3）机化和包裹 坏死组织不能完全溶解吸收或分离排出，则由增生的肉芽组织长入并取代坏死组织、血栓或其他异物的过程，称为机化（organization）。坏死病灶较大难以吸收或机化时，由周围增生的肉芽组织将其包绕，称为包裹（encapsulation）。机化和包裹的肉芽组织最终形成瘢痕组织。

（4）钙化 在陈旧性坏死组织内发生钙盐和其他矿物质沉积，引起营养不良性钙化。

4. 对机体的影响 坏死对机体的影响取决于下列因素。

（1）坏死细胞的生理重要性 如大量心、脑细胞坏死，可引起严重后果。

（2）坏死细胞的数量 如急性重型病毒性肝炎时，广泛的肝细胞坏死，可导致患者死亡。

（3）坏死细胞所在器官的再生能力 如表皮细胞再生能力较强，损伤坏死后，其结构和功能容易恢复，而神经细胞、心肌细胞等损伤坏死后无法再生。

（4）坏死器官的储备代偿能力 如肺、肾是成对器官，储备代偿能力较强，手术切除部分后也不会明显影响其功能。

？ 想一想1-1

坏死的类型有哪些？坏死后会出现什么样的结局？

答案解析

（二）凋亡

在生理或病理状态下，活体局部组织单个细胞或小团细胞发生的程序性死亡称为细胞凋亡（apoptosis），是细胞主动性死亡方式，在形态和生化特征上都有别于坏死。细胞凋亡与坏死的比较见表1-1。

表1-1 细胞凋亡与坏死的比较

	凋亡	坏死
机制	基因调控的程序性细胞死亡，主动进行（自杀性）	意外事故性细胞死亡，被动进行（他杀性）
诱因	生理性或轻微病理性刺激因子	病理性刺激因子
死亡范围	散在的单个或数个细胞	多为连续的大片细胞
形态特征	细胞固缩，核染色质边聚，质膜完整，形成凋亡小体	核固缩、核碎裂、核溶解
周围反应	不引起炎症反应和再生修复，凋亡小体可被邻近细胞吞噬	引起炎症反应和再生修复
基因组DNA	有控降解	随机降解
意义	生理性或病理性死亡	病理性死亡

细胞凋亡的形态学变化大致可分为三个阶段。第一阶段：细胞体积缩小，胞膜皱缩，细胞器变致密，核体积缩小，核仁消失，染色质边聚，形成新月形致密小斑块。第二阶段：细胞核裂解，细胞膜内陷，细胞质生出芽突并脱落，形成含有核碎片和（或）细胞器成分的红染小体，称为凋亡小体。第

三阶段：调亡小体被邻近巨噬细胞、上皮细胞等识别、吞噬、降解。

适度的调亡可保证正常的生长发育，如在胚胎发育过程中，指或趾间隙的形成；可清除突变、衰老的细胞，发挥机体的防御和免疫功能，维持机体的内环境稳态等。调亡失调可引起疾病。若细胞调亡不足或缺乏可引起肿瘤、自身免疫性疾病、病毒感染性疾病等；若细胞调亡过度可引起免疫缺陷疾病（如艾滋病）、神经元退行性疾病（如帕金森病、阿尔茨海默病等）、心血管疾病（如心力衰竭、缺血 – 再灌注损伤等）。

第三节　损伤的修复

PPT

损伤造成机体局部细胞和组织丧失，机体对缺损进行修补恢复的过程称为修复（repair）。修复后可完全或部分恢复原有组织的结构和功能。修复过程可分为两种不同形式，一种是由损伤周围同种细胞进行修复称为再生（regeneration）；另一种是由纤维结缔组织进行修复称为纤维性修复。多数情况下，由于有多种组织发生损伤，所以两种修复方式常同时存在。

一、再生

（一）概念

机体局部细胞和组织损伤后，由周围健康同种细胞增殖进行修复的过程，称为再生。

（二）类型

1. 生理性再生　是指在生理过程中某些细胞、组织不断老化、消亡，由新生同种细胞不断补充，从而保持原有细胞、组织的结构和功能的再生。如子宫内膜的周期性脱落由基底部细胞再生修复；红细胞平均寿命约为 120 天，新生的红细胞会不断地从淋巴造血器官输出进行补充；表皮的角化细胞不断脱落，由表皮的基底细胞再生补充等。

2. 病理性再生　是指病理状态下细胞、组织损伤后发生的再生。

（1）完全性再生　指组织受损较轻，死亡细胞常由同类细胞进行再生补充，完全恢复原有组织的结构和功能，如腺上皮损伤后，若基底膜未破坏，可由残留的细胞增生恢复原有腺上皮的结构与功能。

（2）不完全性再生　指组织受损严重、缺损过大或再生能力较弱的细胞死亡，常由肉芽组织增生修补，以后形成瘢痕，不能恢复原有组织的结构和功能。

（三）不同类型细胞的再生潜能

机体各种细胞、组织具有不同的再生能力。一般而言，低等动物的细胞、组织比高等动物的细胞、组织再生能力强；分化程度低的细胞、组织比分化程度高的细胞、组织再生能力强；生理状态下经常更新的细胞、组织及平常易受损的细胞、组织有较强的再生能力。按再生能力的强弱，人体细胞可分为三类。

1. 不稳定细胞（labile cells）　又称持续分裂细胞（continuously dividing cell），这类细胞再生能力非常强，一直在不断地增殖，以替代衰老死亡的细胞。如表皮细胞，消化道、呼吸道及泌尿生殖道的被覆上皮细胞、间皮细胞、淋巴及造血细胞等。

2. 稳定细胞（stable cells）　又称静止细胞（quiescent cell），在生理情况下这类细胞再生能力不明显，当受到损伤和刺激时，则表现出较强的再生能力。包括各种腺体或腺样器官的实质细胞，如肝、胰、内分泌腺、汗腺、皮脂腺等和肾小管上皮细胞，还包括原始间叶组织的细胞，如骨细胞、成纤维细胞、血管内皮细胞、软骨细胞等。平滑肌细胞也属于稳定细胞，它的再生能力较弱。

3. 永久性细胞（permanent cells）　又称非分裂细胞（nondividing cell），这类细胞再生能力非常弱或无再生能力。如神经细胞、心肌细胞和骨骼肌细胞。不包括神经纤维，只要神经细胞存活的情况下，损伤的神经纤维可完全再生。

（四）各种组织的再生过程

1. 被覆上皮的再生　鳞状上皮缺损后，由创缘或底部的基底层细胞分裂增生，向缺损中心迁移，增生分化为鳞状上皮。柱状上皮损伤后，由邻近的基底层细胞分裂增生进行修复，新生的上皮细胞起初是立方形，以后分化为柱状细胞。

2. 腺上皮的再生　腺上皮的再生取决于腺体基底膜是否被破坏。若腺体的基底膜未被破坏，可由残存细胞分裂增生，完全恢复原来腺体的结构；若腺体的基底膜被破坏，则难以完全再生修复。

3. 纤维组织的再生　在损伤的刺激下，损伤处静止状态的纤维细胞或周围未分化的间叶细胞分化为成纤维细胞。新生的幼稚成纤维细胞体积大，两端常有突起，呈多边形或星芒状，胞核大而淡染，有 1 ~ 2 个核仁。当成纤维细胞停止分裂后，开始合成并分泌前胶原蛋白，在细胞周围的间质中形成胶原纤维，细胞逐渐成熟后转化为梭形的纤维细胞。

4. 软骨组织和骨组织的再生　软骨组织再生起始于软骨膜的增生，增生的幼稚细胞形似成纤维细胞，逐渐转变为软骨母细胞，形成软骨基质，细胞埋在软骨陷窝内变为静止的软骨细胞。软骨组织再生能力较弱，当组织缺损大时由纤维组织进行修补。骨组织的再生能力强，骨折后可完全修复。

5. 血管的再生

（1）毛细血管的再生　以出芽方式来完成。首先在蛋白水解酶的作用下基底膜分解，该处血管内皮细胞分裂增生形成突起的幼芽，随后内皮细胞向前移动形成一条实心细胞索，在血流冲击下可出现管腔，形成新生的毛细血管，进一步吻合构成毛细血管网。新生的毛细血管基底膜不完整，内皮细胞间隙大，所以管壁的通透性较高。为适应功能的需要，有的毛细血管闭锁消失，有的毛细血管不断改建，有些管壁增厚发展为小动脉、小静脉。

（2）大血管的修复　大血管离断后需要手术吻合，吻合端两侧内皮细胞分裂增生并互相连接，恢复原有的内膜结构。但离断的平滑肌不能完全再生，主要由肉芽组织增生修复，最后形成瘢痕组织。

6. 神经组织的再生　脑和脊髓的神经细胞坏死后不能再生，由神经胶质细胞增生修复形成胶质瘢痕。当外周神经纤维受损断裂时，若与其相连的神经细胞仍然存活，则可完全再生；若离断神经纤维两端相隔太远或两端之间有其他组织阻隔，再生神经纤维不能到达远端，与周围增生的纤维结缔组织混杂在一起，卷曲成团，形成创伤性神经瘤，可引起顽固性疼痛。

二、纤维性修复

各种疾病或创伤引起的组织损伤，不能完全再生修复时，则由肉芽组织增生填补组织缺损，最后肉芽组织成熟形成瘢痕组织，这种修复称为纤维性修复。

（一）肉芽组织 🅔 微课

1. 概念　肉芽组织（granulation tissue）是由新生的薄壁毛细血管、增生的成纤维细胞及炎细胞构成的幼稚的血管结缔组织。

2. 病理变化　肉眼观：健康的肉芽组织表面呈颗粒状、鲜红色、柔软湿润、触之易出血，但无痛觉，形似鲜嫩的肉芽。有时可形成不健康的肉芽组织，表现为表面颗粒不均匀、苍白水肿、松弛无弹性、不易出血，分泌物多甚至有脓苔等，需要及时将其清除，才有利于创伤的愈合。

镜下见：大量新生毛细血管对着创面垂直生长，以小动脉为轴心，周围形成呈袢状弯曲的毛细血管网。大量增生的成纤维细胞散在分布于毛细血管网之间，其体积较大，胞质两端常有突起，可见核仁。此外，有大量炎细胞浸润，常以巨噬细胞为主，也有多少不等的中性粒细胞及淋巴细胞。早期肉芽组织无神经末梢，故无痛觉和触觉（图1-19）。

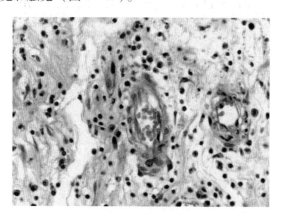

图1-19 肉芽组织

? 想一想1-2

如何识别健康的肉芽组织？

答案解析

3. 肉芽组织的功能

（1）抗感染保护创面。

（2）填补伤口，连接组织缺损。

（3）机化或包裹坏死组织、血凝块、血栓、炎症渗出物和其他异物。

4. 结局 组织损伤2~3天后出现肉芽组织，随后成纤维细胞逐渐成熟、炎细胞消失、毛细血管闭合，最终形成瘢痕组织。

（二）瘢痕组织

1. 概念 瘢痕组织（scar）是指肉芽组织经改建成熟形成的纤维结缔组织。

2. 病理变化 肉眼观：局部呈收缩状态，颜色苍白或灰白色，半透明状，质地坚韧并缺乏弹性（图1-20）。

镜下见：瘢痕组织主要由大量平行排列或交错分布的胶原纤维束构成，纤维束常发生玻璃样变性，同时纤维细胞较少，血管也减少。

3. 对机体的影响

（1）有利的方面 ①瘢痕组织可长期填补并连接组织缺损，保持组织器官的完整性。②瘢痕组织含有大量胶原纤维，可保持组织器官的坚固性。

（2）不利的方面 ①瘢痕收缩，可使管状器官

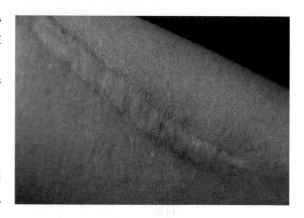

图1-20 瘢痕组织

狭窄或扩张，特别是发生在关节附近或重要器官的瘢痕，常引起关节挛缩或活动受限。如胃溃疡及十二指肠溃疡瘢痕修复时，可导致幽门狭窄及梗阻。②瘢痕性黏连，特别是发生在器官之间或器官与体腔之间的瘢痕，常引起不同程度的影响。如发生心包炎、胸膜炎时，渗出过多的纤维素未被吸收，则

肉芽组织增生并将其机化，导致心包膜及胸膜发生纤维性黏连，影响器官的功能。③器官硬化，器官内广泛损伤引起纤维化及玻璃样变性时，可导致器官硬化。如病毒性肝炎引起肝硬化。④瘢痕疙瘩，瘢痕组织过度增生突出于皮肤表面形成肥大性瘢痕，并向周围不规则地扩延，临床上称为"蟹足肿"，一般认为与体质有关。在临床上，特别是做美容手术时，对瘢痕体质的人一定要慎重，否则会形成瘢痕疙瘩。⑤瘢痕膨出，若胶原纤维形成不足或持久承受过大的压力，加之瘢痕组织缺乏弹性，可造成瘢痕膨出。如心肌梗死后，由肉芽组织增生修复形成瘢痕，当心腔内压增高时，可引起室壁瘤形成；若发生在腹壁可形成腹壁疝等。

三、创伤愈合

创伤愈合（healing of wound）是指机体在外力作用下，组织出现断裂或缺损后的愈复过程，表现为各种组织再生和肉芽组织增生、瘢痕形成等各种过程的协同作用。

（一）皮肤创伤愈合

1. 创伤愈合的基本过程　以皮肤手术切口为例，叙述创伤愈合的基本过程。

（1）伤口的早期变化　伤口局部有不同程度的组织坏死和血管断裂出血，数小时后出现炎症反应，表现为充血、液体渗出及炎细胞游出等，引起局部皮肤红肿。血液很快凝固形成痂皮，起着临时填充和保护伤口的作用。

（2）伤口收缩　受伤后第2~3天，伤口边缘的整层皮肤和皮下组织在新生的肌成纤维细胞牵拉作用下向中心移动，使创面缩小，14天左右伤口停止收缩。

（3）肉芽组织增生和瘢痕形成　受伤后第3天在伤口底部及边缘肉芽组织开始增生，并逐渐填平伤口。第5~6天后成纤维细胞形成胶原纤维，随着胶原纤维越来越多，瘢痕开始形成，大约在伤后1个月瘢痕完全形成，第3个月瘢痕组织抗拉力最强，最后瘢痕中的胶原纤维与皮肤表面平行。

（4）表皮和其他组织再生　受伤24小时后，创伤边缘的基底细胞开始增生，逐渐覆盖于肉芽组织的表面，最后分化为鳞状上皮。若伤口过大（一般直径超过20cm时），再生的表皮不能将伤口完全覆盖，往往需要植皮。肌腱断裂后初期由纤维组织修复，随后通过不断加强功能锻炼，胶原纤维可逐步改建达到完全再生。毛囊、汗腺、皮脂腺等皮肤附属器完全损伤后，不能完全再生而由瘢痕修复。

2. 创伤愈合的类型　根据损伤的程度及有无感染等，可将皮肤创伤愈合分为三类。

（1）一期愈合　见于组织缺损小、创缘整齐、出血和渗出物少、对合严密且无感染和异物的伤口，如无菌性阑尾、胆囊等手术切口。这类伤口血凝块少，炎症反应轻，24~48小时表皮再生可将伤口覆盖。第3天开始肉芽组织从伤口边缘增生修复逐渐将伤口填满。第5~7天伤口两侧形成大量胶原纤维连接，此时切口达到临床愈合标准，可以拆线。数月后切口形成一条白色线状瘢痕。一期愈合时间较短、形成瘢痕较小。

（2）二期愈合　见于组织缺损较大、创缘不整齐、无法整齐对合，或伴有明显感染的伤口。这类伤口由于坏死组织多或伴有明显感染，为避免局部组织继续变性、坏死、引起炎症反应，临床上需要进行清创手术，控制感染、清除坏死组织后，伤口才能开始修复。由于伤口缺损较大，需要大量的肉芽组织增生才能将伤口填平，故伤口愈合时间较长，形成的瘢痕较大。

（3）痂下愈合　见于较浅表的皮肤创伤，如表皮擦伤等。伤口内的渗出物、血液和坏死组织在表面凝固、干燥后形成硬痂，在痂下进行的愈合过程。痂皮对伤口有保护作用，但痂皮下渗出物较多或伴有细菌感染时，痂皮可妨碍渗出物排除，需要切除痂皮，否则会影响伤口的愈合。

（二）骨折愈合

骨折（fracture）一般分为外伤性骨折和病理性骨折两种。由于骨细胞的再生能力较强，经过良好复位的单纯性外伤性骨折，数月后可完全愈合，恢复正常的结构和功能。骨折愈合的基本过程可分为以下几个阶段（图1-21）。

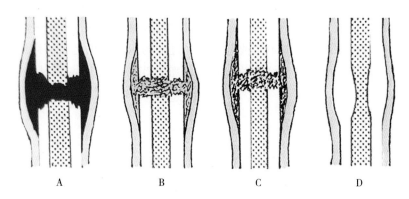

图1-21 骨折愈合示意图
A. 血肿形成；B. 纤维性骨痂形成；C. 骨性骨痂形成；D. 骨痂改建或再塑

1. 血肿形成 骨组织、骨髓富含血管，骨折后在两个断端及周围组织之间引起大量出血，形成血肿，随后血液凝固，局部可出现红肿等炎症反应。

2. 纤维性骨痂形成 骨折后2~3天，肉芽组织开始长入血肿并将其机化，形成纤维性骨痂又称为暂时性骨痂，肉眼及X线检查见骨折局部呈梭形肿胀。1周左右，肉芽组织和纤维组织进一步分化为透明软骨。纤维性骨痂可连接骨折两端，但不牢固，不能负重。此过程需2~3周。

3. 骨性骨痂形成 1周后纤维性骨痂可逐渐分化为骨母细胞和软骨母细胞，骨母细胞分泌大量基质，形成类骨组织，以后钙盐沉积转变为编织骨，形成骨性骨痂；软骨母细胞也通过软骨化骨过程转变为骨组织而形成骨性骨痂，将骨折两端牢固的连在一起。此过程需4~8周。

4. 骨痂改建或再塑 骨性骨痂中的编织骨结构不致密，骨小梁排列紊乱，达不到正常功能要求。为了满足骨骼承受力的要求，编织骨在骨母细胞和破骨细胞的协调作用下进一步改建，成为成熟的板层骨，逐渐恢复骨组织的正常结构和功能。

👁 **看一看**

影响骨折愈合的因素中除了骨细胞的再生能力外，临床上还需及时正确的复位，防止错位或有其他组织或异物的嵌塞。骨折断端需要及时牢靠的固定（如上小夹板、打石膏等），直到骨性骨痂形成。同时尽早进行全身和局部的功能锻炼，避免骨骼和肌肉发生失用性萎缩等，造成不良后果。故骨折后需要复位好、固定好、营养好，愈合才会好。

（三）影响创伤愈合的因素

1. 全身因素

（1）年龄 青少年的组织再生能力较强，当组织发生损伤和骨折后，愈合较快；而老年人则相反，组织再生能力较差，愈合缓慢，这可能与老年人的血管硬化、血液供应减少、细胞老化等有关。

（2）营养 蛋白质、维生素（特别是维生素C）、磷、钙、锌等缺乏，可影响肉芽组织和胶原纤维合成而延缓创伤愈合。如维生素C缺乏时，不易形成前胶原分子，从而影响了胶原纤维的形成，导致伤口愈合缓慢；锌缺乏可使伤口愈合延缓，可能与锌是细胞内一些氧化酶的成分有关，当发生口腔溃疡及手术后可适当补充锌以促进创伤愈合；钙和磷能促进骨折的愈合。

（3）药物 促肾上腺皮质激和肾上腺皮质激素能抑制炎症发生、肉芽组织形成及胶原纤维合成，并且能加速胶原纤维的分解，影响创伤愈合。

2. 局部因素

（1）感染与异物　细菌感染、坏死组织、异物等会影响组织的再生与修复。细菌和坏死组织可释放水解酶和毒素，溶解基质和胶原纤维，加重组织损伤，影响创伤愈合；坏死组织及异物的存在既可影响创伤的愈合，又容易继发感染；伤口感染可增加局部组织张力，使伤口裂开。因此在施行清创缝合术时，同时进行抗感染治疗。

（2）局部血液循环　良好的血液循环既可以为局部组织提供充足的氧气和营养物质，也可以促进坏死组织的吸收和控制感染。但局部血液循环不良时，如下肢静脉曲张或动脉粥样硬化时，则可导致该处伤口愈合缓慢。

（3）神经支配　自主神经损伤可使血管舒缩功能发生障碍，使受损组织器官血液供应减少。如麻风病患者的皮肤溃疡一般不易愈合，是由于麻风杆菌损伤神经而导致局部神经性营养不良引起。

（4）电离辐射　X 射线、γ 射线等均能破坏细胞，损伤小血管，抑制组织的再生，影响创伤的愈合。

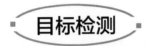

答案解析

一、选择题

【A 型题】

1. 发育正常的器官、组织及细胞体积的缩小称为（　　）。

    A. 凋亡　　　　　　B. 水样变性　　　C. 化生　　　　　D. 萎缩　　　　　E. 再生

2. 脑动脉粥样硬化引起脑萎缩属于（　　）。

    A. 生理性萎缩　　　　　　　　　　　　B. 营养不良性萎缩

    C. 压迫性萎缩　　　　　　　　　　　　D. 失用性萎缩

    E. 内分泌性萎缩

3. 肾结石患者，肾皮质变薄属于（　　）。

    A. 内分泌性萎缩　　　　　　　　　　　B. 营养不良性萎缩

    C. 压迫性萎缩　　　　　　　　　　　　D. 失用性萎缩

    E. 去神经萎缩

4. 高血压时左心室壁增厚，是由于心肌发生了（　　）。

    A. 化生　　　　　B. 萎缩　　　　　C. 增生　　　　　D. 再生　　　　　E. 肥大

5. 子宫内膜增生症是（　　）。

    A. 生理性增生　　　　　　　　　　　　B. 内分泌性增生

    C. 代偿性增生　　　　　　　　　　　　D. 不典型增生

    E. 肿瘤增生

6. 慢性支气管炎患者支气管黏膜上皮由原来的假复层纤毛柱状上皮转化为鳞状上皮，属于（　　）。

    A. 增生　　　　　B. 再生　　　　　C. 化生　　　　　D. 萎缩　　　　　E. 肥大

7. 病毒性肝炎时，肝细胞最易发生的变性是（　　）。

    A. 黏液样变性　　　B. 透明变性　　　C. 脂肪变性　　　D. 淀粉样变性　　　E. 细胞水肿

8. 脂肪变性是指（　　）。

    A. 脂肪细胞内出现脂滴或脂滴增多

    B. 组织内出现脂肪细胞

    C. 正常不见或仅见少量脂滴的细胞中出现脂滴或脂滴增多

    D. 脂肪组织中脂肪细胞增多，体积增大

    E. 组织内脂滴增多或脂肪细胞增多

9. 脑脓肿属于（　　）。

    A. 液化性坏死　　　　　　　　　　　　B. 凝固性坏死

    C. 干酪样坏死　　　　　　　　　　　　D. 坏疽

    E. 纤维蛋白样坏死

10. 判断细胞坏死的主要标志是（　　）。

    A. 细胞核的改变　　　　　　　　　　　B. 细胞质改变

    C. 细胞膜改变　　　　　　　　　　　　D. 细胞器的改变

    E. 间质的改变

11. 干性坏疽多发生于（　　）。

    A. 肺　　　　B. 肝　　　　C. 肠　　　　D. 四肢末端　　　　E. 阑尾

12. 肺结核干酪样坏死物液化，经支气管略出后可形成（　　）。

    A. 溃疡　　　　B. 瘘管　　　　C. 窦道　　　　D. 糜烂　　　　E. 空洞

13. 组织缺损后，由周围组织细胞分裂增生完成修复的过程称为（　　）。

    A. 化生　　　　B. 代偿　　　　C. 机化　　　　D. 再生　　　　E. 增生

14. 肉芽组织的功能不包括（　　）。

    A. 填补创口　　　　　　　　　　　　　B. 抗感染

    C. 恢复创伤处的功能　　　　　　　　　D. 机化

    E. 保护创面

15. 下列组织再生能力最强的是（　　）。

    A. 骨组织　　　　B. 表皮　　　　C. 神经细胞　　　　D. 骨骼肌　　　　E. 心肌细胞

【X 型题】

16. 肉芽组织主要组成成分是（　　）。

    A. 吞噬细胞　　　　B. 新生毛细血管　　C. 成纤维细胞　　　　D. 炎细胞　　　　E. 上皮细胞

17. 属于凝固性坏死的是（　　）。

    A. 心肌梗死　　　　B. 肺结核　　　　C. 脾梗死　　　　D. 肾梗死　　　　E. 脑软化

18. 细胞适应性反应包括（　　）。

    A. 化生　　　　B. 萎缩　　　　C. 增生　　　　D. 肥大　　　　E. 再生

19. 不具有再生能力的细胞是（　　）。

    A. 心肌细胞　　　　B. 表皮　　　　C. 神经细胞　　　　D. 骨骼肌细胞　　　　E. 肝细胞

20. 伤口一期愈合的特点是（　　）。

    A. 创面小　　　　　　　　　　　　　　B. 形成瘢痕小

    C. 肉芽组织少　　　　　　　　　　　　D. 创面不洁伴感染

    E. 对和整齐

二、综合问答题

1. 什么是萎缩？病理性萎缩的类型有哪些？

2. 细胞水肿的病理变化有哪些？

3. 肉芽组织有哪些功能？

三、实例解析题

患者，男，68岁，高血压病史20多年，半年前开始双下肢发凉，发麻，走路时常出现阵发性疼痛，休息后可缓解。近1个月右足剧痛，感觉消失，足趾发黑，左下肢变细。3天前生气后，突然昏迷，失语，右半身瘫痪。今晨四时二十五分呼吸心跳停止。

尸检：老年男尸，心脏明显增大，左心室壁增厚，心腔扩张。主动脉、下肢动脉及冠状动脉等内膜不光滑，有散在大小不等黄白色斑块。右胫前动脉及足背动脉管壁不规则增厚，管腔阻塞。左股动脉及胫前动脉有不规则黄白色斑块。右足趾变黑、坏死。左下肢肌肉萎缩明显。左大脑内囊有大片状出血。

讨论：患者有哪些病变？右足发黑坏死的原因是什么？左下肢萎缩属于哪种类型？

（姚晓媛）

书网融合……

重点回顾　　　　微课　　　　习题

第二章　局部血液循环障碍

学习目标

知识目标：

1. 掌握　充血、淤血、血栓形成、栓塞、梗死的概念，慢性肺淤血、慢性肝淤血的发生原因及病理变化，血栓形成的条件，栓子的运行途径，各器官梗死灶的形态。

2. 熟悉　充血、淤血的病理变化，血栓的类型及成分，栓塞的类型及对机体的影响，梗死发生的原因及条件。

3. 了解　出血、缺血的概念，内出血、外出血的区别，血栓形成的过程、结局及对机体的影响，梗死对机体的影响。

技能目标：

能根据患者的病史及临床表现初步判定发生何种局部血液循环障碍（充血、淤血、血栓形成、栓塞、梗死），并能进行临床病理分析。

素质目标：

具有爱岗敬业、严谨求实的品质。对临床手术后及长期卧床患者可能出现的局部血液循环障碍的病理过程要具有相应的预防和积极的心理疏导意识。

导学情景

情景描述：患者，男，49 岁。嗜烟酒。2 年来多次发生心前区疼痛，持续数秒钟或数分钟不等，经休息后缓解。本次在同事聚会时，出现心前区剧痛，同时伴面色苍白、出冷汗，因休息不能缓解而就诊。经检查，确诊为心肌梗死。

情景分析：心肌梗死是在冠状动脉粥样硬化引起管腔明显狭窄的基础上，若局部并发冠状血管持续性痉挛、血管内血栓形成、斑块内出血等情况，使冠状动脉循环血量急剧下降或心肌需氧量急剧增加、侧支循环不能及时有效代偿，心肌因严重、持久的缺血、缺氧而发生坏死。

讨论：何谓血栓形成？血栓有哪些类型？血栓形成的条件是什么？

学前导语：血栓形成是临床常见的病理过程。血栓形成虽能堵塞血管裂口起止血作用，但在多数情况下，血栓形成造成的血管管腔阻塞、缺血，常给机体造成严重影响甚至危及生命。

正常的血液循环可以为组织、细胞提供氧和营养物质，带走二氧化碳及其他代谢产物，维持内环境的稳定。若各种原因（如心血管结构改变等）引起血液循环障碍，则可导致细胞、组织、器官出现代谢紊乱、功能失调以及形态结构的改变。

血液循环障碍分为全身性和局部性两类。全身血液循环障碍常是心血管系统功能代谢紊乱的结果；局部血液循环障碍则是某个器官或局部组织的血液循环异常，表现为充血、缺血、出血及水肿、血栓形成、栓塞、梗死等病理过程。这两类血液循环障碍间既相互联系、互相影响，又有区别。全身血液循环障碍可引起局部血液循环障碍，如左心衰时，引起肺淤血；而局部血液循环障碍在一定条件下（如冠状动脉粥样硬化引起心肌缺血、心肌收缩力减弱等），也将导致全身血液循环障碍。

局部血液循环障碍包括：①血管壁通透性或完整性的改变，如出血、水肿；②局部组织血管内血液含量的异常，如充血、缺血；③局部血液性状改变和血管内出现异常物质，如血栓形成、栓塞。

局部血液循环障碍及其所引起的病变常常是疾病的基本病理变化。

PPT

第一节 充 血

机体局部组织或器官血管内血液含量增多，称为充血（hyperemia）。按其发生机制不同，可分为动脉性充血和静脉性充血两类（图2-1）。

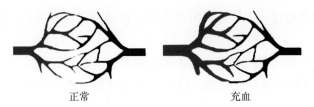

正常   充血

图2-1 充血模式图

一、动脉性充血

由于动脉血液输入过多，导致局部组织、器官血管内血液含量增多的现象称为动脉性充血（arterial hyperemia），简称充血。

（一）原因及分类

动脉血管的收缩和舒张受运动神经、体液因素的支配。各种因素若能通过神经体液作用，使血管舒张神经兴奋性增高或血管收缩神经兴奋性降低，导致细动脉扩张，即可引起充血的发生。

充血分为生理性充血和病理性充血。

1. 生理性充血 为适应组织和器官生理需要和代谢增强而发生的充血，称为生理性充血，如运动时骨骼肌充血、进食后胃肠道充血等。

2. 病理性充血 指在各种病理状态下发生的充血。

（1）炎性充血 是最常见的病理性充血。发生于炎症早期，在神经的轴突反射和炎症介质的作用下，炎区局部细动脉扩张充血，表现为局部红肿。

（2）侧支性充血 见于缺血组织周围的动脉吻合支扩张充血，具有代偿意义。

（3）减压后充血 是由于局部器官或组织长期受压，动脉血管收缩神经兴奋性降低，当压力突然降低或解除后，引起受压细动脉发生反射性扩张引起充血。常见于大量抽吸胸（腹）水、手术切除腹腔内巨大肿瘤或分娩双胞胎等时。

（二）病理变化

肉眼观：充血组织、器官体积轻度增大。若发生于体表，则皮肤呈鲜红色，局部温度升高。

镜下见：局部组织器官内的细动脉和毛细血管扩张，充满血液。

（三）后果

多数情况下，动脉性充血是暂时的，充血消退后组织器官可恢复正常。充血可使组织器官内血液循环旺盛，氧及营养物质供应增加，促进物质代谢、使组织器官功能增强，对机体是有利的。因此临床上用热敷、透热疗法等方法治疗一些疾病。少数情况下，若在伴有高血压或在动脉粥样硬化等疾病的基础上，充血可使患者出现头痛、头晕，甚至脑血管破裂引起脑出血。

二、静脉性充血

由于静脉血液回流受阻，血液淤积在局部小静脉及毛细血管内，导致局部组织、器官血管内血液含量增多的现象，称为静脉性充血（venous hyperemia），简称淤血（congestion）。淤血是临床上常见的病理过程，发展缓慢，持续时间长，是一个被动发生的过程。

（一）原因及分类

淤血分为局部性淤血和全身性淤血两种类型。

1. 局部性淤血　由于静脉受外力压迫及阻塞作用，使管腔狭窄或阻塞，使静脉血回流受阻，而形成局部淤血。

（1）静脉受压　常见于绷带包扎过紧引起肢体远端淤血；妊娠后期子宫压迫两侧髂总静脉，引起下肢淤血；肝硬化时，肝静脉血液回流受阻，门静脉压力升高引起胃肠道淤血；肠扭转、肠套叠时肠系膜静脉受压引起局部肠管淤血等。

（2）静脉阻塞　常见于血栓形成、栓塞等引起静脉阻塞，静脉血液回流受阻，侧支循环又不能代偿而发生淤血。

2. 全身性淤血　心力衰竭时，由于心脏输出量减少，心腔内压力增高，使静脉回流受阻，引起全身性淤血。如左心衰竭时可引起肺淤血，右心衰竭时可引起体循环淤血。

（二）病理变化

肉眼观：淤血的组织、器官体积增大，包膜紧张，重量增加，颜色暗红。发生在体表时，局部皮肤呈暗红色或紫蓝色（发绀），温度降低。

镜下见：局部细静脉及毛细血管扩张，管腔内充满血液，可伴有组织的水肿和出血。

（三）后果

淤血对机体的影响取决于淤血的部位、持续时间及侧支循环代偿情况等。短时间的淤血后果轻微，在病因消除后淤血组织可逐渐恢复正常。长时间的淤血又称慢性淤血，因毛细血管流体静压升高及血管壁通透性增高，可引起局部组织水肿、浆膜腔积液，甚至漏出性出血（或称淤血性出血）。由于局部组织淤血和缺氧，营养物质供应不足及中间代谢产物堆积和刺激，可引起实质细胞萎缩、变性甚至坏死，间质纤维组织增生，使器官逐渐变硬，称为器官淤血性硬化。

（四）重要器官淤血

1. 慢性肺淤血　左心衰竭可引起肺淤血。

肉眼观：肺体积增大，重量增加，呈暗红色，质地较实；挤压时可从切面流出淡红色或暗红色泡沫样液体。

镜下见：肺泡壁增厚。肺泡壁内毛细血管明显扩张充血，肺泡腔内有粉红色的水肿液、红细胞、巨噬细胞等。肺泡腔内的红细胞被巨噬细胞吞噬后，红细胞内的血红蛋白转变成棕黄色含铁血黄素颗粒，这种含有含铁血黄素颗粒的巨噬细胞称为心力衰竭细胞（heart failure cells）（图2-2）。

长期慢性肺淤血，肺间质纤维结缔组织增生及网状纤维胶原化，使肺质地变硬，同时大量含铁血黄素的沉

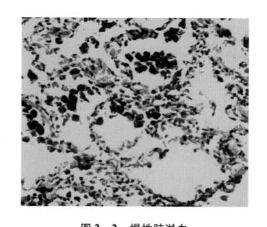

图2-2　慢性肺淤血

肺泡壁增厚，肺泡壁毛细血管扩张充血，
肺泡腔内有水肿液、红细胞、巨噬细胞

积，使肺组织呈棕褐色，故称为肺褐色硬化或肺棕色硬变。

练一练

下列不属于慢性肺淤血的镜下结构的是（   ）。

A. 肺泡腔内有巨噬细胞　　　　　B. 肺泡壁内毛细血管扩张

C. 肺泡腔内有水肿液　　　　　　D. 肺泡腔内有红细胞

E. 肺泡壁变窄

答案解析

2. 慢性肝淤血　右心衰竭可引起慢性肝淤血。 微课

肉眼观：肝体积增大，包膜紧张，重量增加，表面及切面呈暗红色、黄色相间的花纹状结构，状似槟榔的切面，故称槟榔肝（nutmeg liver）（图2-3）。

镜下见：肝小叶中央静脉及邻近的肝血窦明显扩张淤血；肝小叶中央部的肝细胞萎缩、坏死甚至消失；肝小叶周边部的肝细胞发生不同程度的脂肪变性（图2-4）。

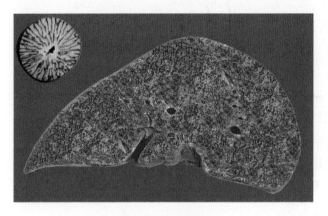

图2-3　槟榔肝

切面呈红黄相间的花纹状

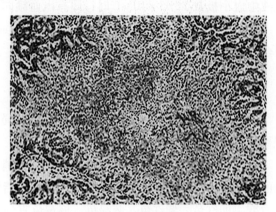

图2-4　慢性肝淤血

肝小叶中央静脉及邻近的肝血窦明显扩张淤血

长期慢性肝淤血，由于肝内纤维结缔组织增生及网状纤维胶原化，使肝质地变硬，称为淤血性肝硬化。与门脉性肝硬化不同，淤血性肝硬化的病变较轻，肝小叶改建不明显，不形成门静脉高压症和肝功能不全。

第二节　出　血

PPT

血液自心腔或血管内溢出的过程，称为出血（hemorrhage）。血液自心腔或血管内溢出到组织间隙、体腔内的过程称为内出血。血液自心腔或血管内流出到体外的过程称为外出血。

一、病因及发病机制

出血有生理性出血和病理性出血两种。前者如月经期的子宫内膜出血，后者多由创伤、血管病变及凝血机制障碍等引起。

按发生机制不同，出血可分为破裂性出血和漏出性出血两种。

（一）破裂性出血

由心脏或血管壁破裂所致。一般出血量较多。

1. 心脏和血管本身病变　如心肌梗死后形成的室壁瘤破裂；动脉硬化破裂等。

2. 心脏和血管机械性损伤　如刀割伤、枪弹伤等。

3. 局部组织病变侵蚀　如胃及十二指肠溃疡、肿瘤及肺结核空洞等侵蚀破坏邻近血管壁。

4. 血管破裂　如局部软组织损伤、肝硬化食管下段静脉丛曲张破裂等。

（二）漏出性出血

因微循环的毛细血管和毛细血管后静脉通透性增加，血液经扩大的血管内皮细胞间隙和受损的基底膜漏出血管外，称为漏出性出血。

1. 血管壁的损伤　常见，常由缺氧、感染、中毒、维生素 C 缺乏及过敏等原因引起。如爆发型脑膜炎双球菌败血症、流行性出血热等使血管壁损伤，血管壁通透性增加；维生素 C 缺乏时，血管壁脆性和通透性增加；过敏性紫癜时因免疫复合物沉积血管壁造成变态反应性血管炎。

2. 血小板减少或功能障碍　再生障碍性贫血、白血病等使血小板生成减少；细菌的内、外毒素，弥散性血管内凝血（DIC）、血小板减少性紫癜、药物及脾功能亢进等可引起血小板破坏或消耗过多。血液中血小板数少于$5 \times 10^9/L$ 时，即有出血倾向。

3. 凝血因子缺乏　如血友病时凝血因子Ⅷ或Ⅸ缺乏；肝炎、肝硬化、肝癌等时凝血因子Ⅶ、Ⅸ、Ⅹ合成减少；DIC 时，凝血因子消耗过多等。

二、病理变化

内出血可发生于体内的任何部位。组织内局限性的出血称为血肿，如皮下血肿、脑血肿等。血液积聚于体腔内者称为体腔积血，如心包腔积血、腹腔积血等。

外出血时，血液经呼吸道咳出称咯血，由消化道吐出称呕血，随尿液排出称尿血；女性在非月经期的大量出血称血崩。新鲜出血灶呈红色，以后随着巨噬细胞吞噬红细胞后降解血红蛋白的过程而发生改变，即红色、紫红色、蓝绿色、橙黄色直到恢复正常。

三、结局及对机体的影响

进入组织间隙或体腔内的血液可逐渐被机体溶解吸收或发生机化包裹。

出血对机体的影响取决于出血速度、出血量、出血部位及出血类型等。

一般缓慢少量的出血，机体多可自行止血。

漏出性出血通常出血量较少，一般不会引起严重后果，但若长期持续存在也可引起贫血。破裂性出血发生较迅速，当出血量超过全身总血量20%～25%可导致失血性休克；当出血量超过全身总血量50%可导致机体迅速死亡。若发生在重要器官的出血，即使出血量不多，也可引起严重的后果，如脑干出血，常危及生命。局部组织或器官的出血，可导致相应组织、器官功能障碍，如脑的内囊出血可引起对侧肢体的偏瘫；视网膜出血可引起视力减退甚至失明等。

第三节　血栓形成

PPT

在活体的心脏和血管内，血液发生凝固或血液中某些有形成分析出、凝集形成固体质块的过程称为血栓形成（thrombosis）。所形成的固体质块称为血栓（thrombus）。

在生理状态下，机体血液中凝血系统和抗凝血系统（主要纤维蛋白溶解系统）维持着动态平衡。在某些促凝血因素的作用下，这种动态平衡一旦被打破，凝血过程被激活，血液即可在血管内发生凝固，引起血栓形成。

一、条件及机制

血栓形成是血液在心血管内流动的状态下，由于血小板的活化和凝血因子被激活，导致血液发生凝固的过程。

? 想一想

正常心血管内血液能保持流动状态不会发生血栓形成的原因是什么？

答案解析

（一）心血管内膜损伤

心血管内膜损伤是引起血栓形成最常见和最重要的原因。也是唯一独立能引起血栓形成的因素。引起心血管内膜损伤的原因很多，如感染、中毒、创伤、缺氧、化学物质（如尼古丁等）、免疫反应等。当心血管内膜损伤后，内皮细胞坏死脱落，内皮下胶原暴露，一方面，吸引血小板黏附在其表面，血小板可释放 ADP 及血栓素 A_2（TXA_2），ADP 及 TXA_2 又进一步促使更多血小板互相黏附、活化和聚集，并使血小板发生释放反应，释放出多种促凝物质，促进血液凝固形成血栓；另一方面，暴露的胶原纤维，能激活凝血因子Ⅻ，启动内源性凝血系统；再一方面，损伤的内皮细胞能释放组织因子（因子Ⅲ）或表达组织因子，激活凝血因子Ⅶ，启动外源性凝血系统。从而引起局部血液凝固，导致血栓形成。凝血系统启动可以使形成的血栓更加坚固。

临床上，血栓形成常见于风湿性心内膜炎、感染性心内膜炎、血管内膜炎、心肌梗死、动脉粥样硬化继发溃疡形成等疾病。

👁 看一看

心血管的内皮细胞具有抗凝和促凝作用。生理情况下以抗凝作用为主，因而血液才能保持液体状态。内皮细胞的抗凝作用机制如下。①屏障作用：完整的内皮细胞可把血液中的血小板、凝血因子和有高度促凝作用的内皮下胶原分隔开。②内皮细胞能合成多种因子如血栓调节蛋白、膜相关肝素样分子、蛋白 S 等，协同灭活凝血因子。③内皮细胞能够合成前列环素和一氧化氮，可以抑制血小板黏集。④内皮细胞合成组织型纤维蛋白溶酶原活化因子可使纤维蛋白溶解，消除沉积在内皮细胞表面的纤维蛋白。

（二）血流状态的改变

血流状态的改变包括血流缓慢、停滞和涡流形成等。机体在正常情况下，血液有一定的流动方向和流动速度，血液中的红细胞、白细胞位于血流的中轴构成轴流，其外是血小板，血浆在周边部流动构成边流。当血流缓慢或涡流形成时，轴流增宽或消失，血小板可进入边流，增加了与血管内膜接触的机会，有利于其黏附于血管内膜上；同时被激活的凝血因子、凝血酶不易被冲走或稀释而堆积在局部，当达到凝血所需要的浓度时，则血液发生凝固；血流缓慢易引起血管内膜缺氧或涡流冲击可使血管内皮细胞受损，引起内皮细胞坏死、脱落，内皮下胶原暴露，启动内、外源性凝血系统，引起血液凝固，导致血栓形成。

临床上常见于久病卧床、大手术后、心力衰竭或静脉曲张患者的静脉血管。

（三）血液凝固性增高

血液的凝固性增高是指血液中血小板（或）凝血因子增多，或纤维蛋白溶解系统活性降低，导致血液呈高凝状态。这种高凝状态可分为获得性（继发性）和遗传性（原发性）两种。

1. 获得性高凝状态　主要见于下列几种情况。

（1）某些恶性肿瘤如肺癌、乳腺癌、胃癌、肾癌等患者，因肿瘤细胞释放大量组织因子入血，可启动外源性凝血系统，常可诱发反复发作的、多发性血栓性游走性脉管炎。

（2）外科手术、产后出血、严重创伤、大面积烧伤等，由于大量失血，引起血液浓缩，血液黏稠度增加，引起血液凝固性增高，导致血栓形成；同时，凝血酶原、纤维蛋白原及其他许多凝血因子（如凝血因子Ⅵ、Ⅶ、Ⅻ等）增多，导致血栓形成；另外，血液中补充大量幼稚血小板，而幼稚血小板黏性较大，易于黏集形成血栓。

（3）产科意外（如胎盘早期剥离、羊水栓塞等）、溶血、严重创伤、毒蛇或毒蜂螫伤等时，大量促凝因子可进入血液循环，使血液凝固性增高，造成 DIC 发生。

（4）高脂血症、冠状动脉粥样硬化，吸烟及肥胖等，可引起血小板增多及黏性增加，使血液凝固性增高，导致血栓形成。

2. 遗传性高凝状态　少见，主要由第Ⅴ因子基因突变，其次为抗凝血因子如抗凝血酶Ⅲ、蛋白 S 和蛋白 C 等的先天性缺乏引起。临床上表现为复发性深静脉血栓形成。

在血栓形成过程中，以上三个条件往往同时存在，在不同的原因作用下，以其中的一至两个条件为主。心血管内膜损伤是动脉血栓形成的主要条件，而血流缓慢为静脉血栓形成的主要条件，血液凝固性增高则为共有条件。如下肢大手术后静脉内形成血栓，除因术后患者卧床休息，血流缓慢外，手术创伤、出血使血液凝固性增高也是促进血栓形成的重要原因。因此，血栓形成通常是多因素综合作用的结果。

二、形成过程及类型

血栓的形成过程起始于血小板黏附于内膜下裸露的胶原。当血小板黏附于内膜损伤后裸露的胶原表面时，血小板释放 ADP、血栓素 A_2，它们促使血液中更多的血小板不断地在局部黏附，首先形成可逆性血小板堆。随着内、外源性凝血系统的激活，凝血酶使纤维蛋白原转变为纤维蛋白，纤维蛋白与受损内膜处基质中的纤维连接蛋白结合，使得血小板堆牢固地黏附于受损的内膜表面，不易脱落，形成不可逆性的血小板血栓，并作为血栓的起始点。在不断生成的凝血酶、ADP 和血栓素 A_2 等的协同作用下，血流中的血小板不断被激活并黏集于血小板血栓上，使其不断增大。此时的血小板血栓又称白色血栓。血流受白色血栓的阻碍而在其下游形成漩涡，又形成新的血小板小堆。如此反复，血小板黏附形成不规则梁索状或珊瑚状突起，称为血小板小梁，表面黏附许多白细胞。血液中的纤维蛋白在血小板小梁中形成纤维蛋白网，网眼中有大量红细胞填充。此时的血栓呈红白相间的条纹状结构，称混合血栓。随着混合血栓的延长和增大，血管腔逐渐被堵塞，其下游血流停滞，局部血液凝集形成红色的血凝块，称红色血栓（图 2-5）。

血栓的常见类型如下。

1. 白色血栓（pale thrombus）　常见于血流较快的心瓣膜、动脉内或静脉延续性血栓的头部。

肉眼观：白色血栓呈灰白色小结节状，表面粗糙有波纹，质实，与瓣膜或血管壁紧密相连，不易脱落。

镜下见：主要由血小板及少量纤维蛋白构成。

2. 混合血栓（mixed thrombus）　常见于静脉延续性血栓的体部、左心房内球形血栓、心肌梗死区的心内膜处或动脉瘤内的附壁血栓。

肉眼观：呈灰白色与红褐色条纹状相间排列的结构。

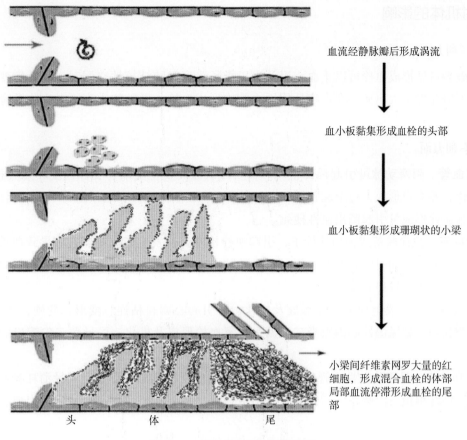

血流经静脉瓣后形成涡流

血小板黏集形成血栓的头部

血小板黏集形成珊瑚状的小梁

小梁间纤维素网罗大量的红细胞，形成混合血栓的体部局部血流停滞形成血栓的尾部

头　　体　　尾

图 2 - 5　静脉内血栓形成模式图

镜下见：主要为粉红色无结构的珊瑚状的血小板小梁，小梁边缘附有中性粒细胞，小梁间有纤维蛋白网，网眼中网罗大量的红细胞。

3. 红色血栓（red thrombus）　常见于静脉延续性血栓的尾部。

肉眼观：呈暗红色，新鲜时湿润、有弹性，与血管壁无粘连，与死后凝血块相似。陈旧性的红色血栓，干燥、质脆易碎、无弹性，容易脱落导致血栓栓塞。

镜下见：在网状纤维蛋白中充满如正常血液均匀分布的大量的血细胞。

4. 透明血栓（hyaline thrombus）　常见于弥散性血管内凝血（DIC）。发生于全身微循环血管内的血栓，只能在显微镜下看到，故又称为微血栓。主要由纤维蛋白构成，呈均匀红染半透明状，故称为透明血栓或纤维蛋白性血栓。

三、结局

1. 溶解、吸收或脱落　由于血栓内纤溶酶原的激活及白细胞崩解释放蛋白溶解酶，可使血栓溶解、软化。较小的血栓可被完全溶解吸收；较大的血栓多为部分软化，在血流冲击下，部分或全部血栓可发生脱落，随血流运行阻塞相应大小的血管腔，造成血栓栓塞。

2. 机化与再通　血栓形成后的 1～2 天，即有肉芽组织由血管内膜向血栓内长入并逐渐取代血栓，称为血栓的机化。较大的血栓约 2 周便可完全机化。在血栓机化过程中，由于血栓的收缩和部分溶解，使血栓内部或血栓与血管壁间出现裂隙，随后新生的血管内皮细胞被覆在这些裂隙的表面，形成彼此沟通吻合的新管腔。这种使已被阻塞的血管腔部分重新疏通恢复血流的过程，称为再通。

3. 钙化　若血栓长期存在即可发生钙盐沉积，称为钙化。血栓钙化称为静脉石或动脉石。

四、对机体的影响

（一）有利方面

在血管破裂口处形成血栓可以止血。胃及十二指肠溃疡和肺结核性空洞时，在其病变底部的血管内形成血栓可避免发生大出血。在炎症灶周围血管内形成血栓，可以防止病原微生物及毒素随血流蔓延扩散。

（二）不利方面

1. 阻塞血管 阻塞动脉可引起局部组织、器官因缺血而发生萎缩、变性甚至坏死（梗死），如脑动脉粥样硬化合并血栓形成，可引起脑梗死（脑软化）。阻塞静脉可引起淤血、水肿、出血甚至坏死，如肠系膜静脉血栓形成可引起肠出血性梗死。

2. 血栓栓塞 血栓脱落成为血栓栓子，引起血栓栓塞。若发生在重要器官可导致严重后果，如肺动脉发生血栓栓塞，若同时伴有左心衰竭，可导致肺出血性梗死；如血栓栓子较大或较多，栓塞肺动脉主干及其分支，可导致患者猝死。

3. 心瓣膜病 心瓣膜上反复血栓形成及机化，可引起心瓣膜粘连、变形、变硬、增厚、缩短等，导致慢性心瓣膜病。如风湿性心内膜炎二尖瓣上反复血栓形成及机化，可导致二尖瓣口的狭窄及关闭不全。

4. 出血和休克 见于弥散性血管内凝血。微循环内广泛的微血栓形成，大量消耗凝血因子、血小板，同时继发性纤维蛋白溶解系统活性亢进，造成血液呈低凝状态，导致全身广泛出血、休克、器官功能障碍等改变。

第四节　栓　塞

PPT

循环血液中出现不溶于血液的异常物质，随血流运行阻塞某处血管腔的现象称为栓塞（embolism）。阻塞血管腔的异常物质称为栓子（embolus）。栓子的种类很多，可以为气体、液体或固体。最常见的是血栓栓子，其他类型的栓子如空气栓子、脂肪栓子、羊水栓子、细菌栓子、肿瘤细胞栓子、寄生虫或虫卵栓子等比较少见。

一、栓子的运行途径

栓子的运行途径一般与血流方向一致，最终栓塞在口径与其直径相当的血管分支内（图2-6）。

来自左心及体循环动脉内的栓子，随血流运行，可引起全身各器官小动脉主干或其分支的栓塞。来自右心及体循环静脉内的栓子，随血流运行，可引起肺动脉主干或其分支的栓塞。来自门静脉系统的栓子，随血流入肝，可引起肝内门静脉分支的栓塞。当房（室）间隔缺损，心腔内的栓子可由压力高的一侧通过缺损进入另一侧心腔，引起动、静脉系统交叉性栓塞。罕见的情况下栓子可逆血流方向运行，引起逆行性栓塞。

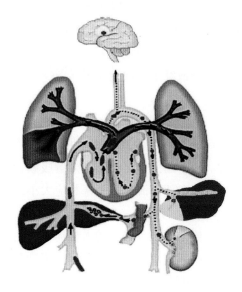

图2-6　栓子运行途径与栓塞部位模式图

二、类型及对机体的影响

（一）血栓栓塞

由脱落的血栓引起的栓塞称为血栓栓塞（thromboembolism），是最常见的栓塞类型，约占所有栓塞的99%以上。

💗 **护爱生命**

血栓一般在下列情况下易发生脱落造成血栓栓塞，如新鲜的红色血栓未发生机化时，身体活动、肢体受按摩或长期卧床后初次突然起身等时。因此在护理工作中一定要帮助和鼓励手术后的患者早下床，早活动，且要避免激烈运动；长期卧床患者要给予勤翻身、勤按摩。

1. 肺动脉栓塞 血栓栓子约95%以上来自下肢深部静脉（如腘静脉、股静脉、髂静脉），少数为盆腔静脉。

肺动脉栓塞的后果取决于栓子的大小、数量和心肺功能的状况。若栓子较小，只栓塞肺动脉少量的分支，一般对机体的影响较小（因肺具有双重的血液循环，肺动脉和支气管动脉间有丰富的吻合支。当肺动脉少量的分支发生栓塞时，支气管动脉可以代偿性供应相应肺组织的血液）。但若栓塞前已有左心衰竭引起严重肺淤血时则可引起局部肺出血性梗死（因肺循环内压力明显增高，导致肺动脉和支气管动脉间不能建立有效的侧支循环，支气管动脉不能克服其阻力而供应相应的肺组织）。若栓子较大或栓子小但数目较多，广泛栓塞于肺动脉主干或其分支，患者可突然出现呼吸困难、发绀、休克，甚至发生急性呼吸衰竭和心力衰竭而猝死。

2. 体循环动脉栓塞 来自左心或体循环动脉内的血栓栓子（如亚急性感染性心内膜炎时左心瓣膜上的赘生物、心肌梗死时合并附壁血栓、二尖瓣狭窄时左心房附壁血栓、动脉粥样硬化和动脉瘤内的附壁血栓等），随血流运行，引起全身小动脉及其分支的栓塞。造成体循环动脉栓塞的栓子绝大多数来自左心。

若能及时建立有效侧支循环，一般不会引起明显后果。若不能及时建立有效侧支循环，则可导致局部组织、器官发生缺血性坏死（梗死）。

（二）脂肪栓塞

循环血液中出现脂滴并阻塞小血管腔的现象称为脂肪栓塞（fat embolism）。常见于长骨粉碎性骨折、严重脂肪组织挫伤、脂肪肝挤压伤及烧伤等时，脂肪细胞或脂肪变性的肝细胞破裂，脂滴游离出来并进入血液循环，引起脂肪栓塞。

脂肪栓塞对机体的影响，与脂滴的大小、数量及栓塞部位等有关。脂肪栓子从破裂的静脉进入右心后，直径大于$20\mu m$的脂肪栓子主要引起肺栓塞。若少量脂肪栓子栓塞肺动脉系统，一般对机体无明显影响；若短时间内大量脂肪栓子进入肺动脉系统（若肺内的脂滴量达到$9\sim20g$），广泛栓塞肺动脉系统，可引起急性呼吸衰竭和心力衰竭而猝死。若直径小于$20\mu m$的脂滴通过肺泡壁毛细血管经肺静脉、左心至体循环，可导致全身多器官栓塞引起严重后果，如脑动脉栓塞引起脑梗死、肾动脉栓塞引起肾梗死。

（三）气体栓塞

大量空气迅速进入血液或原溶解于血液内的气体迅速游离，形成气泡阻塞心血管腔，称为气体栓塞（gas embolism）。

1. 空气栓塞 多因静脉破裂，空气通过破裂口进入血流所致。少量气体进入血液，可溶解在血液内，不引起明显后果。若迅速进入静脉的空气量超过100ml，随血液到达右心后，由于心脏搏动，使空气和血液搅拌成泡沫状液体（具有压缩性和膨胀性），阻塞于右心和肺动脉出口，则可引起急性呼吸衰竭和心力衰竭，导致猝死。偶尔少量气体经肺循环进入动脉系统，可造成全身各器官小动脉的栓塞，引起严重后果，如脑动脉栓塞，引起患者抽搐和昏迷等。

常见于颈静脉、锁骨下静脉、胸腔大静脉的损伤、手术和意外事故（如正压静脉输液、人工气胸或气腹误伤静脉）等时，吸气时胸腔负压增高，大量空气被吸入静脉管腔，顺血流到右心，可造成肺动脉系统栓塞。分娩、人工流产及胎盘早剥时，子宫强烈收缩，使宫内压明显增高，空气被压入子宫破裂的静脉窦内，顺血流到右心，可造成肺动脉及其分支的栓塞。

2. 氮气栓塞（减压病） 指人体从高气压环境迅速进入常压或低气压环境，原来溶解于血液中的气体（如氧气、氮气、二氧化碳）迅速游离出来并且形成气泡，其中氧气、二氧化碳可迅速再被溶解及吸收，而氮气溶解较慢，即可引起栓塞，称为氮气栓塞。

主要见于深潜水或沉箱作业者迅速浮出水面或飞行员由地面迅速升入高空而机舱又未密封时。

（四）羊水栓塞

由于羊水成分进入母体血液循环所引起的栓塞，称为羊水栓塞（amniotic fluid embolism）。是分娩过程中一种罕见严重的并发症，死亡率高。见于分娩、胎盘早期剥离、羊膜破裂，同时胎头阻塞产道时，子宫强烈收缩，宫腔内压迅速增高，羊水被压入裂开的子宫壁静脉窦或宫颈静脉内，顺血流运行，主要引起肺动脉分支及肺毛细血管的栓塞。少量羊水也可通过肺毛细血管到左心，引起体循环各器官栓塞。临床上患者常在分娩过程中或产后短时间内突然出现呼吸困难、发绀、休克甚至死亡。

👁 **看一看**

羊水栓塞导致产妇猝死的机制：一般认为可能主要是羊水成分中含有血管活性物质，进入母体血液循环后引起过敏性休克、弥散性血管内凝血或羊水成分导致肺循环机械性阻塞导致产妇突然死亡。

（五）其他栓塞

细菌、寄生虫及其虫卵、肿瘤细胞及其他异物偶可进入血液引起栓塞，造成不良后果。

第五节 梗 死

PPT

机体局部器官或组织由于血管阻塞、血流停滞导致缺氧而引起的坏死，称为梗死（infarction）。

一、原因及条件

任何原因只要能引起血管腔阻塞，导致局部器官或组织血液循环中断和缺血，均可引起梗死。

（一）原因

1. 血栓形成 是引起梗死最常见的原因。常见于在冠状动脉和脑动脉粥样硬化基础上合并血栓形成，可分别引起心肌梗死和脑梗死。静脉内血栓形成一般只引起淤血、水肿，但肠系膜静脉主干血栓形成而无有效侧支循环时，可引起相应肠段的梗死。

2. 动脉栓塞 多为血栓栓塞，也可为气体、羊水及脂肪等栓塞。

3. 动脉痉挛 在冠状动脉粥样硬化的基础上伴有冠状动脉强烈和持续性的痉挛（如在严重刺激、情绪激动、过度劳累等时），可引起心肌梗死。

4. 血管受压闭塞 动脉受肿瘤或其他机械性压迫可引起管腔闭塞，导致局部组织、器官缺血而引起梗死。肠扭转、肠套叠或嵌顿性肠疝时，肠系膜静脉受压，引起肠淤血和水肿；肠系膜动脉受压引起供血减少或停止而导致肠出血性梗死。

（二）条件

1. 器官血供特性　有双重血液循环（如肺和肝）或有丰富吻合支的器官（如肠），一般不容易发生梗死。但若器官（如脾、肾、脑等）无吻合动脉或动脉吻合支较少，一旦动脉发生阻塞，不易建立有效侧支循环，容易发生梗死。

2. 局部组织对缺血、缺氧的耐受性　人体不同组织细胞对缺血、缺氧的耐受性不一样，其中神经细胞耐受性最差，缺血 3～4 分钟即可发生坏死；其次为心肌细胞，缺血 20～30 分钟就会死亡；骨骼肌、纤维结缔组织对缺血、缺氧的耐受性最强。严重贫血和心功能不全，血氧含量降低，可以促进梗死的发生。

二、类型及病理变化

根据梗死灶内含血量多少及病变特点，梗死分为贫血性梗死和出血性梗死两种类型。梗死灶的形态取决于该器官的血管分布（图 2－7），如脾、肾、肺等器官的血管呈树枝状分布，故其梗死灶常呈锥体形，切面呈三角形或扇形，其尖端位于血管阻塞部位，底部为该器官的表面（图 2－8）。心冠状动脉分支不规则，故心肌梗死灶呈不规则形或地图状。肠系膜血管呈扇形分布，故梗死灶呈节段型。

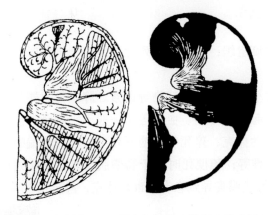 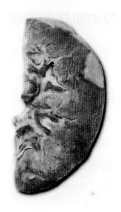

图 2－7　肾动脉分支栓塞与肾贫血性梗死模式图　　　　图 2－8　肾贫血性梗死

（一）贫血性梗死

因梗死灶内含血量较少，呈灰白色，故称为贫血性梗死（anemic infarct）或白色梗死（white infarct）。多发生于组织结构比较致密而侧支循环不太丰富的实质器官，如心、肾、脾、脑等。

肉眼观：梗死灶呈灰黄色或灰白色；较干燥、质地较实；与正常组织分界清楚，分界处常出现一条明显暗红色的充血出血带。

镜下见：梗死灶多呈凝固性坏死（脑梗死属于液化性坏死）。早期组织轮廓尚存在，而细胞结构已消失；梗死区周围有明显的炎症反应。陈旧性梗死灶内坏死组织发生机化，最后形成瘢痕组织。

（二）出血性梗死

因梗死灶内含血量较多，呈暗红色，故称为出血性梗死（hemorrhagic infarct）或称为红色梗死（red infarct）。常见于具有双重血液循环或血管吻合支丰富、组织结构较疏松的器官，如肺、肠等。

肺具有双重血液循环供应，一般情况下，当肺动脉分支发生栓塞时，支气管动脉可以代偿性供应相应肺组织的血液，不引起肺出血性梗死。只有当左心衰竭引起严重肺淤血时，因肺循环血管内压力明显增高，肺动脉和支气管动脉间不能建立有效的侧支循环，支气管动脉不能克服其阻力而供应相应缺血的肺组织，导致肺出血性梗死。在肠扭转、肠套叠、嵌顿性疝、肿瘤压迫等情况下，由于肠系膜静脉受压发生严重淤血，而肠系膜动脉受压管腔阻塞又引起缺血，导致肠出血性梗死。

1. 肺梗死　为凝固性坏死。

肉眼观：梗死部多位于肺下叶外周部，尤其是肋膈缘，病灶多发、大小不等。梗死灶呈锥体形，尖端朝向肺门或血管阻塞处。底部靠近胸膜面。因肺组织弥漫性出血，梗死灶的颜色为暗红色，质较实，肺膜表面可有纤维素渗出。

镜下见：梗死区肺泡壁结构不清，肺泡腔内充满红细胞；周围肺组织弥漫性充血、水肿及出血。

2. 肠梗死　多发生于小肠。

肉眼观：因肠系膜动脉为扇形分布，故梗死灶呈节段形，暗红色，肠壁增厚、质脆易破裂，肠腔内充满混浊的暗红色液体（图2-9），浆膜面可见有纤维蛋白性渗出物。

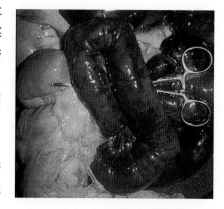

图 2-9　肠出血性梗死

镜下见：梗死区肠壁各层组织坏死及弥漫性出血。

另外，含细菌的栓子阻塞血管可形成败血性梗死。梗死区内可见有细菌团及大量炎细胞浸润，还可形成脓肿。

三、结局及对机体的影响

较小的梗死灶可被肉芽组织取代机化，最后形成瘢痕组织；较大的梗死灶不能完全机化时，则发生包裹及钙化。

梗死对机体的影响取决于梗死的部位、梗死灶的大小及有无细菌感染等因素。脾、肾的梗死一般影响较小：脾梗死可引起左季肋区疼痛等，肾梗死可引起肾区疼痛、血尿等，一般不影响肾功能；心肌梗死对机体影响较大，严重者可引起心力衰竭、心源性休克、猝死等；脑梗死可引起肢体偏瘫、昏迷，甚至死亡；肺梗死可引起胸痛、咯血，甚至呼吸困难等；肠梗死时由于肠壁肌肉痉挛性收缩可引起剧烈腹痛、腹胀、呕吐，若穿孔，还可引起急性弥漫性腹膜炎导致患者中毒性休克，甚至死亡。

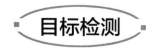 目标检测

答案解析

一、选择题

【A 型题】

1. 属于静脉性充血的是（　　）。

　　A. 减压后充血　　　　　　　　　　　　　B. 静脉受压引起的充血

　　C. 侧支性充血　　　　　　　　　　　　　D. 进食后胃肠道充血

　　E. 炎性充血

2. 左心衰竭可引起淤血的器官是（　　）。

　　A. 肝　　　　　B. 脑　　　　　C. 肺　　　　　D. 下肢　　　　　E. 肾

3. 槟榔肝是指（　　）。

　　A. 慢性肝淤血　　　B. 肝水肿　　　C. 脂肪肝　　　D. 肝硬化　　　E. 原发性肝癌

4. 淤血的后果不包括（　　）。

A. 实质细胞增生   B. 淤血性水肿

C. 漏出性出血   D. 淤血性硬化

E. 间质增生

5. 各种原因导致毛细血管壁破裂，红细胞进入组织间隙的过程称为（   ）。

    A. 出血   B. 血崩   C. 血肿   D. 积血   E. 淤血

6. 位于静脉延续性血栓体部的是（   ）。

    A. 白色血栓   B. 红色血栓   C. 混合血栓   D. 透明血栓   E. 以上均可

7. 在血栓形成过程中起核心作用的是（   ）。

    A. 血小板凝集   B. 血流缓慢   C. 涡流形成   D. 白细胞边集   E. 白细胞黏着

8. 心瓣膜上形成的血栓常为（   ）。

    A. 透明血栓   B. 红色血栓   C. 白色血栓   D. 混合血栓   E. 以上均可

9. 构成透明血栓的主要成分为（   ）。

    A. 血小板   B. 红细胞

C. 纤维蛋白   D. 白细胞

E. 血液

10. 潜水员过快地从海底升到水面容易发生（   ）。

    A. 氮气栓塞   B. 肺不张

C. 肺气肿   D. 血栓栓塞

E. 脂肪栓塞

11. 栓塞最常见的类型是（   ）。

    A. 气体栓塞   B. 羊水栓塞

C. 脂肪栓塞   D. 血栓栓塞

E. 癌细胞栓塞

12. 长骨骨折时可能引起的栓塞是（   ）。

    A. 异物栓塞   B. 空气栓塞   C. 脂肪栓塞   D. 血栓栓塞   E. 以上均可

13. 心肌的梗死灶呈（   ）。

    A. 地图状   B. 节段型   C. 锥体形   D. 扇形   E. 楔形

14. 器官梗死灶的形状取决于（   ）。

    A. 该器官的组织结构   B. 该器官的梗死时间

C. 梗死灶的大小   D. 该器官的血管分布

E. 梗死的部位

15. 下列脏器容易发生出血性梗死的是（   ）。

    A. 肾   B. 心   C. 脾   D. 肠   E. 肝

【X 型题】

16. 关于慢性肺淤血的描述，正确的是（   ）。

    A. 肺泡腔内有水肿液   B. 肺泡壁毛细血管扩张充血

C. 肺泡腔内有红细胞   D. 常可见心力衰竭细胞

E. 肺泡腔内有巨噬细胞

17. 下列因素与血栓形成有关的是（   ）。

    A. 血流缓慢   B. 心血管内膜损伤

C. 血小板数量增多   D. 涡流形成

E. 血小板黏性增大

18. 血栓形成对机体所产生的影响有（ ）。

A. 休克   B. 止血   C. 心瓣膜病   D. 栓塞   E. 阻塞血管

19. 下肢静脉内的血栓脱落后通常不能造成（ ）的栓塞。

A. 肺   B. 脑   C. 肾   D. 脾   E. 心

20. 可发生贫血性梗死的器官是（ ）。

A. 心   B. 脾   C. 脑   D. 肾   E. 肺

二、综合问答题

1. 什么是淤血？慢性肺淤血有何病理变化？

2. 何谓血栓形成？血栓形成的条件是什么？

3. 贫血性梗死与出血性梗死有何区别？

三、实例解析题

患者，男，75岁，右下肢静脉曲张13年。近期咳嗽，左侧胸痛，呼吸困难加重。

讨论：患者左侧胸痛与右下肢静脉曲张是否有关？为什么？患者为什么会出现呼吸困难？

（宋晓环）

书网融合……

重点回顾   微课   习题

第三章 炎　症

<table>
<tr>
<td rowspan="2">学习目标</td>
<td>

知识目标：

1. 掌握　炎症的概念和基本病理变化；炎性肉芽肿、脓肿、蜂窝织炎的概念，常见类型及其病变特点。

2. 熟悉　炎症的原因、局部表现、全身反应、结局。

3. 了解　炎症的血液动力学改变、炎症的结局。

技能目标：

根据炎症局部表现和全身反应，能分析其形成原因，判断其类型和病理特点。

素质目标：

培养认真、科学、严谨、求实的工作作风，培养能够利用炎症病理变化分析、理解和解决临床问题的能力。

</td>
</tr>
</table>

导学情景

情景描述：患者，女，22岁，上午打网球后淋雨，晚上突然寒战、高热，全身肌肉酸痛，左胸疼痛，深呼吸时加重，吐少量铁锈色痰，患者呈急性病容，口角有疱疹，查体：体温39℃，脉搏88次/分，左肺触诊语颤增强，叩诊呈浊音，可闻及支气管呼吸音，实验室检查：WBC 25×10^9/L，中性粒细胞百分比88%，有核左移。

情景分析：根据诱因、临床症状和体征、实验室检查，初步判断为大叶性肺炎，但须与小叶性肺炎、肺不张等疾病相鉴别。

讨论：大叶性肺炎通常由哪些诱因引起？

学前导语：自然界中的细菌、病毒、化学物质等因素均可损伤组织和细胞引发炎症。由于炎症诱因、机体的抵抗力和发病部位的结构不同，炎症发生的类型也不尽相同。通过机体自身防御及临床上的积极治疗，大多数患者的炎症可以痊愈，少数可恶化甚至危及生命。

受各种有害因素作用后，组织、细胞发生变性、坏死等损伤，进而机体产生防御性反应，可使机体免受进一步的侵袭和伤害。此外炎症对机体可引起某些危害，如急性心膜炎、脑炎均可危及生命，应积极采取措施控制炎症反应。

PPT

第一节　炎症的概念及病因

一、炎症的概念

炎症（inflammation）是指具有血管系统的活体组织对各种损伤因子所发生的一种以防御反应为主的基本病理过程。在炎症过程中，以血管系统为中心的一系列局部充血、渗出、增生反应，能局限并消灭损伤因子，清除坏死细胞并促进修复。炎症可导致损伤的局部出现红、肿、热、痛和功能障碍，在组织损伤较为严重时可出现发热、白细胞计数增高、实质器官损伤等全身反应。

二、炎症的病因

凡是引起机体组织、细胞损伤的因子均称为致炎因子。依据致炎因子的性质，可归纳为以下几类。

1. 生物性因子　细菌、病毒、立克次体、支原体、螺旋体、真菌和寄生虫等生物，是炎症最常见的原因。它们通过媒介在人体内繁殖、产生和释放毒素，直接或间接导致细胞和组织损伤，或直接或间接诱发免疫应答导致炎症。由生物性因子引起的炎症又称为感染（infection）。生物性因子的致病作用与感染病原体的数量、毒力及机体反应密切相关。

2. 物理性因子　机械性创伤、高温（如烧伤、烫伤）、低温（如冻伤）、放射线、紫外线、电击等物理性因子均可引起炎症反应，属于非感染性炎症。

3. 化学性因子　分为外源性化学物质和内源性化学物质。外源性化学物质，如强酸、强碱及饮食摄取的酒、药物等均可引起炎症反应。内源性化学物质，如坏死组织的分解产物、体内代谢后堆积的尿酸、尿素等，也可造成组织损伤后发生炎症反应。

4. 免疫反应　当机体免疫反应状态异常，可引起不适当或过度的免疫反应，造成组织损伤。这种损伤主要是抗原和抗体复合物引起的免疫性损伤。

致炎因子作用机体后是否引起炎症以及炎症反应的强弱，除了与致炎因子的性质和强度有关外，还与机体对致炎因子的反应状态有关，如新生儿呼吸系统屏障功能不完善，且免疫功能低下，易患支气管炎和肺炎，病情进展往往迅速。

❤护爱生命

生活中有人认为有了炎症就得服用抗生素进行治疗，甚至认为抗生素是包治百病的良药。此种观念是错误的，其根本原因是不知道如何正确使用抗生素。

抗生素的正确使用应坚持两个原则：抗生素是处方药，必须经医生诊断并开具处方后才能购买使用，不得自行购买；严格按医嘱执行，不得擅自停药或减量，抗生素药量不足或服药周期不够均影响治疗效果，甚至催生耐药。

抗生素使用的注意事项：抗生素仅适用于细菌引起的炎症，对由病毒或过敏反应等因素引起的炎症治疗无效；抗生素可以杀灭细菌，但无预防作用；抗生素种类繁多，每种抗生素都有自己的优劣，很多传统的抗生素治疗某些疾病的效果好、副作用小、价格低廉，要因病因人选择适合的抗生素，不是越贵越好；使用抗生素治疗不是种类越多越好，因联合用药可使毒性加强，甚至降低疗效，因此能用一种抗生素治疗时绝不使用两种。

第二节　炎症的基本病理变化

PPT

炎症的基本病理变化包括变质、渗出和增生三种改变。由于致炎因子、机体防御能力不同，炎症的病理变化不同。一般炎症早期以变质和渗出为主，后期以增生为主，并在一定条件下可以互相转化。变质属于损害过程，渗出和增生属于抗损害过程。

一、变质

受致炎因子的刺激，炎症局部组织发生的变性、坏死称为变质（alteration），是致炎因子引起损伤的病理过程。变质既可以发生于实质细胞，也可发生于间质。实质细胞常出现的变质有细胞水肿、脂肪变性以及凝固性或液化性坏死等。间质成分如纤维结缔组织的变质常表现为黏液样变性、纤维蛋白样坏死等。变质性病变并非炎症所特有，在其他病理过程（如烧伤）中也能见到。

变质是由致炎因子直接损伤，或局部血液循环障碍和炎症介质造成的损伤。因此，变质损伤程度取决于致炎因子和机体反应性两方面。

二、渗出

炎症局部组织血管内的液体和细胞成分，通过血管壁进入组织间隙、体腔、黏膜表面和体表的过程称为渗出（exudation）。在炎症反应中，渗出具有重要的防御和积极作用，可消除致炎因子和有害物质。渗出包括液体渗出和细胞渗出，通常液体渗出先于细胞渗出。

（一）血流动力学改变

当组织受到致炎因子刺激时，通过神经反射改变血管口径和血流量，迅速出现短暂性细动脉收缩，持续数秒至数分钟；继而细动脉和毛细血管扩张，血流加快，血流量增多，形成动脉性充血，即炎性充血，可持续数分钟至数小时不等。随着炎症的发展，血流由快变慢导致淤血，甚至发生血流停滞（图3-1）。上述血流动力学的改变为血液成分渗出创造了条件。血流动力学改变取决于致炎因子的种类和刺激的严重程度。此外，在炎症的不同部位血流动力学改变也不同，例如炎症病灶中心血流已停滞，但病灶周边的血管可能仍处于扩张状态。

（二）血管壁通透性增加——液体渗出

液体渗出是血管壁通透性升高、血管内流体静压增高和局部组织渗透压升高等因素综合作用的结果。渗出液成分和多少受致炎因子、炎症部位和血管受损程度的影响。渗出液聚积在组织间隙称炎性水肿；潴留在体腔（胸膜腔、腹膜腔、心包腔）或关节腔，称炎性积液。

渗出液与单纯因静脉回流受阻、血液循环障碍所形成的漏出液不同。两者的不同对临床某些疾病的诊断与鉴别诊断有一定的帮助（表3-1）。

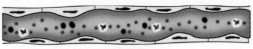
正常血流

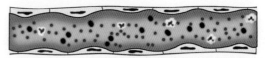
血管扩张,血流加快

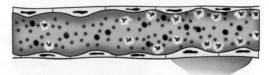
血管进一步扩张,血流开始变慢,血浆渗出

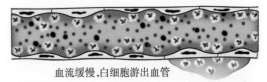
血流缓慢,白细胞游出血管

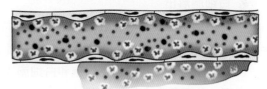
血流显著变慢,白细胞游出增多,红细胞漏出

图3-1　炎症血管反应示意图

渗出液由于血管通透性增加，故蛋白质含量高、比重高、混浊、易凝固、白细胞数多；漏出液是由于血管壁内外流体静压力平衡失调而形成，蛋白质含量少、比重低、澄清、白细胞数少。临床护理过程中，应注意观察穿刺液、引流液的形状并记录其量的多少，以便更好地了解病情。

表3-1　渗出液与漏出液的鉴别

	渗出液	漏出液
原因	炎症	非炎症
外观	混浊	清亮
蛋白含量	25g/L以上	25g/L以下

续表

	渗出液	漏出液
相对密度	>1.018	<1.018
细胞数	>0.50×10⁹/L	<0.10×10⁹/L
蛋白定性试验	阳性	阴性
凝固性	能自凝	不能自凝

渗出液具有重要的防御作用。它通过稀释炎症灶内的毒素和有害物质，可减轻毒素对组织的损伤；为病灶带来氧及营养物质，同时运走代谢产物；渗出液中含有抗体、补体等物质，有利于杀灭病原体；渗出液中的纤维蛋白原可转变为纤维蛋白并交织成网，阻止病菌扩散，有利于白细胞发挥吞噬作用，并使炎症局限化。

如果渗出液过多，可压迫周围组织，影响器官的功能，如严重的喉头水肿可引起窒息等。渗出液中的大量纤维蛋白不能完全吸收时，可发生机化、黏连，对机体带来不利的影响，如心包黏连、胸膜粘连等。

（三）白细胞渗出

白细胞通过血管壁游出到血管外的过程称为白细胞渗出。渗出的白细胞称为炎细胞。炎细胞聚集在炎症区域的现象称为炎细胞浸润。浸润的炎细胞在病灶发挥吞噬和杀菌等防御作用，是炎症反应的重要特征。白细胞渗出是一种主动过程，包括白细胞边集、黏附、游出、趋化等过程（图3-2）。

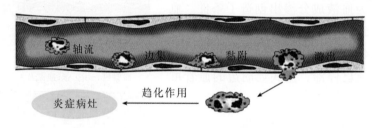

图3-2　白细胞游出模式图

1. 白细胞渗出

（1）白细胞边集　随着致炎因子作用，局部血管扩张、血管壁通透性升高和血流缓慢，白细胞离开血流的轴流到达边流，并沿着内皮细胞表面滚动，称为白细胞边集。

（2）白细胞黏附　由内皮细胞和白细胞表面的黏附分子介导，使边集的白细胞黏附于血管内皮细胞的表面，此现象称白细胞黏附。

（3）白细胞游出　白细胞黏附后，胞质突起形成伪足并通过内皮细胞连接处，以阿米巴样运动的方式经血管内皮细胞间隙穿出血管，这一过程称为白细胞游出。各型白细胞均可游出，但游走能力差别较大。中性粒细胞和单核细胞游走能力最强，淋巴细胞游走能力最弱，因此在急性炎症时中性粒细胞最早出现在炎症区域。血管壁受损严重时，也有红细胞外渗，称为红细胞漏出。临床可以通过观察炎症病灶中红细胞的多少，来判断血管受损的严重程度。

（4）白细胞的趋化作用　由于炎症病灶中某些化学物质对白细胞有化学吸引作用，导致游出血管壁的白细胞主动向该病灶定向游走，这种现象称为趋化作用（chemotaxis），这些化学刺激物称为趋化因子。趋化因子可以是外源性的（如细菌及其代谢产物），也可以是内源性的（如补体成分等）。趋化因子具有特异性，有些只吸引中性粒细胞，而另一些只吸引单核细胞或嗜酸性粒细胞。

练一练

白细胞向炎症病灶定向游走的现象称为（ ）。

A. 炎性漏出   B. 趋化作用   C. 阿米巴样运动

D. 吞噬作用   E. 免疫反应

2. 白细胞在局部的作用

（1）吞噬作用 白细胞游走到炎症区域后，吞噬、消化病原体及组织崩解碎片的过程，称之为吞噬作用，是炎症防御作用的重要组成部分。具有吞噬功能的细胞主要有中性粒细胞和巨噬细胞。

吞噬过程是通过识别黏着、包围吞入和杀灭降解三个步骤来完成。①识别黏着：血清中存在抗体 Fc 段和补体 C_{3b} 调理素。当病原体和坏死组织表面裹以调理素后，吞噬细胞通过表面抗体 Fc 段和补体 C_{3b} 受体，识别被抗体和补体包被的病原体或坏死组织，吞噬物被黏着在吞噬细胞的表面。②吞入：随后吞噬细胞的相应部位凹陷或伸出伪足将吞噬物包围，形成由吞噬细胞膜包围吞噬物的泡状小体，称为吞噬体（phagosome）。吞噬体逐渐脱离细胞膜并进入吞噬细胞内与溶酶体融合，形成吞噬溶酶体（phagolysosome）。吞噬物在吞噬溶酶体中被杀灭和降解。③杀灭和降解：进入吞噬溶酶体的吞噬物被杀伤

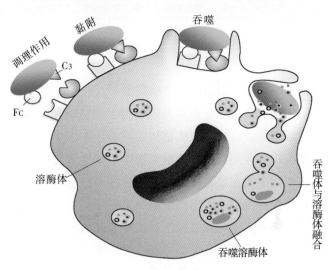

图 3-3 白细胞吞噬过程示意图

和降解（图 3-3）。通过吞噬作用，大多数病原微生物被消灭，一些组织和细胞碎片被清除。但如结核分枝杆菌等一小部分细菌被吞噬后仍具有繁殖力，并可随吞噬细胞游走在体内播散，一旦机体抵抗力下降，这些病原体再次繁殖，引起更广泛的感染。

（2）免疫作用 参与免疫反应的细胞为淋巴细胞、浆细胞和巨噬细胞。抗原进入机体后，巨噬细胞将其吞噬和处理，并把抗原信息呈递给 T 淋巴细胞和 B 淋巴细胞，当这些致敏的细胞再遇到相应的抗原时，T 淋巴细胞和 B 淋巴细胞分别产生淋巴因子和抗体，发挥其特异的免疫作用，以有效地杀伤病原微生物。

（3）组织损伤作用 白细胞在趋化、激活和吞噬过程中，可向细胞外释放其产物，如溶酶体酶、前列腺素、活性氧自由基、白细胞三烯等。这些产物可引起血管内皮细胞和组织损伤，加重致炎因子的损伤作用。

3. 炎细胞的种类和临床意义 各种炎细胞主要来自血液，小部分来自局部组织增生（如淋巴细胞、巨噬细胞、浆细胞等），其主要功能、临床意义各不相同（表 3-2）。

表 3-2 炎细胞的种类、功能及临床意义

炎细胞	主要功能	临床意义
中性粒细胞	游走活跃，吞噬能力强；可吞噬细菌、组织碎片、抗原抗体复合物；释放蛋白溶解酶，溶解组织碎片、纤维蛋白等	见于急性炎症及炎症早期，尤其是化脓性炎时

续表

炎细胞	主要功能	临床意义
巨噬细胞	游走、吞噬能力强；能吞噬较大异物、组织碎片及中性粒细胞不易吞噬的非化脓菌；参与抗原处理，发挥免疫效应	见于急性炎症后期，慢性炎症，非化脓性炎症（结核、伤寒等）及寄生虫、病毒感染
嗜酸性粒细胞	游走能力弱，吞噬抗原抗体复合物，杀伤寄生虫	具有抗过敏作用，见于寄生虫感染、变态反应性疾病及急性炎症后期
淋巴细胞和浆细胞	淋巴细胞游走能力弱，无吞噬能力。T淋巴细胞发挥细胞免疫功能，B淋巴细胞在抗原刺激下转化为浆细胞，产生抗体参与体液免疫反应	常见于慢性炎症、病毒感染
嗜碱性粒细胞和肥大细胞	游走吞噬能力差，释放组胺、5-羟色胺及肝素	多见于变态反应性炎症

三、增生

在致炎因子、组织崩解产物刺激下，炎症局部实质细胞和间质细胞数目增多，称为增生（proliferation）。实质细胞增生，如鼻息肉黏膜上皮细胞和腺体增生，慢性肝炎中肝细胞增生。间质细胞增生主要是巨噬细胞、血管内皮细胞和成纤维细胞增生。炎症早期增生改变常较轻微，后期增生改变则较明显。如炎症愈合期成纤维细胞和新生毛细血管与浸润的炎细胞增生明显，共同构成肉芽组织。慢性炎症时多以增生为主要表现，但少数急性炎症也可以增生性病变为主，如急性弥漫性增生性肾小球肾炎时，以肾小球毛细血管内皮细胞和系膜细胞增生为主；伤寒时以全身单核巨噬细胞增生为主。增生一般具有防御意义，可修复损伤组织，但过度增生也可破坏原有组织结构，甚至影响器官的功能。

综上所述，任何炎症都具有变质、渗出和增生三种基本病理变化，一般以其中一种病理变化为主。有的炎症以变质为主，有的以渗出或增生为主，三者既可互相影响又可相互转化，是一个复杂的炎症反应过程。

👁 看一看

炎症分为感染性炎症和无菌性炎症两大类。由细菌、病毒、原虫等病原微生物损伤组织、细胞引起的感染称感染性炎症，一般使用抗生素治疗有效，但病毒感染除外。由物理、化学等因素损伤组织、细胞引起的炎症称无菌性炎症。无菌性炎症是第二大类炎症，因其不是病原微生物所引起的，故一般无高热和红肿、化脓等症状。治疗无菌性炎症与治疗感染性炎症不同，要根据不同的致病原因采取相应的治疗措施。如四肢扭伤引起的局部红肿，是因其肢体受到过度牵拉，致使组织液渗出形成水肿或血肿，因压迫神经产生胀痛。这种炎症早期应做冷敷，禁止揉捏，以减少渗出；组织进入吸收期后改用热敷，以促进吸收。因此不能错误地认为，凡是炎症都应该使用抗菌消炎药。

PPT

第三节　炎症介质

炎症介质（inflammatory mediator）是指参与并诱导炎症反应并具有生物活性的化学物质。在炎症反应过程中，许多致炎因子不直接作用于局部组织，只有部分致炎因子直接损伤血管内皮细胞，导致血管壁通透性升高。炎症病灶中的血管扩张、通透性升高和白细胞渗出等炎症反应，主要是通过炎症介质的介导实现的。炎症介质种类很多，来自细胞的炎症介质主要有组胺、5-羟色胺、前列腺素、白细胞三烯、溶酶体酶等；来自血浆的炎症介质以前体的形式存在，需经蛋白酶裂解才能激活，主要有缓激肽、补体成分、纤维蛋白多肽、纤维蛋白降解产物等。

炎症介质除具有扩张血管、增加血管壁通透性以及趋化性的作用外，有些炎症介质还可引起机体发热、疼痛和组织损伤等。主要炎症介质及其作用见表3-3。

表3-3　炎症介质的作用

作用	炎症介质
扩张血管	5-羟色胺、组胺、缓激肽、前列腺素
增加血管壁通透性	组胺、5-羟色胺、白细胞三烯、缓激肽、补体（C3a、C5a）、纤维蛋白多肽、纤维蛋白降解产物
趋化作用	白细胞三烯、补体（C5a）、纤维蛋白多肽、纤维蛋白降解产物
疼痛	前列腺素、缓激肽
发热	前列腺素
组织损伤	溶酶体酶

PPT

第四节　炎症的局部临床表现和全身反应

一、局部临床表现

炎症局部的临床表现有红、肿、热、痛和功能障碍，以体表急性炎症最为明显。

1. 红　炎症初期局部动脉性充血，局部氧合血红蛋白增多，故呈鲜红色。以后随着炎症的发展，血流变慢，脱氧血红蛋白增多，局部组织变为暗红色。

2. 肿　急性炎症时，由于局部充血、炎性水肿导致局部肿胀明显；慢性炎症局部肿胀是由于局部组织增生所致。

3. 热　体表炎症时，由于局部动脉性充血、血流量增多、血流加快、代谢增强、产热增多，炎区的温度较周围组织的温度高。

4. 痛　炎症时局部疼痛与多种因素有关。炎症渗出引起组织肿胀，张力升高，压迫或牵拉神经末梢引起疼痛；炎症局部分解代谢增强，钾离子、氢离子积聚，或炎症介质如前列腺素、缓激肽等，刺激神经末梢引起疼痛。

5. 功能障碍　炎症时实质细胞变性、坏死、代谢障碍，炎症渗出物的压迫或机械性阻塞，均可引起组织器官的功能障碍。如乙型肝炎时，肝细胞变性、坏死，可引起肝功能障碍。此外，疼痛也可影响功能，如急性肩关节炎可因疼痛而使肩关节活动受到限制。

二、全身反应

除了具有局部临床表现外，炎症还会产生一系列的全身反应。

1. 发热　多见于病原微生物引起的炎症。一定程度的发热，能使机体代谢增强，促进抗体的形成，增强吞噬细胞的吞噬功能和肝脏的解毒功能，从而提高了机体的防御能力。但高热和长期发热可影响机体的代谢过程，引起各系统特别是中枢神经系统的损害和功能紊乱，给机体带来危害。如果炎症病变严重，体温反而不升高，说明机体反应性差，抵抗力低下，是预后不良的征兆。临床中要注意观察体温变化，以便及时采取适当措施。

2. 白细胞增多　多数炎症时，患者外周血液白细胞总数增多。这是机体的一种防御反应，往往可反应出机体的抵抗力和感染的严重程度。不同类型炎症增多的白细胞种类不同，如急性化脓性炎症以中性粒细胞为主，严重者幼稚中性粒细胞占比增多，并可出现中毒颗粒；过敏性炎症及寄生虫性炎症以嗜酸性粒细胞为主；某些病毒性感染常以淋巴细胞为主。患者抵抗力差、感染严重时，血中白细胞可无明显增多或不增多，导致预后较差。另外，有些病原体如流感病毒、伤寒沙门菌等所致的炎症，外周血液中白细胞数正常或减少。

3. 单核吞噬细胞系统增生 表现为引流区淋巴结和肝、脾肿大。炎症病区中的病原体及其毒素、抗原抗体物质和组织崩解产物可经淋巴管进入淋巴结或单核巨噬细胞系统，刺激单核吞噬细胞及淋巴组织增生，有利吞噬、消化病原体，清除坏死细胞碎片，增生的 T 淋巴细胞和 B 淋巴细胞可释放淋巴因子和抗体。单核吞噬细胞系统和淋巴组织的细胞增生是机体防御反应的表现。

4. 实质器官的改变 炎症严重者，因病原微生物及其毒素进入血液以及发热、循环障碍等因素的影响，心、脑、肝、肾等实质器官可出现不同程度的变性、坏死和代谢功能变化，甚至引起更严重的后果。

第五节 炎症的类型

PPT

炎症的类型与致炎因子、病变部位的结构功能和机体的反应性密切相关。在同一个患者身上，随着免疫功能状态的变化，炎症的类型也可发生变化。

一、临床类型

临床上根据炎症发生的急缓及病程长短，将炎症分为四种类型。

（一）超急性炎症

超急性炎症是指反应非常急剧、甚至呈暴发性的炎症。整个病程由数小时至数日不等，短期内引起组织、器官严重损害，甚至导致机体死亡。局部病变以变质和渗出为主，多见于超敏反应性损害，如器官移植的超急性排斥反应，可在血管接通后数分钟导致移植组织或器官发生严重破坏。

（二）急性炎症

急性炎症临床上起病急，症状明显，病程一般持续数日至一个月。局部病变以变质、渗出为主，炎细胞浸润主要为中性粒细胞，如大叶性肺炎、急性肾炎等，如治疗及时常可迅速痊愈。

（三）慢性炎症

慢性炎症可由急性炎症转变而来，或一开始即呈慢性经过。慢性炎症病程较长，数月甚至数年；症状不甚明显，局部病变以增生为主；炎细胞浸润以淋巴细胞、浆细胞和巨噬细胞为主。当机体免疫力降低时，病原体大量繁殖，慢性炎症可急性发作。

（四）亚急性炎症

亚急性炎症是指病程介于急性与慢性炎症之间的炎症，临床上较少见。有的由急性炎症转化而来；有的与致炎因子有关，如亚急性细菌性心内膜炎、亚急性重型肝炎等。

二、病理类型及其特点

炎症的基本病理变化包括变质、渗出及增生，不同的炎症往往以其中一种病理变化为主，据此可将炎症分为变质性炎、渗出性炎及增生性炎。

（一）变质性炎

变质性炎（alterative inflammation）是以组织、细胞的变性、坏死改变为主，同时有渗出，而增生反应较轻微的炎症。变质性炎主要发生于肝、心、脑等实质性器官，常见于重症感染、中毒及超敏反应。由于器官的实质细胞变性、坏死改变突出，故这类炎症常引起相应器官明显功能障碍。如急性重型肝炎肝细胞广泛坏死，出现严重的肝功能障碍；流行性乙型脑炎神经细胞变性坏死及脑软化灶形成，引起严重的中枢神经功能障碍等。

（二）渗出性炎

渗出性炎（exudative inflammation）是临床中最常见的类型，局部以渗出病变为主并有大量的渗出物形成，组织和细胞变质和增生性改变较轻的炎症。根据渗出物的成分，渗出性炎可分为浆液性炎、纤维蛋白性炎、化脓性炎和出血性炎。

1. 浆液性炎（serous inflammation）　是以浆液渗出为特征的炎症，常发生于皮肤、浆膜、黏膜和疏松结缔组织等处。渗出的成分主要为血浆，含有一定量的白蛋白和少量的白细胞、纤维蛋白。致炎因子和发生部位不同，病变表现也不同。如皮肤Ⅱ度烧伤常形成水疱（图3-4）；浆膜发生浆液性炎时常造成炎性积液。

浆液性炎一般较轻，易于吸收消退。若浆液渗出过多可导致严重后果，如胸腔和心包腔有大量浆液时，可影响肺脏及心功能。

2. 纤维蛋白性炎（fibrinous inflammation）　病变血管壁损伤严重，其通透性明显增加，纤维蛋白原大量渗出并形成纤维蛋白性炎，常发生在黏膜、浆膜和肺等部位。病变中的纤维素、坏死的黏膜上皮细胞及中性粒细胞常混合在一起，形成灰白色的膜状物，称为假膜，故又称为假膜性炎（pseudomembranous inflammation），如白喉、细菌性痢疾。浆膜的纤维素性炎常发生于胸膜和心包膜，如心包纤维素性炎在心包脏、壁层之间渗出大量的纤维素，随着心脏的不断搏动，渗出的纤维素被牵拉成绒毛状，覆盖于心脏表面，称为绒毛心（图3-5）。肺的纤维蛋白性炎见于大叶性肺炎，肺泡内有大量的纤维蛋白渗出，并交织成网，网织有数量不等的中性粒细胞、红细胞，造成病变肺叶实变，常引起患者出现呼吸困难。

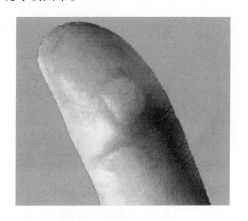

图3-4　手指烫伤水疱

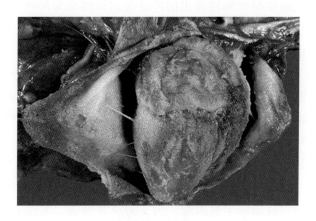

图3-5　绒毛心

若渗出的纤维蛋白较少，可被中性粒细胞释放的蛋白溶解酶溶解、吸收；若渗出的纤维蛋白过多、白细胞渗出较少，则由肉芽组织机化，形成纤维素粘连，严重影响器官功能。

3. 化脓性炎（purulent inflammation）　是由大量中性粒细胞渗出，并伴有不同程度组织坏死和脓液形成的炎症，多由葡萄球菌、链球菌、大肠埃希菌、铜绿假单胞菌等化脓性细菌引起。炎区内中性粒细胞崩解释放的溶酶体酶将坏死组织溶解液化的过程称为化脓。脓液主要由脓细胞（变性和坏死的中性粒细胞）、坏死组织、化脓菌及少量浆液组成。根据化脓性炎发生的原因和部位的不同，分为三种类型。

（1）表面化脓和积脓　发生于黏膜或浆膜表面的化脓性炎称为表面化脓，其特征是脓液向其表面渗出，深部组织无明显炎症反应。如化脓性脑膜炎、化脓性支气管炎等。当表面化脓发生在浆膜腔、胆囊或输卵管等处，则脓液积存不易排出，称为积脓。

（2）蜂窝织炎（phlegmonous inflammation）　疏松组织发生的弥漫性化脓性炎，常见于皮下组织、黏膜下、肌肉间和阑尾，多由溶血性链球菌引起。链球菌分泌透明质酸酶和链激酶，溶解结缔组织基质中的透明质酸和纤维蛋白，导致细菌易通过组织间隙蔓延扩散，炎症不易局限，病灶与周围组织界限不清。镜下见炎症病灶组织明显充血、水肿，大量中性粒细胞浸润，与周围组织分限不清（图3－6）。

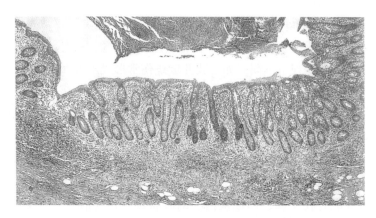

图3－6　急性蜂窝织炎性阑尾炎（镜下观）

（3）脓肿（abscess）　器官或组织内发生局限性化脓性炎，局部组织发生坏死溶解，并形成充满脓液的腔称为脓肿。脓肿好发于皮肤和肺、脑、肝、肾等内脏器官，常由金黄色葡萄球菌引起。局部组织感染金黄色葡萄球菌后，金黄色葡萄球菌可产生大量毒素使局部组织坏死，同时产生血浆凝固酶使渗出的纤维蛋白原转变为纤维素，阻止病原菌蔓延扩散，使病灶局限。急性期病灶周围组织有明显的充血、水肿和炎细胞浸润，以后逐渐形成由肉芽组织构成的脓肿膜，吸收脓液并限制病变扩散。

小脓肿可逐渐被吸收、愈合；较大脓肿需切开排脓，并由肉芽组织增生修复。如果脓肿经久不愈，脓肿膜逐渐被纤维组织取代形成厚壁脓肿，称为慢性脓肿。由于慢性脓肿的脓肿壁较厚，不宜用药物治疗，需切开排脓或手术切除。皮肤黏膜的化脓性炎可引起溃疡，深部脓肿向体表或自然管道穿破，可形成窦道和瘘管。如肛门周围脓肿向皮肤穿破，则形成肛窦；既与肛管相通，又在皮肤有开口，则形成肛瘘（图3－7）。

疖是指单个毛囊及其所属皮脂腺发生的脓肿，好发于毛囊、皮脂腺丰富的颈、头、面及背等部。发生在鼻部及周围的疖切记不要挤压，防止细菌经静脉进入颅内造成感染。痈是多个疖融合、并在皮下筋膜和脂肪中形成许多相互沟通的脓肿，可有多个皮肤表面开口，常需切开引流排脓后才能修复愈合。

4. 出血性炎（hemorrhagic inflammation）　由于血管壁损伤严重导致大量红细胞渗出的炎症，称为出血性炎。常与其他类型的炎症混合存在，常见于某些传染病，如流行性出血热及钩端螺旋体病等。

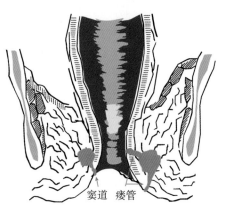

图3－7　肛周脓肿窦道、瘘管

（三）增生性炎

以增生变化为主，而变质、渗出比较轻的炎症称为增生性炎。增生的细胞包括实质细胞和间质细胞。大多数增生性炎属慢性炎症；少数增生性炎属急性炎症，如伤寒、急性弥漫性增生性肾小球肾炎等。慢性炎症分为一般慢性炎症和炎性肉芽肿两大类。

1. 一般慢性炎症 病变特点：①慢性炎细胞浸润，主要为单核细胞、淋巴细胞和浆细胞；②间质的纤维结缔组织增生，即成纤维细胞和血管内皮细胞增生构成肉芽组织，最后转化为纤维结缔组织；③损伤周围组织实质细胞，如上皮细胞、腺体等。

上述病理变化常使局部肿胀，或使管腔器官如阑尾、胆囊等的管壁增厚，这是慢性炎症的主要肉眼改变。根据其在某些部位形成的特殊形态，分为以下类型。

（1）炎性息肉 见于黏膜组织的慢性炎症。由于受致炎因子的长期刺激，局部黏膜上皮、腺体及肉芽组织增生，形成突出黏膜表面的、根部带蒂的肿物，称炎性息肉。炎性息肉的大小由数毫米至数厘米不等，可单发也可多发，临床上常见鼻息肉、宫颈息肉、结肠息肉等。

（2）炎性假瘤 局部组织炎性增生形成境界清楚的肿瘤样团块，称为炎性假瘤，好发于肺及眼眶。

2. 肉芽肿性炎 是一种局部以巨噬细胞浸润和增生为主，并形成境界清楚的结节状病灶的炎症，称为肉芽肿性炎。病灶较小，直径为 0.5~2mm。由于致炎因子种类及发病机制不同，肉芽肿性炎分为以下两种类型。

（1）感染性肉芽肿 常由病原微生物感染（结核分枝杆菌、伤寒沙门菌、梅毒螺旋体、血吸虫等）引起，通常具有病理诊断意义。如结核性肉芽肿，活化的巨噬细胞吞噬分解结核分枝杆菌，同时被转变为多角形、胞质丰富、境界不清、连接成片的上皮样细胞；多个上皮样细胞互相融合，或上皮样细胞核多次分裂、但胞质不分开，形成朗格汉斯细胞；上皮样细胞、朗格汉斯细胞加上外周局部集聚的淋巴细胞和少量反应性增生的成纤维细胞，共同形成具有诊断价值的结核结节，又称结核性肉芽肿。典型结核肉芽肿中心部为干酪样坏死，外围可见大量淋巴细胞浸润，结节周围还可见成纤维细胞及胶原纤维的围绕（图 3-8）。

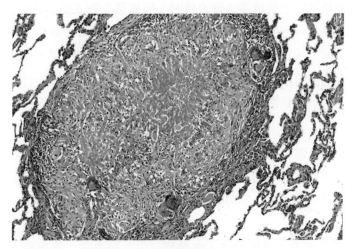

图 3-8 肺结核肉芽肿（镜下观）

（2）异物性肉芽肿 由手术缝线、矽尘、滑石粉、死亡的寄生虫及其虫卵等异物引起。在异物周围常有巨噬细胞、异物巨细胞、成纤维细胞增生及淋巴细胞包绕，形成结节状病灶。

? 想一想

肉芽肿性炎中主要的炎细胞是什么细胞?

答案解析

第六节　炎症的结局 📱微课

PPT

炎症的发生、发展和结局取决于致炎因子的强弱、机体的机能状态及临床治疗效果。多数炎症能够痊愈,少数可迁延为慢性炎症,极少数可蔓延扩散至全身。

一、痊愈

由于机体抵抗力增强,致炎因子被清除,或经适当治疗后大多数炎性渗出物和坏死组织会逐渐被溶解、吸收。如损伤范围小,渗出物和坏死组织被溶解、吸收,缺损部位由其周围健康细胞增生完成修复,且修复后的组织在形态结构及功能上完全恢复正常,称为完全痊愈。若炎症局部坏死范围较大,渗出物较多,不能完全溶解、吸收,则由肉芽组织来完成修复并形成瘢痕组织。修复后的瘢痕组织与原组织在形态结构和功能上不完全一致,称为不完全痊愈。一般情况下,不完全痊愈对机体影响不大,但如果瘢痕多或发生在重要部位,就会给机体带来不利的影响。

二、迁延不愈

当机体抵抗力低下、治疗不彻底或致炎因子不能被彻底清除时,损伤与抗损伤斗争将在机体内持续存在,炎症长期不愈,急性炎症可转变为慢性,病情时轻时重。如急性病毒性肝炎转为慢性肝炎。

三、蔓延扩散

当机体抵抗力差和病原微生物数量多、毒力强时,病原微生物在机体内大量生长繁殖并沿组织间隙、自然管道或经血管、淋巴管向周围或全身蔓延,造成炎症的蔓延扩散。

(一) 局部蔓延

病原微生物沿组织间隙或自然管道向周围组织和器官蔓延。如肾结核可沿泌尿道下行蔓延,引起输尿管、尿道和结核膀胱;肺结核沿支气管扩散引起肺的其他部位新的结核病灶。

(二) 淋巴道扩散

病原微生物及其毒素侵入淋巴管后,随淋巴液扩散,引起继发性淋巴管炎和淋巴结炎,临床上常表现为局部淋巴结肿大、质地硬、压痛。如牙周炎经淋巴液扩散,引起颈部淋巴结肿大、疼痛。感染严重时,病原体可经淋巴道入血,引起血道扩散。

(三) 血道扩散

病原微生物及其毒素经血道、淋巴道进入血循环,引起菌血症、毒血症、败血症和脓毒败血症,严重者可危及生命。

1. 菌血症　局部炎症病灶的细菌直接入血,但无全身中毒症状;血中可查到细菌。一些炎症性疾病的早期常有菌血症存在,侵入的细菌可被血液中的单核细胞吞噬杀灭,而不继续发展。

2. 毒血症　细菌产生的毒素或毒性代谢产物被吸收入血,常出现高热、寒战等全身中毒症状,同时伴有心、肝、肾等实质细胞变性、坏死,严重患者可出现中毒性休克;血培养查不到细菌。

3. 败血症 毒力强的细菌入血并在血液中大量繁殖产生毒素，引起全身中毒症状和病理变化。患者除有毒血症症状外，还常出现皮肤、黏膜的出血点或出血斑以及脾、淋巴结肿大等症状；血培养常可查到细菌。

4. 脓毒败血症 由化脓菌引起的败血症进一步发展则形成脓毒败血症。患者除有败血症的表现，还可在肺、肾、肝、脑等多处，形成多发性小栓塞性脓肿。

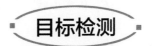

答案解析

一、选择题

【A 型题】

1. 炎症的本质主要是（ ）。
   A. 以损伤为主的反应 　　　　　　　　　B. 局部组织发生坏死
   C. 局部组织的血管反应 　　　　　　　　D. 以防御为主的病理过程
   E. 局部的白细胞浸润

2. 炎症早期出现炎性充血时，最先累及的血管为（ ）。
   A. 大动脉 　　　B. 细动脉 　　　C. 细静脉 　　　D. 小静脉 　　　E. 毛细血管

3. 炎细胞进入炎症区局部组织间隙内称（ ）。
   A. 炎细胞浸润 　B. 炎细胞游走 　C. 阿米巴样运动 　D. 白细胞渗出 　E. 炎细胞迁移

4. 以嗜酸性粒细胞渗出为主的病变是（ ）。
   A. 化脓性炎 　　B. 慢性炎症 　　C. 浆液性炎 　　D. 变态反应性炎 　E. 纤维素性炎

5. 炎性液体渗出的主要机制是（ ）。
   A. 外周胶体渗透压增高 　　　　　　　　B. 炎细胞趋化作用
   C. 白细胞阿米巴样运动 　　　　　　　　D. 轴流消失
   E. 血管壁通透性增加

6. 下述炎症改变中最具有防御意义的是（ ）。
   A. 局部酸中毒 　B. 白细胞渗出 　C. 氧自由基释放 　D. 血液停滞 　E. 血管扩张

7. 下列物质能增加吞噬细胞的吞噬功能的是（ ）。
   A. 调理素 　　　B. 细菌产物 　　C. 粉尘等异物 　　D. 溶酶体成分 　E. 病毒

8. 能吞噬较大的病原体和组织碎片的炎细胞是（ ）。
   A. 嗜中性粒细胞 　B. 巨噬细胞 　　C. 嗜酸性粒细胞 　D. 淋巴细胞 　　E. 嗜碱性粒细胞

9. 病毒感染的炎症灶中主要出现（ ）。
   A. 浆细胞 　　　B. 淋巴细胞 　　C. 巨噬细胞 　　D. 中性粒细胞 　E. 嗜酸性粒细胞

10. 脓细胞是（ ）。
    A. 游走的中性粒细胞 　　　　　　　　　B. 含拉塞尔小体的浆细胞
    C. 吞噬脂质的巨噬细胞 　　　　　　　　D. 转化的淋巴细胞
    E. 变性坏死的中性粒细胞

11. 假膜性炎是指（ ）。
    A. 发生于皮肤的纤维蛋白性炎 　　　　　B. 发生于浆膜的纤维蛋白性炎
    C. 发生于浆膜的化脓性炎 　　　　　　　D. 发生于黏膜的纤维蛋白性炎
    E. 发生于黏膜的化脓性炎

12. 溶血性链球菌最常引起（ ）。

A. 蜂窝织炎   B. 假膜性炎   C. 出血性炎   D. 脓肿   E. 痈

13. 出血性炎渗出物的主要成分是（   ）。

    A. 巨噬细胞   B. 嗜酸性粒细胞   C. 红细胞   D. 中性粒细胞   E. 浆细胞

14. 不属于感染性肉芽肿的是（   ）。

    A. 硅结节   B. 梅毒瘤   C. 伤寒小结   D. 结核结节   E. 风湿性肉芽肿

15. 炎性息肉属于（   ）。

    A. 变质性炎   B. 增生性炎   C. 肉芽肿性炎   D. 纤维蛋白性炎   E. 渗出性炎

【X 型题】

16. 炎症的致炎因子包括（   ）。

    A. 机械性因子   B. 化学性因子   C. 生物性因子   D. 物理性因子   E. 免疫反应

17. 炎症局部的基本病理变化是（   ）。

    A. 变质   B. 坏死   C. 渗出   D. 增生   E. 变性

18. 吞噬过程包括（   ）。

    A. 识别   B. 包围吞入   C. 杀伤或降解   D. 附着   E. 机化

19. 利于炎症痊愈的因素是（   ）。

    A. 病原数量少   B. 病原毒力弱   C. 机体免疫力强

    D. 剧烈的变态反应   E. 治疗及时

20. 下列关于浆液性炎的描述正确的是（   ）。

    A. 以浆液渗出为主要特征

    B. 常发生在浆膜、黏膜、滑膜、皮肤和疏松结缔组织

    C. 一般较轻，易消退

    D. 若浆液渗出过多，可能导致严重后果

    E. 浆液内含有3%的蛋白质，主要为球蛋白

二、综合问答题

1. 什么是炎症？炎症有哪些基本病理变化？

2. 渗出液与漏出液的鉴别？

三、实例解析题

患儿，女，7岁，左耳持续流脓3年加重15天，伴高热、头痛、呕吐、烦躁入院。查体：体温39.8℃，昏睡，瞳孔忽大忽小，阵发性强直性抽搐。实验室检查：白细胞 $15 \times 10^9/L$，脑脊液外观呈牛奶状。入院后治疗无效死亡。

讨论：患者最可能感染的病原体是什么，依据有哪些？患者发生了哪种类型的炎症？

（郭风振）

书网融合……

重点回顾   微课   习题

第四章　肿　瘤

学习目标

知识目标：

1. 掌握　肿瘤的概念、组织结构、异型性，肿瘤的生长和扩散，良、恶性肿瘤的区别，肿瘤对机体的影响，肿瘤的命名原则，癌前疾病、不典型增生和原位癌的概念。

2. 熟悉　肿瘤的大体形态，常见肿瘤的类型、形态特点，癌与肉瘤的区别。

3. 了解　肿瘤的分级和分期，间叶组织肿瘤的类型和特点，肿瘤的病因和发病机制。

技能目标：

能根据肿瘤的大体形态，初步判断肿瘤的性质；能根据肿瘤的组织结构，确定常见肿瘤的组织来源和性质；能根据良、恶性肿瘤的异型性，解释其生物学特性。

素质目标：

对恶性肿瘤患者具有耐心细致的护理观念和心理疏导意识。

导学情景

情景描述：患者，男，52岁，上腹部隐痛不适2个月，伴消化不良。患者2个月前出现上腹部隐痛不适，进食后明显，伴饱胀感，食欲逐渐下降。曾在当地医院按"慢性胃炎"进行治疗。近半个月症状加重，体重下降，来院就诊。行胃镜检查，病理诊断为高分化腺癌。

情景分析：胃癌早期缺乏典型的临床表现，需要与慢性胃炎进行鉴别。胃镜检查是临床诊断胃病的常用方法，对于胃癌的诊断具有重要意义。胃镜不仅能直接观察胃黏膜的病变，而且还可对病变组织进行活检，以明确诊断。

讨论：胃癌的大体形态有哪些类型？胃癌的扩散有哪些方式？

学前导语：胃癌是常见的恶性肿瘤。恶性肿瘤分化程度低，生长速度快，不仅局部浸润引起周围组织破坏，而且会发生转移（淋巴道、血道、种植性转移），引起恶病质。

　　肿瘤是一类常见病，恶性肿瘤是危害人类生命健康最严重的疾病之一。在一些欧美国家，癌症的死亡率仅次于心血管系统疾病。在我国，随着人口的老龄化，肿瘤的发病率和死亡率都有增加。我国城市居民疾病死因第一位是恶性肿瘤；在农村地区，恶性肿瘤居疾病死因的第二位。我国最常见、危害最严重的恶性肿瘤包括肺癌、胃癌、肝癌、食管癌、大肠癌、乳腺癌、白血病、子宫颈癌、膀胱癌和鼻咽癌等。对肿瘤的病因学、发病学及其防治的研究是我国肿瘤研究的重点，也是当今医学领域的重大课题。

第一节　肿瘤的概念

PPT

　　肿瘤（tumor）是机体在各种致瘤因素作用下，局部组织细胞异常增生而形成的新生物，常表现为局部肿块。肿瘤的形成是局部细胞生长调控发生严重紊乱的结果。

肿瘤细胞来源于机体正常细胞的异常增生，即肿瘤性增生。一个肿瘤的细胞群体是由发生了肿瘤性转化的一个细胞（肿瘤祖细胞）反复分裂而产生的子代细胞所组成，这种增生称为克隆性增生。正常细胞转变为肿瘤细胞后具有了异常的形态、代谢和功能，并不同程度地失去了分化成熟的能力。肿瘤细胞生长旺盛，具有相对的自主性，即使致瘤因素已不存在，肿瘤仍能持续生长。肿瘤是一种基因病，肿瘤细胞的生物学特性可通过遗传物质传递给子代细胞。肿瘤不仅与机体不协调，而且有害无益。

机体在生理状态及炎症、损伤、修复等病理状态下，局部组织细胞的增生称为非肿瘤性增生。这类增生有的属于正常新陈代谢所需的细胞更新；有的是针对特定刺激或损伤的修复性反应。这类增生的组织细胞分化成熟，并在一定程度上能恢复原来正常组织的结构和功能。这类增生具有一定限度，一旦增生的原因消除后就不再继续，与肿瘤性增生有本质的区别。

根据生物学特性及其对机体的危害性不同，一般将肿瘤分为良性肿瘤和恶性肿瘤两大类。这种分类对于肿瘤的诊断、治疗和预后判断等均有十分重要的意义。

第二节　肿瘤的命名及分类

PPT

肿瘤的命名和分类是肿瘤病理诊断的重要内容，对于临床实践十分重要。

一、命名

人体的任何组织都可发生肿瘤，因此肿瘤的种类繁多，命名也很复杂。一般根据其组织来源和性质来命名。

（一）肿瘤命名的一般原则

1. 良性肿瘤的命名　任何组织的良性肿瘤统称为瘤。命名方法是在其起源组织名称后加一"瘤"字。如来源于纤维结缔组织的良性肿瘤称为纤维瘤；来源于腺上皮的良性肿瘤称为腺瘤。有时还可结合肿瘤的形态特点进行命名，如腺瘤呈乳头状生长并有囊腔形成者称为乳头状囊腺瘤。

2. 恶性肿瘤的命名

（1）癌（carcinoma）　来源于上皮组织的恶性肿瘤统称为癌。命名方法是在其来源组织名称之后加一"癌"字，如来源于鳞状上皮的恶性肿瘤称为鳞状细胞癌；来源于腺上皮的恶性肿瘤称为腺癌。

（2）肉瘤（sarcoma）　来源于间叶组织（包括纤维结缔组织、脂肪、肌肉、脉管、骨、软骨）的恶性肿瘤统称为肉瘤。命名方法是在来源组织名称之后加"肉瘤"二字，如纤维肉瘤、横纹肌肉瘤、骨肉瘤等。

病理学上癌特指上皮组织来源的恶性肿瘤；但通常人们所说的"癌症"，习惯上泛指所有恶性肿瘤。

（二）肿瘤命名的特殊情况

由于历史的原因，有少数肿瘤的命名已经约定俗成，没有按照上述原则命名。①母细胞瘤：将有些来源于发育幼稚组织的肿瘤称为母细胞瘤。恶性者如神经母细胞瘤、肾母细胞瘤等；良性者如骨母细胞瘤、软骨母细胞瘤等。②添加"恶性"二字：有些恶性肿瘤成分复杂或由于习惯沿袭，在肿瘤的名称前加"恶性"二字，如恶性畸胎瘤等。③以人名命名：有些恶性肿瘤冠以人名，如尤因（Ewing）肉瘤、霍奇金（Hodgkin）淋巴瘤。④以"病"命名：白血病等是少数采用习惯名称的恶性肿瘤。⑤后缀"瘤病"：多用于多发性良性肿瘤，如神经纤维瘤病。

二、分类

肿瘤的分类主要依据肿瘤的组织类型、细胞类型和生物学行为。常见肿瘤的分类见表 4 - 1。

表 4 - 1　常见肿瘤的分类

	良性肿瘤	恶性肿瘤
上皮组织		
鳞状细胞	鳞状细胞乳头状瘤	鳞状细胞癌
基底细胞		基底细胞癌
腺上皮细胞	腺瘤	腺癌
尿路上皮（移行上皮）	尿路上皮乳头状瘤	尿路上皮癌
间叶组织		
纤维组织	纤维瘤	纤维肉瘤
脂肪	脂肪瘤	脂肪肉瘤
平滑肌	平滑肌瘤	平滑肌肉瘤
横纹肌	横纹肌瘤	横纹肌肉瘤
血管	血管瘤	血管肉瘤
淋巴管	淋巴管瘤	淋巴管肉瘤
骨和软骨	软骨瘤、骨软骨瘤	骨肉瘤、软骨肉瘤
淋巴造血组织		
淋巴细胞		淋巴瘤
造血细胞		白血病
神经组织和脑脊膜		
胶质细胞	弥漫性星形细胞瘤	
神经细胞	神经节细胞瘤	神经母细胞瘤、髓母细胞瘤
脑脊膜	脑膜瘤	恶性脑膜瘤
神经鞘细胞	神经鞘瘤	恶性神经鞘瘤
其他		
黑色素细胞		恶性黑色素瘤
胎盘滋养叶细胞	葡萄胎	恶性葡萄胎、绒毛膜上皮癌
生殖细胞		精原细胞瘤、无性细胞瘤、胚胎性癌
性腺或胚胎剩件中的全能细胞	成熟畸胎瘤	不成熟畸胎瘤

PPT

第三节　肿瘤的形态 🇪 微课1

为了正确诊断肿瘤，需要做各种临床检查和实验室检查。其中病理学检查（大体形态检查和组织形态检查）在肿瘤诊断中具有决定性的意义。

一、大体形态

肿瘤的大体形态多种多样。在观察肿瘤的大体形态时，应注意肿瘤的数目、大小、形状、颜色和质地等。这些信息有助于判断肿瘤的类型和性质。

1. 肿瘤的数目　肿瘤患者通常只有一个肿瘤（单发性肿瘤）；少数患者可同时或先后发生多个原

发肿瘤（多发性肿瘤）。有些类型的肿瘤单发者较多，如消化道的癌；有些类型的肿瘤，常为多发，如神经纤维瘤病、子宫平滑肌瘤。

2. 肿瘤的大小　肿瘤的大小不一。极小的肿瘤，肉眼很难查见，需要在显微镜下才能发现，如原位癌。体积大的肿瘤，可重达数千克甚至数十千克，如卵巢囊腺瘤。

肿瘤的体积与多种因素有关，如肿瘤的性质（良、恶性）、生长时间和发生部位。生长于体表或大的体腔（如腹腔）内的肿瘤，体积可以很大；发生于密闭的狭小腔道（如颅腔、椎管）内的肿瘤，体积一般较小。肿瘤极大者通常生长缓慢，生长时间较长，且多为良性。恶性肿瘤生长迅速，短期内即可带来不良后果，通常体积不会很大。恶性肿瘤体积愈大，发生转移的机会也愈大，因此恶性肿瘤的体积是肿瘤分期的重要指标。

3. 肿瘤的形状　肿瘤的形状多种多样，有息肉状、乳头状、菜花状、绒毛状、蕈伞状、溃疡状、结节状、分叶状、浸润性肿块和囊状等（图4-1）。肿瘤形状与其发生部位、组织来源、生长方式和肿瘤的性质等密切相关。

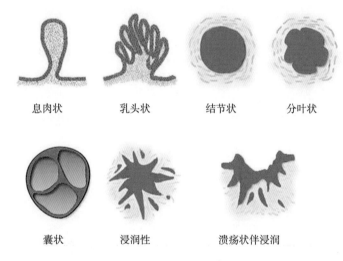

| 息肉状 | 乳头状 | 结节状 | 分叶状 |

| 囊状 | 浸润性 | 溃疡状伴浸润 |

图4-1　肿瘤的大体形态

4. 肿瘤的颜色　肿瘤的颜色通常近似于起源组织的颜色。如纤维组织的肿瘤多呈灰白色，脂肪瘤呈黄色，血管瘤呈暗红色，黑色素瘤呈黑褐色。上皮组织来源的肿瘤切面多呈灰白色，但可因其含血量的多寡，有无变性、坏死、出血等而呈现各种不同的颜色。

5. 肿瘤的质地　肿瘤的硬度与肿瘤的组织种类，肿瘤实质与间质的比例，有无变性、坏死等因素有关。如骨瘤坚硬，脂肪瘤质软；实质多于间质的肿瘤一般较软，反之则较硬；瘤组织发生坏死时质地变软，有钙化时则质地变硬。

✺ **练一练4-1**

（　　）形态的肿瘤多为恶性。

A. 菜花样　　　　　　　　B. 溃疡状

C. 蟹足样　　　　　　　　D. 囊性

E. 结节状

答案解析

二、组织结构

肿瘤的组织结构是肿瘤病理诊断的基本依据。肿瘤组织分为实质和间质两部分（图4-2）。

1. 肿瘤的实质 肿瘤实质是肿瘤细胞的总称，是肿瘤的特异性成分。肿瘤的生物学特性由肿瘤的实质细胞所决定。不同组织来源的肿瘤，其实质细胞各不相同。通常根据肿瘤的实质来识别各种肿瘤的组织来源，进行肿瘤的分类、命名和组织学诊断；根据其分化成熟程度和异型性大小来确定肿瘤的良、恶性和恶性程度。

2. 肿瘤的间质 肿瘤的间质成分不具特异性，一般由结缔组织和血管组成，发挥支持和营养肿瘤实质的作用。通常生长迅速的肿瘤，其间质内血管较丰富；生长缓慢的肿瘤，其间质内血管则较少。肿瘤间质内常有淋巴细胞浸润，可能与机体对肿瘤组织的免疫反应有关。

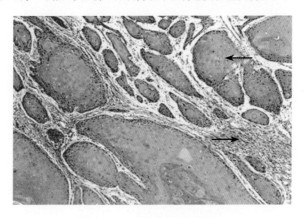

图4-2 肿瘤的实质和间质

PPT

第四节 肿瘤的异型性

肿瘤的分化是指肿瘤组织与其起源的正常组织相比较，在形态和功能上的相似程度。两者的相似性大，表明肿瘤的分化程度高；两者的相似性小，表明肿瘤的分化程度低。

肿瘤在细胞形态和组织结构上，都与其起源的正常组织有不同程度的差异，这种差异称为肿瘤的异型性（atypia）。肿瘤异型性的大小反映肿瘤组织的成熟程度（即分化程度）。异型性小者，与起源的正常组织细胞相似性大，肿瘤组织成熟程度高（分化程度高），其恶性程度低；反之亦然。肿瘤异型性的大小是诊断肿瘤，确定其良、恶性的主要组织学依据。恶性肿瘤常具有明显的异型性。

一、组织结构的异型性

肿瘤组织结构的异型性是指肿瘤组织在空间排列方式上（包括极性、层次、器官样结构、与间质的关系等方面）与其起源的正常组织的差异。

良性肿瘤细胞的异型性不明显，一般与其起源组织相似。因此，这些肿瘤的诊断有赖于组织结构的异型性。如子宫平滑肌瘤细胞和正常子宫平滑肌细胞很相似，只是其排列与正常组织不同，呈编织状。

恶性肿瘤的组织结构异型性明显，与其起源组织差异大，瘤细胞排列紊乱，失去正常的排列结构和层次。如腺癌：癌细胞排列成大小不等、形状不规则的腺腔样结构，癌细胞排列紊乱，呈多层排列，并可有乳头状增生。

二、细胞的异型性

1. 良性肿瘤　良性肿瘤细胞的异型性小，一般与其起源的正常细胞相似。如脂肪瘤的瘤细胞与脂肪细胞很相似。

2. 恶性肿瘤　恶性肿瘤细胞分化差，具有高度的异型性（图4-3）。

（1）细胞的多形性　恶性肿瘤细胞一般体积较大，且大小不一；瘤细胞的形态各异，有时出现瘤巨细胞。但少数分化很差的肿瘤，瘤细胞体积较小，形态也较一致。如肺小细胞癌。

（2）细胞核的多形性　肿瘤细胞核的体积增大，核大小、形状和染色不一，并可出现巨核、双核、多核或奇异形核，核染色加深，染色质呈粗颗粒状，分布不均匀。核仁肥大，数目也常增多。核分裂象常增多，特别是出现不对称性、多极性及顿挫性等病理性核分裂象，对诊断恶性肿瘤具有重要意义。

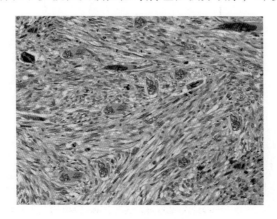

图4-3　恶性肿瘤细胞的异型性

（3）细胞浆的改变　由于胞浆内核蛋白体增多而嗜碱性，并可因肿瘤细胞产生的异常分泌物或代谢产物（如激素、黏液、糖原、脂质、角蛋白和色素等）而具有不同特点。

第五节　肿瘤的生长及扩散 e微课2

PPT

恶性肿瘤除了不断生长，还发生局部浸润和远处转移。局部浸润和远处转移是恶性肿瘤最重要的特点，也是恶性肿瘤致死的主要原因。

一、生长

1. 生长速度　不同肿瘤的生长速度差异很大。

良性肿瘤分化好，大部分细胞处于非增殖状态，生长速度较慢，可达几年或几十年。如果近期肿瘤体积突然增大，应考虑有恶性变或囊性变的可能。

恶性肿瘤分化较差，大部分细胞处于活跃的增殖状态，肿瘤生长较快，短期内即可形成明显肿块，并且由于血管形成及营养供应相对不足，易发生坏死、出血和感染等继发改变。生长速度快是恶性肿瘤的重要生物学特征之一。

👁**看一看**

不同类型的肿瘤，其生长速度差别很大，影响肿瘤生长速度的因素很多。①肿瘤细胞倍增时间：一个肿瘤细胞分裂为两个子代细胞所需要的时间称为倍增时间。②生长分数：指肿瘤细胞群体中处于增殖状态的细胞所占的比例。生长分数高，则肿瘤生长速度快。抗肿瘤药物多是通过干扰肿瘤细胞的分裂增殖而发挥抑制肿瘤生长的作用。③瘤细胞的生成与死亡的比例：绝大多数恶性肿瘤的细胞生成数目始终多于死亡数目，肿瘤持续生长。因此促进肿瘤细胞的死亡，成为治疗肿瘤的重要手段。④肿瘤血管生成：肿瘤细胞能分泌多种血管生成因子，诱导新生血管的生成。抑制肿瘤血管的生成是抗肿瘤治疗研究的重要课题。

2. 生长方式　肿瘤的生长方式主要有三种：膨胀性生长、外生性生长和浸润性生长。

（1）膨胀性生长　是良性肿瘤的典型生长方式。由于良性肿瘤细胞生长缓慢，不侵袭周围正常组织，随着肿瘤体积逐渐增大，犹如逐渐膨胀的气球，将周围组织推开或挤压。因此肿瘤往往呈结节状，有完整的包膜，与周围组织分界清楚（图4-4）。触诊时肿块活动度良好，容易手术切除，不易复发。膨胀性生长的肿瘤对局部组织器官的影响主要是压迫或阻塞作用。

（2）浸润性生长　为恶性肿瘤的典型生长方式。肿瘤细胞像树根长入泥土一样，浸润并破坏周围组织（包括间隙、淋巴管或血管），这种现象称为肿瘤浸润。浸润性生长的肿瘤没有包膜，与邻近的正常组织紧密连接在一起而无明显界限（图4-5）。临床触诊时，肿瘤活动度小。手术切除这类肿瘤时，切除组织范围应大于肉眼所见的肿瘤范围，因为这些部位可能有肿瘤细胞的浸润，否则手术后易于复发。

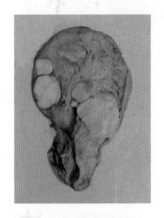

图4-4　膨胀性生长

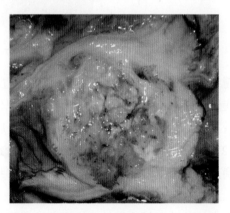

图4-5　恶性肿瘤的浸润性生长（大肠癌）

（3）外生性生长　发生在体表、体腔表面或管道器官（如消化道、泌尿生殖道等）腔面的肿瘤，常向表面生长，形成突起的乳头状、息肉状、蕈伞状或菜花状的肿物，这种生长方式称为外生性生长。良性肿瘤和恶性肿瘤都可呈外生性生长。但恶性肿瘤在外生性生长的同时，其基底部常呈浸润性生长。这种恶性肿瘤由于生长迅速，血液供应不足，容易发生坏死脱落而形成底部高低不平、边缘隆起的恶性溃疡。

？想一想4-1

肿瘤的生长方式有哪些？浸润性生长的肿瘤有什么特点？

答案解析

二、扩散

1. 局部浸润　随着肿瘤的不断长大，肿瘤细胞常沿着组织间隙连续地浸润性生长，破坏邻近正常器官或组织，称为局部浸润或直接蔓延。例如晚期子宫颈癌可蔓延到直肠和膀胱。局部浸润是恶性肿瘤重要的生物学特征之一。

2. 转移（metastasis） 瘤细胞从原发部位侵入淋巴管、血管或体腔，迁徙到其他部位继续生长，形成与原发瘤同样类型的肿瘤，这个过程称为转移，所形成的肿瘤称为转移瘤。良性肿瘤不转移；转移是恶性肿瘤最重要的生物学特征。

（1）淋巴道转移 是癌最常见的转移途径。瘤细胞侵入淋巴管后，随淋巴液首先到达局部淋巴结，形成淋巴结转移癌（图4-6）。例如外上象限的乳腺癌常首先转移到同侧腋窝淋巴结；肺癌首先转移到肺门淋巴结。

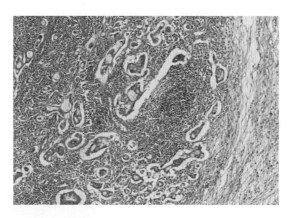

图4-6 肿瘤的淋巴道转移

瘤细胞到达局部淋巴结后，先聚集于边缘窦，以后生长繁殖而累及整个淋巴结，呈无痛性肿大，质地变硬，切面常呈灰白色。由于肿瘤组织侵出被膜，可使相邻的淋巴结融合成团。局部淋巴结发生转移后，可继续转移至下一站的淋巴结，最后可经胸导管或右淋巴导管进入血流，发生血道转移。

（2）血道转移 是肉瘤最常见的转移途径，各型肿瘤晚期也可血道转移。瘤细胞侵入血管后可随血流到达远处的器官并继续生长，形成转移瘤。由于静脉壁较薄，同时管内压力较低，故瘤细胞多经静脉入血。少数亦可经淋巴管间接入血。

血道转移的运行途径与血栓栓塞过程相似：①侵入体循环静脉的肿瘤细胞经右心到肺，在肺内形成转移瘤，例如骨肉瘤肺转移；②侵入门静脉系统的肿瘤细胞，首先发生肝转移，例如肠癌肝转移；③肺肿瘤细胞（原发肿瘤或继发肿瘤）可直接侵入肺静脉或通过肺毛细血管进入肺静脉，经左心随主动脉血流到达全身各器官，常转移到脑、骨、肾及肾上腺等处。因此，这些器官的转移瘤常发生在肺内转移之后。此外，侵入胸、腰、骨盆静脉的肿瘤细胞，也可通过吻合支进入脊椎静脉丛，例如前列腺癌可通过此途径转移到脊椎，进而转移到脑，这时可不伴有肺的转移。血道转移的发生并不是随机的，某些肿瘤的转移具有特殊的器官"亲和性"。

血道转移虽见于许多器官，但最常受累的器官是肺，其次是肝（图4-7）。临床上判断有无血道转移，以确定患者的临床分期和治疗方案时，应做肺及肝的影像学检查。血道转移瘤的形态特点是边界清楚，常为多个，散在分布，多接近于器官的表面。位于器官表面的转移瘤，由于瘤结节中央出血、坏死而下陷，形成所谓的"癌脐"。

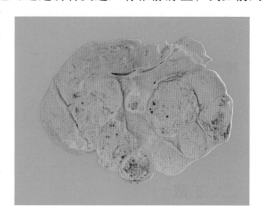

图4-7 肝转移瘤

（3）种植性转移 体腔内器官的恶性肿瘤侵及器官表面时，瘤细胞可以脱落，像播种一样种植在体腔内各器官的表面，形成多个转移瘤，这种转移方式称为种植性转移。种植性转移常见于腹腔器官的恶性肿瘤，例如胃癌破坏胃壁侵及浆膜后，可种植到大网膜、腹膜、腹腔内器官或盆腔器官。

卵巢发生种植性转移时，双侧卵巢体积增大，镜下见富于黏液的印戒细胞癌弥漫浸润，这种特殊类型的卵巢转移性肿瘤称为 Krukenberg 瘤，多由胃肠道黏液癌（特别是胃印戒细胞癌）转移而来。除种植性转移外，也可通过淋巴道和血道转移到卵巢。

肺癌可在胸腔内形成广泛的种植性转移。浆膜腔的种植性转移常伴有血性浆液性积液，抽吸体腔积液检查脱落细胞是诊断恶性肿瘤的重要方法。脑部恶性肿瘤（如小脑髓母细胞瘤）亦可经脑脊液种植转移到脑的其他部位。值得注意的是手术操作也可造成医源性种植转移。虽然其可能性很小，但亦应尽量避免。

第六节　肿瘤的代谢特点

肿瘤细胞在生化组成、物质代谢、能量利用、酶含量及其活性等方面都与正常细胞有明显差异。

一、蛋白质代谢

肿瘤细胞的蛋白质合成代谢与分解代谢均增强，但合成代谢明显超过分解代谢。肿瘤细胞甚至争夺正常细胞的蛋白质分解产物，合成肿瘤自身所需的蛋白质，以维持其肿瘤性增生的需要，使机体能量严重消耗而导致晚期癌症患者出现恶病质。肿瘤细胞还可合成某些酶、激素和肿瘤相关抗原（如 AFP、CEA 等），作为肿瘤标志物已应用于肿瘤的诊断和治疗。

二、糖代谢

肿瘤细胞无论在有氧或无氧条件下，均以糖酵解增强为特点。糖酵解过程中生成的能量被肿瘤细胞消耗，形成的中间代谢产物成为瘤细胞合成及增生所需的物质。糖酵解过程的强弱一般与肿瘤的恶性程度成正比，即肿瘤的恶性程度越高，糖酵解关键酶的活性也越高。

三、核酸代谢

肿瘤细胞合成 DNA 和 RNA 的聚合酶活性均高于正常细胞，故核酸合成代谢增强，导致细胞内 RNA、DNA 含量增加。DNA 与瘤细胞的分裂、增生有关，RNA 与肿瘤性蛋白质的合成有关。这是肿瘤细胞快速增生的物质基础。

四、酶系统的改变

肿瘤细胞酶的改变较为复杂，肿瘤细胞的酶一般只有数量和活性的变化，无质的改变。参与核苷酸、DNA、RNA 和蛋白质合成的酶（RNA 和 DNA 聚合酶、核苷酸合成酶类）活性增强，而参与其分解过程的酶活性降低。这些改变一般与肿瘤的恶性程度相平行。

第七节　肿瘤的分级及分期

一、分级

恶性肿瘤的分级依据肿瘤的异型性，是判断其恶性程度的指标。一般分为三级：I 级为高分化，属低度恶性；Ⅱ级为中等分化，属中度恶性；Ⅲ级为低分化，属高度恶性。分级是临床确定治疗方案和判断预后的重要依据之一。

二、分期

肿瘤的分期是指恶性肿瘤的生长范围和播散程度。对肿瘤进行分期，其主要原则是根据原发肿瘤的大小、浸润深度、淋巴结转移和远处转移等。

肿瘤的分期有多种方案，国际上广泛采用 TNM 分期系统。T 指原发肿瘤的情况，随着肿瘤体积的增大和邻近组织受累范围的增加，依次用 $T_1 \sim T_4$ 来表示；Tis 代表原位癌。N 指区域淋巴结受累情况，淋巴结未受累时，用 N_0 表示；随着淋巴结受累程度和范围的加大，依次用 $N_1 \sim N_3$ 表示。M 指远处转移（通常指血行转移），没有远处转移者，用 M_0 表示；有远处转移者，用 M_1 表示。

肿瘤的分期对临床医师制定治疗方案和估计预后具有重要意义。但必须结合恶性肿瘤的生物学特性以及患者的全身情况等综合考虑。

第八节　肿瘤对机体的影响

PPT

肿瘤因其良、恶性的不同，对机体的影响会有很大差异。良性肿瘤对机体影响较小，而恶性肿瘤由于其浸润和转移，对机体产生严重影响。

一、良性肿瘤对机体的影响

良性肿瘤因其分化较成熟，生长缓慢，局部生长，不浸润，不转移，故一般对机体的影响相对较小，主要表现为局部压迫和阻塞症状。其影响大小主要与其发生部位和继发改变有关。

1. 局部压迫和阻塞　是良性肿瘤对机体最主要的影响。消化道良性肿瘤（如突入肠腔的平滑肌瘤）会引起肠梗阻或肠套叠；颅内良性瘤（如脑膜瘤、星形胶质细胞瘤）可压迫脑组织、阻塞脑室系统而引起颅内压升高等相应的神经系统症状。

2. 继发改变　良性肿瘤有时可发生继发性改变，对机体产生程度不同的影响。如肠道乳头状腺瘤、膀胱乳头状腺瘤和子宫黏膜下平滑肌瘤常伴有浅表糜烂或溃疡，可引起出血和感染。

3. 激素增多症状　内分泌腺的良性肿瘤可因分泌过多的激素而引起症状。如肾上腺皮质腺瘤可引起原发性醛固酮增多症；脑垂体前叶的嗜酸性细胞腺瘤可引起巨人症或肢端肥大症；胰岛细胞瘤分泌过多的胰岛素，可引起阵发性低血糖。

二、恶性肿瘤对机体的影响

恶性肿瘤由于分化不成熟，生长较迅速，浸润破坏器官的结构和功能，并可发生转移，因而对机体影响严重。除引起局部压迫和阻塞症状外，还可引起更为严重的后果。

1. 继发性改变　恶性肿瘤可继发出血、穿孔、感染及病理性骨折等较严重的改变。恶性肿瘤由于侵袭性破坏或缺血性坏死而引起出血，出血常是警觉的信号。如肺癌的咯血、胃肠道癌的便血、鼻咽癌的涕血、子宫颈癌的血性白带、肾癌和膀胱癌的血尿等。肿瘤组织坏死可导致组织器官穿孔和瘘管形成，如胃肠道癌的穿孔、食管癌的食管－气管瘘。肿瘤组织坏死还可继发感染，引起发热。内分泌系统的恶性肿瘤，可产生生物胺或多肽激素，引起内分泌紊乱的临床表现。骨肿瘤或骨转移瘤可发生病理性骨折。

2. 疼痛　恶性肿瘤由于浸润性生长，常累及局部神经而出现顽固性疼痛症状。

3. 恶病质（cachexia）　恶性肿瘤晚期，患者出现极度消瘦、乏力、严重贫血和全身衰竭的状态，称为恶病质，常导致患者死亡。恶病质的发生机制尚未完全阐明，恶性肿瘤迅速生长并消耗机体大量营养物质、肿瘤产物的毒性作用、厌食和消化吸收障碍、精神压力和疼痛而影响睡眠等，都与恶病质的发生有关。

4. 副肿瘤综合征　不能用肿瘤的直接蔓延或远处转移加以解释的一些病变和临床表现，由肿瘤的产物（如异位激素）或异常免疫反应等原因间接引起，可表现为内分泌、神经、消化、造血、骨关节、肾脏及皮肤等系统的异常，称为副肿瘤综合征。

一些非内分泌腺肿瘤，也可产生和分泌激素或激素类物质，如促肾上腺皮质激素、甲状旁腺素、降钙素、生长激素等，并引起内分泌症状，称为异位内分泌综合征。此类肿瘤大多数为恶性肿瘤，以癌为多，如肺癌、胃癌、肝癌、胰腺癌、结肠癌等。异位内分泌综合征属于副肿瘤综合征。

❓ 想一想4-2

恶性肿瘤为什么会对机体产生严重的危害？主要危害是什么？

答案解析

第九节　良性肿瘤与恶性肿瘤的区别

PPT

良性肿瘤和恶性肿瘤对机体的影响有很大不同，治疗方式和临床预后也有很大差别。所以鉴别肿瘤的良、恶性质，对正确的诊断和治疗具有重要的意义。良、恶性肿瘤的区别见表4-2。

表4-2　良性肿瘤与恶性肿瘤的区别

	良性肿瘤	恶性肿瘤
分化程度	分化程度高，异型性小	分化程度低，异型性大
核分裂象	无或少，少见病理性核分裂象	多见，可见病理性核分裂象
生长速度	缓慢	较快
生长方式	膨胀性或外生性生长	浸润性或外生性生长
继发改变	少见	常见，如出血、坏死、溃疡形成等
转移	不转移	常有转移
复发	不复发或很少复发	易复发
对机体影响	较小，主要为局部压迫或阻塞	较大，破坏原发部位和转移部位组织坏死、出血、感染、恶病质

良性肿瘤与恶性肿瘤之间有时并无绝对界限，有些肿瘤并不能截然划分为良性或恶性。某些类型的肿瘤，除了有典型的良性肿瘤和恶性肿瘤，还存在一些组织形态和生物学行为介于两者之间的肿瘤，称为交界性肿瘤，如卵巢交界性浆液性乳头状囊腺瘤。

肿瘤的良、恶性是指其生物学行为的良、恶性。病理上通过形态学等指标来判断肿瘤的良、恶性，并对其生物学行为和预后进行评估，在绝大多数情况下是可行的，这是肿瘤病理诊断的重要任务。但是，影响肿瘤生物学行为的因素非常复杂，病理学医生观察到的只是其中的某些方面，有许多因素目前还知之甚少；而且组织学诊断不可避免地会遇到组织样本是否具有代表性等技术问题。所以，这种预后估计并不十分精确。

肿瘤的复发是指肿瘤治疗后已消失，但经过一段时间又在同一部位发生相同组织类型的肿瘤，其根源是局部仍有少量瘤细胞残留。肿瘤从消失到复发的时间间隔，短则几个月，长则十多年，可能与瘤细胞休眠和机体免疫状态等有关。临床上常用"五年生存率"的统计指标来衡量肿瘤的恶性行为和对治疗的反应，即从确诊后经过治疗，生存五年的患者数占该种肿瘤同期患者总数的百分比。肿瘤复发是肿瘤治疗所面临的一个大难题，尽管肿瘤的手术方式不断改进，化疗药物不断更新，却始终无法解决彻底清除残存恶性肿瘤细胞的问题，恶性肿瘤的复发率和死亡率仍然很高。

第十节 癌前疾病、不典型增生及原位癌

PPT

正确识别癌前疾病、不典型增生及原位癌，对防止肿瘤的发生发展、指导临床诊断和治疗具有重要意义。

一、癌前疾病

某些疾病（或病变）具有癌变的潜在可能性，如长期存在，患者发生相关癌的风险较大，这些疾病（或病变）称为癌前疾病（precancerous disease）。因此，早期发现并及时治愈癌前病变，对肿瘤的预防具有重要的实际意义。常见的癌前疾病（或病变）有以下几种。

1. 黏膜白斑 常发生于口腔、外阴和阴茎等黏膜。主要病变是黏膜的鳞状上皮过度增生和过度角化，并出现一定的异型性。肉眼上呈白色斑块。如长期不愈有可能转变为鳞状细胞癌。

2. 乳腺纤维囊性增生病 本病由内分泌失调引起，常见于40岁左右的妇女，主要表现为乳腺小叶导管和腺泡上皮细胞的增生、大汗腺化生及导管囊性扩张，间质纤维组织也有增生。伴有导管内乳头状增生者较易发生癌变。

3. 大肠息肉状腺瘤 较常见，可单发或多发，均可发生癌变（绒毛状腺瘤发生癌变的机会更大）。多发者常有家族史，易发生癌变。

4. 慢性萎缩性胃炎及胃溃疡 慢性萎缩性胃炎时，胃黏膜腺体可有肠上皮化生，这种肠上皮化生与胃癌的发生有一定关系，如久治不愈可发生癌变。慢性胃溃疡时溃疡边缘的黏膜因受刺激而不断增生，可转变为癌，其癌变率约为1%。近年发现慢性幽门螺杆菌性胃炎，可能引发胃黏膜相关淋巴组织来源的B细胞性淋巴瘤。

5. 慢性溃疡性结肠炎 在反复溃疡和黏膜增生的基础上，可发生结肠腺癌。

6. 皮肤慢性溃疡 经久不愈的皮肤溃疡，由于长期慢性刺激而引起鳞状上皮增生和不典型增生，可进一步发展为癌。

7. 肝硬化 由慢性病毒性肝炎所致的肝硬化，部分患者可进一步发展，形成肝细胞性肝癌。

癌的形成要经历一个漫长逐渐演进的过程，平均为15~20年。并非所有癌前病变都必然转变为癌，还取决于很多因素；并非所有的癌都已发现明确的癌前病变，这方面的研究在肿瘤预防上具有重要意义。

二、不典型增生

不典型增生（atypical hyperplasia）是指上皮细胞异常增生，并具有一定的异型性（图4-8）。增生的上皮细胞大小不一，形态多样，核大而浓染，核浆比例增大，核分裂象增多，但一般不见病理性核

分裂象。细胞排列紊乱，极性消失。不典型增生多发生于皮肤或被覆鳞状上皮的黏膜。几年来，学术界倾向于使用异型增生这一术语来描述与肿瘤形成相关的不典型增生。

根据异型性大小和累及范围，将不典型增生分为轻度、中度、重度三级。轻度：异型性较小，累及上皮层的下1/3。中度：累及上皮层的下2/3。重度：异型性大，累及上皮层的下2/3以上。轻度异型增生，在病因消除后可恢复正常；而中、重度异型增生则很难逆转，常转变为癌。

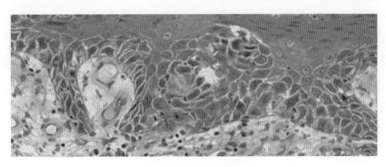

图4-8 不典型增生

三、原位癌

原位癌（carcinoma in situ）通常由中、重度异型增生发展而来。原位癌指癌细胞累及上皮的全层，但没有突破基底膜向下浸润，如子宫颈、食管及皮肤的原位癌。乳腺导管上皮发生癌变但未突破基底膜向间质浸润者，称为导管原位癌或导管内癌。乳腺小叶腺泡发生癌变而尚未侵破基底膜者，称为小叶原位癌。原位癌是一种早期癌，早期发现和积极治疗可防止其发展为浸润性癌，提高患者的治愈率。

目前多用上皮内瘤（intraepithelial neoplasia，IN）描述上皮组织从异型增生到原位癌这一连续的过程。上皮内瘤也分三级，其中Ⅰ级、Ⅱ级分别与轻、中度异型增生相对应，Ⅲ级包括重度异型增生和原位癌。

第十一节 肿瘤的病因及发病机制

PPT

一、病因

肿瘤的病因十分复杂，包括环境致癌因素和机体内在因素两个方面，往往多种因素交互作用。环境致癌因素是引起肿瘤的重要条件，而机体内在因素则起着决定性作用。

（一）外界致癌因素

1. 化学致癌因素 化学致癌因素大多与环境污染和职业性接触有关，已被确认的化学致癌物有1000多种，绝大多数可引起基因突变而致癌。

（1）直接致癌物 直接致癌物不需在体内进行代谢转化即可致癌，较为少见，如烷化剂，其致癌作用较弱，致癌时间较长。

（2）间接致癌物 间接致癌物则需要在体内（主要在肝脏）进行代谢，活化后才能致癌，种类较多。①多环芳烃类：致癌作用强的有3，4-苯并吡、1，2，5，6-双苯并蒽等，广泛存在于烟草的烟雾和污染的大气中，与肺癌等肿瘤的发生密切相关。②芳香胺类与氨基偶氮染料：致癌的芳香胺类有乙奈胺、联苯胺等，印染厂工人和橡胶厂工人的膀胱癌发生率高与此有关。氨基偶氮染料有奶油黄和猩红等，与肝癌、膀胱癌的发生有关。③亚硝胺类：致癌性强，致癌谱广，可诱发食管癌、胃癌、肝癌、肺癌、鼻咽癌等。其前体物质亚硝酸盐在变质的食品、腌制食品中含量较高。在胃内酸性环境下，亚硝酸盐与食物的二级胺合成亚硝胺。④真菌毒素：黄曲霉菌广泛存在于霉变的食物，尤以霉变的花生、玉米及谷类含量最多。黄曲霉毒素 B_1 的致癌性最强，主要诱发肝癌。

2. 物理性致癌因素　主要是电离辐射和紫外线。电离辐射主要包括 X 射线、γ 射线、粒子辐射等。在防护不当的情况下长期接触 X 射线和放射性元素，可引起皮肤癌、白血病、肺癌和骨肉瘤等。长期受紫外线照射可引起皮肤的鳞状细胞癌、基底细胞癌和恶性黑色素瘤。

3. 生物性致癌因素　①病毒：能引起人（或动物）肿瘤或体外能使细胞发生恶性转化的病毒称为肿瘤病毒，其中 1/3 为 DNA 病毒，2/3 为 RNA 病毒。与人类肿瘤发生关系密切的病毒主要为：HBV 和 HCV 与肝癌、HPV 与子宫颈癌、EBV 与鼻咽癌和伯基特淋巴瘤的发生有关。②幽门螺杆菌：幽门螺杆菌引起的慢性胃炎与胃癌和胃黏膜相关（B 细胞）淋巴瘤的发生有关。③寄生虫：日本血吸虫病与结肠癌的发生有关，埃及血吸虫病与膀胱癌的发生有关，华支睾吸虫病与肝癌的发生有关。

（二）肿瘤发生的内在因素

机体的内在因素在肿瘤的发生中也起着重要作用。肿瘤发生的内在因素主要包括遗传因素、肿瘤免疫、种族因素、性别、年龄和激素因素等。

二、发病机制

肿瘤发生机制是一个极其复杂的问题。随着分子生物学技术的发展，对肿瘤发病机制的研究取得了较多的成果，特别在原癌基因、肿瘤抑制基因、凋亡调节基因、DNA 修复基因和端粒酶等分子水平上的研究取得了较大的进展。

从本质上来说，肿瘤是一种基因病。正常细胞存在着原癌基因和肿瘤抑制基因，它们对细胞的增殖和分化起着相应的正、负调节作用。如果这些基因发生改变，就会引起肿瘤的发生。

（一）原癌基因的激活

正常情况下，原癌基因编码的蛋白质包括细胞生长因子、生长因子受体、信号转导蛋白和核调节蛋白等，对正常细胞的生长和分化起着重要的正性调节作用。在各种致癌因素的作用下，原癌基因可被激活为有致癌活性的癌基因，如 *RAS*、*MYC*、*MYB*、*SIS*、*SRC* 等。原癌基因激活的机制和途径有两种。

1. 基因突变　主要包括点突变、染色体重排、启动子插入和基因扩增，从而导致原癌基因结构改变而被激活为癌基因。癌基因编码的蛋白质（癌蛋白）与原癌基因编码的正常蛋白质存在数量和结构上的不同。癌蛋白通过改变正常靶细胞的生长与代谢，促进细胞逐步转化为肿瘤。

2. 基因表达调节异常　原癌基因的结构并未发生改变，而是由于调节水平发生改变，导致基因过度表达，产生过多结构正常的生长促进蛋白，使细胞受到持续或过度的生长信号刺激而过度生长，并使其丧失分化成熟的能力而导致恶性转化。

（二）肿瘤抑制基因的失活

肿瘤抑制基因又称抑癌基因，是正常细胞生长、分化的负性调节基因，如 *RB*、*p53*、*WT1*、*APC*、*p16* 等。在某些致癌因素的作用下，肿瘤抑制基因也可发生突变或缺失，或其表达的蛋白质与 DNA 肿瘤病毒蛋白相互作用而失活，使其抑癌功能丧失，导致细胞过度增生和分化异常而发生恶性转化。

（三）凋亡调节基因功能紊乱

肿瘤的生长取决于肿瘤细胞增殖和细胞凋亡的比例。除了原癌基因和肿瘤抑制基因的作用，调节细胞凋亡的基因与某些肿瘤的发生有重要作用。细胞凋亡受复杂的分子机制调控，通过促凋亡分子和抗凋亡分子之间复杂的相互作用实现。

（四）DNA 修复基因功能障碍

调节细胞进入程序性细胞死亡的基因及其产物与某些肿瘤的发生有重要的作用。人类在生活中接触到许多致癌物（如电离辐射、化学物质等），这些致癌物引起的 DNA 损害如果超过细胞能够承受的范围，受损细胞会以凋亡的形式死亡；如果引起轻微的 DNA 损害，则细胞的 DNA 修复机制可及时进行修复。这对维持机体遗传基因的稳定非常重要。遗传性 DNA 修复调节基因有突变或缺失的人，肿瘤的发病率极高。遗传性非息肉性结肠癌综合征患者，DNA 错配修复基因发生缺失；DNA 复制时如果发生碱基的错配而不能更正，造成癌基因或肿瘤抑制基因突变，即可形成结肠癌。

（五）端粒和肿瘤

正常细胞分裂一定次数后就进入老化阶段，失去复制的能力。位于染色体末端控制细胞复制次数的 DNA 重复序列称为端粒。细胞复制一次，其端粒就缩短一点，细胞复制一定次数后，端粒缩短使染色体相互融合，导致细胞死亡。所以端粒称为细胞的生命计时器。生殖细胞具有端粒酶活性，可使缩短的端粒长度恢复。但大多数体细胞不含有端粒酶，因此体细胞只能复制大约 50 次。绝大多数恶性肿瘤细胞都含有端粒酶活性，使其端粒不会缩短，导致肿瘤细胞能够无限制地复制。

（六）肿瘤发生是一个多步骤的过程

肿瘤的发生是一个长期的、多因素形成的分阶段过程。肿瘤的发生不是单分子事件，单个基因改变尚不足以造成细胞的完全恶性转化。细胞的完全恶性转化一般需要多个基因的改变，包括数个原癌基因的激活或肿瘤抑制基因的失活，以及凋亡调节基因和 DNA 修复基因等发生改变。一个细胞要积累这些基因改变，一般需要 15～20 年，故大多数癌症见于中老年。如果有遗传倾向，先天已经有某种或某些基因的变化，不仅能增加患某种癌症的概率，还会缩短基因改变的累积过程而降低发病年龄。

总之，致瘤因子引起原癌基因激活，或抑癌基因失活，以及凋亡调节基因、DNA 修复基因和其他调节基因发生改变，使细胞出现多克隆性增生；进一步的基因改变发展为克隆性增生；继续演进，形成具有不同生物学特性的亚克隆，获得侵袭和转移的能力。这是肿瘤发生的基本模式。

研究肿瘤的发生机制，不仅具有理论意义，而且具有重要的临床价值。有些研究成果已经开始应用于临床诊断、治疗和预后判断。

第十二节 常见肿瘤举例

PPT

一、上皮组织肿瘤

上皮组织包括被覆上皮和腺上皮。由上皮组织发生的肿瘤最为常见，其中上皮组织恶性肿瘤对人类的危害最大。

（一）上皮组织良性肿瘤

1. 乳头状瘤 多见于鳞状上皮、移行上皮等被覆的部位。肿瘤向表面呈外生性生长，形成指状或乳头状突起（图 4-9）。肿瘤根部常变细成蒂与正常组织相连。

镜下，每一乳头的轴心由血管和结缔组织等间质构成，其表面覆盖上皮。因发生部位不同，被覆的上皮类型也不一样。在外耳道、阴茎、膀胱和结肠的乳头状瘤较易发生恶变，值得注意。

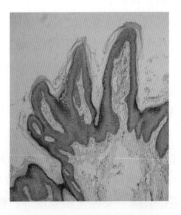

图 4-9 皮肤乳头状瘤

2. 腺瘤 由腺上皮发生的良性肿瘤，多见于甲状腺、卵巢、乳腺、涎腺和肠等处。黏膜的腺瘤多呈息肉状，腺器官内的腺瘤则多呈结节状，常有包膜，与周围正常组织分界清楚。腺瘤的腺体与其起源腺体在结构上相似，而且具有分泌功能。

根据腺瘤的组成成分或形态特点，可将其分为息肉状腺瘤、纤维腺瘤、多形性腺瘤和囊腺瘤等类型。

（1）息肉状腺瘤 多见于胃肠道。肿瘤呈息肉状，有蒂，表面呈乳头状或绒毛状者恶变率较高。结肠多发性腺瘤性息肉病常有家族遗传性，癌变率较高。

（2）纤维腺瘤 常发生于女性乳腺，是乳腺常见的良性肿瘤。除腺上皮细胞增生形成腺体，同时伴有大量纤维结缔组织增生。

（3）多形性腺瘤 腮腺最多见。由腺组织、肌上皮、黏液样物质和软骨样组织等多种成分混合组成。本瘤生长缓慢，但术后较易复发。

（4）囊腺瘤 由于腺瘤组织中的腺体分泌物淤积，腺腔逐渐扩大并互相融合，肉眼可见大小不等的囊腔，因而称为囊腺瘤。常发生于卵巢。

（二）上皮组织恶性肿瘤

由上皮组织发生的恶性肿瘤统称为癌，多见于40岁以上人群，是人类最常见的恶性肿瘤。癌呈浸润性生长，与周围组织分界不清。发生于皮肤、黏膜表面的癌，外观常呈蕈伞状或菜花状，表面常有坏死及溃疡形成。发生于器官内的癌，常为不规则结节状，呈树根状或蟹足状向周围组织浸润，质地较硬，切面灰白色。镜下，癌细胞呈巢状、腺状或条索状排列，与间质分界清楚。癌早期一般经淋巴道转移，晚期发生血道转移。

❤ **护爱生命**

恶性肿瘤的治疗手段主要包括手术、化学治疗、激素治疗、免疫治疗、靶向治疗和放射治疗等。根据肿瘤的部位、类型、临床分期和患者的身体状况，合理地选择综合性的治疗方案。免疫治疗和靶向治疗副作用较小，疗效较为持久，是恶性肿瘤治疗的热点。

早期恶性肿瘤治疗效果好，治愈率高。而晚期恶性肿瘤患者，由于出现恶病质，机体抵抗力差、心理状态差，还要承受癌性疼痛的困扰。所以需要积极给予饮食护理、心理护理和手术护理等，以延长生存期，提高生活质量。

1. 鳞状细胞癌 常发生在原有鳞状上皮被覆的部位，如皮肤、口腔、食管、喉、子宫颈、阴茎等处。有些部位（如支气管、胆囊等）正常时虽不是由鳞状上皮被覆，但可通过鳞状上皮化生而发生鳞状细胞癌。

鳞状细胞癌大体常呈菜花状，表面坏死脱落而形成溃疡。癌组织向深层呈浸润性生长。镜下，分化好的鳞状细胞癌，癌巢中央可出现层状的角化物，称为角化珠或癌珠（图4-10）；细胞间可见细胞间桥。分化较差的鳞状细胞癌无角化珠，也无细胞间桥，癌细胞异型性明显。

2. 腺癌 由腺上皮发生的恶性肿瘤。腺癌多见于胃肠道、乳腺、女性生殖系统等。根据形态结构和分化程度，可分为高分化腺癌和低分化实性癌。腺癌分泌黏液较多者则称黏液癌。

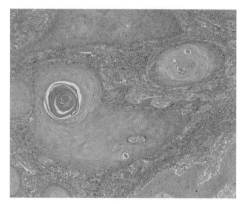

图4-10 高分化鳞状细胞癌

（1）管状腺癌或乳头状腺癌　属于高分化腺癌，多见于胃肠、胆囊、子宫体等处。癌细胞形成大小不等、形状不一、排列不规则的腺样结构（图4-11），癌细胞常不规则地排列成多层，核大小不一，核分裂象多见。乳头状结构为主的腺癌称为乳头状腺癌。

（2）实性癌　属低分化腺癌，恶性程度较高，多发生于乳腺。癌巢为实体性，无腺腔样结构，癌细胞异型性明显，核分裂象多见。有的腺癌癌巢小而少，间质结缔组织多，质地硬，称为硬癌。有的腺癌癌巢大而多，间质结缔组织相对较少，质软如脑髓，称为髓样癌。

（3）黏液癌　又称胶样癌，常见于胃和大肠。肉眼观，癌组织呈灰白色，湿润，半透明如胶冻样。镜下，黏液聚积在癌细胞内，将核挤向一侧，使细胞呈印戒状，故称为印戒细胞。以印戒细胞为主要成分的癌称为印戒细胞癌（图4-12）。

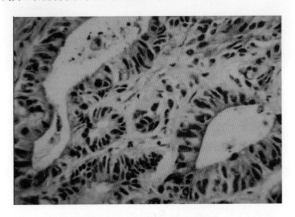

图4-11　高分化管状腺癌

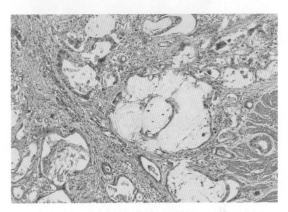

图4-12　黏液腺癌

✎ 练一练4-2

癌的病理特点是（　　）。

A. 形状不规则，边界不清　　　　　B. 灰白色，干燥

C. 肿瘤实质与间质分界清楚　　　　D. 主要通过淋巴道转移

E. 肿瘤实质细胞弥漫分布

答案解析

二、间叶组织肿瘤

（一）间叶组织良性肿瘤

间叶组织良性肿瘤分化程度高，生长慢，呈膨胀性生长，有包膜，边界清楚。

1. 纤维瘤　常见于四肢及躯干的皮下。大体呈结节状，质地韧硬，有包膜，与周围组织分界明显。切面灰白色，可见编织状条纹。肿瘤组织内的胶原纤维排成束状，互相编织，纤维间有细长的纤维细胞。此瘤生长缓慢，手术摘除后不复发。

2. 脂肪瘤　最常见于背、肩、颈及四肢近端的皮下，是最常见的软组织良性肿瘤。大体呈卵圆形或分叶状，有包膜，质地柔软，切面淡黄色。镜下，组织结构与正常脂肪的主要区别在于有包膜（图4-13）。脂肪瘤无明显症状，手术易切除。

3. 血管瘤　血管瘤可发生在任何部位，但以皮肤为多见。一般分为毛细血管瘤（由增生的毛细血管构成）、海绵状血管瘤（由扩张的血窦构成）及混合型血管瘤等类型。无包膜，边界不清。在皮肤或黏膜可呈突起的鲜红色肿块，或呈暗红或紫红色斑。内脏血管瘤多呈结节状。血管瘤常见于儿童，可为先天性。

4. 平滑肌瘤 最多见于子宫（图4-14），其次为胃肠道。肿瘤呈结节状，瘤组织由梭形细胞构成，形态较一致，似平滑肌细胞；瘤细胞排列成束，编织状。

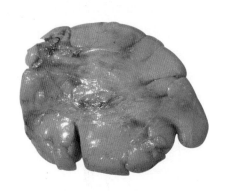

图4-13 脂肪瘤

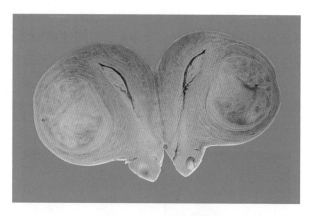

图4-14 子宫平滑肌瘤

（二）间叶组织恶性肿瘤

间叶组织恶性肿瘤统称为肉瘤。肉瘤比癌少见，多发生于青少年。肉眼观，呈结节状或分叶状。由于其生长较快，除浸润性生长外，也可挤压周围组织形成假包膜。肉瘤体积常较大，质软，切面多呈灰红色，均质，湿润，外观多呈鱼肉状，故称为肉瘤。肉瘤易发生出血、坏死、囊性变等继发性改变。镜下，肉瘤细胞大多弥漫排列，不形成细胞巢，与间质分界不清。肿瘤间质的结缔组织少，但血管较丰富，故肉瘤多先由血道转移。正确掌握癌与肉瘤的特点，对临床诊断和治疗均有实际意义。癌与肉瘤的主要鉴别见表4-3。

表4-3 癌与肉瘤的鉴别

	癌	肉瘤
组织来源	上皮组织	间叶组织
发病率	较常见，约为肉瘤的9倍	较少见
发病年龄	多见于40岁以上成人	大多见于青少年
大体特点	质较硬、灰白色、较干燥	质软、灰红色、湿润、鱼肉状
组织学特征	形成癌巢，实质与间质分界清楚	瘤细胞多弥漫分布，实质与间质分界不清，间质内血管丰富
网状纤维	癌细胞间多无网状纤维	肉瘤细胞间多有网状纤维
转移	多经淋巴道转移	多经血道转移

1. 纤维肉瘤 肉瘤中常见的类型，好发于四肢皮下组织，呈浸润性生长，切面灰白色，鱼肉状，常伴有坏死、出血。分化好的纤维肉瘤细胞呈梭形，异型性小，与纤维瘤有些相似；分化差的纤维肉瘤则异型性明显，生长快，易发生血道转移，切除后易复发。

2. 脂肪肉瘤 是成人常见的肉瘤之一，多见于40岁以上成人。常发生于大腿及腹膜后深部软组织。肉眼观，肿瘤大多呈结节状或分叶状，可似脂肪瘤，也可呈黏液样或鱼肉样。镜下见：瘤细胞形态多样，以出现脂肪母细胞为特征，胞浆内可见多少不等、大小不一的脂滴空泡。

3. 横纹肌肉瘤 是儿童较常见的肉瘤，主要发生于10岁以下的儿童和婴幼儿。好发于头颈、泌尿生殖道等部位。肿瘤由不同分化阶段的横纹肌母细胞组成。根据瘤细胞的分化程度，分为胚胎性横纹肌肉瘤、腺泡状横纹肌肉瘤和多形性横纹肌肉瘤。横纹肌肉瘤生长迅速，易发生血道转移，预后差。

4. 平滑肌肉瘤 多见于子宫及胃肠道。患者多为中老年人。肉眼多呈不规则的结节状，切面灰白色或灰红色，常并发坏死出血。肉瘤细胞多呈梭形，核大，异型性明显，常有病理性核分裂象（核分裂象的多少对判断其恶性程度有重要意义）。恶性程度高者，手术后易复发，可发生血道转移。

5. 骨肉瘤　骨肉瘤为最常见的骨恶性肿瘤。常见于青少年，好发于四肢长骨，尤其是股骨下端和胫骨上端。肉眼观：肿瘤位于长骨干骺端时，呈梭形膨大，切面灰白色鱼肉状，常有出血坏死，侵犯骨皮质及周围组织（图 4 - 15）。

镜下见：肿瘤由异型性明显的梭形或多边形肉瘤细胞组成，瘤细胞可直接形成肿瘤性骨样组织或骨组织，是诊断骨肉瘤最重要的组织学依据。骨肉瘤呈高度恶性，生长迅速，常在发现时已有血道转移。

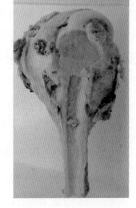

图 4 - 15　骨肉瘤

三、淋巴造血组织肿瘤

（一）白血病

白血病是骨髓造血干细胞发生的恶性肿瘤，在我国十大恶性肿瘤中居第九位，在我国儿童和青少年恶性肿瘤中居首位。

造血干细胞生长分化的各个阶段都可能发生恶变，转化为具有异型性和幼稚性的白血病细胞。在骨髓和其他造血组织中，白血病细胞大量增生、进入外周血液、浸润其他器官和组织，同时正常造血功能受到抑制，临床表现为贫血、出血、感染及各器官浸润症状。

根据白血病的病程、临床表现和细胞形态等，分为四种基本类型：急性髓细胞性白血病、慢性髓细胞性白血病、急性淋巴母细胞性白血病、慢性淋巴细胞性白血病。我国以急性髓细胞性白血病最多见。

白血病的病理变化主要有两个方面，即白血病细胞的肿瘤性增生和白血病细胞浸润破坏组织器官。主要病变如下。①骨髓：骨髓内白血病细胞弥漫性增生，破坏骨髓造血组织。②外周血象：血液白细胞有质和量的变化，并见大量原始细胞。③淋巴结：白血病细胞浸润淋巴结，使淋巴结呈不同程度增大。④脾：一般呈轻度到中度肿大，以慢性白血病较明显。⑤肝：常呈不同程度肿大，尤以慢性白血病为甚。⑥中枢神经系统：多数白血病患者有大脑、基底核、脑干、小脑和脊髓受累，主要累及白质。骨髓造血干细胞移植是目前唯一能根治白血病的方法。

（二）淋巴瘤

淋巴瘤是原发于淋巴结和结外淋巴组织的一组恶性肿瘤，分为霍奇金淋巴瘤（HL）和非霍奇金淋巴瘤（NHL）两大类。临床主要表现为淋巴结无痛性肿大，随着病变发展可出现发热、乏力、消瘦、贫血和局部压迫症状，常伴有肝大、脾大。

1. 霍奇金淋巴瘤　占淋巴瘤的 10% ~ 20%，好发于青年人，男性多于女性。主要累及浅表淋巴结，最常累及颈部和锁骨上淋巴结，其次为腋窝、腹股沟、纵隔和腹膜后淋巴结等。局部淋巴结无痛性、进行性肿大往往是首发症状，晚期可累及肝、脾、骨髓等。肉眼观：受累淋巴结肿大，早期可活动；随着病情进展，淋巴结相互粘连形成不规则的结节状肿块，质地较硬，切面灰白色。镜下见：淋巴结正常结构被破坏，由肿瘤组织所取代。组织学特征是 Reed - Sternberg 细胞（R - S 细胞）及其变异细胞的肿瘤细胞，散布于以淋巴细胞为主的多种炎细胞混合的背景上。典型的（诊断性）R - S 细胞为双核（镜影细胞）或多核的瘤巨细胞（图 4 - 16）。

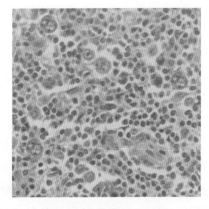

图 4 - 16　霍奇金淋巴瘤

2. 非霍奇金淋巴瘤 占淋巴瘤的80%～90%，其中70%起源于B细胞，其次是T细胞。好发年龄为40～60岁，男性多于女性。65%病例累及颈部、纵隔、腋窝和腹股沟等处的淋巴结，35%的病例发生于淋巴结外的黏膜相关淋巴组织（胃肠道、呼吸道、涎腺、胸腺、泌尿生殖道等）和脾、骨髓、皮肤和乳腺等处。非霍奇金淋巴瘤的基本病变：①淋巴结或结外淋巴组织的正常结构部分或全部被瘤细胞破坏或代替，瘤内见分布均匀、新生的薄壁毛细血管；②瘤细胞呈相对单一性，有不同程度异型性和病理性核分裂象；③肿瘤的基本组织结构呈滤泡型或弥漫型，一般前者预后较好。

四、其他肿瘤

（一）神经外胚叶源性肿瘤

由神经外胚叶起源的肿瘤种类很多，包括中枢神经系统肿瘤、周围神经系统肿瘤、能分泌多肽激素的胺前体摄取和脱羧（APUD）系统来源的肿瘤、视网膜母细胞瘤、色素痣和黑色素瘤等。

1. 视网膜母细胞瘤 来源于视网膜胚基的恶性肿瘤。绝大多数发生在3岁以内的婴幼儿，是儿童最常见的眼内恶性肿瘤。此瘤分为遗传性（常染色体显性遗传，双侧性）和非遗传性两类。肉眼观：肿瘤为灰白色或黄色的结节状肿物，切面有明显的出血及坏死。镜下见：肿瘤由小圆细胞构成，核圆形、深染，核分裂象多见。有的瘤细胞围绕一空腔作放射状排列，形成菊形团。预后不良，多在发病后一年半左右死亡。

2. 色素痣与黑色素瘤

（1）色素痣 来源于表皮基底层的黑色素细胞，为良性错构性增生性病变。根据其在皮肤组织内发生部位的不同，分为三种类型。①交界痣：痣细胞在表皮和真皮的交界处生长，形成痣细胞巢，此型较易恶变。②皮内痣：最常见，痣细胞在真皮内呈巢状或条索状排列。③混合痣：同时有交界痣和皮内痣的改变。

（2）黑色素瘤 又称为恶性黑色素瘤，是一种能产生黑色素的高度恶性肿瘤。大多数见于30岁以上成人，发生于皮肤者以足底部、外阴及肛门周围多见，也可发生于黏膜和内脏。可一开始即为恶性，但通常由交界痣恶变而来。肿瘤突出或稍突出于皮肤表面，多呈黑色，与周围组织界限不清。色素痣的颜色加深、体积增大、生长加快、溃破和出血等，是恶变的象征。黑色素瘤的组织结构呈多样性，瘤细胞呈巢状、条索状或腺泡样排列。瘤细胞可呈多边形或梭形，核大，胞浆内可有黑色素颗粒。黑色素瘤的预后大多很差，常有淋巴道及血道转移。本瘤早期诊断和及时治疗十分重要。

（二）畸胎瘤

畸胎瘤是来源于生殖细胞的肿瘤，具有向体细胞分化的潜能，大多数肿瘤含有两个或三个胚层的组织成分。最常发生于卵巢和睾丸，偶可见于纵隔、骶尾部、腹膜后、松果体等中线部位。根据外观可分为囊性及实性两种，实性者多为恶性。根据其组织分化成熟程度不同，又可分为成熟畸胎瘤（良性畸胎瘤）和不成熟畸胎瘤（恶性畸胎瘤）。

成熟畸胎瘤是最常见的生殖细胞肿瘤，约占卵巢肿瘤的1/4，好发于20～30岁女性。肿瘤呈囊性，充满皮脂样物，囊壁上可见头节，表面附有毛发，可见牙齿（图4－17）。由三个胚层的各种成熟组织构成，常见皮

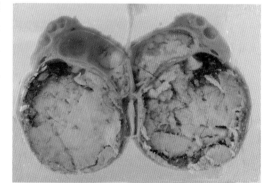

图4－17 成熟畸胎瘤

肤、毛囊、汗腺、脂肪、肌肉、骨、软骨、呼吸道上皮、消化道上皮、甲状腺和脑组织等。以表皮和皮肤附属器组成的单胚层畸胎瘤称为皮样囊肿。

不成熟畸胎瘤有未成熟神经组织组成的原始神经管和菊形团样结构，还常见未成熟的骨或软骨组织等。

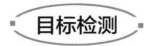

答案解析

一、选择题

【A 型题】

1. 肿瘤的基本组织结构是（　　）。

　　A. 结缔组织　　　　B. 实质和间质　　　C. 肿瘤细胞　　　D. 癌细胞和间质　　E. 瘤细胞

2. 恶性肿瘤常见的大体形态是（　　）。

　　A. 息肉状　　　　　B. 乳头状　　　　　C. 蟹足状　　　　D. 结节状　　　　　E. 囊性

3. 肿瘤的分化程度低表明（　　）。

　　A. 异型性大　　　　B. 细胞核小　　　　C. 恶性程度低　　　D. 预后好　　　　　E. 细胞形态一致

4. 诊断恶性肿瘤的主要组织学依据是（　　）。

　　A. 细胞体积大　　　B. 细胞核大　　　　C. 细胞异型性　　　D. 结缔组织坏死　　E. 细胞核染色深

5. 恶性肿瘤典型的生长方式是（　　）。

　　A. 膨胀性生长　　　B. 浸润性生长　　　C. 外生性生长　　　D. 混合性生长　　　E. 内生性生长

6. 恶性肿瘤最重要的生物学特征是（　　）。

　　A. 生长快　　　　　B. 体积大　　　　　C. 出血　　　　　　D. 转移　　　　　　E. 坏死

7. 易发生淋巴道转移的恶性肿瘤是（　　）。

　　A. 肝细胞癌　　　　B. 胃癌　　　　　　C. 骨肉瘤　　　　　D. 纤维肉瘤　　　　E. 肾透明细胞癌

8. 血道转移最常发生的器官是（　　）。

　　A. 肝和肺　　　　　B. 肝和脑　　　　　C. 肺和脑　　　　　D. 脑和骨　　　　　E. 骨骼

9. 属于恶性肿瘤的是（　　）。

　　A. 平滑肌瘤　　　　B. 纤维瘤　　　　　C. 乳头状瘤　　　　D. 黑色素瘤　　　　E. 脂肪瘤

10. 癌与肉瘤的最根本区别是（　　）。

　　A. 大体形态　　　　B. 发病年龄　　　　C. 组织来源　　　　D. 生长方式　　　　E. 肿瘤形状

11. 良性肿瘤对机体的主要影响是（　　）。

　　A. 出血　　　　　　B. 压迫和阻塞　　　C. 疼痛和消瘦　　　D. 恶病质　　　　　E. 坏死

12. 良、恶性肿瘤的最根本区别是（　　）。

　　A. 肿瘤大小　　　　B. 生长速度　　　　C. 对机体影响　　　D. 大体形状　　　　E. 肿瘤质地

13. 囊腺瘤多发生于（　　）。

　　A. 胃肠道　　　　　B. 唾液腺　　　　　C. 卵巢　　　　　　D. 乳腺　　　　　　E. 甲状腺

14. 高分化鳞状细胞癌最主要的组织学特点是（　　）。

　　A. 角化珠　　　　　B. 细胞间桥　　　　C. 细胞体积大　　　D. 癌巢　　　　　　E. 细胞核染色深

15. 高分化腺癌最主要的组织学特点是（　　）。

　　A. 癌细胞大　　　　　　　　　　　　　　　B. 癌细胞核大

　　C. 癌细胞形成腺腔样结构　　　　　　　　　D. 癌细胞形成实性细胞团

E. 细胞核大小不一

【X 型题】

16. 肿瘤增生的特点是（　　）。

A. 克隆性增生

B. 失去了分化成熟的能力

C. 具有相对的自主性

D. 与机体不协调

E. 属于修复

17. 恶性肿瘤细胞的异型性包括（　　）。

A. 异型性大

B. 病理性核分裂象

C. 细胞形态各异

D. 细胞核染色深

E. 细胞核圆

18. 血道转移瘤的特点是（　　）。

A. 多呈结节状

B. 多发性

C. 散在分布

D. 肺、肝常见

E. 癌多发生血道转移

19. 癌的主要特点是（　　）。

A. 多见于中老年人

B. 癌组织灰白色、干燥

C. 实质与间质分界清楚

D. 多经淋巴道转移

E. 女性多见

20. 常见的癌前疾病有（　　）。

A. 慢性萎缩性胃炎

B. 黏膜白斑

C. 子宫内膜增生症

D. 乳腺纤维囊性增生病

E. 十二指肠溃疡

二、综合问答题

1. 什么是肿瘤的异型性？恶性肿瘤的异型性主要有哪些表现？

2. 良、恶性肿瘤的主要区别是什么？

3. 癌与肉瘤的主要鉴别有哪些？

三、实例解析题

患者，男，56 岁，右上腹部不适、疼痛 3 个月，近期出现黄疸、消瘦。B 超检查显示：肝右叶有直径 6cm 的肿块，周围有两个直径 1cm 左右的结节。

讨论：患者最可能的诊断是什么？为明确诊断还需要做什么检查？其转移途径有哪些？

（李宪孟）

书网融合……

重点回顾　　　　微课1　　　　微课2　　　　习题

第五章　心血管系统疾病

学习目标

知识目标：

1. 掌握　动脉粥样硬化、冠心病、高血压、风湿病的基本病理变化及临床病理联系。

2. 熟悉　动脉粥样硬化、冠心病、高血压、风湿病的病因及发病机制；慢性心瓣膜病的血流动力学改变。

3. 了解　感染性心内膜炎、心肌炎的病理变化及临床病理联系。

技能目标：

能准确辨认冠心病、高血压病、风湿性心脏病的大体标本及镜下结构。能说出这些疾病的高危因素及影响后果。

素质目标：

利用心血管系统疾病对人类的严重危害，培养学生的责任感、使命感，为推进健康中国建设做贡献。

📖 导学情景

情景描述： 患者，男，65 岁，因反复心前区疼痛 15 年，加重伴呼吸困难 1 小时入院。入院前 15 年感心前区疼痛，呈膨胀性或压迫感，多于劳累后发作，每次持续 3~5 分钟，休息后减轻。入院前 2 个月，痛渐频繁，且休息时也发作，入院前 8 小时，于睡眠中突感心前区疼痛，并向左肩部、臂部放射，且伴大汗、呼吸困难，咳出少量粉红色泡沫状痰，急诊入院。查体：体温 37.8℃，心率 130 次/分，血压 80/40mmHg。呼吸急促，咳嗽，咳粉红色泡沫状痰；皮肤湿冷，口唇及甲床发绀；双肺底部可闻及湿啰音；心界向左扩大，心音弱。入院后不到半小时死亡。

情景分析： 心脑血管疾病是我国居民最常见的死因，其中缺血性心脏病位居第二。缺血性心脏病又称冠心病，在临床上最常见的类型是心绞痛和心肌梗死，需要进行鉴别。

讨论： 本病例患者最可能的死因是什么？本病例做尸体解剖，可以观察到什么病变？患者的临床症状及体征发生的病理改变基础是什么？

学前导语： 心血管系统疾病是指病变主要损害心脏、血管的正常结构，从而导致循环功能障碍的一些疾病。各种心血管疾病中，尤以冠心病、高血压病最为常见，而风湿性心脏病、慢性心瓣膜病等在临床上也屡见不鲜。

第一节　动脉粥样硬化 🄴微课

PPT

动脉粥样硬化（atherosclerosis，AS）的基本病理变化是脂质沉着于动脉内膜形成粥样斑块，使动脉管腔狭窄、管壁变硬、弹性减退，并引起一系列继发病变。本病多见于中老年人，患者年龄大多在 40 岁以上，男性的发病率高于女性，病情也较女性重。本病近年来在我国的发病率明显上升，是最具危害性的心血管系统疾病之一，冠状动脉、脑动脉粥样硬化常导致心、脑的缺血性病变，从而对机体产生严重后果。

一、病因及发病机制

（一）危险因素

动脉粥样硬化的病因尚未完全阐明，下列因素被称为危险因素。

1. 高脂血症 是指血浆总胆固醇和（或）甘油三酯异常增高。血液中脂质以脂蛋白形式存在，而脂蛋白按密度不同可分为乳糜微粒（CM）、极低密度脂蛋白（VLDL）、低密度脂蛋白（LDL）、中密度脂蛋白（IDL）和高密度脂蛋白（HDL）。其中，LDL 分子量小，易渗入动脉内膜；VLDL 可降解为LDL，所以 VLDL 和 LDL 水平持续升高与动脉粥样硬化的发病率呈正相关，而 HDL 可通过胆固醇逆向转运机制清除动脉壁的胆固醇，将其转运至肝脏代谢并排出体外，并可通过竞争性抑制 LDL 与内皮细胞受体相结合从而减少其摄取。因此，HDL 有抗动脉粥样硬化的作用。

2. 高血压 高血压时血流对血管壁的冲击力较高，同时，高血压可引起内皮损伤和（或）功能障碍，从而造成血管张力增高、脂蛋白渗入内膜、单核细胞黏附并迁入内膜、血小板黏附及中膜平滑肌细胞迁入内膜等一系列变化，促进动脉粥样硬化发生。

3. 吸烟 大量吸烟可使血液中 LDL 易于氧化，并导致血液中一氧化碳浓度升高，从而造成血管内皮缺氧性损伤；烟内含有一种糖蛋白可引起血管平滑肌细胞增生；吸烟可使血小板聚集功能增强及血液中儿茶酚胺浓度升高，使不饱和脂肪酸及 HDL 水平降低。这些均有助于动脉粥样硬化的发生。

4. 糖尿病 糖尿病患者的血中胆固醇水平明显升高，但 HDL 水平较低。而且高血糖可导致 LDL 糖基化及高甘油三酯血症，后者可产生小而紧密且易氧化的 LDL 颗粒，促进粥样硬化中泡沫细胞产生。

5. 年龄与性别 大量研究资料表明，动脉粥样硬化检出率和病变程度随着患者年龄的增加而增加。女性在绝经期前动脉粥样硬化的发病率低于同龄组男性，女性的血浆 HDL 水平高于男性，而 LDL 水平却较男性为低。但在绝经期后这种性别差异消失，这是由于雌激素能影响脂类代谢，降低血浆胆固醇水平的缘故。

6. 遗传因素 冠心病的家族聚集现象提示遗传因素是本病的危险因素。家族性高胆固醇血症（familial hypercholesterolemia，FH）患者由于细胞的 LDL 受体基因突变以致其功能缺陷，导致血浆 LDL 水平极度升高，可引起严重的动脉粥样硬化症。

（二）发病机制

动脉粥样硬化的发病机制非常复杂，目前尚未完全明了。有多种学说从不同角度进行了阐述，现将有关机制简单介绍如下。

1. 脂质渗入学说 此学说认为高胆固醇及高甘油三酯血症患者 LDL 的主要成分是小、致密 LDL 微粒，它有很强的致动脉粥样硬化的作用。其原因为小、致密 LDL 较易穿透动脉内膜，与动脉壁基质中的硫酸软骨素蛋白多糖有很强的亲和力。小、致密 LDL 微粒的抗氧化作用弱，进入富含脂质的动脉粥样斑块后，其致粥样硬化作用就更加明显。

2. 损伤应答学说 即内皮损伤学说。此学说认为各种刺激因素（机械性刺激、LDL、高胆固醇血症、吸烟、毒素和病毒等）都可使内皮细胞结构和功能发生不同程度的损伤。轻者使其通透性增加，重者使内皮细胞变性、坏死、脱落。内皮细胞屏障功能的损伤，使血浆成分包括脂蛋白易于过量地沉积在内膜，同时引起血小板黏附、聚集和释放出各种活性物质，进一步加重了内皮细胞的损伤。内皮可分泌细胞因子或生长因子，吸引单核细胞聚集、黏附于内皮。单核细胞迁移入内皮下间隙经其表面的清道夫受体、CD36 受体和 Fc 受体的介导，源源不断地摄取已进入内膜发生氧化的脂质，形成单核细胞源性泡沫细胞。内皮细胞的损伤或非剥脱性的功能障碍以及内皮细胞更新、增生，均可引起其分泌生长因子，从而激活动脉中膜平滑肌细胞（SMC）经内弹力膜的窗孔迁入内膜。

3. 平滑肌突变学说 此学说认为动脉中膜 SMC 迁入内膜并增生，是动脉粥样硬化进展期病变的重要环节。迁移或增生的 SMC 发生表型转变，收缩型转变为合成型。此种 SMC 细胞表面亦有脂蛋白受体，可以结合、摄取 LDL 和 VLDL，成为肌源性泡沫细胞，是此时期泡沫细胞的主要来源。增生的 SMC 还可合成胶原蛋白蛋白多糖等细胞外基质，使病变的内膜增厚、变硬，促进斑块的形成，加速 AS 的发展。

4. 慢性炎症学说 炎症机制贯穿了 AS 病变的起始、进展和并发症形成的全过程，慢性促炎症因素可通过慢性炎症过程导致内皮细胞损害，内皮功能障碍致使 LDL – C 和炎细胞进入内皮下，形成泡沫细胞和 AS。各种炎症因素也是 AS 和心脑血管疾病的危险因素，最主要的生化标志是 C 反应蛋白（c – re-active protein，CRP）。CRP 是一种炎症介质，它可刺激内皮细胞表达粘连分子；抑制内皮细胞产生一氧化氮（NO）；刺激巨噬细胞吞噬 LDL 胆固醇；增加内皮细胞产生血浆酶原激活剂抑制剂（PAl – 1）；激活血管紧张素 – 1 受体；促进血管平滑肌增殖等。

二、病理变化

动脉粥样硬化主要累及全身的大动脉（如主动脉）和中动脉（如冠状动脉、脑动脉）。动脉分支开口及血管弯曲的凸面为病变的好发部位。根据本病的发展过程可分为以下几个阶段。

（一）脂纹

脂纹是动脉粥样硬化肉眼可见的最早期病变。肉眼观：为点状或条纹状黄色不隆起或微隆起于内膜的病灶，常见于主动脉后壁及其分支开口处。镜下见：病灶处大量泡沫细胞聚集于内膜下（图 5 – 1）。此期病变为可逆性病变，病因消除后脂纹可自行消退，如疾病继续发展，可进展为纤维性斑块。

（二）纤维斑块

随着病变进一步发展，脂质沉积增多，刺激病灶周围的结缔组织增生并发生玻璃样变性。肉眼观：内膜表面明显隆起的瓷白色或浅黄色斑块。镜下见：病灶表面为一层纤维帽，由大量的胶原纤维、蛋白聚糖等组成，厚薄不一，胶原纤维可发生玻璃样变性。在纤维帽之下可见数量不等的泡沫细胞、SMC、细胞外基质和炎症细胞。

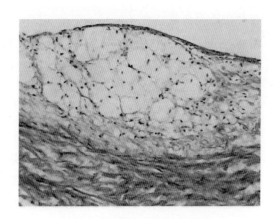

图 5 – 1 动脉粥样硬化（脂纹）

（三）粥样斑块

在纤维斑块的基础上，斑块深层的组织缺血坏死，坏死物与脂质混合形成粥样斑块，是 AS 的典型病变。肉眼观：内膜面明显隆起的灰黄色斑块；切面，斑块既向内膜表面隆起又向深部压迫中膜。斑块的管腔面为白色或灰黄色质硬组织，深部为黄色或黄白色质软的粥样物质（图 5 – 2，图 5 – 3）。镜下见：在纤维帽之下含有大量不定形的坏死物质、胆固醇结晶（针状空隙）（图 5 – 4）、钙盐沉积，斑块底部和边缘出现肉芽组织，少量淋巴细胞和泡沫细胞，中膜因斑块压迫、SMC 萎缩、弹力纤维破坏而变薄。

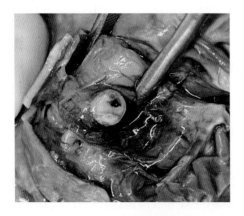

图5-2 冠状动脉粥样硬化

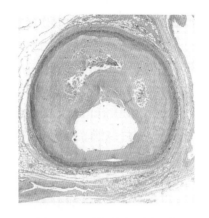

图5-3 冠状动脉粥样硬化

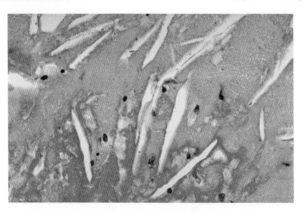

图5-4 胆固醇结晶

练一练

粥样斑块内的成分有（　　）。

A. 苏丹Ⅲ染色阳性物质　　　　B. 纤维组织伴有透明变性

C. 多核巨细胞　　　　　　　　D. 泡沫细胞

E. 无定形坏死物质

答案解析

（四）继发性改变

在纤维斑块和粥样斑块的基础上，可继发以下改变。

1. 斑块内出血　常由于粥样斑块边缘和底部的新生毛细血管破裂出血造成，也可因斑块破裂，血管内血液进入斑块引起。出血使斑块更加隆起，血管管腔狭窄，甚至完全闭塞。

2. 斑块破裂　斑块表层纤维帽破裂，可形成粥瘤样溃疡，容易并发血栓形成；坏死性粥样物质可进入血流可导致栓塞，使相应部位发生缺血、梗死。

3. 血栓形成　斑块破裂形成溃疡后，由于胶原暴露，促进血栓形成，引起动脉阻塞而导致梗死。

4. 钙化　钙盐可沉积于坏死灶及纤维帽内，动脉壁因而变硬、变脆。

5. 动脉瘤形成　病变若累及动脉中膜平滑肌，可使其萎缩、弹性降低，在血流冲击力的作用下，局部管壁向外膨出形成动脉瘤（图5-5）。

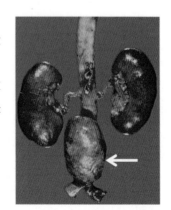

图5-5 腹主动脉瘤

动脉瘤破裂可致大出血。此外，血流可从主动脉斑块溃疡处进入动脉中膜，或中膜内血管破裂出血，致使中膜撕裂，形成夹层动脉瘤。

6. 血管腔狭窄 弹力肌性动脉（中等动脉）可因粥样斑块而导致管腔狭窄，引起所供应区域的血量减少，致相应器官发生缺血性病变。

三、重要器官的动脉粥样硬化

（一）主动脉粥样硬化

病变好发于主动脉后壁及其分支开口处。其中腹主动脉病变最严重，其次是降主动脉和主动脉弓，再次是升主动脉。病变动脉内膜凹凸不平，管壁变硬，弹性丧失，管腔变形（图5-6），严重者斑块破裂，形成粥瘤性溃疡，表面可有附壁血栓形成。有少部分病例因中膜 SMC 萎缩，弹力板断裂，局部管壁变薄弱，在血压的作用下管壁向外膨出形成主动脉瘤。如主动脉根部内膜病变严重，累及主动脉瓣，使瓣膜增厚、变硬，甚至钙化，可形成主动脉瓣膜病。

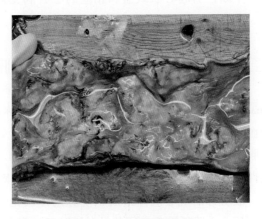

图5-6 主动脉粥样硬化

（二）颈动脉及脑动脉粥样硬化

最常见于颈内动脉起始部、基底动脉、Willis 环和大脑中动脉（图5-7）。可有不同程度的管腔狭窄，脑组织因长期供血不足而发生萎缩，严重脑萎缩者智力减退，甚至痴呆。斑块处常继发血栓形成导致管腔阻塞，引起脑梗死、脑软化。此外，脑动脉粥样硬化病变处还可形成小动脉瘤，多见于 Willis 环部，当血压突然升高时可致小动脉瘤破裂引起脑出血。

（三）肾动脉粥样硬化

肾动脉粥样硬化好发于肾动脉开口处或主干近侧端。亦可累及叶间动脉和弓状动脉。因斑块所致管腔狭窄，终致肾组织缺血、肾实质萎缩和间质纤维组织增生。也可因斑块合并血栓形成

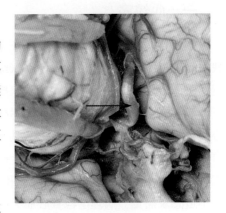

图5-7 脑动脉粥样硬化

致肾组织梗死，梗死灶机化后形成较大块的凹陷瘢痕，多个瘢痕使肾缩小，称为动脉粥样硬化性固缩肾，通常易和高血压病引起的原发性颗粒性固缩肾合并存在。

（四）四肢动脉粥样硬化

下肢动脉较常受累，常发生在髂动脉、股动脉及胫前、胫后动脉。当较大动脉因粥样硬化导致管腔明显狭窄时，下肢可因供血不足引起下肢疼痛而不能行走，但休息后好转，即间歇性跛行。当血管

严重狭窄，继发血栓形成而侧支循环不能代偿时，可发生局部缺血性坏死，甚至发展为足干性坏疽。

（五）肠系膜动脉粥样硬化

当管腔狭窄甚至阻塞时，患者出现剧烈腹痛、腹胀和发热等症状，可导致肠梗死、麻痹性肠梗阻及休克等严重后果。

（六）冠状动脉粥样硬化

是冠状动脉最常见的病变，也是最重要、最严重的动脉粥样硬化病变之一，严重威胁人类健康。根据病变检出率和统计结果，冠状动脉粥样硬化最常发生于左冠状动脉前降支，其次为右冠状动脉主干，再次是左主干及左旋支。病变多为节段性，动脉粥样硬化的基本病变均可在冠状动脉中发生，粥样斑块多发生在血管的心壁侧，在横切面上斑块多呈新月形，偏心位，使管腔呈不同程度的狭窄。

根据管腔狭窄的程度可将其分为 4 级：Ⅰ级，管腔狭窄≤25%；Ⅱ级，管腔狭窄 26%～50%；Ⅲ级，管腔狭窄 51%～75%；Ⅳ级，管腔狭窄≥76%。冠状动脉粥样硬化常并发冠状动脉痉挛、血栓形成，造成急性心脏供血减少甚至中断，引起心肌缺血和相应的心脏病变，称为冠状动脉粥样硬化性心脏病。

第二节　冠状动脉粥样硬化性心脏病

PPT

冠状动脉性心脏病（coronary atherosclerotic heart disease，CHD）简称冠心病，是指因冠状动脉狭窄引起心肌供血不足而导致的缺血性心脏病。本病有明显的性别差异，男女发病率的比例约为 2∶1，有冠心病、糖尿病、高血压、高脂血症家族史者，此病的发病率也会增加。引起冠心病的原因有：冠状动脉粥样硬化、冠状动脉的炎性疾病如风湿性动脉炎、梅毒性动脉炎及畸形等。其中 95%～99% 是由冠状动脉粥样硬化引起，所以一般所称的冠心病即指冠状动脉粥样硬化性心脏病。冠状动脉粥样硬化性心脏病主要有心绞痛、心肌梗死、心肌纤维化和冠状动脉性猝死四种临床表现。

一、心绞痛

心绞痛（angina pectoris）是由于冠状动脉供血不足和（或）心肌耗氧量骤增使心肌急剧而短暂的缺血、缺氧所引起的一种常见的临床综合征。典型临床表现为胸骨后或心前区阵发性压榨性疼痛或憋闷感觉，可放射至左肩、左臂尺侧，持续数分钟，经休息或使用硝酸酯制剂后疼痛可缓解消失。

心绞痛的发作可因在冠状动脉粥样硬化导致管腔狭窄的基础上，某些诱因引起冠状动脉痉挛导致心肌供氧不足引起，也可因体力活动、情绪激动、寒冷、暴饮暴食等使心肌耗氧量暂时增加超出已狭窄的冠状动脉供氧能力而发生。以上原因造成心肌缺氧使酸性代谢产物局部堆积，刺激心脏交感神经末梢，信号经第 1～5 胸交感神经节和相应脊髓段传送至大脑后在相应脊髓段的脊神经所分布的区域产生不适感及痛觉。病理学检查心肌无组织形态改变。

心绞痛根据引起的原因和疼痛的程度，国际上分为三类。

1. 稳定型心绞痛　又称轻型心绞痛，一般不发作，可稳定数月，仅在体力活动过度增加、心肌耗氧量增多时发作。冠状动脉横切面可见斑块阻塞管腔 >75%。

2. 不稳定型心绞痛　是一种进行性加重的心绞痛。通常由冠状动脉粥样硬化斑块破裂和血栓形成而引发。临床上颇不稳定，在负荷时、休息时均可发作。患者多有一支或多支冠状动脉病变。光镜下，常可见到因弥漫性心肌细胞坏死而引起的心肌纤维化。

3. 变异型心绞痛　多无明显诱因，常在休息或梦醒时发作。患者冠状动脉明显狭窄，亦可因发作性痉挛所致。

❤ **护爱生命** ────────────────────────

由于心绞痛发作往往有增加心肌耗氧的诱因，因此在护理时应告诫患者及其家属注意以下问题：患者应避免受刺激，避免过度紧张，避免饱餐，禁绝烟酒，保持适度的活动（以不诱发心绞痛为度），随身携带并学会使用硝酸酯制剂。

────────────────────────

二、心肌梗死

心肌梗死（myocardial infarction，MI）是由于冠状动脉供血中断，引起供血区持续缺血而导致的较大范围的心肌坏死。临床上有剧烈而持久的胸骨后疼痛，疼痛性质与心绞痛相同，诱因多不明显，常发生在安静时，用硝酸酯制剂或休息后症状不能完全缓解，可并发心律失常、休克或心力衰竭。MI 多见于中老年人，冬、春季节多发。

（一）部位和范围

心肌梗死的部位与阻塞的冠状动脉供血区域一致。其中左心室前壁、心尖部及室间隔前 2/3，约占全部心肌梗死的 50%，该区正是左冠状动脉前降支供血区。约 25% 的心肌梗死发生在左心室后壁、室间隔后 1/3 及右心室，此乃右冠状动脉供血区；此外见于左心室侧壁，相当于左冠状动脉回旋支供血区域。

心肌梗死的范围大小与阻塞的冠状动脉分支的大小和阻塞部位有关。根据梗死所占心壁厚度的不同，将心肌梗死分为三种。①薄层梗死（心内膜下心肌梗死）：梗死范围仅限于心内膜下方，厚度不及心肌厚度的一半。②厚层梗死：梗死厚度超过心脏肌层厚度一半以上，但未达到心肌全层。③全层梗死：为典型心肌梗死的类型，又称透壁性心肌梗死，约占心肌梗死病例的 95%。梗死自心内膜至心包脏层，累及整个心壁，梗死区域亦较大。

（二）病理变化

心肌梗死属于贫血性梗死，梗死灶形状不规则。一般于梗死 6 小时后肉眼才能辨认，梗死灶呈苍白色，8~9 小时后呈黄色或土黄色，干燥，较硬，失去正常光泽。第 4 天在梗死灶周边出现明显充血、出血带。2~3 周后由于肉芽组织增生而呈红色。5 周后梗死灶逐渐被瘢痕组织取代，呈灰白色（陈旧性梗死灶）。镜下见：心肌梗死最常表现为凝固性坏死（图 5-8）。

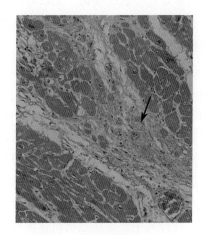

图 5-8　心肌梗死镜下观
（凝固性坏死）

（三）临床病理联系

临床上患者表现为持久的心前区或胸骨后疼痛，伴有典型进行性心电图改变。由于坏死物质被吸收，患者还可出现发热、中性粒细胞增多和红细胞沉降率加快等表现。心肌受损时，肌红蛋白、肌钙蛋白可迅速从心肌细胞中释出，进入血液循环，使它们在血清中水平升高。心肌坏死时，心肌细胞内的部分酶（如谷草转氨酶、肌酸激酶和乳酸脱氢酶）可释放入血，使这些酶在血中的浓度升高，以往常用心肌酶测定来诊断急性心肌梗死（AMI），但现在发现这些心肌酶的特异性及敏感性远不如心肌坏死标志物肌红蛋白、肌钙蛋白，特别是肌钙蛋白 I 和肌钙蛋白 T。但肌酸激酶同工酶对早期（<4 小时）AMI 的诊断仍有重要的价值。

（四）合并症

1. 心律失常　是心肌梗死早期最常见的合并症和死亡原因。由于梗死累及传导系统，引起传导障碍，严重时可引起患者心搏骤停导致猝死。

2. 心力衰竭及休克 梗死的心肌收缩力显著减弱以至丧失，可引起左心、右心或全心充血性心力衰竭，是患者死亡最常见的原因之一。心衰使心输出量急剧下降从而引起心源性休克。

3. 心脏破裂 较少见，但是心肌梗死最严重的合并症。常发生在心肌梗死后 1~2 周内，主要由于梗死灶中浸润的中性粒细胞和单核细胞释放出蛋白水解酶使坏死心肌发生溶解所致。好发部位为：①左心室前壁下 1/3 处，心脏破裂后血液流入心包，引起心包填塞而致猝死；②室间隔破裂，左心室血流入右心室，引起右心功能不全；③左心室乳头肌断裂，引起急性二尖瓣关闭不全，导致急性左心衰竭。

4. 室壁瘤 见于范围较大的心肌梗死的愈合期，在血流压力的作用下，使梗死灶或瘢痕组织向外膨出所致。多见于左心室前壁近心尖处，并可继发附壁血栓形成、心律失常或左心衰竭。

5. 附壁血栓形成 梗死区心内膜面以及室壁瘤内容易形成附壁血栓，血栓可机化或脱落引起栓塞。

6. 急性心包炎 心肌梗死波及心包脏层时，可出现无菌性纤维素性心外膜炎和心包积液。

7. 机化及瘢痕形成 心肌梗死后，若患者仍然存活，则梗死灶被机化修复而成瘢痕。小梗死灶约需 2 周，大梗死灶需 4~6 周。

三、心肌硬化

心肌硬化是由于中至重度的冠状动脉粥样硬化性狭窄引起心肌纤维持续性和（或）反复加重的缺血、缺氧所产生的结果，临床上又称缺血性心肌病。肉眼观：心脏增大，所有心腔扩张，伴多灶性白色纤维条索，心壁厚度可正常，有时可见机化的附壁性血栓。镜下见：广泛而多灶性心肌纤维化，尤以心内膜下明显（图 5-9），又称心肌纤维化。临床上可以表现为心律失常或心力衰竭。

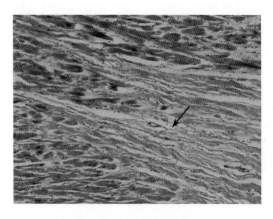

图 5-9　心肌纤维化

四、冠状动脉性猝死

冠状动脉性猝死（sudden coronary death）是指由于冠状动脉原因导致的意想不到的突发性死亡。冠状动脉性猝死是心源性猝死中最常见的一种，多见于 40~50 岁的人群，男性比女性多 3.9 倍。患者常发生在某种诱因后，如饮酒、劳累、吸烟、运动、激动等，发作时患者可突然昏倒在地、四肢肌肉抽搐、小便失禁，或突然发生呼吸困难、口吐泡沫、大汗淋漓，迅速昏迷，症状发作后往往迅即死亡，或在 1 至数小时内死亡。少数患者可在夜间睡眠中发病，此种不易被人察觉，所以多无目击者。冠状动脉性猝死主要是在冠状动脉粥样硬化的基础上，并发血栓形成、斑块内出血等所致。部分病例冠状动脉仅有轻度粥样硬化病变，可能与合并冠状动脉痉挛有关。

👁 **看一看**

目前治疗冠心病的手术方法有"支架植入"和"搭桥"两种。凡两支以上冠状动脉狭窄大于 50%，需行冠状动脉搭桥手术。接受过冠脉成形治疗并在冠状动脉内安装支架的患者，若再发生心绞痛，也需及时行搭桥手术。这样做不但可消除心绞痛，使患者能够正常生活和工作，而且还可以预防心肌梗死和猝死。

冠状动脉搭桥术是取一段位于腿部的自体大隐静脉或其他血管，在主动脉和冠状动脉堵塞病变的远端之间搭桥，使主动脉的血液通过移植的血管供应到冠状动脉的远端，以恢复相应心肌的血液供应，改善心肌缺血状态，解除心绞痛症状。简单地说，就是在冠状动脉狭窄的近端和远端之间建立一条通道，使血液绕过狭窄部位而达远端。

PPT

第三节 原发性高血压

高血压是以体循环动脉血压升高为主要临床表现的心血管综合征。目前，我国规定诊断标准：在未使用降压药物、安静休息状态下，诊室收缩压≥140mmHg 和（或）舒张压≥90mmHg，即为高血压。高血压可分为原发性高血压（essential hypertension）和继发性高血压（secondary hypertension）。

原发性高血压又称高血压病，指原因尚未明了，以血压升高为主要表现的一种独立的全身性疾病，是我国最常见的心血管疾病（占90%~95%），多见于中、老年人。多数病程漫长，症状显隐不定，常在不被重视的情况下发展至晚期，累及心、肾和脑等器官。

继发性高血压较少见（占5%~10%），指患者患有某些原发疾病时出现的血压升高，高血压仅为其体征之一，故又称症状性高血压（symptomatic hypertension），如慢性肾小球肾炎、嗜铬细胞瘤等。本节主要介绍原发性高血压。

一、病因及发病机制

原发性高血压的病因及发病机制仍未完全清楚，一般认为本病并非由单一因素引起，而是在一定遗传背景下，与环境因素的共同作用而产生。

1. 遗传因素 约75%的原发性高血压患者具有遗传素质，双亲有高血压病史的高血压患病率比无高血压家族史者高2~3倍。目前认为原发性高血压是一种受多基因遗传影响，且在多种后天因素作用下，机体正常的血压调节机制失调而导致的疾病。高血压患者及有高血压家族史而血压正常者血清中有一种激素样物质，可抑制钠钾泵（Na^+，K^+-ATP 酶）的活性，致使钠钾泵功能降低，导致细胞内 Na^+ 浓度增加，对平滑肌细胞具有 Na^+ 敏感性的人，引起细小动脉收缩加强，使血压升高。

2. 饮食因素 摄入钠盐过多同样是原发性高血压的好发因素之一。日均摄盐量高的人群，该病的患病率高于日均摄盐量低的人群，而减少日均摄盐量或用药物增加 Na^+ 的排泄则可改善高血压病的情况。WHO 在预防高血压措施中建议每人每日摄盐量应控制在5g 以下。由于钾能促进排钠，钙可减轻钠的升压作用，所以增加钾和钙的摄入量可使有些患者血压降低。

3. 职业和社会心理因素 常处于精神紧张而体力活动又较少的职业以及能引起严重心理障碍的社会应激因素均在高血压的发病中起到一定作用。上述因素可使大脑皮层功能紊乱，不能对皮层下中枢进行控制和调节，致使血管舒缩中枢功能失调，形成以血管收缩冲动占优势的兴奋灶，使外周阻力增加，血压上升。

4. 内分泌因素 交感神经兴奋性增强是本病发病的重要神经因素。交感神经节后有缩血管纤维（其递质为神经肽 Y 及去甲肾上腺素）和扩血管纤维（递质为降钙素基因相关肽及 P 物质）。当前者作用强于后者时，可引起血压升高。近年来，中枢神经递质和神经肽，以及各种调节肽与高血压的关系已成为十分活跃的研究领域。

5. 其他因素 大量吸烟、肥胖、年龄增长等也与高血压的发病相关。

答案解析

? 想一想

高血压普遍存在"三高、三低、三不"现象。"三高"即高患病率、高危险性、高增长趋势；"三低"即知晓率低、治疗率低、控制率低；"三不"即普遍存在不长期规律服药、不坚持测量血压、不重视非药物治疗。

想一想，作为一名医学生、一名医务工作者，我们可以为改变这种现象做些什么呢？

二、类型及病理变化

原发性高血压可分为良性高血压和恶性高血压两类。

（一）良性高血压

良性高血压（benign hypertension）又称缓进型高血压，占原发性高血压的95%，多见于中老年，病程长，进展缓慢，可达十年以至数十年。早期多无症状，往往是偶然发现，开始表现为全身细动脉和小动脉痉挛，呈间断性，血压亦处于波动状态，其后血压呈持续性升高，最终死于心、脑病变。良性高血压按病变的发展可分为三期。

1. 功能紊乱期　此期的病变特点为全身细小动脉间歇性痉挛收缩。此时血管只有功能障碍，无结构改变，心、脑、肾各器官均无器质性改变。此期血压常不稳定，处于波动状态（血管痉挛时血压升高，当血管痉挛缓解之后，血压又可恢复到正常水平）。

此期，临床上无明显症状，经适当休息和治疗后，血压可降至正常水平。

2. 动脉病变期　此期主要影响全身细小动脉，使其发生硬化，主要见于心、脑、肾、视网膜等处的细小动脉。

（1）细动脉硬化　细动脉是指中膜仅有1~2层平滑肌细胞或直径 <1mm 的动脉。细动脉硬化表现为细动脉玻璃样变性（图5-10），可累及全身细动脉，导致动脉管壁增厚、变硬及管腔狭窄。该病变是原发性高血压的特征性病理变化。

（2）小动脉硬化　小动脉病变主要累及脑小动脉和肾的弓形动脉及小叶间动脉等。表现为内膜胶原纤维和弹性纤维增生，中膜平滑肌细胞增生、肥大，细胞外基质增多，中膜肥厚，最终使小动脉管壁增厚、变硬，管腔狭窄。

此期，患者血压明显升高，经休息后也不能降至正常，因此在临床上，患者常出现眩晕、头痛、疲乏、心悸等症状，需服用降压药。

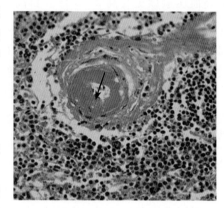

图5-10　脾中央动脉玻璃样变性

3. 器官病变期　为高血压晚期阶段，由于全身细小动脉硬化，血压持续升高，可使内脏器官供血减少，逐步发生继发性的器官损害，尤以心、脑、肾最为突出。

（1）心脏的病变　由于细小动脉硬化使血压持续升高，外周阻力增加，左心室为了克服阻力，加强收缩，久而久之，发生代偿性肥大。发生肥大的心脏重量增加，可达400g以上，左心室壁增厚，可达1.5~2cm，乳头肌和肉柱明显增粗、变圆。镜下见：心肌细胞肥大，细胞变粗、变长，并出现较多分支。在早期，心肌肥大并不伴心腔扩张，称为向心性肥大（图5-11）。病变继续发展，肥大的心肌细胞与间质毛细血管供养不相适应，心肌收缩力下降，左心室代偿失调，逐渐出现心腔扩张，称为离心性肥大，严重者可发生心力衰竭。心脏发生的上述病变，称为高血压性心脏病。患者可有心悸，若出现心力衰竭则预后不良。

（2）肾脏的病变　因肾入球小动脉玻璃样变性及肌型小动脉硬化，部分肾小球出现缺血性萎缩、纤维化以及玻璃样变性（图5-12，图5-13），附近的肾小管由于缺血而萎缩、消失，间质结缔组织增生及淋巴细胞浸润。由于肾实质萎缩和纤维结缔组织的收缩，使肾脏表面形成凹陷。周围健存的肾小球发生代偿性肥大，所属肾小管亦呈代偿性扩张。肉眼观：双侧肾体积缩小，质地变硬，表面布满均匀的细颗粒，肾重量减轻，一般小于100g；切面，肾皮质变薄。上述病变称为原发性颗粒性固缩肾。

随着病变的肾单位越来越多，肾小球滤过率降低，可出现肾功能不全。患者可有多尿和夜尿，尿常规检查可发现蛋白、红细胞、管型以及尿比重降低。随着病情发展，最后可出现氮质血症和尿毒症。

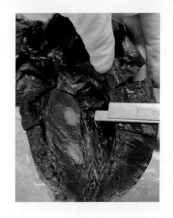 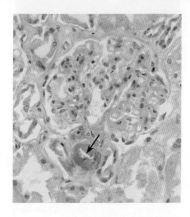 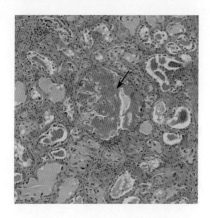

图5-11　左心室向心性肥厚　　图5-12　肾入球小动脉玻璃样变性　　图5-13　肾小球玻璃样变性

（3）脑的病变　由于脑细小动脉硬化造成局部组织缺血，毛细血管通透性增加，脑可发生一系列病变。

1）脑水肿或高血压脑病　由于脑血管持续痉挛，局部组织缺血，毛细血管壁通透性增加，可引起急性脑水肿。脑内细动脉痉挛和病变，患者可出现不同程度的高血压脑病症状，如头痛、头晕、眼花、呕吐、视力障碍等症状，有时血压急剧升高，患者可出现剧烈头痛、意识障碍、抽搐等症状，称为高血压危象。此种危象见于高血压的各个时期。

2）脑软化　由于脑细小动脉痉挛硬化或血栓形成，脑局部缺血坏死（梗死）出现液化灶称为脑软化。软化灶呈多处小的囊性病灶，称之为脑腔隙状梗死，亦称微梗死灶。常发生于壳核、尾状核、丘脑、桥脑和小脑。由于梗死灶较小，一般不引起严重后果。软化灶形成后，其周围的胶质细胞呈不同程度增生，软化灶内的坏死组织逐渐被吸收，由增生的胶质细胞修复，最后形成胶质瘢痕。

3）脑出血　是高血压最严重也是最致命性的并发症。多为大出血灶，常发生于基底节和内囊部，其次为大脑白质、脑桥和小脑。当出血范围扩大时，可破入侧脑室。出血区域脑组织完全被破坏，形成囊腔状，其内充满坏死组织和凝血块。脑出血之所以多见于基底节区域（尤以豆状核区最多见），是因为供应该区域的豆纹动脉从大脑中动脉呈直角分支，直接受到大脑中动脉压力较高的血流冲击和牵引，致豆纹动脉易破裂出血。脑出血的原因是因为脑动脉血管硬化使管壁变脆，血压突然升高导致血管破裂；其次，血管壁病变使管壁弹性下降，在血管内压增高的情况下，管壁局部向外膨出形成微小动脉瘤，如遇血压剧烈波动，可致微小动脉瘤破裂。

患者常表现为突然发生昏迷、呼吸加深、脉搏加速、肌腱反射消失、大小便失禁等。临床表现常因出血部位和出血量的不同而有所差异，内囊出血者可引起对侧肢体偏瘫及感觉消失；桥脑出血可引起同侧面神经麻痹及对侧上下肢瘫痪。

4）视网膜病变　视网膜中央动脉亦常发生硬化。眼底镜检查可见血管迂曲，颜色苍白，反光增强，呈银丝样改变。动、静脉交叉处静脉呈受压现象。严重时患者出现视乳头水肿、视网膜出血、视力减退（图 5-14）。眼底检查对了解原发性高血压的病变程度十分重要。

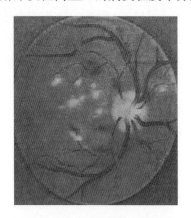

图 5-14　高血压病眼底血管病变

💜 **护爱生命**

　　高血压的发病与精神紧张、情绪焦虑等有关。生气和愤怒可诱发血压升高，甚至出现高血压急症（高血压脑病、脑溢血等）。护理方面应向患者讲解高血压的特点，帮助患者正确对待此病，保持乐观的情绪及平静的心境，避免情绪激动。饮食宜低盐（每日钠盐量不超过 5g）、低脂、低糖、少荤多素多蔬菜水果，预防便秘（若便秘，排便时用力可使收缩压上升，甚至导致血管破裂），戒烟酒。平常要注意休息，避免参加竞技性质的活动。以延长生存期，提高生活质量。

（二）恶性高血压

　　恶性高血压也称急进型高血压（accelerated hypertension），多见于青壮年，起病急，进展快，预后差，患者多在一年内因尿毒症、脑出血、心力衰竭死亡。镜下见，细动脉发生纤维蛋白样坏死，累及内膜和中膜，并伴有血浆成分内渗，使管壁极度增厚。细动脉坏死常并发血栓形成，可引起出血及微梗死。小动脉的变化表现为增生性动脉内膜炎，内膜显著增厚，中膜平滑肌细胞增生肥大，胶原纤维增多，并呈向心性排列，形成层状洋葱皮样病变。病变主要累及肾、脑、视网膜血管。

第四节　风湿病

PPT

　　风湿病（rheumatism）是一种与 A 族乙型溶血性链球菌感染有关的变态反应性疾病。病变主要累及全身结缔组织及血管，常形成特征性风湿肉芽肿。病变最常累及心脏、关节和血管等处，以心脏病变最为严重。急性期称为风湿热，临床上，除有心脏和关节症状外，常伴有发热、皮肤环形红斑、皮下结节、舞蹈症等症状和体征；血液检查，抗链球菌溶血素 O 滴度增高，红细胞沉降率加快，白细胞增多；ECG 显示 P-R 间期延长等表现，以上表现为风湿活动期。风湿热可急性发作或慢性反复发作，急性期过后，常造成轻重不等的心瓣膜器质性病变，形成风湿性心脏病。

　　本病多发生于冬春阴雨季节，寒冷、潮湿是重要的诱因。可发生于任何年龄，但多始发于 5~14 岁儿童，发病高峰为 6~9 岁。男女患病率无差别。出现心瓣膜变形常在 20~40 岁。

一、病因及发病机制

　　风湿热的病因迄今尚未完全明了。但从临床、流行病学及免疫学方面，均能证明风湿热的发病与 A 族溶血性链球菌感染有关。其根据有以下几点：①风湿热发病前 2~3 周常有溶血性链球菌感染病史，如咽峡炎、扁桃体炎等；②风湿热与链球菌感染性疾病两者的地区分布、季节以及气候特点相一致；③发病时95%以上的患者血中抗链球菌抗体滴度增高；④应用抗生素防治链球菌感染后，降低了风湿热的发病率和复发率。

虽然风湿热与A族乙型溶血性链球菌感染有关，但并不是此菌直接作用的结果，因为：①风湿热发病并非出现在链球菌感染的当时，而是感染后2~3周。这与抗体形成的时间是一致的；②本病患者的血液、浆膜渗出液及病变组织中都找不到溶血性链球菌；③风湿病的病理变化表现为胶原纤维发生纤维蛋白样坏死，而非链球菌引起的一般化脓性炎症。

风湿病的发病机制目前仍不完全清楚，支持者最多的学说为抗原抗体交叉反应学说。该学说认为链球菌与结缔组织成分之间存在交叉免疫反应，如链球菌的M-蛋白（菌体蛋白）与心肌抗原之间，C蛋白（糖蛋白）与结缔组织糖蛋白之间，以及链球菌透明质酸与软骨的蛋白多糖复合物之间都存在交叉免疫反应。所以链球菌抗原刺激机体产生的抗体既可与链球菌发生反应，也可与相应组织发生交叉反应导致组织损伤。

二、病理变化

风湿病的病变可累及全身结缔组织，病变发展过程大致可分为三期。

（一）变质渗出期

此期在心脏、浆膜、关节、皮肤等病变部位发生结缔组织基质的黏液样变性和胶原纤维的纤维蛋白样坏死。此外，病灶中还有少量浆液和炎症细胞（淋巴细胞、个别中性粒细胞和单核细胞）浸润。此期持续约1个月。

（二）增生期

本期病变以增生为主，形成具有疾病特征性的风湿性肉芽肿，称为风湿小体（图5-15）或阿绍夫小体（Aschoff body），它对风湿病具有病理诊断意义。

Aschoff小体是一种肉芽肿性病变，多发生在心肌间质、心内膜下及皮下结缔组织，其中央为纤维蛋白样坏死，周围是成堆的风湿细胞和少量成纤维细胞、淋巴细胞及浆细胞。风湿细胞是在心肌间质纤维坏死的基础之上，由巨噬细胞增生、聚集，吞噬纤维蛋白样坏死物后形成的，风湿细胞又称阿绍夫细胞（Aschoff cell）。风湿细胞体积较大，胞浆丰富，核大，单核或双核，核膜清晰，染色质集中于核中央，使细胞核横切面呈枭眼状，纵切面呈毛虫状（图5-16）。本期可持续2~3个月。

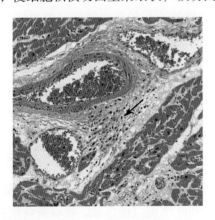

图5-15　风湿小体

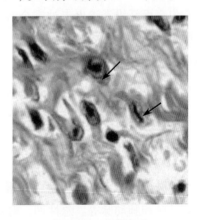

图5-16　风湿细胞

（三）纤维化期

Aschoff 小体中的坏死组织逐渐被吸收，风湿细胞转变为成纤维细胞，使 Aschoff 小体逐渐纤维化，最后形成梭形小瘢痕。此期可持续 2~3 个月。

本病病变的自然经过为 4~6 个月，但常反复发作，因此，新旧病变常同时并存，可致较严重的纤维化和瘢痕形成，影响器官功能。

三、各器官的风湿性病变

（一）风湿性心脏病

风湿病时病变常累及心脏各层（心内膜、心肌、心外膜），故称为风湿性全心炎，但各层的病变程度有所不同，可以某一层的病变为主。

1. 风湿性心内膜炎　常侵犯心瓣膜，其中二尖瓣最常被累及，其次为二尖瓣和主动脉瓣同时受累。病变主要表现为疣状心内膜炎。由于瓣膜肿胀、内皮细胞受损，加之瓣膜闭锁缘经常受到摩擦和血流冲击，因此在瓣膜闭锁缘上形成单行排列的，直径为 1~2mm 的疣状赘生物，这些疣状赘生物呈灰白色半透明，附着牢固，一般不易脱落。镜下观察疣状赘生物由血小板和纤维素构成的白色血栓。由于风湿病常反复发作，瓣膜发生纤维化和瘢痕形成，致使瓣膜增厚、卷曲、缩短以及钙化，瓣叶之间可发生粘连，腱索增粗和缩短，终致形成慢性心瓣膜病。

患者可有发热、贫血，心尖区可出现轻度收缩期杂音和舒张期杂音（由于二尖瓣相对关闭不全及瓣膜肿胀引起）。

2. 风湿性心肌炎　常与风湿性心内膜炎并发，也可单独发生。主要累及心肌间质结缔组织。在心肌间质小血管旁可见 Aschoff 小体。病变最常见于左心室后壁、室间隔、左心房及左心耳等处。在儿童，渗出性病变特别明显，心肌间质发生明显水肿及弥漫性炎性细胞浸润。

患者可有心动过速、第一心音低钝、心电图示 P－R 间期延长及传导阻滞。严重者可引起急性充血性心力衰竭。

3. 风湿性心外膜炎　病变主要累及心包脏层，呈浆液性或浆液纤维素性炎症。当心包腔内可有大量浆液渗出（心包积液）时，叩诊心界向左、右扩大，听诊时心音遥远，X 线检查示心脏呈烧瓶心。当有大量纤维蛋白渗出时，心外膜表面的纤维素因心脏的不停搏动而牵拉成绒毛状，称为"绒毛心"，患者有心前区疼痛，听诊可闻及心包摩擦音。恢复期，浆液逐渐被吸收，纤维素亦可被溶解吸收，仅少数患者心包表面纤维素渗出未被完全溶解吸收而发生机化，致使心包的脏、壁两层发生粘连，甚至形成缩窄性心包炎。

（二）风湿性关节炎

约 75% 风湿热患者早期出现风湿性关节炎。常累及大关节，最常见于膝、踝、肩、肘、腕等关节。呈游走性、多发性，反复发作，局部出现红、肿、热、痛和功能障碍。急性期后浆液性渗出物容易被完全吸收，一般不留后遗症。

（三）风湿性动脉炎

风湿性动脉炎时，大小动脉均可受累，以小动脉受累为常见。可发生于冠状动脉、肾动脉、肠系膜动脉、脑动脉和肺动脉等。急性期，血管壁发生黏液样变性和纤维蛋白样坏死，伴有炎症细胞浸润，可有 Aschoff 小体形成，并可继发血栓形成。后期，血管壁因瘢痕形成使管腔狭窄。

（四）皮肤病变

1. 环状红斑（erythema annulare）　多发生在躯干和四肢皮肤，为渗出性病变。肉眼观：淡红色环形或半环形红晕，周围红晕稍有隆起，红斑中央皮肤色泽正常。镜下见：红斑处真皮浅层血管充血，血管周围组织水肿伴淋巴细胞、巨噬细胞、中性粒细胞浸润。此病变对急性风湿病有诊断意义，常在1~2日内自行消退。

2. 皮下结节（subcutaneous nodules） 为增生性病变，多发生在肘、腕、膝、踝关节附近伸侧面皮下。肉眼观：结节直径0.5~2cm，圆形或椭圆形，质地较硬，推之可活动，无压痛。镜下见：结节中心为大片纤维蛋白样坏死物质，外周可见增生的风湿细胞和纤维母细胞呈放射状分布，伴有以淋巴细胞为主的炎细胞浸润。随着炎症的消退，数周后，结节逐渐纤维化而变为瘢痕组织。

（五）中枢神经系统病变

多见于5~12岁儿童，女孩多于男孩。主要病变为风湿性动脉炎和皮质下脑炎。皮质下脑炎主要累及大脑皮质、基底节、丘脑及小脑皮层。镜下可见神经细胞变性、胶质细胞增生及胶质结节形成。当锥体外系受累较重时，患儿出现肢体的不自主运动，称为小舞蹈症。

❤ **护爱生命**

对风湿病患者，应严密观察病情，注意有无风湿活动的表现，如皮肤环状红斑、皮下结节、关节红肿及疼痛不适等。当出现风湿性心脏病时，应告诫患者及其家属，活动期间应卧床休息，病情控制后逐渐增加活动，注意劳逸结合，防止受凉，预防感冒，保持充分睡眠。饮食上应高蛋白、高维生素、低盐、低脂、易消化的饮食。

PPT

第五节 感染性心内膜炎

感染性心内膜炎（infective endocarditis，IE）是指由病原微生物经血性途径直接侵犯心内膜，特别是心瓣膜而引起的炎症性疾病，常伴有赘生物形成。常见病原体为链球菌。近年来，由于心脏手术和介入性治疗的开展、抗生素的广泛应用、免疫抑制剂的应用及静脉内药物的滥用等，IE致病菌的构成比也发生了变化，葡萄球菌（尤其是金黄色葡萄球菌）和肠球菌有增多趋势。根据病情和病程，本病可分为急性感染性心内膜炎和亚急性感染性心内膜炎两种。根据瓣膜类型，可分为自体膜和人工瓣膜心内膜炎。

👁 **看一看**

人工瓣膜感染性心内膜炎占感染性心内膜炎的10%~15%，可分早期和晚期两种。早期是因手术期感染经由导管或静脉输液而累及心脏，主要致病菌为表皮葡萄球菌和金黄色葡萄球菌；晚期多由一过性菌血症所致，金黄色葡萄球菌占50%以上。

有器质性心血管疾病的患者易患感染性心内膜炎，如风湿性心瓣膜病（约80%）、先天性心脏病（8%~15%）、人工瓣膜置换术及老年性退行性心脏病等。

一、急性感染性心内膜炎

急性感染性心内膜炎（acute infective endocarditis）主要是由毒力较强的化脓菌引起，其中大多数为金黄色葡萄球菌，其次是溶血性链球菌和肺炎球菌引起。通常，病原菌先在体内某个部位引起局部感染，如化脓性骨髓炎、产褥热等，当机体抵抗力降低时，细菌入血引起脓毒血症、败血症并侵犯心内膜。多单独侵犯二尖瓣或主动脉瓣，引起急性化脓性心瓣膜炎。

肉眼观：瓣膜闭锁缘处常形成较大的赘生物，赘生物呈灰黄色或灰绿色，质地松软。镜下见：瓣膜溃疡底部组织坏死，有大量中性粒细胞浸润，赘生物为脓性渗出物、血栓、坏死组织和大量细菌菌落混合而成。

赘生物易碎裂脱落形成带有细菌的栓子，引起心、脑、肾、脾等器官的多发性小脓肿和梗死（败血性梗死）。严重者，受累瓣膜可发生破裂、穿孔或腱索断裂，引起急性心瓣膜功能不全。

此病起病急，病程短，病情严重，患者多在数周内死亡。近年来由于广泛应用抗生素，使本病的死亡率大大下降，但因瓣膜破坏严重，赘生物机化、瘢痕形成，可导致慢性心瓣膜病。

二、亚急性感染性心内膜炎

亚急性感染性心内膜炎又称亚急性细菌性心内膜炎（subacute bacterial endocarditis），通常由毒力较弱的甲型溶血性链球菌所引起（约占75%），其次是肠球菌、革兰阴性杆菌、立克次体、真菌等。这些病原体可自感染灶（扁桃体炎、牙周炎、咽喉炎、骨髓炎等）入血，形成菌血症，再随血流侵入瓣膜。也可因拔牙、心导管及心脏手术等医源性操作致细菌入血侵入瓣膜。亚急性感染性心内膜炎常发生在已有病变的瓣膜上，大多数病例发生在风湿性心内膜炎的基础上，其次是先天性心脏病，行修补术后的瓣膜也易被感染。此型心内膜炎常见于二尖瓣和主动脉瓣。

肉眼观：常在原有病变的瓣膜上形成赘生物，其大小不一，单个或多个，形态不规则呈息肉状或鸡冠状，颜色呈灰黄色或灰绿色，干燥质脆，易破碎。病变瓣膜增厚、变形，并发生溃疡，甚至穿孔和腱索断裂。镜下见：赘生物由血小板、纤维蛋白、坏死组织、炎细胞、细菌菌落构成（图5-17）。细菌菌落包裹在赘生物内部。溃疡底部可见少许肉芽组织及淋巴细胞、单核细胞浸润。有时可见原有风湿性心内膜炎的病变。

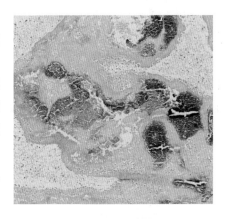

图5-17 二尖瓣赘生物

临床上，患者除有心脏体征外，还有长期发热、点状出血、栓塞症状、脾大及进行性贫血等迁延性败血症表现。病程较长，可迁延数月，甚至1年以上。部分患者可出现以下表现。

1. 瓣膜损害 病变瓣膜僵硬，部分机化瘢痕形成，极易造成严重的瓣膜变形、增厚和腱索增粗缩短，导致瓣膜口狭窄和（或）关闭不全，体检时可听到相应部位杂音。瓣膜严重变形可出现心力衰竭。

2. 血管病变 瓣膜上的赘生物脱落，引起动脉性栓塞和血管炎。栓塞最多见于脑，其次为肾、脾等。由于栓子来自赘生物的最外层，不含菌或仅含极少的细菌，细菌毒力弱，常为无菌性梗死。

3. 变态反应 因变态反应和（或）微栓塞的发生可引起局灶性或弥漫性肾小球肾炎。因皮下小动脉炎可致指、趾末节腹面、足底或大、小鱼际处皮肤出现紫红色、微隆起、有压痛的小结节，称奥斯勒结节（Osler node）。

4. 败血症 由于赘生物中的细菌不断侵入血流，在血流中繁殖，导致患者有长期发热、皮肤、黏膜和眼底常有小出血点、脾大、白细胞增多、贫血等表现。皮肤、黏膜和眼底部有小出血点，这是由于血管壁损伤，通透性升高所致。脾肿大、白细胞增多则表现为单核巨噬细胞增生，脾窦扩张充血。因脾功能亢进和甲型溶血性链球菌的轻度溶血作用，因此，患者可出现贫血。血培养阳性是诊断本病的重要依据。

第六节　心瓣膜病

心瓣膜病（valvular heart disease）是指心瓣膜因各种原因损伤后或先天性发育异常所造成的器质性病变，表现为瓣膜口狭窄和（或）关闭不全，常累及二尖瓣，其次是主动脉瓣。是最常见的慢性心脏病之一。

瓣膜口狭窄（valvular stenosis）指瓣膜开放时不能充分张开，瓣膜口因而缩小，导致血流通过障碍。

瓣膜关闭不全（valvular incompetence）指心瓣膜关闭时瓣膜口不能完全闭合，使一部分血液反流。

一、二尖瓣狭窄

二尖瓣狭窄（mitral stenosis）多由风湿性心内膜炎所致，少数为感染性心内膜炎，偶为先天性病变。正常成人二尖瓣口开放时面积约 $5cm^2$，可通过两个手指，二尖瓣狭窄最严重时瓣口面积可缩小至 $1\sim2cm^2$，甚至仅为 $0.5cm^2$ 或只能通过医用探针。病变早期瓣膜轻度增厚，呈隔膜状，后期瓣叶严重粘连、增厚，使瓣膜口缩小呈鱼嘴状。二尖瓣狭窄可引起一系列血流动力学和心脏变化。

1. 血流动力学和心脏变化　早期二尖瓣口狭窄，心脏舒张期从左心房流入左心室的血流受阻，左心房代偿性扩张和肥大。使血液在加压情况下快速通过狭窄口。后期，左心房代偿失调，血液淤积，肺静脉回流受阻，引起肺淤血、肺水肿或出血。最终肺动脉高压。导致右心室代偿性肥大，继而失代偿，右心室扩张，最终右心房及体循环淤血。

2. 临床病理联系　听诊，心尖区舒张期隆隆样杂音。X线显示左心房增大，呈"梨形心"。肺淤血时出现呼吸困难、发绀，面颊潮红呈"二尖瓣面容"。右心衰竭时，颈静脉怒张，肝淤血肿大，下肢浮肿，浆膜腔积液。

二、二尖瓣关闭不全

二尖瓣关闭不全（mitral insufficiency）多由风湿性心内膜炎所致，也可由亚急性细菌性心内膜炎引起，常与二尖瓣狭窄合并发生。

1. 血流动力学和心脏变化　二尖瓣关闭不全时，在左心室收缩时，左心室部分血液反流到左心房内，加上肺静脉回流的血液，使左心房血量较正常时增多，久之出现左心房代偿性肥大、扩张；在心脏舒张期，大量血液涌入左心室，引起左心室代偿性肥大、扩张。继之左心房和左心室发生代偿失调发生左心衰竭，并依次引起肺淤血、肺动脉高压、右心室和右心房代偿性肥大、扩张、右心衰竭及体循环淤血。

2. 临床病理联系　右心衰、体循环淤血时，出现颈静脉怒张、肝淤血肿大、下肢浮肿、浆膜腔积液。听诊心尖区可闻及收缩期吹风样杂音。X线显示左右心房心室均肥大，呈"球形心"。二尖瓣狭窄和关闭不全常合并发生。

三、主动脉瓣狭窄

主动脉瓣狭窄（aortic stenosis）以往主要由风湿性主动脉炎所致。随着风湿病发病率下降，由老化和动脉粥样硬化所引起的变性钙化性主动脉瓣狭窄所占比例上升，特别是在西方发达国家，这种变性钙化性主动脉瓣狭窄最常见。少数为先天性发育异常。风湿病所致主动脉瓣狭窄常与二尖瓣病变合并发生。

1. 血流动力学和心脏变化　主动脉狭窄时，在心脏收缩期，左心室血液排出受阻，残留血量增多，久之出现左心室向心性肥大，后期，左心离心性肥大，出现左心衰竭，进而肺淤血、右心衰竭和体循环淤血。

2. 临床病理联系　严重狭窄者，心输出量明显减少，血压降低，内脏器官（特别是心、脑）供血不足。冠状动脉供血不足，有时可出现心绞痛；脑供血不足，可引起晕厥。听诊：主动脉瓣区可闻及粗糙、喷射性收缩期杂音。X 线显示左心室肥大、扩张，心脏呈"靴形"。

四、主动脉瓣关闭不全

主动脉瓣关闭不全（aortic insuffciency）主要由风湿性主动脉炎所致，也可由感染性心内膜炎、主动脉粥样硬化、梅毒性主动脉炎引起。由于舒张期主动脉部分血液反流，左心室发生代偿性肥大。久之，发生左心衰竭、肺淤血、肺动脉高压、右心肥大、右心衰、体循环淤血。

临床病理联系：患者有心力衰竭表现，因舒张压降低，冠状动脉供血不足，可引起心绞痛。听诊时，在主动脉瓣区闻及舒张期吹风样杂音。患者可出现颈动脉搏动、水冲脉、血管枪击音及毛细血管搏动现象以及脉压差增大（是由于舒张期主动脉内部分血液反流至左心室，舒张压下降）。

第七节　心肌炎

PPT

心肌炎（myocarditis）是指由各种原因引起的心肌的局限性或弥漫性炎症。常规尸检中可发现有 1% ~ 2% 的病例在心肌细胞内可见局限性的炎细胞浸润，但一般无临床症状。心肌炎根据病因可分感染性和非感染性。前者由病毒、细菌、螺旋体、立克次体、真菌及寄生虫等引起，后者由过敏反应、理化因素或药物引起。下面介绍三种心肌炎。

一、病毒性心肌炎

病毒性心肌炎（viral myocarditis）比较常见，是由嗜心肌性病毒感染（柯萨奇病毒 B 组 2 ~ 5 型和 A 组 9 型、ECHO 病毒、风疹病毒、流感病毒、腮腺炎病毒、巨细胞病毒及肝炎病毒等）引起的心肌非特异性间质性炎症病变。可为流行发病，在病毒流行感染期，约有 5% 患者发生心肌炎。

肉眼观：心脏略增大或无明显变化。

光镜下：心肌细胞间质水肿，其间可见淋巴细胞和单核细胞浸润，有的心肌断裂，并伴有心肌间质纤维化改变。

临床表现轻重不一，如炎症累及传导系统，患者可出现不同程度的心律失常。

二、细菌性心肌炎

细菌性心肌炎（bacterial myocarditis）可由细菌直接感染，或细菌产生的毒素对心肌的作用，或细菌产物所致的变态反应而引起，根据感染细菌的不同又分以下几种表现。

1. 心肌脓肿　常由化脓菌引起，如葡萄球菌、链球菌、肺炎球菌、脑膜炎双球菌等。化脓菌来源于脓毒败血症时的细菌栓子，或来自细菌性心内膜炎时脱落的赘生物。肉眼观：心脏表面及切面可见多发性黄色小脓肿，周围有充血带。镜下见：脓肿内心肌细胞坏死液化，脓腔内有大量脓细胞及数量不等的细菌集落。脓肿周围心肌有不同程度的变性、坏死，间质内有中性粒细胞及单核细胞浸润。

2. 白喉性心肌炎　由白喉棒状杆菌产生的外毒素导致心肌细胞脂肪变性和坏死。镜下见：灶状心肌变性坏死，心肌细胞出现嗜酸性变、肌浆凝聚、脂肪变性及肌浆溶解。病灶内可见淋巴细胞、单核细胞及少数中性粒细胞浸润。病灶多见于右心室壁，愈复后形成细网状小瘢痕。

3. 非特异性心肌炎　发生在上呼吸道链球菌感染（急性咽峡炎、扁桃体炎）及猩红热时。其发病机制尚未明了，可能是由链球菌毒素引起。镜下，心肌间质结缔组织内及小血管周围有淋巴细胞、单核细胞浸润，心肌细胞有程度不等的变性、坏死。

三、特发性心肌炎

特发性心肌炎（idiopathic myocarditis）是原因不明的心肌炎，多认为是病毒感染所致，多见于20～50岁的青、中年人。1899年由Fiedler首先描述，因此又称Fiedler心肌炎。依组织学变化可分为两型。

1. 弥漫性间质性心肌炎（diffuse interstitial myocarditis）　镜下，心肌间质和小血管周围有多量淋巴细胞、浆细胞和巨噬细胞浸润。有时也可见到嗜酸性粒细胞和少量中性粒细胞。心肌细胞较少发生变性、坏死。病程较长者，心肌间质纤维化，心肌细胞肥大。

2. 特发性巨细胞性心肌炎（idiopathic giant cell myocarditis）　病灶心肌内有局灶性坏死及肉芽肿形成。病灶中心部可见红染、无结构的坏死物，周围有淋巴细胞、浆细胞、单核细胞和嗜酸性粒细胞浸润，混有大量多核巨细胞。巨细胞的形态、大小各异，可为异物型或朗格汉斯型多核巨细胞。

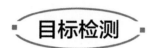

答案解析

一、选择题

【A型题】

1. 动脉粥样硬化主要累及的血管是（　　）。

　　A. 细小动脉　　　　B. 毛细血管　　　　C. 大、中动脉　　D. 细小静脉　　　E. 大、中静脉

2. 脑动脉粥样硬化的好发部位是（　　）。

　　A. 大脑中动脉和后动脉　　　　　　　　B. 大脑中动脉和基底动脉

　　C. 大脑前动脉和基底动脉　　　　　　　D. 大脑后动脉和基底动脉

　　E. 大脑中动脉和前动脉

3. 冠状动脉最常发生粥样硬化的是（　　）。

　　A. 左冠状动脉前降支　　　　　　　　　B. 左冠状动脉回旋支

　　C. 右冠状动脉主干　　　　　　　　　　D. 左冠状动脉主干

　　E. 以上都不是

4. 被认为是动脉粥样硬化的重要拮抗因素的脂蛋白是（　　）。

　　A. 低密度脂蛋白　　　　　　　　　　　B. 中密度脂蛋白

　　C. 乳糜颗粒　　　　　　　　　　　　　D. 高密度脂蛋白

　　E. 极低密度脂蛋白

5. 心肌梗死的合并症不包括（　　）。

　　A. 心脏破裂　　　B. 心肌肥厚　　　C. 心力衰竭　　D. 心律失常　　　E. 休克

6. 高血压的基本病理变化是（　　）。

　　A. 全身细动脉硬化　　　　　　　　　　B. 全身大动脉硬化

　　C. 全身中动脉硬化　　　　　　　　　　D. 多脏器改变

　　E. 以上都是

7. 原发性高血压脑出血最常见的部位是（　　）。

    A. 侧脑　　　　　B. 蛛网膜下腔　　C. 豆状核和丘脑　D. 内囊和基底节　E. 大脑皮质

8. 风湿病发病部位中最严重的是（　　）。

    A. 心脏　　　　　　B. 关节　　　　　　C. 血管　　　　　D. 皮肤　　　　　E. 脑

9. 风湿性心内膜炎最常累及的心瓣膜是（　　）。

    A. 二尖瓣　　　　　B. 三尖瓣　　　　　C. 肺动脉瓣　　　D. 主动脉瓣　　　E. 二尖瓣和三尖瓣

10. 二尖瓣狭窄早期出现的心脏改变是（　　）。

    A. 左心房肥大扩张　　　　　　　　　　B. 左心室扩张

    C. 右心房扩张　　　　　　　　　　　　D. 右心房肥大

    E. 肺淤血

11. 易导致心肌间质中出现大量淋巴细胞浸润的疾病是（　　）。

    A. 风湿性心肌炎　　　　　　　　　　　B. 病毒性心肌炎

    C. 心肌病　　　　　　　　　　　　　　D. 心肌梗死

    E. 细菌性心肌炎

12. 单纯二尖瓣狭窄不会引起（　　）。

    A. 左心室肥大扩张　　　　　　　　　　B. 右心室肥大扩张

    C. 肺淤血水肿　　　　　　　　　　　　D. 肺动脉高压

    E. 左心房肥大扩张

13. 下述关于 Aschoff 小体的描述中，错误的是（　　）。

    A. 是一种肉芽肿性病变

    B. 多发生在心肌间质

    C. 病灶中可见纤维蛋白样坏死、风湿细胞、成纤维细胞

    D. 风湿细胞来源于心肌细胞

    E. 可见毛虫样细胞

14. 下述关于风湿性心外膜炎的描述中，错误的是（　　）。

    A. 主要累及心包脏层　　　　　　　　　B. 只表现为纤维素性炎症

    C. 可表现为绒毛心　　　　　　　　　　D. 可出现心包腔积液

    E. X 线检查可见烧瓶状心影

15. 良性高血压晚期不会引起（　　）。

    A. 颗粒性固缩肾　　　　　　　　　　　B. 脑出血

    C. 肾盂积水　　　　　　　　　　　　　D. 心力衰竭

    E. 视乳头水肿

【X 型题】

16. 脑动脉粥样硬化的好发部位是（　　）。

    A. 大脑中动脉　　B. 基底动脉　　　C. 大脑前动脉　　D. 大脑后动脉　　E. 豆纹动脉

17. 有关风湿病的描述，正确的是（　　）。

    A. 属于变态反应性疾病　　　　　　　　B. 与溶血性链球菌感染有关

    C. 心脏病变的后果最为严重　　　　　　D. 可累及全身结缔组织

    E. 好发于青少年

18. 关于良性高血压说法正确的是（　　）。

    A. 占原发性高血压的95%　　　　　　　　B. 多见于中、老年

    C. 病程长，进展缓慢　　　　　　　　　　D. 早期多无症状，往往是偶然发现

    E. 细小动脉可发生纤维蛋白样坏死

19. 下述关于慢性心瓣膜病描述正确的是（　）。

    A. 多由风湿性心内膜炎和亚急性细菌性心内膜炎引起

    B. 表现为瓣膜口狭窄和（或）瓣膜关闭不全

    C. 二尖瓣最常受累，其次是主动脉瓣

    D. 可引起血液动力学和心脏的变化

    E. 左心房、左心室、右心房、右心室都可受累

20. 心肌梗死可以引起的合并症有（　）。

    A. 心律失常　　　B. 心力衰竭　　　C. 室壁瘤　　　D. 心脏破裂　　　E. 附壁血栓形成

二、综合问答题

1. 试述动脉粥样硬化的病变特征。

2. 试比较高血压心脏病和冠心病的心脏病变特点。

三、实例解析题

    患者，男，58岁，10年前出现头痛、头晕、健忘等症状，血压150/95mmHg，服用降压药后自觉上述症状缓解，1天前出现剧烈头痛、视物模糊，呕吐，右侧面神经麻痹及左侧上、下肢瘫痪而急诊入院。

    入院查体：急性病容、血压180/100mmHg，双下肢浮肿，颈静脉怒张、尿蛋白（＋）。入院后积极抢救无效死亡。

    讨论：本病例最可能的死因是什么？本病例做尸检，可能会观察到什么病变？

（胡玲）

书网融合……

    重点回顾　　　　　　　　微课　　　　　　　　习题

第六章 呼吸系统疾病

知识目标：

1. 掌握 慢性支气管炎、肺气肿、肺源性心脏病的病理变化及其之间的关系；细菌性肺炎的病理变化和临床病理联系。

2. 熟悉 慢性支气管炎、肺气肿、支气管哮喘的病因及发病机制；支气管扩张和病毒性肺炎的病变特点。

3. 了解 细菌性肺炎的病因；肺癌的大体类型和组织学类型。

技能目标：

能根据慢性阻塞性肺疾病的发病机制，指导患者进行呼吸锻炼。

素质目标：

对慢性阻塞性肺疾病、肺源性心脏病和支气管哮喘患者，具有耐心细致的护理观念和心理疏导意识。

📖 导学情景

情景描述： 患者，男，34岁。3天前，受凉后出现畏寒、高热、咳嗽、咳铁锈色痰，胸痛、气促，食欲减退、乏力，未经治疗。今因病情加重遂来院就诊。查体：体温39.5℃，脉搏108次/分，呼吸22次/分，血压110/80mmHg。精神萎靡，左肺下叶可闻及支气管呼吸音，心率108次/分，率齐，未闻及病理性杂音。实验室检查：白细胞计数 $13.6 \times 10^9/L$，中性粒细胞80%，淋巴细胞15%。胸部X线：左肺下叶呈片状阴影。痰液查见革兰染色阳性链球菌。

情景分析： 本例患者感染革兰染色阳性链球菌，引发大叶性肺炎。95%以上的大叶性肺炎是肺炎链球菌感染所致，发病前常有受寒、疲劳、感冒等诱因。

讨论： 大叶性肺炎的病因是什么？有什么特点？

学前导语： 呼吸系统与外界直接相通，外界环境的有害物质以及病原微生物等均可随呼吸进入呼吸道，引起呼吸道的炎症性疾病。细菌性肺炎是最常见的肺炎，也是最常见的感染性疾病之一。

呼吸系统（respiratory system）包括鼻、咽、喉、气管、支气管和肺，通常以喉环状软骨为界将呼吸道分为上、下两部分。

上呼吸道包括鼻、咽、喉。上呼吸道黏膜血液供应丰富，对吸入的空气有湿润和加温作用。黏膜分泌的黏液和浆液能黏附较大的粉尘或颗粒，并将其排出体外。

下呼吸道包括气管、支气管和肺。气管分叉后形成左、右主支气管，支气管经逐级分支到达肺泡。终末细支气管以上为导气部分，呼吸性细支气管以下为换气部分。终末细支气管直径小于1mm，管壁被覆单层柱状上皮。肺泡由肺泡上皮覆盖，其中Ⅰ型肺泡上皮细胞覆盖90%以上的肺泡，该细胞胞体扁阔，与毛细血管内皮细胞和基膜共同构成的气血屏障是肺组织气血交换的场所。Ⅱ型肺泡上皮细胞呈立方形，镶嵌于Ⅰ型肺泡上皮细胞之间，通过分泌表面活性物质，降低肺泡表面张力，防止肺泡塌陷。

呼吸系统具有很强的防御功能，能净化自身，可防止有害因子入侵造成损伤。呼吸道具有黏液 - 纤毛排送系统，随着纤毛的摆动能将沉积于黏液中的有害因子自下而上地向外排送；而且黏液成分中还含有溶菌酶、干扰素、分泌型 IgA 等生物活性物质，具有增加局部免疫力的作用。肺巨噬细胞是肺内重要的防御细胞，能吞噬吸入的有害物质，并能摄入抗原物质，将抗原信息传递给淋巴细胞，激发细胞免疫和体液免疫反应。

呼吸系统的自净和防御功能如果受损，或进入呼吸系统的致病物质，如病原微生物、有害气体、粉尘等数量过多、毒力过强，或肺处于高敏状态时，将导致呼吸系统疾病发生。近年来由于吸烟、空气污染及其他因素的作用，慢性阻塞性肺疾病及慢性肺源性心脏病、肺癌等疾病的发病率和死亡率日趋增多，严重危害了人类健康。

慢性阻塞性肺疾病（chronic obstructive pulmonary disease，COPD）是一组以慢性气道阻塞及其继发改变为特征的疾病的统称，其特点为肺实质和小气道受损，导致慢性气道阻塞、呼气阻力增加及肺功能不全。COPD 与慢性支气管炎、肺气肿密切相关，COPD 的病理改变主要为慢性支气管炎、肺气肿的病理改变。

第一节　慢性支气管炎

PPT

慢性支气管炎（chronic bronchitis）是发生于支气管及其周围肺组织的慢性非特异性炎性疾病。任何年龄均可发病，以老年人多见，北方多于南方。病变于冬季及感冒后加重，临床上以反复发作的咳嗽、咳痰或伴有喘息症状为特点，症状每年持续约 3 个月，连续 2 年以上即可确诊，是 40 岁以上男性人群中最常见的呼吸系统疾病之一。病情持续多年，常常并发阻塞性肺气肿和慢性肺源性心脏病，是一种严重影响人体健康的慢性病。

一、病因及发病机制

慢性支气管炎由多种内、外因素共同作用引起。机体抵抗力低下，尤其是呼吸道防御功能受损是本病发生的重要内在因素；呼吸道感染、空气污染及过敏因素等为常见的外在因素。

（一）理化因素

是引起慢性支气管炎的常见原因。

1. 吸烟　烟草中的焦油、尼古丁和氢氯酸等化学物质，损伤呼吸道黏膜，削弱呼吸道的自净和免疫功能，易继发感染。据统计，吸烟者比不吸烟者慢性支气管炎的患病率高 2～10 倍，且吸烟时间愈久，日吸烟量愈大，患病率愈高。

2. 空气污染　慢性支气管炎与大气污染之间有明显的关系。长期接触粉尘、烟尘等可损伤支气管黏膜，促进慢性支气管炎的发生。

3. 气候因素　气候变化，特别是寒冷空气能引起呼吸道黏液分泌增多、纤毛排送黏液的速度减慢，并能削弱肺泡巨噬细胞的功能。因此慢性支气管炎常在秋冬寒冷季节加重或复发。

（二）感染因素

呼吸道感染是引起慢性支气管炎发生、发展的重要因素。凡能引起上呼吸道感染的病毒和细菌在慢性支气管炎病变过程中都起着重要的作用。病毒感染可以损伤呼吸道黏膜上皮，削弱其防御能力，为寄生在呼吸道内的细菌感染创造了条件。常见的感染致病菌主要有流感嗜血杆菌、肺炎球菌及肺炎克雷伯菌等。

（三）过敏因素

喘息型慢性支气管炎患者往往有过敏史，以脱敏为主的综合治疗可取得较好的治疗效果，说明过敏因素与本病的发生有关。

（四）其他因素

自主神经功能失调、副交感神经功能亢进可引起支气管收缩痉挛，黏液分泌增多；机体内分泌功能改变，如肾上腺皮质激素分泌减少，可引起呼吸道黏膜萎缩、肺组织弹性降低；机体抵抗力低下可引起呼吸系统防御功能减弱；维生素 A、维生素 C 缺乏可使支气管黏膜上皮修复受到影响等，都可引起慢性支气管炎的发生。

二、病理变化

病变常起始于较大的支气管，以后随病变进展逐渐累及各级支气管。受累的细支气管愈多，病变愈重，后果也愈严重。

（一）呼吸道黏膜上皮的损伤与修复

黏膜上皮纤毛黏连、倒伏，甚至脱失；上皮细胞变性、坏死、脱落。上皮再生时，杯状细胞增多，并可发生鳞状上皮化生。

（二）黏膜下腺体增生、肥大、黏液化和退变

大气道黏膜下黏液腺肥大、增生，分泌亢进，部分浆液腺发生黏液化；小气道黏膜上皮杯状细胞增多。因此支气管腔内黏液分泌过多并造成气道的完全或不完全栓塞。以后随病变进展，分泌亢进的细胞逐渐衰竭，腺体萎缩，黏膜变薄。

（三）支气管壁的其他慢性损害

支气管管壁充血、水肿，淋巴细胞、浆细胞浸润；管壁平滑肌束萎缩、断裂（喘息型患者，平滑肌束可肥大、增生，致支气管管腔变窄）；软骨可萎缩、变性、钙化或骨化（图 6-1）。

慢性支气管炎反复发作，病变逐渐加重，并向纵深发展蔓延，累及细支气管管壁周围组织及肺泡，引起细支气管周围炎，甚至形成纤维闭塞性细支气管炎，进而易引起阻塞性肺气肿。

三、临床病理联系

1. 咳嗽、咳痰　因支气管黏膜的炎症和分泌物增多，慢性支气管炎患者常出现咳嗽、咳痰症状。痰一般呈白色黏液泡沫状，较黏稠不易咳出。并发感染时痰量增多，呈黏液脓性或脓性痰，有时带血。病变后期，因黏膜及腺体萎缩，分泌物减少，患者出现痰量减少甚至无痰，表现为干咳。

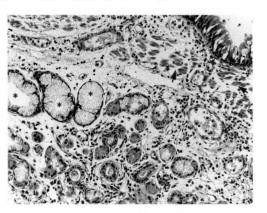

图 6-1　慢性支气管炎

2. 喘息　由于支气管痉挛、支气管狭窄或黏液、渗出物阻塞，部分患者可出现哮喘样发作，呼吸急促，不能平卧；听诊两肺布满哮鸣音。

四、并发症

1. 支气管扩张　慢性支气管炎时因支气管管壁组织发生炎性破坏，弹性及支撑力减弱，加上长期慢性咳嗽，使支气管吸气时被动扩张，呼气时却不能充分回缩，久而久之形成支气管扩张。

2. 肺气肿 慢性支气管炎病变可导致小气道狭窄或阻塞，引起阻塞性通气障碍，呼气的阻力明显大于吸气阻力，久之肺内残气量明显增多，末梢肺组织过度充气而并发阻塞性肺气肿，甚至发展成慢性肺源性心脏病。

3. 支气管肺炎 细支气管因管壁薄，炎症易向管壁周围组织及肺泡扩展，易引起支气管肺炎。

PPT

第二节 肺气肿

肺气肿（pulmonary emphysema）是指末梢肺组织（呼吸性细支气管、肺泡管、肺泡囊和肺泡）因含气量过多而呈持久性扩张，并伴有肺泡间隔破坏，导致肺容积增大、功能降低的一种病理状态。

过多的气体可积聚于肺泡内，也可进入肺间质中。按临床起病急缓和病程长短，将肺气肿分为急性和慢性两种类型。急性肺气肿为一过性，可发生于任何年龄；慢性肺气肿为不可复性疾病，多见于中老年人。

一、病因及发病机制

肺气肿的发生与吸烟、空气污染、小气道感染等关系密切。常为支气管和肺疾病的并发症，尤其是慢性支气管炎是引进肺气肿的重要原因。发病机制与下列因素有关。

1. 支气管阻塞性通气障碍 慢性支气管炎时，由于小气道的狭窄、阻塞或塌陷，引起阻塞性通气障碍，导致肺泡内气体排出障碍，残气量增多。同时由于支气管黏液分泌增多和支气管腔内黏液栓形成更进一步加剧了小气道的通气障碍，使肺排气不畅、残气量更加增多。

2. 呼吸性细支气管和肺泡壁弹性降低 长期的慢性炎症破坏了细支气管壁和肺泡壁上的大量弹性纤维，使细支气管和肺泡的弹性回缩力减弱。同时阻塞性通气障碍又使细支气管和肺泡长期处于高张力状态，弹性进一步降低，残气量明显增多。

3. α_1 – 抗胰蛋白酶水平降低 α_1 – 抗胰蛋白酶（α_1 – antitrypsin，α_1 – AT）是一种糖蛋白，存在于正常人体的血清、体液及巨噬细胞中，对包括弹性蛋白酶在内的多种蛋白水解酶有抑制作用。慢性支气管炎时，中性粒细胞和巨噬细胞释放较多的弹性蛋白酶和氧自由基。弹性蛋白酶能溶解破坏肺泡间隔中的弹性蛋白，氧自由基能氧化 α_1 – AT 活性中心的蛋氨酸并使之失活。结果肺泡壁结构受到破坏，肺泡融合而形成肺气肿。临床资料也表明，遗传性 α_1 – AT 缺乏者因血中 α_1 – AT 水平极低，故肺气肿的发病率较一般人高 15 倍。

由于上述诸因素的综合作用，使细支气管和肺泡腔残气量不断增多，压力升高，导致细支气管扩张，肺泡最终破裂融合成含气的大囊泡，形成肺气肿。

二、类型及病变特点

根据病变的解剖组织学部位、范围的不同，将肺气肿分为不同类型。

（一）肺泡性肺气肿

病变发生在肺腺泡内，因常合并有小气道的阻塞性通气障碍，故又称为阻塞性肺气肿（obstructive emphysema）。根据发生部位和累及范围不同，又将其分为三类。

1. 腺泡中央型肺气肿（centriacinar emphysema） 此型最常见，以肺尖段病变常见且严重。病变主要累及肺腺泡的中央部分，以呼吸性细支气管病变最明显，呈囊状扩张，而肺泡管、肺泡囊变化则不明显。

2. 腺泡周围型肺气肿（periacinar emphysema）　　肺腺泡远端部位的肺泡管和肺泡囊扩张，而近端部位的呼吸性细支气管变化不明显。常合并有腺泡中央型和全腺泡型肺气肿。此型肺气肿多因小叶间隔受牵拉或发生炎症所致，故又称隔旁肺气肿（paraseptal emphysema）。

3. 全腺泡型肺气肿（panacinar emphysema）　　病变累及肺腺泡的各个部位，从终末呼吸性细支气管直至肺泡均呈弥漫性扩张，含气小囊腔布满肺腺泡。如果肺泡间隔破坏严重，小气囊泡可融合成直径超过1cm的大气囊泡，形成大泡性肺气肿。

（二）间质性肺气肿

间质性肺气肿（interstitial pulmonary emphysema）是指由各种原因如肋骨骨折、胸壁穿透伤等导致细支气管壁或肺泡壁破裂，气体逸入肺间质内，在小叶间隔等处胸膜下形成串珠状小气泡，呈网状分布于肺表面胸膜下。气体可沿支气管和血管周围组织间隙扩展至肺门、纵隔，有时甚至可在胸部和颈部皮下形成皮下气肿。

（三）其他类型肺气肿

1. 不规则型肺气肿（irregular emphysema）　　也称瘢痕旁肺气肿（paracicatrical emphysema），病变发生部位不定且大小形态不一，主要发生在肺组织瘢痕灶附近，肺泡破裂融合形成局限性肺气肿。若形成直径超过2cm的大气囊泡并破坏小叶间隔时，称肺大疱（bullae）。

2. 代偿性肺气肿（compensatory emphysema）　　是指肺萎缩、肺叶切除后或肺炎性实变病灶周围肺组织的肺泡代偿性过度充气膨胀，多无肺泡间隔破坏，并非真性肺气肿。

3. 老年性肺气肿（senile emphysema）　　是因老年人的肺组织弹性回缩力减弱使肺内残气量增多而引发的肺膨胀。为老年人肺组织发生的退行性变，不属于真性肺气肿。

三、病理变化

肉眼观：肺显著膨大，缺乏弹性，色泽灰白，边缘钝圆，表面常可见肋骨压痕，指压后压痕不易消退（图6-2）。

镜下见：末梢肺组织膨胀，肺泡扩张，肺间隔变窄并断裂，相邻肺泡可融合成较大的气囊腔；肺泡壁毛细血管受压且数量明显减少（图6-3），肺小动脉内膜呈纤维性增厚。小支气管和细支气管可见有慢性炎症改变。

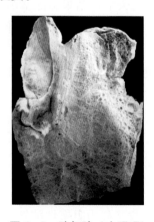

图6-2　肺气肿（肉眼观）

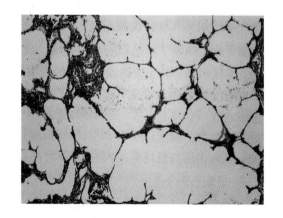

图6-3　肺气肿（镜下观）

四、临床病理联系

肺气肿常反复发作，病程进展缓慢。主要为肺活量减少、残气量增加及肺功能降低。轻度和早期慢性肺气肿常无明显症状；以后随病变进展，患者逐渐出现胸闷、气短，轻者仅在体力劳动时发生，重者休息时也出现，甚至出现缺氧、呼吸困难、呼吸性酸中毒等症状。当合并呼吸道感染时，症状加重，并可出现缺氧、酸中毒等症状。这是由于大量肺泡间隔的变窄、断裂，使呼吸面积和肺泡壁毛细血管床大为减少，造成通气和换气的严重障碍，导致缺氧和二氧化碳潴留所致。

严重肺气肿患者，因长期处于过度吸气状态，肺内残气量明显增多，肺容积增大，使肋骨上抬、肋间隙增宽，胸廓前后径加大，横膈下降，形成肺气肿患者特有的"桶状胸"体征。触诊语音震颤减弱；叩诊肺部过清音，心浊音界缩小或消失，肝浊音界下降；听诊呼吸音减弱，呼气延长。X线检查示两肺肺野透亮度增加。肺气肿一旦形成，则难以恢复正常。随着病变的发展，能进行通气和气体交换的肺组织及所属毛细血管床越来越少，肺循环阻力越来越大，最终导致慢性肺源性心脏病。

第三节　支气管扩张

支气管扩张（bronchiectasis）是指直径大于 2mm 的中等大小的支气管受炎性损害，以持久性扩张为特征的慢性呼吸道疾病。常为各种原因引起的慢性支气管炎及肺炎的并发症。患者多为中老年人。临床主要表现有慢性咳嗽、咳大量脓痰或反复咯血等症状。支气管碘油造影是临床确诊支气管扩张的重要检查方法。

一、病因及发病机制

本病病因不一，支气管－肺组织的炎性损伤和支气管阻塞为本病的发病基础，两者相互影响，促使支气管扩张的发生和发展。

1. 支气管－肺组织感染　婴幼儿期支气管－肺组织感染是支气管扩张最常见的原因。支气管管壁的慢性炎症（如慢性支气管炎、肺结核等）破坏了管壁的平滑肌、弹力纤维，甚至软骨，削弱了支气管管壁的支撑结构。当吸气时支气管壁因受外向性牵拉作用而扩张，呼气时却因管壁弹性削弱而不能充分回缩，久之，则逐渐形成支气管的持久性扩张。肺结核纤维组织增生和收缩牵拉，也可导致支气管变形扩张。

2. 支气管阻塞　肿瘤、异物吸入或支气管外肿大的淋巴结压迫等造成支气管腔阻塞，使其远端分泌物排出受阻而发生阻塞性支气管炎，也可导致支气管扩张。

3. 支气管先天性发育障碍和遗传因素　少数先天性支气管扩张病例是因支气管壁发育障碍使管壁薄弱所致。与遗传因素有关的肺囊性纤维化、遗传性 α_1 － 抗胰蛋白酶缺乏症、先天性免疫缺乏症等患者也可伴有支气管扩张。

二、病理变化

肉眼观：支气管扩张多发生于单侧一个肺段，也可在双侧多个肺段发生，多见于左肺下叶。病变主要发生在Ⅲ、Ⅳ级支气管及细支气管。扩张的小支气管、细支气管甚至可连续延伸至胸膜下。病变支气管呈圆柱状或囊状扩张，亦可呈节段性扩张，管壁可见因黏膜肥厚而形成的纵行皱襞。扩张的支气管管腔内常有脓性或血性渗出物，常因有继发腐败菌感染而带臭味。周围肺组织常可发生程度不等的肺纤维化和肺气肿（图6-4）。支气管圆柱状和囊状扩张可同时并存，甚而使肺呈蜂窝状。先天性支气管扩张常呈多囊状。

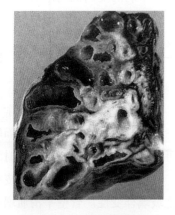

图6-4　支气管扩张

镜下见：扩张支气管的黏膜水肿、上皮细胞坏死脱落，并有深浅不等的溃疡形成。残存的柱状上皮可发生鳞状上皮化生。支气管壁弹力纤维、平滑肌和软骨减少，有时甚至完全消失而被纤维组织取代。支气管周围的纤维组织、淋巴组织明显增生，逐渐发生纤维化、瘢痕化。

三、临床病理联系

1. 咳嗽、大量脓痰 支气管扩张的典型临床表现为咳嗽、咳大量脓痰，尤以清晨或夜间体位改变时为重。主要为慢性炎症刺激和扩张支气管内黏液分泌增多及继发感染引起。

2. 咯血 反复咯血是本病的特点，痰中带血或有时反复咯血是由于支气管壁内的血管遭受破坏所致。

3. 反复肺部感染 由于扩张的支气管清除分泌物的功能丧失，易于反复发生感染。

4. 慢性感染中毒症状 反复继发感染可导致肺脓肿、脓胸、脓气胸而引起发热、乏力、食欲减退、消瘦、贫血、盗汗及衰弱等感染中毒症状。

四、并发症

当肺广泛纤维化累及肺毛细血管床或形成支气管动脉与肺动脉分支吻合时，则可导致肺动脉高压，引起肺心病，出现气急、下肢浮肿等。病变广泛者，则易出现呼吸困难及发绀，可形成杵状指（趾）。严重病例在支气管鳞状上皮化生基础上可导致鳞状细胞癌发生。临床可借助支气管造影或 CT 确诊。

第四节　支气管哮喘

PPT

支气管哮喘（bronchial asthma）简称哮喘，是一种由呼吸道过敏引起的以支气管可逆性发作性痉挛为特征的慢性阻塞性炎性疾病。病变特征为支气管可逆性、发作性痉挛。临床上患者可出现反复发作的喘息、伴有哮鸣音的呼气性呼吸困难、咳嗽、胸闷等症状，症状可自行缓解或经治疗后缓解。患者大多具有特异性变态反应体质。

一、病因及发病机制

本病的发生与多基因遗传有关，并与环境因素相互作用。环境中诱发哮喘的过敏原种类很多，如花粉、动物毛屑、真菌、尘螨、某些食品及药品等。这些过敏原通过一定途径（如呼吸道、消化道等）进入人体，通过一定的作用机制而引起哮喘发作。

本病的发病机制还未完全明了。除过敏原的影响和机体本身的状态外，哮喘发作过程主要涉及多种细胞（淋巴细胞、单核细胞、肥大细胞等）的结构和功能的发挥，经过一些复杂步骤共同完成全部反应过程。

二、病理变化

疾病早期，肉眼观解剖学上较少器质性改变。随着疾病发展，病理学变化逐渐明显。

肉眼观：肺因过度充气而膨胀，柔软疏松、有弹性。支气管管腔内含有黏稠痰液和黏液栓，偶尔可有支气管扩张。哮喘发作时，支气管、血管平滑肌收缩，腺体分泌增加。

镜下见：支气管黏膜上皮杯状细胞增多、黏液腺增生、肥大，分泌亢进，黏膜的基底膜增厚并发生玻璃样变性。管壁平滑肌增生肥大，管壁各层中有单核细胞、嗜酸性粒细胞和淋巴细胞等炎细胞浸润。支气管管腔内有黏液栓填塞。黏液栓中可见尖棱状夏科－莱登（Charcot－Leyden）结晶（嗜酸性粒细胞的崩解产物）。

三、临床病理联系

哮喘发作时，因支气管痉挛和黏液栓阻塞，引起发作性伴有哮鸣音的呼气性呼吸困难或发作性胸闷和咳嗽。长期反复的哮喘发作，可导致胸廓变形，并形成不可复性的弥漫性肺气肿。

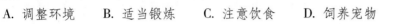

练一练

患者，女，25岁。经过装修工地后出现干咳、气急、胸闷、呼吸困难，诊断为哮喘，经治疗后好转。对该患者的健康教育内容，不正确的是（　　）。

A. 调整环境　　B. 适当锻炼　　C. 注意饮食　　D. 饲养宠物　　E. 免疫治疗

答案解析

PPT

第五节　慢性肺源性心脏病

慢性肺源性心脏病（chronic pulmonary heart disease）简称肺心病，是指由慢性肺疾病、肺血管疾病及胸廓的慢性病变引起肺循环阻力增加，肺动脉压力升高，导致以右心室肥厚、扩张为特征的心脏病。

据统计，在我国肺心病的发病率较高，尤以北方地区较多见，且多在寒冷季节发病，严重危害人类健康。患者多为中老年人，且随年龄的增长患病率增高。

一、病因及发病机制

按原发病的不同部位，可分为三类。

1. 支气管、肺疾病　以慢性支气管炎并发肺气肿最常见，其次为支气管扩张、弥漫性肺间质纤维化、慢性纤维空洞型肺结核、硅肺等。这些疾病一方面因部分肺血管床破坏引起肺动脉血流受阻使肺动脉压升高，导致肺动脉高压；另一方面又因肺阻塞性通气障碍，肺气血屏障受到破坏，气体交换面积减少、弥散障碍，进而导致动脉血二氧化碳分压升高和氧分压下降，引起肺小动脉反射性痉挛，使肺循环阻力增大，进一步加重肺动脉高压，导致右心室后负荷加重，逐渐发生肥大和扩张。

2. 胸廓运动障碍性疾病　严重的脊柱后侧突、脊柱结核、胸膜纤维化、胸廓广泛黏连、胸廓成形术后造成的严重胸廓或脊柱畸形等，均能导致肺的伸展或胸廓运动受限而引起限制性通气障碍，同时还可使肺血管和支气管发生扭曲，导致肺循环阻力增加，引起肺动脉高压。较少见。

3. 肺血管疾病　如广泛或反复发生的肺小动脉栓塞和原发性肺动脉高压症等可直接引起肺动脉高压导致肺心病。甚少见。

二、病理变化

（一）肺部病变

除原有的慢性支气管炎、肺气肿、肺间质纤维化等病变外，肺内的主要病变是肺小动脉的改变，主要表现为肺小动脉硬化，血管壁增厚，管腔狭窄。此外还可发生无肌细动脉肌化、肺小动脉炎以及肺小动脉血栓形成和机化。肺泡壁毛细血管数量显著减少。

（二）心脏病变

右心室因肺动脉压升高而发生代偿性肥厚，是肺心病最重要的病理形态标志。

1. 肉眼观　心脏体积增大、重量增加。心尖钝圆。右心室肥厚，心腔扩张，右心室前壁肺动脉圆锥显著膨隆，乳头肌和肉柱显著增粗，室上嵴也增厚。通常以肺动脉瓣下2cm处右心室肌壁厚度超过5mm（正常为3~4mm）作为病理诊断肺心病的形态标准。

2. 镜下见　心肌细胞肥大、增宽，核增大着色深。有时也可见缺氧所致的心肌纤维萎缩、肌质溶解、横纹消失，间质水肿和胶原纤维增生等。

❓ 想一想 ————————————————

试述从慢性支气管炎→肺气肿→肺源性心脏病的病理改变过程。

答案解析

三、临床病理联系

肺心病发展缓慢，可持续数年。临床表现除原有肺疾病的症状和体征外，逐渐会出现呼吸功能不全和右心衰竭的症状和体征。受凉、劳累、上呼吸道感染、慢性支气管炎急性发作及肺炎等均能诱发肺心病的急性发作。每次急性发作都会进一步加重心、肺功能的损害，最后导致呼吸、循环衰竭。肺性脑病是肺心病的首要死亡原因。

第六节　肺　炎

PPT

肺炎（pneumonia）是指肺组织的急性渗出性炎症，为呼吸系统的常见病和多发病。据世界卫生组织调查，肺炎死亡率占呼吸系统急性感染死亡率的75%。肺炎的分类方法很多，根据病因不同，由生物性因子引起的肺炎分为细菌性肺炎、病毒性肺炎、支原体性肺炎、真菌性肺炎和寄生虫性肺炎等；由理化性因素引起的分为放射性肺炎、吸入性肺炎、过敏性肺炎和类脂性肺炎。根据炎症发生的部位不同，可将肺炎分为肺泡性肺炎（大多数肺炎为肺泡性）、间质性肺炎。根据病变性质不同，可将肺炎分为浆液性肺炎、纤维素性肺炎、化脓性肺炎、出血性肺炎、干酪性肺炎、肉芽肿性肺炎等不同类型。

在众多肺炎类型中，以各种病原微生物（如细菌、病毒、支原体等）感染引起的感染性肺炎最为常见，是呼吸系统的常见病、多发病。根据病变发生的部位、累及范围的不同，感染性肺炎又分为大叶性肺炎、小叶性肺炎和间质性肺炎（图6-5）。

一、细菌性肺炎

细菌性肺炎是最常见的肺炎，也是最常见的感染性疾病之一。

（一）大叶性肺炎 📱微课

大叶性肺炎（lobar pneumonia）是指主要由肺炎球菌（也称肺炎链球菌）感染引起的以肺泡腔内纤维蛋白渗出为主要病变特征的急性炎症。病变常累及一个肺段甚至整个肺叶。多见于平素健康的青壮年，男性较多见，常发生于冬、春季节。临床表现为起病急骤，以高热、寒战开始，继而出现咳嗽、咳铁锈色痰、胸痛及呼吸困难等症状，常伴有肺实变体征及白细胞增高等。本病呈自限性病程，一般经5~10天后，体温下降，症状和体征逐渐消退。

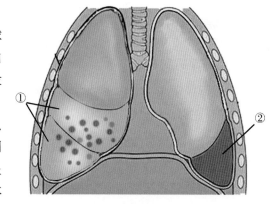

图6-5　大叶性肺炎与小叶性肺炎

1. 病因及发病机制　90%以上的大叶性肺炎由肺炎球菌引起，此外肺炎杆菌、溶血性链球菌、金黄色葡萄球菌、流感嗜血杆菌等也可引起。疲劳、受寒、醉酒、麻醉等均可削弱机体的抵抗力而成为大叶性肺炎发病的诱因。此时，呼吸道的防御功能被削弱，易发生细菌感染。细菌侵入肺泡后在其中繁殖，引发变态反应导致大量浆液和纤维蛋白原渗出，细菌同渗出物通过肺泡间孔或呼吸性细支气管迅速向邻近肺组织蔓延，波及一个肺段或整个肺大叶。肺大叶之间炎症的蔓延则是经叶支气管播散所致。

2. 病理变化　炎症性病变一般发生在单侧肺，多见于左肺下叶，其次为右肺下叶，也可先后或同时发生于两个或多个肺叶。病变的基本特征是肺的微循环障碍。病因作用使肺毛细血管壁通透性增高，大量浆液、纤维蛋白原渗出，进入肺泡，使肺组织大面积广泛实变。典型的大叶性肺炎自然病变发展过程大致可分为四期。

（1）充血水肿期　发病后的第1～2天。

肉眼观：病变肺叶肿胀，质量增加，呈暗红色；挤压切面可见淡红色液体溢出。

镜下见：肺泡壁毛细血管扩张充血，肺间质水肿增宽，肺泡腔内有多量的浆液性渗出物，其内混有少量的红细胞、中性粒细胞和肺泡巨噬细胞，渗出物中含有细菌，肺泡腔内气体含量逐渐减少（图6-6）。

（2）红色肝样变期　发病后的第3～4天。

肉眼观：病变肺叶进一步肿胀，呈暗红色；质地变实，似肝脏质地；切面呈灰红色，较粗糙。病变部位的胸膜表面可见纤维蛋白性渗出物。

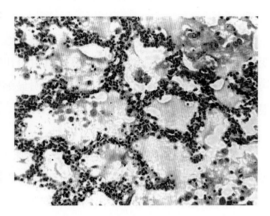

图6-6　大叶性肺炎（充血水肿期）

镜下见：肺泡壁毛细血管高度扩张充血，通透性增加，大量红细胞漏出，肺泡腔内充满浆液、纤维蛋白及红细胞，其间夹杂少量中性粒细胞和肺泡巨噬细胞。肺泡腔内的纤维蛋白交织成网，并可穿过肺泡间孔与临近肺泡腔中的纤维蛋白网相连。肺泡腔内气体逐渐减少至消失（图6-7）。纤维蛋白网的形成既能限制细菌的扩散，又有利于中性粒细胞及巨噬细胞对肺炎球菌的吞噬作用，渗出物中仍有细菌。

（3）灰色肝样变期　发病后的第5～6天。

肉眼观：病变肺叶肿胀，充血消退，颜色由暗红色逐渐变为灰白色，实变加重，切面干燥、颗粒状，质实如肝（图6-8）。

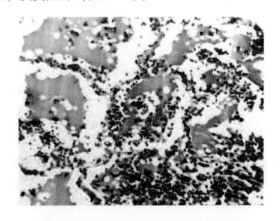

图6-7　大叶性肺炎（红色肝样变期）

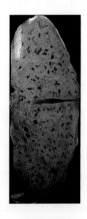

图6-8　大叶性肺炎（肉眼观）

镜下见：肺泡壁毛细血管受压闭塞，使病变肺组织由充血状态转为贫血状态；肺泡腔内纤维蛋白性渗出物进一步增多，相邻肺泡腔内纤维蛋白丝经肺泡间孔互相连接的现象更为显著，其间夹杂有大量中性粒细胞和肺泡巨噬细胞，红细胞逐渐减少至消失，肺泡腔内无气体（图6-9）。渗出液中很难找到细菌。

（4）溶解消散期 发病后的1周左右。

肉眼观：病变肺叶质地变软，肺实变消失，逐渐恢复正常结构。

镜下见：肺泡壁毛细血管重新扩张充血，肺泡腔内炎性渗出物逐渐减少，肺泡重新充气。

大叶性肺炎时因肺泡壁结构未遭破坏，肺组织也常无坏死，因此病变消退后，肺组织可完全恢复其正常结构和功能。

大叶性肺炎的病理变化是一个渐进的连续过程，四期病变无绝对界限，同一肺叶的不同部位有时可出现不同阶段的病理变化。由于抗生素的早期应用，可明显缩短病程，故已很少见到典型的四期病变。

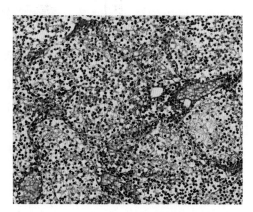

图6-9 大叶性肺炎（灰色肝样变期）

3. 临床病理联系

（1）充血水肿期 因引发毒血症，临床表现为寒战、高热，白细胞计数升高。因肺泡腔内有浆液渗出，临床听诊肺部可闻及湿啰音，X线检查显示片状分布的模糊阴影。

（2）红色肝样变期 渗出物中红细胞被肺泡巨噬细胞吞噬、崩解后形成含铁血黄素混入痰中，使痰呈铁锈色，故患者出现咳铁锈色痰。因病变肺泡内充满大量的纤维蛋白性渗出物，肺泡通气和血流比例失调而影响换气功能，患者缺氧，出现发绀或呼吸困难。同时因肺组织实变，因此临床检查触诊语颤增强，叩诊呈浊音，听诊肺泡呼吸音减弱或消失，出现支气管呼吸音。X线检查显示大片致密阴影。如并发纤维素性胸膜炎，患者可出现胸痛，听诊可闻及胸膜摩擦音。

（3）灰色肝样变期 因肺泡腔内渗出物继续增多，使肺泡壁毛细血管受压甚至闭塞，肺泡虽不能充气，但流经病变区的血流量也显著减少，故患者缺氧症状有所缓解。因肺泡腔内漏出的红细胞逐渐被肺泡巨噬细胞处理、清除，故铁锈色痰也逐渐转为黏液脓性痰。肺实变体征与红色肝样变期相同。X线检查可见大片致密阴影。临床症状开始减轻，铁锈色痰变为黏液脓痰。

（4）溶解消散期 由于肺泡腔内渗出物逐渐被机体溶解吸收，肺泡重新充气，因此患者临床症状和体征也逐渐减轻、消失。听诊肺部又可闻及湿啰音。X线检查显示为散在不均匀片状阴影，2~3周后阴影可完全消散。

不伴有并发症的大叶性肺炎，虽未经特殊治疗，患者也能在起病后7~15天左右体温骤退、症状好转而痊愈。这是由于随着机体的特异性免疫增强，抗体大量产生，吞噬细胞的吞噬作用也大大增强，肺炎球菌被消灭，病变停止进展的缘故。

4. 并发症

（1）肺肉质变（carnification） 若肺内炎性病灶中中性粒细胞渗出过少，释放的蛋白溶解酶量不足以溶解肺泡腔内的纤维蛋白性渗出物，大量未被溶解吸收的纤维蛋白性渗出物即可被肉芽组织取代而机化，使病变部位肺组织呈褐色肉样外观，称肺肉质变。

（2）肺脓肿、脓胸或脓气胸 机体抵抗力低下时，由金黄色葡萄球菌和肺炎球菌混合感染者易并发肺脓肿、脓胸或导致脓气胸。

（3）败血症或脓毒败血症　见于严重感染时，细菌侵入血流大量繁殖并产生毒素引起败血症或脓毒败血症。

（4）感染性休克　见于重症病例，主要表现为严重的全身中毒症状和微循环衰竭，故又称为中毒性或休克性肺炎，死亡率较高。

（5）纤维素性胸膜炎、胸膜肥厚和黏连　炎症若累及局部胸膜则可并发纤维素性胸膜炎。若胸膜或胸膜腔内的纤维素性渗出物不能被完全溶解吸收最终发生机化，则可导致胸膜肥厚、黏连。

（二）小叶性肺炎

小叶性肺炎（lobular pneumonia）是以肺小叶为单位的灶状分布的急性化脓性炎症。由于病灶多以细支气管为中心，故又称支气管肺炎（bronchopneumonia）。小叶性肺炎常是某些疾病的并发症，如吸入性肺炎、坠积性肺炎、手术后肺炎等。常发生于冬春季节及气候骤变时，小儿、年老体弱及久病卧床者多发。临床上常有发热、咳嗽、咳痰等症状，肺部可闻及散在的湿啰音。

1. 病因及发病机制　凡能引起支气管炎的细菌均能引起小叶性肺炎，常见的致病菌为葡萄球菌、肺炎球菌、流感嗜血杆菌、链球菌和大肠埃希菌等。常为多种细菌混合感染。细菌多经呼吸道侵入肺组织，极少数可在败血症时经血道感染引起。在机体抵抗力下降，呼吸系统防御功能受损时，细菌得以入侵、繁殖引起小叶性肺炎。

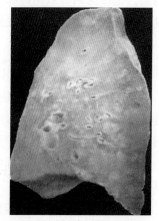

图 6 – 10　小叶性肺炎

2. 病理变化　小叶性肺炎的病变特征是以细支气管为中心的肺组织的化脓性炎症。

肉眼观：两肺散在灰黄或暗红色、质实、形状不规则、大小不等的炎性病灶，以两肺下叶和背侧较为多见。病灶直径多在 1cm 左右（相当于肺小叶范围），严重者病灶可互相融合成片，甚至累及全叶形成融合性肺炎（图 6 – 10）。一般不累及胸膜。切面上病灶略隆起，但较平不呈颗粒状；挤压病灶可有淡黄色脓性渗出物溢出。病灶外的肺组织充血。

镜下见：病变初期，病变处的细支气管黏膜充血、水肿，表面有黏液性渗出物附着，周围肺组织常无明显改变。以后，随病变发展，病灶中支气管、细支气管黏膜上皮及肺泡壁常有破坏，支气管、细支气管及其周围的肺泡腔内充满由较多的中性粒细胞、少量红细胞和脱落的肺泡上皮细胞、渗出的纤维蛋白、脓细胞等构成的脓性渗出物；病灶周围肺组织充血、肺泡常呈代偿性肺气肿表现（图 6 – 11）。严重时支气管和肺组织结构被破坏，呈完全化脓性炎症改变。

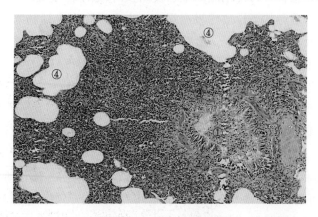

图 6 – 11　小叶性肺炎

3. 临床病理联系　小叶性肺炎多为其他疾病的并发症，其症状常被原发性疾病所掩盖。因病变常呈灶性分布，故肺实变体征一般不明显。支气管黏膜的炎症刺激可引起咳嗽、咳痰，痰呈黏液脓性或脓性。因病变区细支气管和肺泡内含有炎性渗出物，因此听诊可闻及湿啰音。X线检查可见两肺内散在不规则小片状或斑点状模糊阴影。严重者因肺换气功能发生障碍，流经病变区的静脉血得不到充分氧合，患者可发生缺氧、发绀及呼吸困难。

4. 预后及并发症 小叶性肺炎如治疗及时，一般多能治愈。但在幼儿和年老体弱者，尤其是并发于其他严重疾病时预后常较严重。小叶性肺炎发生并发症的危险性比大叶性肺炎严重得多。可并发呼吸衰竭、心力衰竭、脓毒败血症、肺脓肿和（或）脓胸等。支气管破坏较重且病程较长者，可继发支气管扩张。

二、病毒性肺炎

病毒性肺炎（viral pneumonia）是由上呼吸道病毒感染向下蔓延所致。引起病毒性肺炎的病毒种类较多，常见的有腺病毒、流感病毒、呼吸道合胞病毒等，其中以腺病毒感染最为常见。常为一种病毒感染，也可为两种或两种以上病毒混合感染，并可继发细菌感染。一般为散发，偶见流行。临床上有发热、气急、频繁咳嗽、发绀及全身中毒等症状。

（一）病理变化

1. 肉眼观 病变肺组织充血、水肿，体积轻度增大。

2. 镜下见 早期或轻型病毒性肺炎，炎症从支气管、细支气管开始，沿肺间质向纵深发展，支气管、细支气管壁及其周围肺组织和小叶间隔等肺间质充血、水肿，有淋巴细胞、单核细胞等炎细胞浸润，肺泡间隔明显增宽。肺泡腔内一般无渗出物或仅含少量浆液。病变较重者，炎症累及肺泡，肺泡腔内出现由浆液、少量纤维蛋白、红细胞及肺泡巨噬细胞混合而成的炎性渗出物，甚至支气管、肺泡壁可发生坏死。

有些病毒性肺炎（如流感病毒肺炎等）肺泡腔内渗出较明显，渗出物浓缩（或受空气挤迫）凝结成一层膜样物贴于肺泡内表面，即透明膜形成。某些病毒性肺炎（如麻疹病毒肺炎、腺病毒肺炎）细支气管黏膜上皮细胞和肺泡上皮细胞可增生肥大，形成多核巨细胞，细胞质或细胞核内可见病毒包涵体。包涵体通常呈球形，红细胞大小，呈嗜酸性染色，均质或细颗粒状，其周围常有一清晰的透明晕。病毒包涵体是病理组织学诊断病毒性肺炎的重要依据。

（二）临床病理联系

由于炎性刺激和缺氧，患者可出现剧烈咳嗽、发绀及呼吸困难等症状。由于病毒血症，患者可出现发热及全身中毒症状。严重者甚至导致呼吸衰竭、心力衰竭和中毒性脑病。无并发症的病毒性肺炎预后较好，有透明膜形成及发生并发症者，预后较差。

1. 严重急性呼吸综合征（severe acute respiratory syndrome，SARS） 是与冠状病毒感染有关的急性传染病，是世界卫生组织命名的以呼吸道传播为主的急性传染病。

（1）病因 本病的病原体是SARS冠状病毒（SARS - CoV）。

（2）传染途径 本病以飞沫传播为主，直接接触患者的粪便、尿液和血液也可引起感染，发病具有家庭和医院聚集现象。

（3）病理变化 以肺和免疫系统的病变最为突出，心、肝、肾等实质性脏器也有不同程度改变。

1）肺部病变 肉眼可见双肺斑块状实变，严重者可完全实变；表面呈暗红色，切面可见出血灶及出血性坏死灶。镜下所见以弥漫性肺泡损伤为主，肺组织严重充血、出血和水肿，肺泡腔内充满大量脱落和增生的肺泡上皮及渗出的单核细胞、淋巴细胞、浆细胞。部分肺泡上皮细胞内可见病毒包涵体。肺泡腔可见广泛的透明膜形成，部分病例肺泡腔内渗出物机化呈肾小球样机化性肺炎改变。肺小血管出现血管炎的改变，可见纤维蛋白样坏死及血栓形成，还可见透明血栓形成。

2）脾和淋巴结改变 脾体积可略缩小，质软。镜下见：脾小体萎缩，脾动脉周围淋巴鞘内淋巴细胞减少，红髓内淋巴细胞稀疏。白髓和淋巴组织大片出血性坏死。肺门淋巴结及腹腔淋巴结固有结构消失，皮髓质分界不清，皮质区淋巴细胞数量明显减少，常见灶性坏死。

3）其他病变 心、肝、肾等脏器也可见小血管炎的改变，出现不同程度的变性、坏死及出血。

（4）临床表现 起病急，多以发热为首发症状，体温多高于38℃，可伴有头痛、肌肉和关节酸痛。可出现干咳、少痰，严重者表现为呼吸窘迫。外周血白细胞计数多降低或不升高，常有淋巴细胞计数减少。X线或CT检查，肺部可表现出程度不同的片状、斑片状浸润性阴影。

2. 新型冠状病毒肺炎（Corona Virus Disease 2019，COVID - 19） 简称新冠肺炎，是一种急性感染性肺炎。

（1）病因 本病的病原体为新型冠状病毒，属于β属的冠状病毒。

（2）传染途径 主要的传播途径是经呼吸道飞沫和密切接触传播。接触病毒污染的物品也可造成感染。在相对封闭的环境中长时间暴露于高浓度气溶胶情况下，也存在经气溶胶传播的可能。

（3）病理改变

1）肺脏 肺脏呈不同程度的实变。实变区主要呈现弥漫性肺泡损伤和渗出性肺泡炎。不同区域肺病变复杂多样，新旧交错。肺泡腔内见浆液、纤维蛋白性渗出物及透明膜形成；渗出细胞主要为单核和巨噬细胞，可见多核巨细胞。Ⅱ型肺泡上皮细胞增生，部分细胞脱落。Ⅱ型肺泡上皮细胞和巨噬细胞内偶见包涵体。肺泡隔可见充血、水肿，单核和淋巴细胞浸润。支气管黏膜部分上皮脱落，腔内可见渗出物和黏液。小支气管和细支气管易见黏液栓形成。肺组织易见灶性出血，可见出血性梗死、细菌和（或）真菌感染。病程较长的病例，可见肺泡腔渗出物机化（肉质变）和肺间质纤维化。

2）脾脏、肺门淋巴结和骨髓 脾脏缩小。白髓萎缩，淋巴细胞数量减少、部分细胞坏死；红髓充血、灶性出血，脾脏内巨噬细胞增生并可见吞噬现象；可见脾脏贫血性梗死。淋巴结淋巴细胞数量较少，可见坏死。骨髓造血细胞或增生或数量减少，粒红比例增高；偶见噬血现象。

3）心脏和血管 部分心肌细胞可见变性、坏死，间质充血、水肿，可见少数单核细胞、淋巴细胞和（或）中性粒细胞浸润。全身主要部位小血管可见内皮细胞脱落、内膜或全层炎症；可见血管内混合血栓形成、血栓栓塞及相应部位的梗死。主要脏器微血管可见透明血栓形成。

4）肝脏和胆囊 肝细胞变性、灶性坏死伴中性粒细胞浸润；肝血窦充血，汇管区见淋巴细胞和单核细胞细胞浸润，微血栓形成。胆囊高度充盈。

5）肾脏 肾小球毛细血管充血，球囊腔内见蛋白性渗出物。近端小管上皮变性，部分坏死、脱落，远端小管易见管型。肾间质充血，可见微血栓形成。

6）其他器官 脑组织充血、水肿，部分神经元变性、缺血性改变和脱失；可见血管周围间隙单核细胞和淋巴细胞浸润。肾上腺见灶性坏死。食管、胃和肠黏膜上皮不同程度变性、坏死、脱落，固有层和黏膜下单核细胞、淋巴细胞浸润。

（4）临床表现 潜伏期1~14天，多为3~7天。以发热、干咳、乏力为主要表现。部分患者以嗅觉、味觉减退或丧失等为首发症状，少数患者伴有鼻塞、流涕、咽痛、结膜炎、肌痛和腹泻等症状。重症患者多在发病1周后出现呼吸困难和（或）低氧血症，严重者可快速进展为急性呼吸窘迫综合征、脓毒症休克、难以纠正的代谢性酸中毒和出凝血功能障碍及多器官功能衰竭等。

👁 **看一看**

2020年年初以来在全球范围内暴发的新冠肺炎疫情，是百年来人类遭遇的影响范围最大的全球性大流行病。在以习近平同志为核心的党中央坚强领导下，中国坚持人民至上、生命至上，把保障人民生命安全和健康放在第一位。疫情发生后，全国上下紧急行动，开展新中国成立以来规模最大的医疗支援行动，调动全国医疗资源和力量，全力支持湖北省和武汉市医疗救治。自 2020 年 1 月 24 日至 3 月 8 日，全国共调集 346 支国家医疗队、4.26 万名医务人员、900 多名公共卫生人员驰援湖北。实施患者免费救治，及时预拨疫情防控资金，确保患者不因费用问题影响就医，确保各地不因资金问题影响医疗救治和疫情防控。对新冠肺炎疫苗接种实施全民免费，在受种者知情自愿同意的前提下，疫苗及接种费用由医保基金负担，财政对医保基金给予补助。

三、支原体肺炎

支原体肺炎（mycoplasmal pneumonia）是由肺炎支原体感染引起的一种间质性肺炎。主要经飞沫传播，患者多为青少年，秋、冬季节发病较多，通常为散发。

（一）病理变化

病变主要发生于肺间质，呈灶性分布，常仅累及单侧一个肺叶，以下叶多见。

1. 肉眼观　病变肺叶呈暗红色，切面可有少量暗红色泡沫状液体溢出。气管或支气管腔内可有黏液性渗出物，胸膜光滑。

2. 镜下见　病变区肺间质充血、水肿，有淋巴细胞及单核细胞浸润，肺泡间隔明显增宽。肺泡腔内无渗出物或仅有少量浆液性渗出物。小支气管和细支气管壁及其周围肺间质充血、水肿，淋巴细胞、单核细胞等炎细胞浸润。严重者可有支气管上皮和肺组织的坏死、出血。

（二）临床病理联系

本病起病较急，患者多有发热、头痛、全身不适等症状。突出的表现是支气管、细支气管的急性炎症引起剧烈咳嗽，初为干咳，之后咳黏液痰。触诊肺部不见实变体征，听诊可闻及少量干、湿啰音。X 线检查见肺部呈节段性分布的不规则阴影。白细胞计数有轻度升高，以淋巴细胞、单核细胞增多为主。痰、鼻分泌物及咽喉拭子培养出肺炎支原体可确诊。支原体肺炎自然病程约 2 周，预后良好。

第七节　呼吸系统常见肿瘤

PPT

一、鼻咽癌

鼻咽癌（nasopharyngeal carcinoma）是鼻咽部上皮组织发生的恶性肿瘤，是我国常见的恶性肿瘤之一，尤以广东、广西、福建、四川及台湾、香港等地更为多见。发病年龄多在 40～50 岁，男性多于女性。临床上，患者早期可有头痛、鼻塞、鼻出血、耳鸣、颈淋巴结肿大及脑神经受损等症状。

（一）病因

鼻咽癌病因迄今尚未明了，可能与下列因素有关。

1. 病毒感染　近年来的研究显示，鼻咽癌的发生与 EB 病毒感染有非常密切的关系。已发现癌细胞内存在 EBV - DNA 和核抗原。细胞核内还有该病毒的基因产物 EB 抗原，患者血清内可检出高效价的抗 EB 病毒抗原的抗体。

2. 遗传因素　机体的遗传性在鼻咽癌发病中也有重要作用，由于鼻咽癌的高发区集中在我国南方，高发区居民移居国内其他地区和国外，其后裔发病率也远远高于当地居民。鼻咽癌患者某些染色体区段具有不稳定性，患者有家族发病史亦不少见。

3. 环境因素　研究发现，有些化学物质如多环芳烃类、亚硝胺类、微量元素镍等鼻咽癌有一定关系。我国学者曾用亚硝胺诱发出大鼠鼻咽癌，提示这类环境致癌物质可能是鼻咽癌的病因之一。

（二）病理变化

鼻咽癌最多见于鼻咽顶部，其次为外侧壁和咽隐窝，发生于前壁者最少，同时占据两个部位（顶部和侧壁）者也颇多见。

肉眼观：早期表现为局部黏膜粗糙或呈颗粒状，或隆起于黏膜形成小结节。癌肿继续发展可形成结节型、菜花型、浸润型及溃疡型。

镜下见：多数鼻咽癌来自鼻咽黏膜柱状上皮，包括黏膜表面被覆上皮及隐窝上皮。少数发生于鼻咽黏膜鳞状上皮。一般分为以下基本组织学类型。

1. 鳞状细胞癌

（1）分化性鳞状细胞癌　分为角化型（高分化）鳞癌和非角化型（低分化）鳞癌。角化型鳞癌的癌巢内细胞分层明显，可见清晰的棘细胞及细胞内角化，有的还可见角化珠。非角化型鳞癌与 EB 病毒的感染关系密切，癌巢内细胞分层不明显，癌细胞呈多角形或卵圆形，胞质丰富，境界清楚，无角化现象，部分癌细胞可出现细胞间桥。

（2）未分化性鳞状细胞癌　有两个亚型。一种是大圆形细胞癌，较多见。癌巢不规则，癌细胞胞质丰富，境界不清楚，往往呈合体状，胞核大，圆或卵圆形，染色质少，呈空泡状，有 1 ~ 2 个肥大核仁，核分裂象不多见。在癌细胞之间常可见淋巴细胞浸润。另一特点是肿瘤细胞小，胞质少，呈小圆形或短梭形，弥漫分布，不呈明显的巢状结构。

2. 腺癌　高分化腺癌包括柱状细胞腺癌和乳头状腺癌。低分化腺癌稍多于高分化腺癌。低分化腺癌的癌细胞呈不规则条索状或成片排列，腺腔结构不明显，且癌细胞小。

（三）蔓延和转移

1. 直接蔓延　肿瘤向上蔓延可破坏颅底骨，以卵圆孔处被破坏最为多见，少数病例甚至破坏蝶骨，侵犯脑垂体。又可通过破裂孔侵犯海绵窦附近组织，易使第 Ⅱ ~ Ⅵ 对脑神经受损。肿瘤向外侧蔓延，可侵犯咽鼓管而进入中耳，亦可向前侵入鼻腔和眼眶。

2. 淋巴道转移　癌细胞早期即可经淋巴道转移，先至咽后淋巴结，然后至颈上深淋巴结。但极少转移到颈浅淋巴结。颈淋巴结转移多在同侧，次为双侧，只转移到对侧者极少。临床上，一般多在颈上部胸锁乳突肌上端内出现无痛结节。受累的淋巴结可互相粘连，形成颈部大而硬的肿块，可压迫第 Ⅳ ~ Ⅵ 对脑神经和颈交感神经而引起相应症状。

3. 血道转移　以肝、肺、骨转移为常见，亦可转移至纵隔、硬脑膜、肾、肾上腺和胰腺等处。

鼻咽癌的治疗以放射治疗为主，未分化癌、低分化癌鳞状细胞癌对放疗较敏感。

二、肺癌

肺癌（lung cancer）是我国常见的恶性肿瘤之一，源于支气管和肺泡上皮细胞的恶性肿瘤，肺癌发病率和死亡率呈明显增长趋势，多发生于 40 岁以后，男性多于女性。

（一）病因及发病机制

1. 吸烟　吸烟是国际上公认的肺癌发生的最危险的因素。大量资料证明，日吸烟量越大、开始吸烟的年龄越小，患肺癌的危险性越大。烟雾中含有多种有害的化学物质，如 3，4 - 苯并芘等多环芳烃化合物在芳烃羟化酶的作用下，转变为环氧化物，成为致癌物，可与 DNA 结合引起细胞的突变。

2. 环境致癌因素　城市空气因受工业废气、汽车等内燃机废气和家庭排烟等污染，含有苯并芘、二乙基亚硝胺和砷等致癌物质，故城市肺癌发病率远高于农村。此外，工矿环境致癌物质还有石棉、铬、铬酸盐、镍和羟基镍等，长期吸入这些有害物质亦可引起肺癌。

肺癌绝大数起源于支气管黏膜上皮，因而肺癌实为支气管源性癌，而源于肺泡上皮细胞者极少。肺鳞癌主要起源于肺段和亚肺段支气管黏膜上皮，在致癌因子长期作用下，支气管黏膜经鳞状上皮化生、不典型增生和原位癌等阶段再发展成浸润癌；肺腺癌来自支气管黏膜或腺体；肺泡细胞癌来源尚未最后定论；小细胞癌来源于支气管黏膜腺和支气管黏膜内的嗜银细胞，属神经内分泌肿瘤。

（二）病理变化

1. 大体类型 根据肺癌的发生部位及大体形态特点将其分为三种主要类型。

（1）中央型 最常见，占60% ~ 70%。癌块位于肺门部，右肺多于左肺，主要发生于主支气管或叶支气管。癌组织常破坏支气管向周围浸润，以致在肺门或其附近逐渐形成形态不规则的灰白色巨大肿块（图6 - 12）。

（2）周围型 肺癌发生于肺段及肺段以下支气管，在靠近脏层胸膜的肺组织内形成直径多为2 ~ 8cm，无包膜，境界清晰，呈球形或结节状的肿块，与支气管的关系不明显（图6 - 13）。

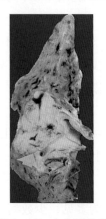

图6 - 12 中央型肺癌

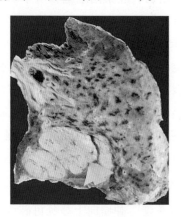

图6 - 13 周围型肺癌

（3）弥漫型 此型罕见，癌组织沿肺泡呈弥散性、浸润性生长，很快侵犯肺大叶的一部分或整个肺大叶，外观似大叶性肺炎，呈多数粟粒大小的灰白色结节。

2. 组织学类型 根据WHO关于肺癌的分类，将其分为鳞状细胞癌、腺癌、大细胞癌、小细胞癌、唾液腺癌、类癌和肉瘤样癌等8种基本类型。

（1）鳞状细胞癌 为肺癌中最常见的类型，约占60%以上，其中80%属中央型。根据癌组织的分化程度分为高分化、中分化和低分化三型。由于支气管黏膜柱状上皮细胞受慢性刺激和创伤，纤毛丧失、基底细胞鳞状化生、不典型增生和发育不全，易突变为癌。典型的鳞癌细胞大，呈多形性，胞浆丰富，有角化倾向，核畸形，染色深，细胞间桥多见，常呈鳞状上皮样排列。（图6 - 14）

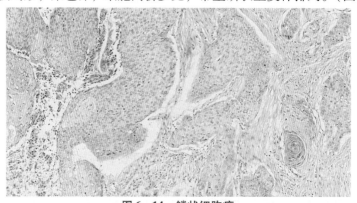

图6 - 14 鳞状细胞癌

（2）腺癌　近年来，腺癌的发病率有所上升，已接近或超过鳞状细胞癌。多为周围型，女性多见，且多为非吸烟者。其组织结构与其他器官的腺癌相似，可分为高分化、中分化、低分化和未分化型。肺腺癌的特殊类型有细支气管肺泡癌、黏液癌和瘢痕癌。细支气管肺泡癌在肉眼上可为弥漫型或多结节型，镜下可见肺泡管及肺泡异常扩张，内壁被覆单层或多层柱状癌细胞，形成腺样结构，其中大部分肺泡间隔仍保存。

（3）小细胞癌　占肺癌的15%～20%，是肺癌中分化最低、恶性度最高的一种。生长迅速并易早期血道转移。癌细胞呈短梭形或淋巴细胞样，胞质少，核呈圆形、椭圆形或短梭形，核深染，核分裂象多见。有时癌细胞一端稍尖，形如燕麦，称之为燕麦细胞癌。癌细胞呈巢状、条索状或编织状排列，有时呈菊形团及腺管状排列（图6-15）。

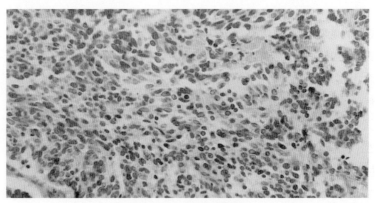

图6-15　肺小细胞癌

（4）大细胞癌　属于未分化癌。主要特点为癌细胞体积大，胞质丰富，癌细胞具有高度异型性。可见瘤巨细胞，此癌生长迅速，恶性度颇高，容易早期侵入血管发生远处转移。

（5）唾液腺癌、类癌和肉瘤样癌　比较少见。

♥护爱生命

慢性阻塞性肺疾病、肺癌及职业性肺病是与大气（室内）污染密切相关的疾病，劝阻吸烟、减少大气污染是预防这些疾病发生、发展的关键。我国是烟草生产量占世界首位、吸烟人数占人口比例为世界最高的国家之一。宣传吸烟有害、在全国取缔吸烟广告并采取切实有效措施戒烟，是当前的重要任务；同时要改造工业及家用燃料，将工业废气及室内空气污染降至联合国世界卫生组织规定的标准（或以下）。

（三）病理临床联系

肺癌的临床表现因其发生部位、肿瘤大小、侵袭转移范围而异。早期常无明显症状。中央型肺癌临床症状出现较早，由于癌肿起始于大支气管内，造成对气管的刺激、阻塞或压迫，侵犯周围组织。患者常表现呛咳，痰中带血或胸痛等。并常因癌肿引起肺不张、肺炎以及支气管扩张等病变，出现相应的症状和体征。此外，由于侵犯、转移部位的不同而出现某些特殊症状，如肺尖部肿瘤可累及颈交感神经丛，发生霍纳综合征（Horner syndrome），表现为同侧上眼睑下垂、瞳孔缩小、皮肤无汗等。侵犯喉返神经可引起声音嘶哑。小细胞癌可有异味内分泌症状，可因5-羟色胺等分泌过多而引起副肿瘤综合征，表现为哮鸣样支气管痉挛、阵发性心动过速、水样腹泻、皮肤潮红等。

肺癌患者大多数预后不良，早期发现、早期诊断和早期治疗至关重要。对40岁以上的成人，定期进行X线及痰脱落细胞学检查，是发现早期肺癌最简便易行的方法。

目标检测

答案解析

一、选择题

【A 型题】

1. 慢性支气管炎病变起始于（　　）。

　　A. 较大支气管　　　　　　　　　　　　B. 较小支气管

　　C. 细支气管　　　　　　　　　　　　　D. 呼吸性细支气管

　　E. 小支气管

2. 慢性支气管炎的病变特点不包括（　　）。

　　A. 黏膜上皮纤毛黏连、倒伏，甚至脱失

　　B. 可发生鳞状上皮化生

　　C. 小气道黏膜上皮杯状细胞增多

　　D. 支气管持久性扩张

　　E. 黏液腺增生、肥大、分泌亢进

3. 肺气肿的发生机制不包括（　　）。

　　A. 支气管阻塞性通气障碍　　　　　　　B. 呼吸性细支气管壁弹性降低

　　C. α_1 - 抗胰蛋白酶水平降低　　　　　　D. 幽门螺杆菌感染

　　E. 肺泡壁弹性下降

4. 肺气肿最常继发于（　　）。

　　A. 支气管哮喘　　　　　　　　　　　　B. 慢性纤维空洞型肺结核

　　C. 慢性支气管炎　　　　　　　　　　　D. 支气管肺癌

　　E. 肺源性心脏病

5. 缺氧发生在大叶性肺炎病变的（　　）。

　　A. 充血水肿期　　　　　　　　　　　　B. 灰色肝样变期

　　C. 红色肝样变期　　　　　　　　　　　D. 溶解消散期

　　E. 灰色肝样变期向溶解消散期过渡阶段

6. 咳铁锈色痰发生在大叶性肺炎病变的（　　）。

　　A. 充血水肿期　　　　　　　　　　　　B. 红色肝样变期

　　C. 灰色肝样变期　　　　　　　　　　　D. 溶解消散期

　　E. 灰色肝样变期向溶解消散期过渡阶段

7. 小叶性肺炎的病变性质是（　　）。

　　A. 化脓性炎　　　　　　　　　　　　　B. 纤维蛋白性炎

　　C. 增生性炎　　　　　　　　　　　　　D. 出血性炎

　　E. 变质性炎

8. 小叶性肺炎的好发部位是（　　）。

　　A. 左肺下叶　　　　　　　　　　　　　B. 右肺下叶

　　C. 两肺各叶　　　　　　　　　　　　　D. 肺尖部

　　E. 两肺下叶和背侧

9. 病理组织学诊断病毒性肺炎的重要依据是发现（　　）。

    A. 病毒包涵体   B. 透明膜形成

    C. 感染性肉芽肿   D. 心力衰竭细胞

    E. 朗格汉斯细胞

10. 按病因学分类，临床上最常见的肺炎是（　　）。

    A. 病原体肺炎   B. 病毒性肺炎

    C. 细菌性肺炎   D. 真菌性肺炎

    E. 支原体肺炎

11. 支气管扩张最常见的病因是（　　）。

    A. 肺结核

    B. 肿瘤压迫

    C. 肺囊性纤维化

    D. 支气管内结石

    E. 严重的支气管－肺感染和支气管阻塞

12. 支气管扩张的病变特点不包括（　　）。

    A. 扩张支气管壁弹力纤维、平滑肌和软骨减少

    B. 多见于左肺下叶

    C. 支气管呈圆柱状或囊状扩张

    D. 增生性炎

    E. 病变主要发生在Ⅲ、Ⅳ级支气管及细支气管

13. 支气管哮喘的病变特点不包括（　　）。

    A. 支气管黏膜上皮杯状细胞增多

    B. 黏液腺增生、肥大，分泌亢进

    C. 管壁平滑肌增生肥大

    D. 常有支气管扩张

    E. 支气管管腔内有黏液栓填塞

14. 慢性肺源性心脏病的病变特点不包括（　　）。

    A. 右心室肥厚   B. 右心室前壁肺动脉圆锥显著膨隆

    C. 肺泡壁毛细血管数量显著减少   D. 左心室肥厚

    E. 肺小动脉硬化

15. 下列疾病是慢性肺源性心脏病的最常见原发病的是（　　）。

    A. 支气管哮喘   B. 胸廓畸形

    C. 肺结核   D. 支气管扩张

    E. 慢性支气管炎并发阻塞性肺气肿

【X型题】

16. 肺癌的组织学类型有（　　）。

    A. 鳞状细胞癌   B. 大细胞癌   C. 小细胞癌   D. 腺癌   E. 类癌

17. 慢性肺源性心脏病可由（　　）引起。

    A. 大叶性肺炎   B. 慢性支气管炎

    C. 肺气肿   D. 硅肺

E. 胸廓运动障碍性疾病

18. 大叶性肺炎的常见并发症有（　　）。

    A. 肺肉质变   B. 肺褐色硬化

    C. 肺脓肿、脓胸   D. 败血症

    E. 感染性休克

19. 小叶性肺炎的并发症包括（　　）。

    A. 肺肉质变   B. 呼吸衰竭   C. 心力衰竭   D. 肺脓肿   E. 支气管扩张

20. 与吸烟直接相关的肺部疾病包括（　　）。

    A. 慢性支气管炎   B. 肺气肿

    C. 支气管扩张   D. 肺癌

    E. 肺硅沉着病

二、综合问答题

1. 慢性支气管炎的主要病理变化是什么？

2. 什么是小叶性肺炎，主要病理变化是什么？

三、实例解析题

患者，男，29岁。受凉后出现畏寒、高热，右侧胸痛伴咳嗽，咳少量铁锈色痰。查体：神志清楚，体温40℃，血压100/78mmHg，心率100次/分。胸部X线检查示右下肺叶大片模糊阴影。血白细胞计数15×10^9/L。

讨论：结合病史作出的初步诊断是什么？分析肺部病变的发展过程。

（高寒）

书网融合……

重点回顾   微课   习题

第七章　消化系统疾病

学习目标

知识目标：

1. 掌握　消化性溃疡、病毒性肝炎、肝硬化的病理变化及临床病理联系。

2. 熟悉　消化性溃疡、病毒性肝炎、肝硬化的病因及发病机制。

3. 了解　胃炎的病因、病理变化及消化系统常见肿瘤。

技能目标：

能说出消化系统常见疾病的病因及临床病理联系。

素质目标：

利用消化系统病理知识进行健康教育，通过改变生活饮食习惯，提高全民身体素质。

导学情景

情景描述：患者，男，35岁，间断上腹部疼痛5年，加重2天，呕血、黑便4小时入院。5年前，患者无明显诱因上腹部疼痛，反酸，餐后半小时明显，服胃药可缓解。近2天加重，服药后无效，4小时前突觉上腹胀，恶心，头晕，并解柏油样便，呕咖啡样液，遂来院就诊。

情景分析：消化性溃疡为临床常见病，以周期性上腹部疼痛为典型临床表现，常见并发症为出血。胃镜检查是临床诊断胃病的常用方法，胃镜不仅能观察胃黏膜的病变，而且还可以对病变组织进行活检，以明确诊断。

讨论：消化性溃疡的临床病理联系是什么？消化性溃疡的并发症有哪些？

学前导语：消化系统疾病是常见病、多发病。消化系统常见疾病有哪些？造成疾病的原因是什么？病理表现、病理临床联系又是什么？

PPT

第一节　胃　炎

一、急性胃炎

急性胃炎（acute gastritis）常由饮食习惯、理化因素、刺激及微生物感染引起。食用过冷、过热或过于粗糙的食物，饮用浓茶、饮料、咖啡、烈酒及暴饮暴食等均可破坏黏膜屏障，当机体处于应激状态或发生变态反应时，也可引起胃黏膜的急性炎症损害。常见的急性胃炎有以下4种。

1. 急性刺激性胃炎　又称急性单纯性胃炎，多因暴饮暴食，食用过热、过冷、刺激性食物及饮烈性酒所致，可见胃黏膜潮红，充血水肿，有黏液附着或可见糜烂。

2. 急性出血性胃炎　多由服药不当或过度酗酒所致，此外创伤或手术等引起的应激反应也可诱发，可见胃黏膜急性出血合并轻度糜烂或可见多发性应激性浅表溃疡形成。

3. 腐蚀性胃炎　多由吞食腐蚀性化学试剂引起胃黏膜坏死，病变多较严重，可累及深层组织，甚至穿孔。

4. 急性感染性胃炎　少见，可由金黄色葡萄球菌、链球菌或大肠埃希菌等化脓菌经血道或外伤引起感染，可引起急性蜂窝织炎性胃炎。

二、慢性胃炎

慢性胃炎（chronic gastritis）是一种胃黏膜慢性非特异性炎症，发病率高。它的病因和发病机制目前尚不明确，主要与下列因素有关：①幽门螺杆菌感染；②长期慢性刺激；③十二指肠液反流对胃黏膜屏障的破坏；④自身免疫性损伤。慢性胃炎可分为慢性浅表性胃炎、慢性萎缩性胃炎、慢性肥厚性胃炎和疣状胃炎四种。临床最常见的为慢性浅表性胃炎和慢性萎缩性胃炎。

1. 慢性浅表性胃炎（chronic superficial gastritis）　又称慢性单纯性胃炎，是胃黏膜最常见的病变之一。胃镜检出率高达 20%~40%，胃窦部多见，胃镜可见病变处胃黏膜表面有灰白或黄白色黏液性渗出物，局部充血、水肿，可伴有点状出血和糜烂。镜下见：病变黏膜充血、水肿、表浅上皮坏死脱落，淋巴细胞、浆细胞浸润。临床常无明显症状，大多数可痊愈，少数转变为慢性萎缩性胃炎。

2. 慢性萎缩性胃炎（chronic atrophic gastritis）　炎症改变不明显，以胃黏膜腺体萎缩性病变为其主要体征，可分为 A、B 两种类型。两型黏膜病变类似但临床表现却有所不同。A 型属于自身免疫性胃炎，血中抗壁细胞抗体和内因子抗体呈阳性，由于壁细胞破坏严重，内因子缺乏，维生素 B_{12} 吸收障碍，故易发生恶性贫血，病变主要在胃体和胃底部；B 型无恶性贫血，病变主要在胃窦部，我国主要以 B 型为主。由于胃腺萎缩，壁细胞和主细胞减少或消失，因而胃液分泌减少，患者常出现消化不良、食欲不佳、上腹部不适或钝痛。伴有肠上皮化生的要警惕癌变。

胃镜见病变区胃黏膜灰白或灰黄色，黏膜皱襞变薄变浅甚至消失，黏膜下血管清晰可见，可见出血及糜烂。镜下见：①病变区腺体萎缩数目减少，有时呈囊性扩张，胃小凹变浅；②黏膜层淋巴细胞、浆细胞浸润，常有淋巴滤泡形成；③肠上皮化生，胃黏膜上皮细胞中出现杯状细胞、潘氏细胞和吸收细胞，形态与肠黏膜相似；④假幽门腺化生，病变区胃体、胃底部壁细胞、主细胞消失，被幽门腺的黏液细胞所代替。

3. 慢性肥厚性胃炎（chronic hypertrophic gastritis）　病变常发生在胃体和胃底部。胃镜检查：胃黏膜肥厚，皱襞加深加宽似脑回；黏膜皱襞上有隆起的小结节，表面可见糜烂。镜下见：腺体肥大增生，腺管延长，增生的腺体可穿过黏膜肌层，黏膜表面黏液分泌细胞增多，黏膜固有层炎细胞浸润不显著。

4. 疣状胃炎（gastritis verrucosa）　原因不明，病变多见于胃窦部，病变的胃黏膜处出现中心凹陷的疣状突起病灶。镜下可见凹陷处胃黏膜上皮变性、坏死、脱落，有炎性渗出物覆盖。

第二节　消化性溃疡

PPT

消化性溃疡（peptic ulcer）是以胃和十二指肠形成慢性溃疡为特征的一种常见病。临床上多反复发作呈慢性经过，因与胃液的自我消化有关，故称为消化性溃疡。主要发生在十二指肠和胃，十二指肠溃疡多见，约占 70%，胃溃疡占 25%，两者并存称为复合性溃疡，约占 5%。本病易反复发作，呈慢性经过，多见于 20~50 岁，男性多于女性。

一、病因及发病机制

目前尚不清楚，一般认为与下列因素有关。

1. 幽门螺杆菌感染　幽门螺杆菌（Hp）在溃疡病的发生机制中具有重要的作用。Hp 可合成分泌多种酶（蛋白酶、磷酸酯酶、尿素酶等）破坏黏膜上皮细胞，使胃酸进入胃黏膜内；Hp 还可促进胃黏膜 G 细胞增生，促使胃酸分泌增多；Hp 还具有趋化中性粒细胞的作用，中性粒细胞释放髓过氧化物酶而产生次氯酸破坏黏膜上皮细胞。

2. 黏膜抗消化能力降低　许多胃溃疡患者胃酸水平正常，而有些高酸人群却没有发生溃疡，提示溃疡的发生与黏膜屏障功能下降有关。当胃黏液分泌不足、黏膜受损或黏膜下血液循环障碍，黏膜的抗消化能力就会减弱，氢离子反弥散入胃黏膜，破坏黏膜的同时促使肥大细胞释放组胺，组胺引起血液循环障碍，使黏膜进一步受损。如长期服用非固醇类抗炎药如阿司匹林等，除直接刺激胃黏膜外，还可抑制前列腺素的合成，影响黏膜血液循环而使屏障功能下降。吸烟也可损伤黏膜和其血液循环。

3. 胃液的消化作用增强　消化性溃疡的发生就是胃酸、胃蛋白酶消化胃黏膜的结果。十二指肠溃疡时可见分泌胃酸的壁细胞增多，胃酸分泌增多，造成溃疡的发生。

4. 神经内分泌功能失调　溃疡病患者常有精神过度紧张、焦虑和迷走神经功能紊乱等。精神紧张引起大脑皮层功能失调，继而迷走神经功能紊乱。十二指肠溃疡患者迷走神经功能亢进，胃酸分泌增多；胃溃疡患者迷走神经兴奋性降低，胃肠蠕动减弱，食物刺激使促胃液素分泌增加，继而促进胃酸的分泌。

5. 遗传因素　溃疡病在一些家族中高发，O 型血的发病率高于其他血型，说明溃疡可能与遗传有关。

👁 **看一看** ——

　　幽门螺杆菌是一种螺旋形微厌氧菌，是目前唯一在人胃生存的微生物。幽门螺杆菌感染可引起胃炎、消化性溃疡、胃癌等。胃溃疡幽门螺杆菌感染达 67%～80%，十二指肠溃疡达 95%～100%。正规抗菌治疗可彻底消灭幽门螺杆菌，通过幽门螺杆菌普查和正规治疗，有望减少胃部病变。

　　幽门螺杆菌的检测，临床常用 ^{13}C 或 ^{14}C 呼气试验，无创、方便、快捷。患者吞服含有 ^{13}C 或 ^{14}C 标记的尿素胶囊，因幽门螺杆菌分泌尿素酶，遇尿素将尿素分解为二氧化碳和氨气，二氧化碳经胃肠道吸收，随血循环到达肺，随呼气呼出。将排出的气体收集后，在仪器上测量，有幽门螺杆菌感染的，可检测出含有 ^{13}C 或 ^{14}C 标记的二氧化碳。^{14}C 有微量的放射性。

———

二、病理变化

　　肉眼观：胃溃疡多见于胃窦部小弯侧，少见于胃底和大弯侧。多为单个的圆形或椭圆形病灶，直径多在 2cm 以内，边缘整齐，底部平坦，周围黏膜皱襞因瘢痕组织牵拉呈放射状（图 7-1），溃疡达黏膜下层，可穿越肌层达浆膜层。十二指肠溃疡多见于球部，直径在 1cm 以内，溃疡较浅易愈合。

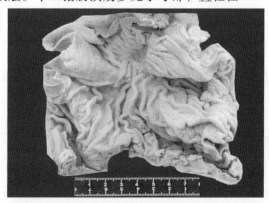

图 7-1　胃溃疡

镜下见：溃疡由浅到深分为四层结构。①炎性渗出物；②坏死组织；③新鲜的肉芽组织；④瘢痕组织。瘢痕底部小动脉因炎症刺激形成动脉内膜炎，可见管壁增厚，管腔狭窄或血栓形成；溃疡底部神经纤维变性、断裂及小球状增生。

三、临床病理联系

1. 周期性上腹部疼痛　疼痛多为钝痛或烧灼痛，主要是由于胃酸对糜烂面的神经末梢的刺激所导致，也与胃壁平滑肌痉挛有关。胃溃疡一般表现为进餐 1 小时后疼痛，也称"饱痛"，与迷走神经兴奋性降低有关，至下一餐疼痛缓解；十二指肠溃疡一般表现为饥饿时或午夜疼痛，也称"饿痛"，与迷走神经兴奋性增高有关，进食后缓解。

2. 返酸、嗳气　与胃幽门括约肌痉挛和胃逆蠕动有关，胃内容物排空困难，滞留于胃内引起发酵及消化不良所致。

四、结局及并发症

（一）结局

溃疡不发展逐渐愈合，渗出物及坏死组织逐渐吸收、排除，坏死的肌层由肉芽组织增生形成瘢痕，上皮再生覆盖溃疡面。溃疡发展期可见出血、穿孔、幽门梗阻、癌变等并发症。

（二）并发症

1. 出血　10%～35% 的患者可发生溃疡出血，可因出血引起贫血。溃疡底部毛细血管破裂，少量出血，大便潜血试验阳性；溃疡底部大血管破裂，患者出现呕血及柏油样便，严重者造成失血性休克。

2. 穿孔　5% 的患者发生穿孔导致腹膜炎。

3. 幽门梗阻　2%～3% 的患者出现幽门梗阻，发生反酸、呕吐。急性期因幽门炎性水肿引起功能性梗阻；若幽门处瘢痕形成，造成器质性梗阻。

4. 癌变　癌变多发生在长期胃溃疡的患者，十二指肠几乎不发生癌变。

练一练7-1

消化性溃疡最常见的并发症是（　　）。

A. 出血　　　　B. 穿孔　　　　C. 幽门梗阻　　　　D. 癌变　　　　E. 腹膜炎

答案解析

第三节　病毒性肝炎

PPT

病毒性肝炎（viral hepatitis）是由肝炎病毒引起的以肝实质细胞变性坏死为主要病变的传染病。病毒性肝炎在世界各地均有发病和流行，且发病率有不断升高趋势。其发病无明显年龄性别差异，无明显的季节性。

一、病因及发病机制

目前已证实肝炎病毒有甲型、乙型、丙型、丁型、戊型及庚型 6 种。其传播途径不尽相同，甲型肝炎病毒（HAV）和戊型肝炎病毒（HEV）主要经消化道传播，其他型肝炎病毒主要经输血、注射或密切接触传播。我国乙型肝炎病毒感染者最多，约占人口总数的 10%，是慢性肝炎的主要致病原。

肝炎病毒引起的肝损害机制尚未阐明，以 HBV 为例。HBV 通过细胞免疫反应引起肝细胞损伤，HBV 在肝细胞内复制，然后释放入血，同时在肝细胞表面留下抗原成分。入血的病毒刺激机体免疫系统，致敏淋巴细胞通过释放毒素或经抗体依赖性细胞毒作用杀伤病毒，同时也损伤了含有病毒抗原的肝细胞。引起肝细胞损伤程度与个体免疫反应、感染病毒的数量和毒力有关：①免疫功能正常、感染病毒数量少、毒力弱，引起急性普通型肝炎；②免疫功能过强，感染病毒数量多、毒力强，引起急性重型肝炎；③免疫功能不足，病毒未被杀灭，在肝细胞内反复复制，引起肝细胞反复损伤，引起慢性肝炎；④免疫功能缺陷或耐受，无肝细胞损伤，患者成无症状感染者。

二、病理变化

各型肝炎的病理变化基本相同，均以肝细胞的变性、坏死为主，同时伴有不同程度的炎性细胞浸润、肝细胞再生和纤维组织增生。病毒性肝炎属于以变质为主的炎症。

（一）肝细胞变性

1. 细胞水肿 为最常见的病变，肝细胞内水分增多，表现为胞浆疏松呈网状、半透明状，称胞浆疏松化。进一步发展，肝细胞高度肿胀，呈圆球形，胞浆几乎完全透明，称为细胞质空泡化（又称气球样变）。

2. 细胞嗜酸性变 是凋亡的表现。嗜酸性变多累及单个或几个肝细胞，散在于肝小叶内，病变肝细胞因胞浆内水分脱失浓缩，体积缩小，胞质嗜酸性染色增强，核染色较深（图 7-2）。

（二）肝细胞坏死

1. 嗜酸性坏死 由嗜酸性变发展而来。肝细胞质进一步浓缩，体积更小，细胞核固缩、碎裂、消失，最后剩下深红色浓染圆形小体，称为嗜酸性小体，属细胞凋亡。

2. 细胞溶解性坏死 最常见，由气球样变发展而来。镜下见：病变肝细胞高度肿胀，胞核固缩、溶解消失，随后细胞解体。重型肝炎时肝细胞变性常不明显，很快发生溶解坏死。根据坏死的范围，由小到大依次分为点状坏死、碎片状坏死、桥接坏死和大片状坏死。点状坏死为单个或数个肝细胞坏死，常见于急性肝炎；碎片状坏死为肝小叶周边部界板处肝细胞灶状坏死，见于慢性肝炎；桥接坏死指中央静脉与汇管区之间，两个汇管区之间，或两个中央静脉之间出现坏死带，见于中、重度慢性肝炎；大片坏死指肝小叶内大片肝细胞坏死，见于重症肝炎。

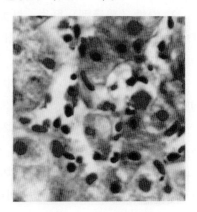

图 7-2 嗜酸性小体

（三）炎细胞浸润

肝炎时在汇管区或肝小叶内常有不同程度的炎细胞浸润，主要是淋巴细胞、单核细胞等浸润。

（四）肝细胞再生

肝细胞坏死时，邻近的肝细胞可通过再生进行修复。再生的肝细胞体积较大，核大深染，胞浆略呈嗜碱性。再生的肝细胞可沿网状支架生长而完全修复；如坏死严重，网状支架塌陷，则再生的肝细胞呈结节状再生。

（五）间质反应性增生及小胆管的再生

间质库普弗细胞（Kupffer cell）增生，在窦腔内游走成为吞噬细胞；间叶细胞和成纤维细胞增生进行修复。反复坏死的肝组织由于大量成纤维细胞增生，可发展至肝纤维化及肝硬化，在汇管区可见小胆管的增生。

三、临床病理类型

(一)普通型肝炎

各型病毒性肝炎的病变基本和临床表现相同。目前常将病毒性肝炎从临床病理角度分为普通型及重型两大类,普通型又分急性和慢性两类。

1. 急性(普通型)肝炎 此型最常见。临床又分黄疸型和无黄疸型两种。我国以无黄疸型居多,且为乙型肝炎,其次为丙型肝炎。黄疸型肝炎的病变略重,病程较短,多见于甲、丁、戊型肝炎。黄疸型和无黄疸型两者病变基本相同。

(1)病理变化 肉眼观:因肝细胞的广泛变性、肿胀,使肝体积肿大,被膜紧张,质地较软。镜下见:广泛的肝细胞变性而坏死轻微。肝细胞变性以胞质疏松化和气球样变为最多见,嗜酸性变亦较常见。坏死多为散在的点状坏死,嗜酸性小体亦可见到。因点状坏死灶内的网状支架保持完好,该处再生肝细胞可完全恢复原来的结构和功能。坏死处可见炎细胞浸润,汇管区及肝小叶内也有轻度炎细胞浸润。黄疸型坏死略重,毛细胆管管腔中有淤胆和胆栓形成。

(2)临床病理联系 因肝细胞广泛变性,肝脏体积肿大可触及,肝区疼痛和压痛。因肝细胞坏死,肝细胞内谷丙转氨酶(ALT)等大量入血引起血清 ALT 升高。肝功能异常,严重时,胆红素代谢障碍,可出现肝细胞性黄疸。本型肝炎多在 6 个月内治愈,但乙型、丙型肝炎恢复较慢,需 6~12 个月,有的可发展为慢性肝炎。乙型肝炎有 5%~10%、丙型肝炎有 70% 转为慢性肝炎。

2. 慢性(普通型)肝炎 肝炎病程持续在半年以上即为慢性肝炎。大多数由急性肝炎转变而来,其中乙型肝炎占绝大多数。慢性肝炎与感染病毒的类型、免疫因素、治疗不当、饮酒及服用肝毒性药物等有关。慢性肝炎分为轻、中、重度三类。

(1)轻度慢性肝炎 有点灶状坏死,偶见轻度碎片状坏死,汇管区周围少量纤维增生,肝小叶结构完整。

(2)中度慢性肝炎 肝细胞坏死明显,除灶状、带状坏死外,有中度碎片状坏死及特征性的桥接坏死。肝小叶内有纤维间隔形成,但小叶结构大部分保存。

(3)重度慢性肝炎 肝细胞坏死重且广泛,有重度的碎片状坏死及大范围桥接坏死。坏死区出现肝细胞不规则再生。小叶周边与小叶内肝细胞坏死区间形成纤维条索连接,纤维间隔分割肝小叶结构,肝小叶结构破坏严重,晚期可形成假小叶。

慢性肝炎常见临床表现为肝大、肝区疼痛,重度者可伴有脾大;血清谷丙转氨酶、胆红素升高,白蛋白降低,白蛋白/球蛋白比值下降。轻度慢性肝炎可以痊愈或病变相对静止;重度慢性肝炎,肝小叶结构紊乱,晚期假小叶形成,逐渐发展为肝硬化。

(二)重型肝炎

根据病程和病变不同,分为急性重型肝炎和亚急性重型肝炎两种。

1. 急性重型肝炎 少见,起病急,病变发展迅猛,病程短,病死率高。临床上又称暴发型或电击型肝炎。

(1)病理变化 肉眼观:肝脏体积明显缩小,重量减至 600~800g 以下,质地柔软,被膜皱缩,表面及切面呈黄色或红褐色,部分区域呈红黄相间的斑纹状,故又称急性黄色肝萎缩或急性红色肝萎缩。镜下见:肝细胞坏死广泛,肝细胞索解离,出现弥漫性的大片坏死;网状支架塌陷,肝窦明显扩张充血及出血,库普弗细胞增生肥大;肝小叶内及汇管区大量巨噬细胞、淋巴细胞浸润。

(2)临床病理联系 大量肝细胞坏死可导致:①肝细胞性黄疸,因大量胆红素入血;②凝血因子合成障碍导致出血倾向;③解毒功能障碍导致肝性脑病。由于胆红素代谢障碍及血液循环障碍可诱发肾衰竭，称肝肾综合征。本型肝炎大多数于短期内死亡，少数迁延而发展为亚急性重型肝炎。

2. 亚急性重型肝炎 多由急性重型肝炎迁延而来，少数由普通型肝炎恶化进展来。本病起病较急性重型肝炎慢，病程较长，可数周至数月。

肉眼观：肝脏体积缩小，被膜皱缩，质地软硬程度不一，部分区域形成大小不等的结节，质地略硬，呈黄绿色或红褐色，再生结节因胆汁淤积呈现黄绿色。镜下见：肝细胞大片坏死，坏死区有纤维增生，肝细胞呈不规则的结节状再生，肝小叶内有淋巴细胞、巨噬细胞浸润，小叶周边部有小胆管增生。

肝脏失去原有小叶的结构和功能，如及时治疗有停止进展和治愈的可能。病程迁延较长者，则逐渐过渡为坏死后性肝硬化，可死于肝功能衰竭。

第四节 肝硬化

肝硬化（liver cirrhosis）是因各种因素长期、反复作用导致肝细胞变性、坏死，纤维组织增生和肝细胞结节状再生，三种病变反复交替进行，使肝脏结构、血循环途径改建，最终导致肝脏变形、变硬形成肝硬化。国际上将肝硬化按形态分类分为小结节型、大结节型、大小结节混合型及不全分割型。我国常用的分类是结合病因及病变的综合分类，分为门脉性、坏死后性、胆汁性肝硬化等。本节介绍临床最常见的门脉性肝硬化。

一、门脉性肝硬化 微课

门脉性肝硬化（portal cirrhosis）是最常见的一型肝硬化。相当于小结节型肝硬化，约占所有肝硬化的50%。

（一）病因及发病机制

1. 病毒性肝炎 在我国，慢性病毒性肝炎是肝硬化的主要原因，以慢性乙型肝炎为最常见。

2. 慢性酒精中毒 是欧美等国家肝硬化的主要原因，多见于长期大量饮酒的人。

3. 营养缺乏 食物中长期缺乏某些成分，如蛋氨酸和胆碱等营养物质时，肝合成磷脂障碍，形成脂肪肝进而发展为肝硬化。

4. 有害物质 许多化学物质，如四氯化碳、磷、砷等或黄曲霉素等的长期作用，可导致肝细胞反复遭受损害而引起肝硬化。

在上述因素的长期、反复作用下，可导致肝细胞弥漫性损害，在坏死区网状支架塌陷并胶原化，或肝星状细胞转变为肌成纤维细胞样细胞而产生胶原纤维；另外，汇管区的成纤维细胞增生分泌胶原纤维。初期增生的纤维组织虽形成小的条索但尚未互相连接形成间隔使肝小叶改建，此时称为肝纤维化，为可复性病变，如果病变继续进展，小叶中央区和汇管区等处的纤维间隔互相连接，分隔原有的肝小叶而形成假小叶。因网状支架塌陷肝细胞呈结节性再生，最终使肝小叶结构和血液循环被改建而形成肝硬化。

（二）病理变化

肉眼观：早期肝体积正常或略增大，质地正常或稍硬。晚期肝体积缩小，重量减轻，硬度增加。表面和切面呈弥漫颗粒状小结节，结节大小较一致，最大结节直径不超过1.0cm。切面见小结节周围为纤维组织条索包绕（图7-3），其间隔较窄且较一致，弥漫分布于全肝。

镜下见：正常肝小叶结构破坏，由广泛增生的纤维组织将肝小叶或肝细胞再生结节分割包绕成大小不等、圆形或椭圆形的肝细胞团，称为假小叶（pseudolobule）（图7-4）。假小叶内肝细胞索排列紊乱，小叶中央静脉缺如、偏位或有两个以上，有时包绕有汇管区。包绕假小叶的纤维间隔宽窄较一致，内有少量淋巴细胞和单核细胞浸润，并见小胆管增生。

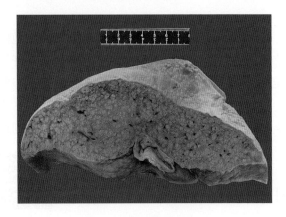

图 7－3　门脉性肝硬化

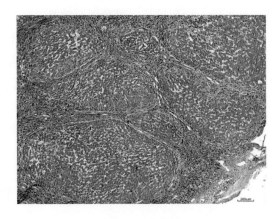

图 7－4　假小叶

✎ **练一练7－2**

门脉性肝硬化的病理诊断依据是（　　）。

A. 肝细胞水肿　　　　　　　B. 纤维组织增生

C. 肝细胞结节性再生　　　　D. 假小叶

E. 肝细胞坏死

答案解析

（三）临床病理联系

1. 门静脉高压症　因肝内广泛结缔组织增生，使肝血窦闭塞（为窦性阻塞）；假小叶的形成使小叶下静脉受压，肝窦流出受阻（为窦后性阻塞），进而影响门静脉血流入肝窦；另外，肝内肝小动脉、肝门静脉形成吻合，压力高的动脉血流入门静脉（为窦前性阻塞），使门静脉压力升高，因此患者出现一系列门静脉高压的症状和体征。

（1）脾肿大及脾功能亢进　门静脉高压导致脾静脉回流障碍，形成慢性脾淤血而致脾肿大。肿大的脾引起脾功能亢进，破坏大量血细胞，出现贫血及白细胞、血小板的减少。

（2）胃肠淤血水肿　肝内假小叶的形成使胃肠静脉回流受阻，引起黏膜淤血、水肿，消化吸收障碍，患者出现食欲不振、腹胀、腹泻等症状。

（3）腹水形成　见于肝硬化晚期，腹腔内可聚集大量淡黄色透明液体，为漏出液。腹水形成原因主要有：①门静脉回流受阻，使门静脉系统流体静压升高，毛细血管通透性增加，水分及血浆蛋白漏出；②肝灭活功能减退，抗利尿激素、醛固酮等灭活减少，导致水钠潴留而促进腹水的形成；③肝合成蛋白功能降低，白蛋白合成减少，导致低蛋白血症，引起血浆胶体渗透压下降，也与腹水的形成有关。

（4）侧支循环形成　由于门静脉高压，胃肠道等静脉血回流障碍，其与腔静脉的吻合支开放，使部分血绕过肝脏直接回到右心。主要的侧支循环如下。①食管下段静脉丛曲张：门静脉血经胃冠状静脉、食管下段静脉丛、奇静脉进入上腔静脉回到右心。曲张的食管下静脉丛在患者进食粗糙食物时易破裂出血，是肝硬化患者死亡原因之一。②直肠静脉（痔静脉）丛曲张：门静脉血经由肠系膜下静脉、直肠静脉丛、髂内静脉进入下腔静脉。直肠静脉丛曲张形成痔，排便时易破裂发生便血。③脐周及腹壁静脉曲张：门静脉血经附脐静脉、脐周静脉，向上沿胸腹壁静脉进入上腔静脉，向下经腹壁下静进入下腔静脉，形成"海蛇头"现象。

❓ 想一想

哪些器官血液流入肝门静脉？此通路受阻有哪些表现？

答案解析

2. 肝功能不全　肝脏长期反复受损且不能代偿，主要出现以下临床表现。

（1）蛋白质合成障碍　肝细胞损伤，合成血浆蛋白减少，以白蛋白减少最明显；因慢性炎症的存在使球蛋白合成增加，出现白蛋白/球蛋白下降或倒置。

（2）出血倾向　肝合成凝血物质减少。另外，脾功能亢进，使血小板破坏过多。患者有皮肤、黏膜及皮下出血等。

（3）对激素的灭活作用减弱　体内雌激素灭活减少，男性表现为乳房发育，出现蜘蛛状血管痣（蜘蛛痣），常出现在颈部、胸部及面部等；女性出现月经不调、不孕等。由于雌激素有扩张小动脉作用，出现肝掌、蜘蛛痣等体征。

（4）黄疸　多因肝内胆管不同程度的阻塞及肝细胞坏死引起。

（5）肝性脑病　是肝功能极度衰竭的结果，主要由于肠内含氮物质不能在肝内转化而引起的氨中毒，是肝硬化最严重的后果，是死亡的重要原因之一。

二、坏死后肝硬化

坏死后肝硬化是在肝细胞大片坏死的基础上形成的。多由亚急性重型肝炎迁延而来，也可见于慢性肝炎坏死严重时，及药物、化学物质引起肝细胞广泛坏死而引起肝硬化。因肝细胞坏死较严重，病程较短，肝功能障碍出现较早，而门静脉高压症轻且出现较晚。

肉眼观：肝脏体积缩小、变硬，肝脏变性明显，较大结节直径可达 5～6cm，纤维结缔间隔宽，厚薄不一。镜下见：肝细胞坏死范围、形状不规则，假小叶形态、大小不规则，形态可呈圆形、月牙形、不规则形等。较大的假小叶内可见多个完整的肝小叶，假小叶内的肝细胞有不同程度的变性、坏死，病毒性肝炎引起的肝硬化可见肝细胞水肿、嗜酸性变性及嗜酸性小体形成。肝内纤维间隔较宽，有炎细胞浸润及小胆管增生。

三、胆汁性肝硬化

胆汁性肝硬化是由于胆道阻塞、胆汁淤积引起的，较少见。可分为原发性和继发性。原发性在我国少见，原因不明，可能与自身免疫反应有关；继发性与长期肝外胆管阻塞，胆汁淤积，使肝细胞变性、坏死，继发结缔组织增生而导致。

肉眼观：肝脏缩小，质地中等硬度，表面较光滑，结节细小或不明显，颜色呈深绿色或绿褐色。镜下见：原发性胆汁性肝硬化早期，小叶间胆管上皮细胞肿胀、坏死，淋巴细胞浸润。小胆管破坏而致结缔组织增生，纤维伸入肝小叶内呈不完全分隔型假小叶。继发性胆汁性肝硬化镜下见肝细胞淤胆而变性、坏死，坏死肝细胞肿大，胞质疏松呈网状，核消失，称网状或羽毛状坏死，假小叶周围结缔组织分割包绕不完全。

PPT

第五节　消化系统常见恶性肿瘤

一、食管癌

食管癌（esophageal carcinoma）是食管黏膜上皮或腺体发生的恶性肿瘤。我国是食管癌的高发国家之一，有明显的地域性（如太行山区附近、潮汕地区等），北方多于南方，男性多于女性，发病年龄多在 40 岁以上。临床上主要表现为哽噎感和进行性吞咽困难。

（一）病因

1. 饮食习惯　与本病的相关性较高，如长期食用过热、过硬及粗糙的饮食，因刺激和损伤食管黏膜，可能与食管癌的发生有关。另外，我国有些地区喜欢食用含有较多的亚硝酸盐食物，如腌制的咸菜、酸菜等，此类物质可诱发食管癌。

2. 环境因素　流行病学调查发现，食管癌高发区的土壤中所含微量元素与非高发区不同。例如高发区缺乏钼、锌等，钼是硝酸盐还原酶的成分，可降低植物中硝酸盐的含量；缺钼可使农作物中硝酸盐的含量增高。

3. 遗传因素　在高发区中，食管癌的家族聚集现象较为明显，提示食管癌发病可能与遗传易感性有一定的关系。

（二）病理变化

食管癌好发于三个生理性狭窄部，以中段最多见，其次为下段，而上段最少。根据侵犯的范围，将食管癌分为早期癌和中晚期癌。食管癌患者中组织学类型约 90% 以上为鳞状细胞癌，腺癌次之。大多数腺癌来自贲门，少数来自食管黏膜下腺体。偶见腺棘皮癌与神经内分泌系统来源的燕麦小细胞癌等类型。

1. 早期食管癌　病变局限，多为原位癌或黏膜内癌，未侵犯肌层，无淋巴结转移。黏膜轻度糜烂或表面呈颗粒状、微小的乳头状，X 线钡餐检查仅见管壁轻度局限性僵硬或正常。镜下绝大部分为鳞状细胞癌。

2. 中晚期癌　此期患者多出现吞咽困难等典型的临床症状，根据肉眼形态特点可分为四型。①髓质型：最多见，癌组织在食管壁内浸润性生长累及食管全周或大部分，管壁增厚、管腔变小，切面癌组织质地较软，似脑髓，色灰白，癌组织表面常有溃疡。②蕈伞型：癌呈扁圆形肿块，突向食管腔，表面有浅溃疡，边缘外翻，肿瘤组织侵犯食管周的部分或大部分。③溃疡型：肿瘤表面有较深溃疡，深达肌层，底部凸不平，多浸润食管管周的一部分。④缩窄型：癌组织质硬，癌组织内有明显的结缔组织增生并浸润食管全周，因而使局部食管壁呈环形狭窄，狭窄上端食管腔则明显扩张。

（三）扩散

1. 直接蔓延　癌组织穿透食管壁后向邻近组织及器官浸润。依所发生的部位不同，其累及的范围及器官不同，影响亦不同。上段癌可侵入喉、气管和颈部软组织；中段癌可侵入支气管、胸膜、肺和脊椎等；下段癌可侵入心包、贲门和膈肌等。

2. 转移

（1）淋巴道转移　转移部位与食管淋巴引流途径一致。上段可转移至颈和上纵隔淋巴结；中段常转移到食管旁或肺门淋巴结；下段可转移到食管旁、贲门及腹腔上部淋巴结。

（2）血道转移　为晚期转移的方式，常转移至肝、肺。

（四）临床病理联系

早期癌组织无明显症状，这与无浸润、无肿块的形成有关，部分患者出现轻微的胸骨后疼痛、烧灼感、哽噎感，这可能与食管痉挛或肿瘤浸润黏膜有关。中晚期由于癌肿不断浸润生长，使管腔狭窄，患者出现吞咽困难，甚至不能进食，最终因恶病质、全身衰竭而死亡。

二、胃癌

胃癌（gastric carcinoma）是黏膜上皮和腺上皮发生的恶性肿瘤。好发年龄为 40~60 岁，男性多于女性。胃癌主要发生自胃腺颈部和胃小凹底部的组织干细胞，此处腺上皮的再生修复特别活跃，可向胃上皮及肠上皮分化，癌变常由此部位开始。

（一）病因

1. 与生活饮食习惯以及环境因素有关 大量食用烟熏制品、食物中含亚硝基化合物或二级胺的食物（二级胺及亚硝酸盐，在胃酸的作用下其可转变为有致癌性的亚硝基化合物）。癌的发生有一定的地理分布特点，如日本、智利、哥伦比亚等国家发病率较高。我国西北、东部沿海地区的发病率高于南方地区。移民流行病学调查显示：从高发区移民到低发区，其下一代胃癌的发病率相应降低，而由低发区移民到高发区，其下一代胃癌的发病率也相应升高，提示胃癌的发生可能与环境有关。

2. 幽门螺杆菌感染 流行病学调查揭示，幽门螺杆菌感染与胃癌的发生可能有关。慢性萎缩性胃炎伴有肠上皮化生，胃息肉、胃溃疡伴有异型增生易发生癌变。

（二）病理变化

胃癌好发于窦部小弯侧，根据癌组织浸润范围分早期胃癌与中晚期胃癌。

1. 早期胃癌 指癌组织浸润仅限于黏膜层或黏膜下层，未达肌层。以高分化管状腺癌多见，其次为乳头状腺癌，最少见者为未分化癌。早期癌大体分为以下三种类型。①隆起型：肿瘤从黏膜表面明显隆起或呈息肉状。②表浅型：呈扁平状，稍隆起于黏膜表面。③凹陷型：又名溃疡周边癌性糜烂，系溃疡周边黏膜的早期癌，此型最多见。

2. 中晚期癌 又称进展期胃癌，指癌组织浸润超过黏膜下层或浸润胃壁全层的胃癌。组织类型主要为腺癌，常见类型有管状腺癌、乳头状腺癌、黏液腺癌、印戒细胞癌和未分化癌。少见腺棘皮癌或鳞状细胞癌，此种类型常见于发生在贲门部的胃癌。癌组织侵袭越深，预后越差，肉眼形态可分以下三型。①息肉型或蕈伞型：癌组织向黏膜表面生长，呈息肉状或蕈伞状突入胃腔内。②溃疡型：癌组织坏死脱落形成溃疡，溃疡一般比较大，边界不清，边界隆起如火山口状，底部凹凸不平（图 7-5）。③浸润型：癌组织向壁内局限性或弥漫性浸润，与周围正常组织分界不清楚。其

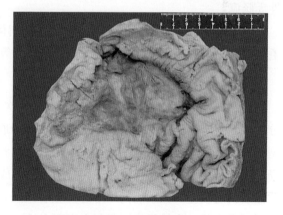

图 7-5 溃疡型胃癌

表面胃黏膜皱襞大部分消失，有时可见浅表溃疡，如为弥漫性浸润，可导致胃壁普遍增厚，变硬，胃腔变小，状如皮革，因而有"革囊胃"之称。以上三种类型若因癌细胞分泌大量黏液，癌组织肉眼呈半透明的胶冻状，称胶样癌。

（三）扩散

1. 直接蔓延 癌组织向胃壁各层浸润，当穿透浆膜后，癌组织可向周围组织和邻近器官蔓延，例

如向肝脏、胰腺、大网膜等部位浸润蔓延。

2. 转移

（1）淋巴道转移　为其主要转移途径，首先转移到局部淋巴结，最常见于幽门下小的局部淋巴结。进一步转移至腹主动脉旁淋巴结、肝门或肠系膜根部淋巴结。晚期可经胸导管转移至左锁骨上淋巴结。

（2）血道转移　多发生于胃癌的晚期，常经门静脉转移至肝，也可转移至肺、脑、骨等器官。

（3）种植转移　癌组织侵破浆膜，癌细胞脱落种植于腹壁、盆腔器官表面，形成转移瘤。如黏液癌种植在卵巢，形成 Krukenberg 瘤。

（四）临床病理联系

早期胃癌患者症状不明显。随病变进展，瘤体出现坏死、出血等，患者可出现上腹部不适、疼痛、食欲减退、消化不良、大便隐血、消瘦等一系列临床表现。肿瘤位于贲门、幽门处可造成梗阻。癌侵蚀大血管可引起上消化道大出血、呕血、黑便；若侵破浆膜发生腹膜种植性转移，出现血性腹水；晚期发生恶病质。

三、大肠癌

大肠癌（colorectal carcinoma）是大肠黏膜上皮和腺体发生的恶性肿瘤，包括结肠癌与直肠癌，又称结直肠癌。其发病率呈上升趋势，尤其是结肠癌发病率增长速度迅猛，在大城市增幅更快，目前在我国已是名列第五位的常见恶性肿瘤，城市高于农村，男性多于女性。临床上患者常有贫血、消瘦、大便次数增多、黏液血便、腹痛、腹部包块或肠梗阻等表现。

（一）病因

1. 饮食因素　习惯高营养而少纤维的饮食与本病发生有关。这可能是因为高营养而少残渣饮食不利于有规律地排便，延长了肠黏膜与食物中可能含有的致癌物质的接触时间。

2. 遗传因素　遗传性大肠癌主要有两类：①家族性腺瘤性息肉病，癌变率高；②遗传性非息肉病性大肠癌。

3. 其他　某些伴有肠膜增生的慢性肠疾病例如肠息肉状腺瘤、增生性息肉病、幼年性息肉病、绒毛状腺瘤、慢性血吸虫病及慢性溃疡性结肠炎等由于黏膜上皮过度增生而发展为癌。

（二）病理变化

好发部位以直肠最多见（50%），其余依次为乙状结肠、盲肠及升结肠、横结肠、降结肠，肉眼观分四型。①隆起型：肿瘤呈息肉状或盘状向肠腔突出，可伴表浅溃疡，多为分化较高的腺癌。②溃疡型：肿瘤表面形成较深溃疡，呈火山口状，本型较多见。③浸润型：组织向肠壁深层弥漫浸润，导致局部肠壁增厚、变硬，肠管周径明显缩小，形成环状狭窄。④胶样型：瘤表面及切面呈半透明胶冻状，此型瘤预后较差。大肠癌肉眼形态在左右结肠略有不同，左侧大肠癌浸润型多见，易引起肠壁狭窄而出现梗阻症状。右结肠癌以隆起息肉型多见。

镜下见类型有：①乳头状腺癌；②管状腺癌；③黏液腺癌或印戒细胞癌；④未分化癌；⑤腺鳞癌；⑥鳞状细胞癌。大肠癌主要以高分化管状腺癌及乳头状腺癌多见，少数为未分化癌或鳞状细胞癌。大肠癌早期无临床症状，故临床发现时多已为晚期，死亡率较高。

（三）扩散

1. 直接蔓延　癌组织穿透肠壁后可蔓延到邻近器官，如前列腺、膀胱、子宫及阴道、腹膜及腹后壁等处。

2. 转移

（1）淋巴道转移　癌组织未穿透肠壁肌层时，较少发生淋巴道转移。一旦穿透肌层，则转移率明显增加，一般先转移到癌所在部位的局部淋巴结，再沿淋巴引流方向到达远隔淋巴结，偶尔可侵入胸导管而到达锁骨上淋巴结。

（2）血道转移　多发生在大肠癌晚期。最常见的是肝转移，还可转移到肺、肾、骨及脑等处。

（3）种植性转移　癌组织穿破浆膜层后，癌细胞可脱落、播散到腹腔内形成种植性转移。

（四）临床病理联系

大肠癌的临床表现可因发生部位和累及范围不同而异。右侧大肠癌因肠腔较宽，癌肿较少引起肠梗阻，因肿块体积较大常可在右下腹部触及肿块。因癌组织质脆，易破溃、出血及继发感染，患者常有贫血和肠腔由感染及毒素吸收而引起的中毒表现。左侧大肠癌因肠腔较小，且癌肿多为环状生长，故易发生狭窄引起急性或慢性肠梗阻，患者出现腹痛、腹胀、便秘和肠蠕动等表现，肿瘤破溃出血时，大便可带鲜血。

四、原发性肝癌

（一）病因

1. 病毒性肝炎　肝癌流行病学表明乙型肝炎病毒与肝癌关系密切，其次为丙型肝炎。资料表明，肝癌高发地区有 60%～90% 的肝癌患者有 HBV 感染，肝癌患者常有 HBV 基因整合到肝癌细胞基因组内。

2. 肝硬化　肝硬化与肝癌的关系密切，在我国尤为明显，约 84.6% 的肝癌患者合并有肝硬化，大多数为坏死后肝硬化，其次为门脉性肝硬化。据统计，一般需经 7 年左右肝硬化可发展为肝癌。

3. 霉菌及其毒素　动物实验证实黄曲霉菌、青霉菌可以诱发肝癌，尤其是黄曲霉素 B_1 与肝细胞肝癌的密切关系，受到人们重视。

4. 其他　亚硝胺类化合物如含硝酸盐、亚硝酸盐食物饲喂大鼠引发肝癌；曾发现寄生在肝内胆管的华支睾吸虫刺激胆管上皮增生，发展为胆管上皮癌。

（二）病理变化

早期肝癌（小肝癌），指单个癌结节最大直径 <3cm 或两个癌结节合计最大直径 <3cm 的原发性肝癌，形态特点多呈球形，边界清楚，切面均匀一致，无出血及坏死。晚期肝癌，肝脏体积明显增大，重量显著增加，大体形态分为三型。①巨块型：肿瘤体积巨大，呈圆形，右叶多见，切面中心部常有出血、坏死，瘤体周围常有多少不等的卫星状癌结节。②结节型：最常见，通常合并有肝硬化，癌结节散在，呈圆形或椭圆形，大小不等，如融合则形成较大结节。③弥漫型：癌组织弥散于肝内，结节不明显，常发生在肝硬化基础上，形态上与肝硬化易混淆，此型较少见。

镜下有以下三种组织类型。①肝细胞肝癌：发生于肝细胞，最多见，分化程度差异较大。分化较高者癌细胞类似于肝细胞，分泌胆汁，癌细胞排列呈巢状，血管多，间质少；分化低者异型性明显，癌细胞大小不一，形态各异。②胆管细胞癌：发生于肝内胆管上皮的恶性肿瘤，癌细胞呈腺管状排列，可分泌黏液，癌组织间质较多。③混合细胞型肝癌：癌组织中有肝细胞癌和胆管细胞癌两种成分，最少见。

（三）扩散

癌组织首先在肝内直接蔓延，也可在肝内沿门静脉分支播散、转移，使肝内出现多处转移结节。肝外转移通过淋巴道，可转移至肝门淋巴结、上腹部淋巴结和腹膜后淋巴结。晚期通过肝静脉转移至肺、肾上腺、脑及肾等处。侵入到肝表面的癌细胞脱落后可形成种植性转移。

（四）临床病理联系

肝癌发病隐匿，早期肝癌无明显临床表现。随着肿瘤的不断增大，破坏肝脏组织结构，患者出现肝区疼痛，食欲下降、消瘦、乏力、黄疸、腹水等症状。肝癌晚期病情发展迅速，预后差，死亡率高。

❤ **护爱生命**

消化系统是摄取、转运、消化食物，吸收营养、排泄废物的主要场所。预防消化系统疾病的发生要养成良好的生活习惯，规律的饮食、规律的睡眠，少食刺激性食物，避免食物过冷、过热，避免饮酒，正确使用药物，适当体育运动提高机体免疫力。

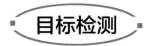

答案解析

一、选择题

【A 型题】

1. 胃黏膜活检有肠上皮化生，可能是（　　）。

  A. 急性胃炎　　　　　　　　　　　　　　B. 慢性萎缩性胃炎

  C. 慢性浅表性胃炎　　　　　　　　　　　D. 慢性肥厚性胃炎

  E. 腐蚀性胃炎

2. 慢性萎缩性胃炎的病理变化特征是（　　）。

  A. 胃黏膜充血、水肿　　　　　　　　　　B. 胃黏膜萎缩、变薄

  C. 黏膜出现疣状突起　　　　　　　　　　D. 胃黏膜增厚，黏膜皱襞粗大

  E. 黏膜有点状出血或糜烂

3. 关于十二指肠溃疡正确的是（　　）。

  A. 多发于十二指肠球部　　　　　　　　　B. 溃疡较大直径多在 2cm 以内

  C. 溃疡面较胃溃疡深　　　　　　　　　　D. 常表现为餐后上腹部疼痛

  E. 其发生与迷走神经兴奋性降低有关

4. 急性普通型肝炎的病变特征是（　　）。

  A. 广泛的肝细胞水肿　　　　　　　　　　B. 汇管区及小叶内炎症细胞浸润

  C. 大量的纤维结缔组织增生　　　　　　　D. 出现桥接坏死

  E. 广泛的肝细胞坏死

5. 急性重症肝炎的病理变化不包括（　　）。

  A. 肝脏体积缩小　　　　　　　　　　　　B. 包膜皱缩

  C. 重量减轻　　　　　　　　　　　　　　D. 质地坚硬

  E. 切面呈黄色或红褐色

6. 我国门脉性肝硬化的常见原因是（　　）。

  A. 慢性酒精中毒　　　　　　　　　　　　B. 营养缺乏

  C. 毒物中毒　　　　　　　　　　　　　　D. 病毒性肝炎

  E. 药物中毒

7. 肝硬化的基本病理变化是（　　）。

 A. 肝细胞变性   B. 肝细胞结节状再生

 C. 弥漫性纤维组织增生   D. 假小叶形成

 E. 肝细胞坏死

8. 下述肝硬变的临床表现中，由于肝功能障碍引起的是（　　）。

 A. 脾肿大   B. 蜘蛛痣

 C. 腹水   D. 食管下段静脉曲张

 E. 胃肠道淤血

9. 下列描述不是假小叶的特点的是（　　）。

 A. 中央静脉缺如   B. 出现汇管区

 C. 肝细胞索排列紊乱   D. 肝细胞广泛凋亡

 E. 有两个以上的中央静脉

10. 肝硬化蜘蛛痣发生的主要原因是（　　）。

 A. 脾肿大   B. 侧支循环形成

 C. 凝血障碍   D. 低蛋白血症

 E. 雌激素增多

11. 与慢性胃炎发生有关的细菌是（　　）。

 A. 幽门螺杆菌   B. 大肠埃希菌

 C. 金黄色葡萄球菌   D. 溶血性链球菌

 E. 产气荚膜梭菌

12. 十二指肠消化性溃疡最好发于（　　）。

 A. 十二指肠各段   B. 十二指肠球部

 C. 十二指肠降部   D. 十二指肠水平部

 E. 十二指肠升部

13. 早期胃癌最常见的类型是（　　）。

 A. 凹陷型   B. 表浅型

 C. 隆起型   D. 表浅凹陷型

 E. 表浅平坦型

14. 下列疾病属于癌前病变的是（　　）。

 A. 慢性浅表性胃炎   B. 慢性肥厚性胃炎

 C. 慢性萎缩性胃炎   D. 胃应激性溃疡

 E. 十二指肠溃疡病

15. 原发性肝炎是指（　　）。

 A. 肝细胞发生的癌   B. 肝细胞和胆管上皮发生的癌

 C. 肝细胞和肝内胆管上皮发生的癌   D. 来自库普弗细胞的恶性肿瘤

 E. 胆管上皮发生的癌

【X 型题】

16. 肝功能障碍的表现是（　　）。

 A. 出血倾向   B. 腹水形成   C. 血小板减少   D. 肝性脑病   E. 肝掌

17. 门静脉高压症的原因是（　　）。

A. 假小叶压迫小叶下静脉

B. 肝动脉与门静脉之间形成吻合支

C. 肝动脉与肝静脉形成吻合支

D. 广泛结缔组织增生压迫肝窦

E. 肝静脉狭窄

18. 以下符合慢性萎缩性胃炎描述的是（　　）。

A. 胃黏膜表面有结节状突起

B. 胃黏膜萎缩变薄

C. 肠上皮化生

D. 壁细胞、主细胞减少

E. 假幽门腺化生

19. 门脉性肝硬化引起出血倾向的原因是（　　）。

A. 纤维蛋白原减少

B. 凝血酶减少

C. 血小板减少

D. 脾功能亢进

E. 凝血因子减少

20. 与胃炎发生有关的因素有（　　）。

A. 酗酒

B. 暴饮暴食

C. 幽门螺杆菌感染

D. 长期服用水杨酸药物

E. 过度使用糖皮质激素

二、综合问答题

1. 简述胃溃疡和十二指肠溃疡的病理变化。

2. 病毒性肝炎的基本病理变化是什么？

3. 门脉性肝硬化门静脉高压症的主要临床表现是什么？

4. 肝功能障碍时患者有哪些表现？

三、实例解析题

患者，男，55 岁，患者有乙肝病史，2 年前确诊为肝硬化。患者 1 天前进餐后出现呕血入院，次晨解柏油样便。查体：颈胸部见蜘蛛痣，有肝掌，肝肋下未及，脾肋下 3cm，腹部膨隆，移动性浊音阳性。胃镜见食管中下段静脉中到重度曲张。B 超提示肝硬化，门静脉高压，脾肿大，中等量腹水。

讨论：根据提供的病史及检查诊断为什么疾病？其临床病理联系有哪些表现？

（关鑫）

书网融合……

重点回顾　　微课　　习题

第八章　泌尿系统疾病

导学情景

情景描述：患者，男，45 岁，发现乏力、颜面浮肿 2 年。5 天前因上呼吸道感染使症状加重，伴头昏、剧烈头痛、视物模糊。查体：T 36.7℃，P 82 次/分，R 20 次/分，BP 150/100mmHg，面色苍白，双下肢凹陷性水肿。尿检：尿蛋白（＋＋）、红细胞（＋＋）。血常规：红细胞 3.0×10^{12}/L、血红蛋白 90g/L。

情景分析：根据诱因、临床症状和体征、实验室检查，初步判断为慢性肾小球肾炎。

讨论：慢性肾小球肾炎通常由哪些诱因引起？

学前导语：慢性肾小球肾炎是泌尿系统的一种常见疾病。细菌及机体的变态反应、遗传性因素通过损伤组织、细胞均可引发泌尿系统疾病，通过机体自身防御及临床积极有效治疗，大多数的泌尿系统疾病可以痊愈，但少数可发展为肾功能衰竭，甚至蔓延扩散危及生命。

泌尿系统是人体重要的排泄系统，由肾、输尿管、膀胱和尿道组成。肾的主要功能是滤过、形成尿液并排出代谢废物和毒物，调节机体水、电解质和酸碱平衡，同时产生多种生物活性物质。肾单位是肾的基本结构和功能单位，由肾小球和肾小管组成。肾小球的主要功能是滤过、生成原尿，肾小管的功能主要是再吸收和浓缩。血液滤过、生成原尿必须经过三层组织结构，即由肾小球毛细血管壁的内皮细胞、基底膜和脏层上皮细胞构成滤过屏障。肾小球滤过屏障具有体积依赖性和电荷依赖性屏障作用：分子体积越大，通透性越小；分子携带阳离子越多，通透性越强。正常情况下，水和小分子溶质可通过肾小球滤过膜，但蛋白质等大分子则几乎完全不可能通过。很多因素均可导致泌尿系统损伤，并引起炎症、肿瘤、代谢性疾病、尿路梗阻、血管疾病和先天性畸形等病变。

PPT

第一节 肾小球肾炎

肾小球肾炎是以肾小球损伤和改变为主的变态反应性炎性疾病，是引起肾功能衰竭的最常见原因，可分为原发性肾小球肾炎和继发性肾小球肾炎。原发性肾小球肾炎是指原发于肾脏的独立性疾病，病变主要累及肾。继发性肾小球肾炎是其他疾病引起的或仅是全身性疾病的一部分，如糖尿病性肾病、红斑狼疮性肾炎、过敏性紫癜性肾炎等。

一、病因及发病机制

肾小球肾炎的病因和发病机制尚未完全阐明，但临床和实验室研究显示大部分肾小球肾炎的发生是由于Ⅲ型变态反应造成的，即由抗原抗体结合形成免疫复合物沉积于肾小球导致损伤。引起肾小球肾炎的抗原物质有内源性和外源性两大类。内源性抗原包括肾小球性抗原（如肾小球基膜抗原、足细胞、内皮细胞和系膜细胞的细胞膜抗原等）和非肾小球性抗原（如 DNA、核抗原、免疫球蛋白、肿瘤抗原、甲状腺球蛋白等）；外源性抗原包括如细菌、病毒、寄生虫、真菌和螺旋体等生物性病原体感染的产物成分，以及药物、外源性凝集素、异种血清等。根据肾小球肾炎的抗原来源不同，分为循环免疫复合物肾小球肾炎和原位免疫复合物肾小球肾炎。

（一）循环免疫复合物肾小球肾炎

循环免疫复合物中的抗原是非肾小球性的，可以是外源性抗原，也可以是内源性抗原。抗体与非肾小球性抗原在血液中结合形成循环免疫复合物（抗原抗体复合物），随血液流经肾脏时，沉积于肾小球内，引起Ⅲ型变态反应，导致肾小球病变发生（图8-1）。免疫复合物是否在肾小球内沉积、沉积的部位和数量受免疫复合物的大小、溶解度和携带电荷的种类等多种因素的影响。

（二）原位免疫复合物肾小球肾炎

抗体直接与肾小球性抗原或经血液循环植入肾小球的抗原反应，在肾小球内形成原位免疫复合物，不同的抗原可引起不同类型的肾小球病变。

（1）抗肾小球基膜抗体引起的肾炎　此类肾炎由肾小球基膜抗原与抗体反应引起。

（2）抗体与植入抗原反应　细菌、病毒和寄生虫等感染产生的成分，或某些药物等非肾性物质进入机体，首先与肾小球某一成分结合成植入抗原，刺激机体产生相应抗体，抗原抗体在肾小球内原位结合成免疫复合物，引起肾小球肾炎（图8-2）。

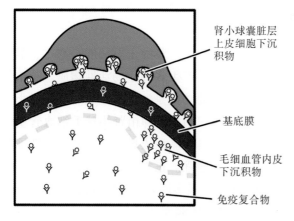

图8-1　肾小球循环免疫复合物沉积

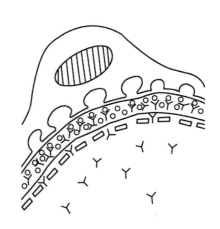

图8-2　肾小球原位免疫复合物性肾炎

（3）Heymann 肾炎 是研究人类原发性膜性肾小球病的经典动物模型。模型以大鼠的近曲小管刷状缘提取物为抗原，刺激大鼠产生抗体，引起肾小球肾炎。用电镜检查发现足细胞与毛细血管基底膜间有电子致密物沉积；免疫荧光检查显示不连续的、弥散颗粒状荧光。人类抗肾小球基膜抗体引起的肾炎和膜性肾小球病是抗体与内源性抗原结合导致的自身免疫性疾病。

（三）其他损伤因素

肾小球内免疫复合物形成或沉积，仅仅是引起肾小球肾炎的致炎因子，在病变发展过程中还需要炎症介质参与，主要炎症介质如下。

1. 炎细胞及其产物 中性粒细胞、淋巴细胞、单核细胞和血小板等可产生多种蛋白溶解酶、血管活性物质等，参与肾小球的变质、渗出和增生等病理变化过程。

2. 补体系统 免疫复合物可激活补体系统，后者可引起血管壁通透性增高、中性粒细胞浸润、溶酶体酶释放及细胞毒性作用。它们构成了肾小球损伤的病理学基础。

3. 肾小球固有细胞及其产物 肾小球系膜细胞和内皮细胞受刺激和活化后可分泌多种损伤性化学介质，如生物活性酯、蛋白酶、多肽细胞因子、凝血及纤溶因子等，并可产生黏附糖蛋白和基质成分，促进病变的增生和硬化。

此外，某些肾小球肾炎没有发现免疫复合物沉积，其发生可能与细胞免疫有关。在人类和实验动物性肾小球肾炎的肾小球内可见激活的巨噬细胞、T 细胞。这些细胞的产物可促进肾小球损伤。

二、病理变化

临床上肾脏病理检查对肾小球肾炎的诊断有非常重要的作用。常见的肾穿刺组织检查有光镜、免疫荧光和透射电镜检查。常见染色有 Masson 三色染色、苏木精 - 伊红（HE）染色、过碘酸希夫（periodic acid - Schiff，PAS）染色、过碘酸六胺银（PASM）染色等。Masson 染色可显示特殊蛋白性物质和胶原纤维，PAS 染色可显示基膜和系膜质，PASM 染色对基膜染色效果好。

肾小球肾炎的基本病理变化包括细胞增生、基膜增厚、炎性渗出和坏死、玻璃样变性和硬化等。

1. 肾小球细胞增生 肾小球肾炎时系膜细胞、内皮细胞和上皮细胞增生，伴有中心粒细胞、巨噬细胞、单核细胞及淋巴细胞浸润，肾小球数量增多。

2. 基底膜增厚 肾小球基底膜可因炎症增厚，蛋白性物质沉积也可导致基底膜增厚。增厚的基底膜理化性质改变，通透性反而增高，久之可导致血管袢或肾小球硬化。

3. 炎性渗出和坏死 急性肾小球肾炎的肾小球内可出现中性粒细胞、单核细胞浸润和纤维素性渗出，毛细血管壁可发生纤维蛋白样坏死，伴有血栓形成。

4. 玻璃样变性和硬化 肾小球肾炎时，光镜下肾小球内可见均质的 HE 染色嗜酸性物质沉积，电镜下可见细胞外沉积的血浆蛋白和增厚的基底膜。肾小球肾炎严重时可导致毛细血管管腔狭窄、闭塞、塌陷，肾小球内皮细胞、足细胞、系膜细胞减少甚至消失，胶原纤维增加，最终导致肾小球硬化。

5. 肾小管和肾间质改变 肾小球疾病影响滤过功能和间质血供，可使肾间质发生充血、水肿和炎性细胞浸润，并最终导致肾小管萎缩、消失，肾间质纤维化。

三、临床病理联系

（一）尿变化

1. 尿量变化 由于肾小球内皮细胞和系膜细胞肿胀增生，压迫毛细血管使其管腔狭窄、闭塞，血流受阻导致滤过率降低，而肾小管重吸收功能无明显障碍，故引起少尿，严重者可无尿。成人尿量少于 400ml/24h 称少尿；少于 100ml/24h 称无尿。由于大量肾单位结构被破坏、功能丧失，重吸收功能障碍影响尿液的浓缩功能导致多尿。成人尿量超过 2500ml/24h，称多尿。

2. 尿内含物变化 由于大量肾单位结构被破坏、功能丧失，导致原尿中蛋白质、红细胞等大分子物质增多，形成血尿、蛋白尿、各种管型尿，并随尿液排出。

（二）全身性变化

1. 肾性水肿 由于肾脏功能异常导致大量蛋白质长期流失，血浆胶体渗透压下降和水钠潴留引起的水肿，称肾性水肿。水肿一般为轻度至中度，常先发生于组织疏松的眼睑，再蔓延到整个面部，重者波及全身。

2. 肾性高血压 引起肾性高血压的原因有：肾调节功能异常，导致水钠潴留和血容量增加，血压多为轻度或中度升高，少数严重者可导致心力衰竭及高血压脑病；肾小球硬化，肾小球入球动脉血流减少，刺激肾素分泌增多导致高血压。

3. 肾性贫血 肾功能严重受损时，形成血尿并导致红细胞、血红蛋白随尿液排出，同时由于促红细胞生成素分泌减少，严重的水、电解质、酸碱平衡紊乱导致骨髓造血功能下降，造成贫血。

4. 氮质血症、酸中毒和尿毒症 肾小球病变时，肾小球滤过率降低，机体代谢过程中产生的尿素氮、血肌酐等代谢产物排泄障碍，致使血浆尿素氮、血肌酐水平增高，形成氮质血症。肾脏是排酸的主要器官，肾小球疾病可致体内大量酸性代谢产物聚集，形成代谢性酸中毒。尿毒症发生于急性或慢性肾衰竭晚期，可产生一系列症状和体征，如少尿、无尿、氮质血症、酸中毒等。

四、常见类型及病理特点

根据肾小球病变的分布范围可分为弥漫性、局灶性、球性和节段性。病变累及 50% 以上的肾小球，称弥漫性；病变仅累及少部分的肾小球，称局灶性；病变累及整个或几乎整个肾小球，称球性；病变仅累及肾小球的部分小叶，称节段性。

目前肾小球肾炎的分类普遍参考世界卫生组织（WHO）1982 年制定的分类方法（表 8-1）。

表 8-1 肾小球肾炎的分类

病理分型
微小病变性肾小球肾炎
局灶性/节段性肾小球肾炎
弥漫性肾小球肾炎
膜性肾小球肾炎（膜性肾病）
增生性肾小球肾炎
毛细血管内增生性肾小球肾炎
毛细血管外增生性肾小球肾炎（新月体性肾小球肾炎）
系膜增生性肾小球肾炎
膜性增生性肾小球肾炎（系膜毛细血管性肾小球肾炎）Ⅰ及Ⅲ型
致密沉积物性肾小球肾炎（致密沉积物病，系膜毛细血管性肾小球肾炎Ⅱ型）
IgA 肾病
硬化性肾小球肾炎
未分类的肾小球肾炎

此外，根据临床表现不同，肾小球肾炎还可分为急性肾炎、急进性肾炎、慢性肾小球肾炎、隐匿性肾炎、肾病综合征，并且临床分型与病理分型有一定的对应关系（表 8-2）。

表8-2 肾小球肾炎的临床分型与病理分型

临床分型	病理分型
急性肾炎	毛细血管内增生性肾小球肾炎
急进性肾炎	毛细血管外增生性肾小球肾炎
慢性肾小球肾炎	硬化性肾小球肾炎
隐匿性肾炎	系膜增生性肾小球肾炎、局灶性肾小球肾炎
肾病综合征	微小病变性肾小球肾炎、膜性肾小球肾炎 膜性增生性肾小球肾炎、系膜增生性肾小球肾炎

👁 **看一看**

肾小球肾炎的常见临床表现如下。

（1）急性肾炎 起病急，以少尿、血尿、水肿和高血压为主要临床表现，严重者可出现氮质血症或肾功能衰竭。

（2）急进性肾炎 起病急骤，由蛋白尿、血尿迅速发展为少尿或无尿，伴氮质血症，引起急性肾功能衰竭，预后极差。

（3）肾病综合征 起病缓慢，主要表现为"三高一低"，即大量蛋白尿、低蛋白血症、高度水肿和高脂血症。

（4）隐匿性肾炎 无症状性血尿或蛋白尿，起病缓慢或急骤，主要表现为持续性或复发性肉眼血尿或镜下血尿，可伴有轻度蛋白尿，而无明显的其他肾炎症状。

（5）慢性肾炎综合征 为各型肾炎的终末阶段。主要表现为多尿、夜尿、低比重尿、贫血、高血压和氮质血症，起病方式各不相同，病情迁延超过一年以上，病变进展缓慢，最终发展为慢性肾功能衰竭，预后较差。

由于肾小球肾炎种类较多，本章仅重点讲述三个常见类型：急性弥漫性增生性肾小球肾炎、新月体性肾小球肾炎、弥漫性硬化性肾小球肾炎。

（一）急性弥漫性增生性肾小球肾炎

急性弥漫性增生性肾小球肾炎简称急性肾炎，其病变特点是弥漫性毛细血管内皮细胞和系膜细胞增生，伴中性粒细胞和单核细胞浸润，又称毛细血管内增生性肾小球肾炎。该病是肾小球肾炎临床最常见的类型，多与A族乙型溶血性链球菌感染有关，少数是由其他的病原微生物感染引起的。本型多见于儿童，亦可发生成人，发病急。

1. 病理变化

（1）肉眼观 双侧肾脏轻到中度肿大，包膜紧张且表面充血，呈暗红色，包膜无粘连，故称大红肾。有的肾表面与切面可见散在粟粒大小的出血点，又称蚤咬肾。

（2）镜下见 病变累及双肾的绝大多数肾小球；肾小球体积增大，内皮细胞和系膜细胞增生，内皮细胞肿胀（图8-3），有中性粒细胞、单核细胞、巨噬细胞浸润。病变导致毛细血管腔狭窄或闭塞，肾小球血量减少；近曲小管的上皮细胞变性，肾小管管腔内可见蛋白管型、红细胞管型、白细胞管型及颗粒管型。

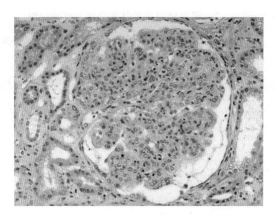

图 8-3　急性弥漫性增生性肾小球肾炎

2. 临床病理联系

（1）尿的变化　由于肾小球内皮细胞和系膜细胞增生、肿胀，压迫毛细血管使其狭窄、闭塞，造成肾小球滤过率降低，而肾小管重吸收功能无明显障碍导致少尿，严重者可出现无尿，进而引起氮质血症。临床早期由于毛细血管损伤，管壁通透性增高，红细胞漏出导致血尿形成，并伴有管型尿。

（2）水肿　出现较早，轻者表现为晨起眼睑水肿，重者发生全身性水肿。主要原因是少尿引起的水钠潴留和毛细血管壁通透性增高。

（3）高血压　大部分患者出现轻度或中度高血压，是由于水钠潴留，血容量增加所致。

3. 预后　多数预后较好，尤其儿童患者预后好。多数患儿在数周或数月内症状逐渐消失而痊愈，少数患儿病变缓慢进展为慢性肾炎。成人患者预后较差，15%～50% 的患者转为慢性肾炎，也有极少数患者病情恶化。

（二）新月体性肾小球肾炎

新月体性肾小球肾炎又称为急进性肾小球肾炎，临床表现为急进性肾炎综合征，由蛋白尿、血尿迅速发展为少尿和无尿，进而发展为肾衰竭，如治疗不及时可在数周至数月内因肾衰竭死亡。肾脏特征性病变为肾小球囊壁层上皮细胞增生形成新月体，故称新月体性肾小球肾炎。

1. 病理变化

（1）肉眼观　双肾体积弥漫性增大，颜色苍白，表面有点状出血，切面见皮质增厚。

（2）镜下见　50% 以上的肾小球球囊内有新月体形成。新月体主要由增生的肾小囊壁层上皮细胞和渗出的单核细胞构成。这些成分呈新月体状或环形分布于肾小囊壁层。早期新月体以细胞成分为主，称为细胞性新月体；之后胶原纤维增多，转变为纤维-细胞性新月体，最终成为纤维性新月体。新月体形成使肾小球球囊腔变窄或闭塞，并压迫毛细血管丛使其管腔狭窄，导致肾小球萎缩、纤维化。

2. 临床病理联系

（1）尿变化　由于肾小球毛细血管坏死，基底膜缺损和出血，血尿比较明显；随着病情发展，新月体大量形成，造成肾球囊闭塞，迅速出现少尿和无尿，并有不同程度的高血压和水肿。

（2）肾衰竭　伴随着少尿和无尿，患者还会出现氮质血症，且随着病变进展，肾功能进行性损害，最终导致肾衰竭。

3. 预后　本病进展迅速，预后极差，病死率高。患者预后一般与出现新月体的肾小球比例相关，通常患者形成新月体肾小球比例低的患者预后好于比例更高者。

（三）弥漫性硬化性肾小球肾炎

弥漫性硬化性肾小球肾炎又称慢性肾小球肾炎，是不同类型肾小球肾炎发展的终末阶段，其病变特点为大量肾小球发生纤维化、玻璃样变性和硬化。

1. 病理变化

（1）肉眼观　双肾体积对称性缩小，颜色苍白，质地较硬，表面呈弥漫性颗粒状，颗粒大小较一致，又称继发性颗粒性固缩肾。颗粒为代偿性肥大的肾单位，颗粒间凹陷部分为萎缩及纤维化的肾单位；切面皮质变薄，皮髓质分界不清。

（2）镜下见　大量肾小球纤维化和玻璃样变性，所属肾小管因缺血而萎缩或消失，间质纤维化，并有淋巴细胞、浆细胞浸润；纤维组织收缩使纤维化、玻璃样变性的肾小球相互靠拢；由肾炎引起的高血压可使肾内细小动脉管壁发生玻璃样变性和硬化。病变轻的肾单位出现代偿性改变，使肾小球体积增大，肾小管扩张，腔内可出现各种管型，以蛋白管型为主。

2. 临床病理联系

（1）尿的改变　由于大量肾单位结构被破坏，功能丧失，血液流经残留正常的肾单位时流速加快，肾小球滤过率增加，但肾小管重吸收功能有限，尿浓缩功能降低，致患者易出现多尿、夜尿及低比重尿。由于残留的肾单位正常，故一般无蛋白尿、血尿、管型尿。

（2）贫血　由于大量肾小球纤维化，肾单位受损严重，促红细胞生成素分泌减少。此外，尿素氮等代谢产物在体内堆积，可破坏红细胞或抑制骨髓造血功能。

（3）高血压　由于肾缺血导致肾素分泌增多，引起肾性高血压。高血压引起细小动脉硬化，外周循环阻力加大，加重肾缺血，使血压持续增高。长期高血压可导致左心室壁肥厚，严重室可出现心力衰竭。

（4）氮质血症和尿毒症　大量的肾单位受损后，肾脏调节功能降低，随之出现水、电解质和酸碱平衡紊乱，同时由于滤过率降低，使体内代谢产物不能充分排出而积聚在体内。

3. 预后　弥漫性硬化性肾小球肾炎因患者不同，其病程进展速度差异很大，预后均很差，患者多死于尿毒症或高血压引起的心力衰竭或脑出血。长期有效地进行血液透析或肾移植是挽救患者生命的有效手段。

？ 想一想

临床最常见的肾小球肾炎是哪种类型？

答案解析

第二节　肾盂肾炎

PPT

肾盂肾炎是一个累及肾盂、肾小管和肾间质的化脓性炎症。根据病程长短和病变特点，将肾盂肾炎分为急性肾盂肾炎和慢性肾盂肾炎。急性肾盂肾炎由细菌感染所致，多和尿路感染有关。慢性肾盂肾炎与细菌感染、膀胱输尿管反流、尿道梗阻等因素有关。本病女性多见，其发病率约为男性的10倍。临床表现为发热、腰部酸痛、血尿和脓尿，并可出现尿频、尿急、尿痛等膀胱刺激征，晚期可出现肾功能不全、高血压，甚至形成尿毒症。

一、病因及发病机制

尿路感染主要是由革兰阴性细菌引起，以大肠埃希菌最多见，占60%～80%；其次为变形杆菌、肠球菌和葡萄球菌等。急性期多为单一细菌感染，慢性期多为两种或多种细菌混合感染。

感染途径有上行性感染和血源性感染两种。

(一) 上行性感染

上行性感染是尿路感染的主要途径,致病菌多为大肠埃希菌。致病菌首先引起尿道炎或膀胱炎,然后沿输尿管或输尿管周围的淋巴管上行至肾盂、肾小管和肾间质,引起一侧或两侧肾组织病变。女性上行性感染较男性多见,特别是免疫力低时,易感染此病。

正常情况下人体泌尿系统仅在尿道口处有少许细菌,其他部位及尿液均为无菌状态,因此不易发生尿路感染性疾病。

上行性感染常见的诱发因素如下。

1. 尿路阻塞 由于尿路因结石、肿瘤压迫、前列腺肥大、尿道炎症或等因素受阻后,导致尿液在膀胱潴留,致使尿液的正常冲洗作用减弱,细菌得以在膀胱内生长繁殖而易上行诱发肾盂肾炎。

2. 医源性因素 在临床导尿术、尿道手术或膀胱镜检查等操作时,均可引起尿路黏膜损伤,减弱其防御功能,从而使细菌经尿道进入膀胱后上行诱发肾盂肾炎。尤其长期留置导尿管是引起尿路感染的重要因素,因此在导尿过程中要严格无菌操作,可避免此病的发生。

3. 尿液反流 正常输尿管斜行穿过膀胱壁,在壁内的斜行部分起瓣膜作用,可防止膀胱充盈或内压增高时尿液反流。当膀胱三角区发育不良、输尿管畸形、下尿道梗阻,或因脊髓损伤引起膀胱松弛时,可造成含菌的尿液通过反流上行进入肾盂和肾盏而诱发炎症。

(二) 血源性 (下行性) 感染

病原菌以金黄色葡萄球菌多见,从感染病灶侵入血流,随血液到达肾脏引起急性肾盂肾炎,感染常使双侧肾脏同时受累。此种感染较少见。

❤ **护爱生命**

留置导尿是临床上常用的一种侵袭性操作,操作不当可导致尿道黏膜损伤,破坏尿道的天然屏障,同时由于女性尿道短、宽、直的特点,易造成尿路感染。因此为防止尿路感染发生,留置导尿时应注意如下事项:要严格掌握导尿指征,尽量不做导尿;进行护理导尿操作时,严格无菌操作,插管动作轻柔,防止损伤尿道黏膜;每天清洁外阴和暴露在体外的导尿管,防止发生逆行感染;患者应尽量多喝水,定时排出尿袋内的尿液;若患者病情好转,应积极进行功能锻炼,尽早去除尿管。

二、类型

(一) 急性肾盂肾炎

急性肾盂肾炎是由化脓菌感染引起的肾盂、肾间质和肾小管的急性化脓性炎症。

1. 病理变化

(1) 肉眼观 血源性感染病变通常为双侧,上行性感染可为单侧或双侧。肉眼观肾脏体积增大,表面充血,有大小不等、散在、稍隆起的黄白色脓肿,周围有紫红色的充血带;病灶可呈弥漫分布或局限某一区域,也可相互融合形成较大的脓肿;切面可见肾盂黏膜表面有脓性渗出物,肾髓质内黄色条纹;病变严重时,肾盂肾盏内有积脓。

(2) 镜下见 由于感染途径不同,病变也有所不同。血源性感染时,常先累及肾皮质,尤其是肾小球及其周围的间质,逐渐破坏邻近组织,并向肾盂蔓延。上行性感染首先累及肾盂,局部黏膜充血,肾间质水肿并有大量中性粒细胞浸润,并逐渐形成大小不等的脓肿,脓肿可破入肾小管,导致肾小管上皮细胞坏死、崩解;肾小管结构破坏,脓肿形成,腔内可见中性粒细胞和脓细胞管型。

2. 临床病理联系 起病急，患者常有发热、寒战、白细胞增多等全身症状。由于肾脏肿大，被膜紧张而引起腰痛和肾区叩击痛，并有尿频、尿急、尿痛等膀胱刺激征。尿检查显示脓尿、蛋白尿、管型尿，也可出现血尿，尿细菌培养有助临床诊断。急性肾盂肾炎时，肾小球较少受累，一般不出现高血压、氮质血症和急性肾衰竭。

3. 结局 大多数患者经抗生素治疗后可短期治愈，如治疗不及时，病情易反复发作而转为慢性；诱因未消除，如尿路梗阻不能缓解，在机体抵抗力下降时，细菌易再大量生长繁殖，病情复发，甚至出现败血症。

（二）慢性肾盂肾炎

慢性肾盂肾炎多由急性肾盂肾炎演变而来，也有少数患者开始即呈慢性表现。

1. 病理变化

（1）肉眼观 因出现不规则的凹陷性瘢痕，一侧或双侧肾脏体积缩小、变硬，表面凹凸不平；如果病变为双侧，则两侧改变不对称；切面肾皮髓质界限不清，肾乳头萎缩，肾盂黏膜增厚、粗糙，肾盂和肾盏变形。

（2）镜下见 病变呈不规则分布，部分区域可见肾小管萎缩、消失；也可见肾小管扩张，扩张的肾小管内可出现均质红染的蛋白管型；肾盂和肾盏黏膜及肾间质出现淋巴细胞、浆细胞和单核细胞等炎细胞浸润。早期肾小球变化不明显，但肾球囊周围组织可纤维化；随着病变发展，晚期肾小球可纤维化和玻璃样变性。

2. 临床病理联系 由于慢性肾盂肾炎时肾小管病变较严重，尿液浓缩功能下降或丧失，引起多尿和夜尿，钠、钾和碳酸氢盐丧失过多而引起低钠血症、低钾血症及代谢性酸中毒。肾组织纤维化和小动脉硬化导致肾缺血，使肾素分泌增加引起肾性高血压。晚期大量肾组织破坏可引起氮质血症和尿血症。慢性肾盂肾炎常逐渐发病或表现为反复急性发作的急性肾盂肾炎的临床症状。

3. 结局 慢性肾盂肾炎病程较长，可反复发作，如能积极治疗，消除病因，可控制病情的发展。晚期病变广泛破坏累及整个肾组织，可引起高血压和肾功能衰竭，甚至威胁生命。

4. 并发症

（1）**急性坏死性肾乳头炎** 在糖尿病或严重尿路梗阻等诱因下，患者肾乳头缺血、坏死，可发生在单侧或双侧肾。肉眼观，肾乳头出现境界清楚的灰白或灰黄色的梗死样坏死灶。镜下见肾乳头凝性坏死。临床表现为剧烈腰痛、血尿和肾绞痛，严重者可导致急性肾衰竭。

（2）**肾盂积脓** 患者有严重尿路阻塞，特别是高位完全性尿路阻塞时，脓性渗出物不能排出而积聚在肾盂、肾盏。

（3）**肾周围脓肿** 病变严重者，肾内化脓性炎症可经肾包膜扩展到肾周围组织，引起肾周围脓肿。

PPT

第三节 泌尿系统常见恶性肿瘤

一、肾细胞癌

肾细胞癌是发生在肾小管上皮细胞的恶性肿瘤，又称为肾癌，是肾脏最常见的恶性肿瘤，占肾脏恶性肿瘤的 80% ~ 90%。该病多发生于 40 岁以上，男性发病多于女性。

（一）病因及发病机制

流行病学调查显示，吸烟是引起肾细胞癌最重要的致病因子。吸烟者肾癌发病率是非吸烟者的两倍。肥胖（特别是女性），高血压，接触石棉、石油产品和重金属等也是该病的危险因素。

肾细胞癌有散发性和遗传性两种类型。散发性肾细胞癌占绝大多数，多发生于一侧肾脏，发病年龄较大。家族遗传性肾细胞癌多为双侧多灶性发病，发病年龄较小。

（二）病理变化

1. 肉眼观　肿瘤可发生于肾的任何部位，但以两极多见，尤其是上极；多为单发实体、圆形肿块，直径 4 ~ 15cm；切面见淡黄色或灰白色，常见灶状出血、坏死和纤维化改变，呈黄、红、灰、白多彩颜色。肿瘤境界清楚，有假包膜形成。

2. 镜下见

（1）**肾透明细胞癌**　此型占肾细胞癌的 70% ~ 80%。肿瘤细胞体积较大，呈圆形或多边形，胞质丰富，轮廓清楚，呈透明或硬颗粒状，间质有丰富的毛细血管和血窦。

（2）**乳头状癌**　占肾细胞癌的 10% ~ 15%。肿瘤细胞呈立方或低柱状，乳头状排列，乳头中轴间质内常见砂粒体和泡沫细胞。

（3）**嫌色细胞癌**　约占肾细胞癌的 5%。肿瘤细胞大小不一，胞质丰富，核周常有透明区，细胞膜明显，呈腺泡状排列。

（三）扩散方式

1. 直接蔓延　可向肾盂、肾盏和输尿直接蔓延，可穿过肾包膜向周围组织和器官蔓延。

2. 血道转移　因肾组织有丰富的血管，早期即可发生血道转移。最常见转移的部位是肺和骨，其次是肝、肾上腺和脑等。该病预后差，5 年生存率约为 50%，如肿瘤侵入肾组织和肾静脉，5 年生存率降至 15% ~ 20%。

3. 淋巴道转移　常转移肾门及主动脉旁淋巴结。

（四）临床病理联系

肾细胞癌早期症状不明显，发现时肿瘤体积已较大，并处于中晚期。血尿、腰痛和肾区肿块是诊断肾癌的三联征，具有重要意义，但三者同时出现的比例较低。无痛性血尿是其最主要症状，多为肿瘤侵及肾盂、肾盏及其血管所致，常为间歇性血尿。有时凝血块通过输尿管时引起绞痛。肾细胞癌可产生异位激素和激素样物，引起多种副肿瘤综合征，如高血压、红细胞增多症、高钙血症等。

练一练

膀胱癌发生最重要的影响因素是（　　）。

A. 电离辐射　　　　　　　B. 血吸虫感染　　　　　　C. 吸烟

D. 接触芳香胺　　　　　　E. 膀胱黏膜的慢性刺激

答案解析

二、肾母细胞瘤

肾母细胞瘤又称 Wilms 瘤，是起源于后肾胚基组织的恶性肿瘤。该病多发生于 2 ~ 5 岁的小儿，是儿童最常见的恶性肿瘤之一。肾母细胞瘤的发生可能是由于间叶胚基细胞向后肾组织分化障碍并持续增殖造成的。

（一）病理变化

1. 肉眼观　肿瘤多为单侧，有 5% ~ 10% 为双侧和多灶性。肿瘤多表现为单个实性肿物，体积较大，边界清楚，可有假包膜形成，质软；切面呈鱼肉状、灰白或灰红色，可有灶状出血、坏死或囊性变。

2. 镜下见　具有肾脏不同发育阶段的肾小球或肾小管样结构。细胞成分包括间叶组织细胞、上皮样细胞和幼稚细胞三种。间叶细胞多为纤维性或黏液性，细胞呈梭形或星状且较小，可出现横纹肌、软骨、骨或脂肪等分化。上皮样细胞呈圆形、多边形或立方形，体积小，可形成小管或小球样结构，并可出现鳞状上皮分化。胚基幼稚细胞为小圆形或卵圆形原始细胞，胞质少。

（二）扩散方式

早期肾母细胞瘤即可扩散至邻近组织及器官，也可沿血道转移到肺、肝等器官，或经淋巴道转移到肾门淋巴结和主动脉旁淋巴结。

（三）病理临床联系

肾母细胞瘤的主要症状是腹部肿块，肿块不断发展后可压迫器官引起并发症，如腹部的肿块压迫邻近器官引起腹痛和肠梗阻；儿童患者高血压可能与肿瘤压迫肾动脉和大量产生肾素有关。肾母细胞瘤恶性程度高，早期即可扩散，预后较差。目前临床多采用外科手术、化疗和放疗的综合治疗，可延长患者的生存期。

三、膀胱癌 微课

膀胱癌是泌尿系统最常见的恶性肿瘤，95%起源于上皮组织。膀胱移行细胞癌是膀胱癌最常见的类型，除此之外也可发生鳞状细胞癌、腺癌和间叶来源的肿瘤，但发病率较低。膀胱癌多发生于50岁以后的男性，男女患病比例为3∶1。

（一）病因

膀胱癌的发生与吸烟、辐射或长期接触联苯胺、苯胺和萘胺等化学致癌物质有关。此外膀胱黏膜的慢性炎症促使膀胱黏膜上皮增生和化生，也可继发癌变。

（二）病理变化

1. 肉眼观　膀胱癌好发于膀胱侧壁和膀胱三角区近输尿管开口处，所以易阻塞输尿管口引起肾盂积水和肾盂肾炎。瘤体可为单个或多发，大小不等，呈现乳头状、息肉状或扁平版块状，多伴出血和感染。

2. 镜下见　膀胱移行细胞癌约占膀胱癌总数的90%。根据分化程度，可将膀胱移行细胞癌分为Ⅰ、Ⅱ、Ⅲ三级。Ⅰ级膀胱移行细胞癌呈乳头状结构，细胞分化程度高，结构较规则，癌细胞排列紧密，细胞异型性小，少见核分裂象。Ⅱ级移行细胞癌呈乳头状或菜花状，细胞异型性较明显，核染色深，核分裂象较多，瘤细胞可浸润结缔组织，甚至深达肌层。Ⅲ级膀胱移行细胞癌呈菜花状，细胞分化程度低，癌细胞排列紊乱，细胞异型性明显，核分裂象多见，并可出现病理性核分裂象，瘤细胞常浸润到膀胱肌层深部，甚至侵犯到周围组织和器官。

（三）扩散方式

膀胱癌主要经淋巴道转移至子宫、髂动脉和主动脉周围的淋巴结，晚期也可通过血道转移至肝、肺、骨等部位。

（四）临床病理联系

膀胱癌常见的症状是无痛性血尿。这是由于肿瘤的乳头断裂、肿瘤组织坏死和溃疡等引起。其次肿瘤组织侵犯膀胱壁，刺激膀胱黏膜或并发感染导致出现尿频、尿急、尿痛等膀胱刺激征。此外肿瘤阻塞输尿管开口，还可引起肾盂积水、肾盂肾炎甚至肾盂积脓等。

膀胱癌多以手术治疗为主，预后与肿瘤的分化程度、治疗早晚及侵袭转移范围密切相关，发现越早、分化程度越高预后越好。膀胱癌晚期患者常死于广泛转移和严重感染。

答案解析

目标检测

一、选择题

【A 型题】

1. 与急性肾小球肾炎最相关的细菌感染为 （ ）。

 A. 甲型肝炎病毒感染　　　　　　　　B. 乙型肝炎病毒感染

 C. 葡萄球菌感染　　　　　　　　　　D. A 族乙型溶血性链球菌感染

 E. B 族甲型溶血性链球菌感染

2. 弥漫性硬化性肾小球肾炎的肾脏表现为 （ ）。

 A. 大红肾　　　　　　　　　　　　　B. 颗粒性固缩肾

 C. 大白肾　　　　　　　　　　　　　D. 蚤咬肾

 E. 大瘢痕性固缩肾

3. 弥漫性新月体性肾小球肾炎中新月体的细胞是 （ ）。

 A. 肾小球球囊壁层上皮细胞

 B. 肾小球球囊壁层上皮细胞和单核细胞

 C. 肾小球球囊脏层上皮细胞和单核细胞

 D. 肾小球系膜细胞和内皮细胞

 E. 肾小球系膜细胞

4. 弥漫性毛细血管内增生性肾小球肾炎最主要的病变是 （ ）。

 A. 肾小球毛细血管扩张充血及血栓形成

 B. 毛细血管内血栓形成及基底膜增厚

 C. 中性粒细胞浸润及肾球囊上皮细胞增生

 D. 毛细血管内皮细胞及系膜细胞增生

 E. 毛细血管壁纤维蛋白样坏死

5. 急性肾小球肾炎是一种 （ ）。

 A. 化脓性炎　　　B. 出血性炎　　　C. 变质性炎　　　D. 增生性炎　　　E. 浆液性炎

6. 肾体积缩小，颜色苍白，表面呈弥漫性细颗粒状，见于 （ ）。

 A. 脂性肾病　　　　　　　　　　　　B. 毛细血管外增生性肾小球肾炎

 C. 肾盂积水　　　　　　　　　　　　D. 急性弥漫性增生性肾小球肾炎

 E. 慢性硬化性肾小球肾炎

7. 急性肾盂肾炎的基本病变属于 （ ）。

 A. 纤维蛋白性炎　　　　　　　　　　B. 卡他性炎

 C. 急性增生性炎　　　　　　　　　　D. 急性化脓性炎

 E. 肉芽肿性炎

8. 血源感染性肾盂肾炎最常见的细菌是 （ ）。

 A. 链球菌　　　B. 肠球菌　　　C. 大肠埃希菌　　　D. 葡萄球菌　　　E. 霉菌

9. 肾盂肾炎时，主要的致病菌是 （ ）。

 A. 链球菌　　　B. 肠球菌　　　C. 大肠埃希菌　　　D. 葡萄球菌　　　E. 霉菌

10. 一女性患者，出现发热、腰痛、膀胱刺激征，尿液检查：白细胞（＋＋），细菌（＋）。最可能的诊断是（ ）。

    A. 急性肾小球肾炎   B. 慢性肾盂肾炎

    C. 急性肾盂肾炎   D. 尿路感染

    E. 尿路结石

11. 血源性感染引起急性肾盂肾炎首先累及的部位是（ ）。

    A. 肾皮质   B. 肾盂   C. 肾间质   D. 肾小管   E. 肾小球旁器

12. 肾细胞癌的主要症状是（ ）。

    A. 无痛性血尿   B. 尿急   C. 尿痛   D. 尿频   E. 管型尿

13. 肾细胞癌最常见的病理类型是（ ）。

    A. 管状腺癌   B. 肾透明细胞癌

    C. 肾嫌色细胞癌   D. 乳头状肾细胞癌

    E. 鳞状细胞癌

14. 儿童期肾脏最常见的恶性肿瘤是（ ）。

    A. 肾细胞癌   B. 前尿道移行细胞癌

    C. 肾嫌色细胞癌   D. 乳头状肾细胞癌

    E. 肾母细胞癌

15. 膀胱癌最常见的病理类型是（ ）。

    A. 移行细胞癌   B. 鳞状细胞癌   C. 腺癌   D. 乳头状癌   E. 透明细胞癌

【X 型题】

16. 肾盂肾炎的感染途径是（ ）。

    A. 单发性肾脓肿   B. 上行性感染   C. 外伤性感染   D. 医源性感染   E. 尿路梗阻

17. 符合慢性肾盂肾炎病理变化的是（ ）。

    A. 肾间质纤维化   B. 肾小球球囊周围纤维化

    C. 肾间质内慢性炎细胞浸润   D. 肾乳头萎缩

    E. 两侧肾脏病变对称

18. 急性肾盂肾炎的特点是（ ）。

    A. 女性多于男性   B. 肾盂急性化脓性炎症

    C. 肾脏体积肿大   D. 病原菌多为大肠埃希菌

    E. 多由血源性感染引起

19. 血源性感染引起急性肾盂肾炎可累及的部位是（ ）。

    A. 肾皮质   B. 肾盂   C. 肾间质   D. 肾小管   E. 肾小球

20. 膀胱癌发生的影响因素是（ ）。

    A. 电离辐射   B. 膀胱黏膜的慢性刺激

    C. 吸烟   D. 接触芳香胺

    E. 制革从业者

二、综合问答题

1. 急性弥漫性增生性肾小球肾炎的病理特点是什么？

2. 急性肾盂肾炎的病理特点是什么？

三、实例解析题

患者，女，17岁，15天前曾患急性扁桃体炎，6天前晨起发现双眼睑水肿，持续性加重，1天后出现双下肢水肿，1天来自觉尿量较前减少。查体：BP 145/95mmHg。实验室检查：尿常规蛋白（＋＋），RBC 25～30个/HP。

讨论：初步诊断是什么？诊断依据是什么？需要与哪些疾病进行鉴别？

（郭风振）

书网融合……

重点回顾　　　　微课　　　　习题

第九章　女性生殖系统及乳腺疾病

学习目标

知识目标：

1. 掌握　子宫颈上皮内瘤变的概念；子宫颈癌、乳腺癌的病因、病理类型和特点；葡萄胎、侵蚀性葡萄胎和绒毛膜上皮癌的病理变化及鉴别要点；常见卵巢肿瘤的类型及病变特点。

2. 熟悉　乳腺纤维囊性变和纤维腺瘤的病理和临床特点。

3. 了解　慢性子宫颈炎的病理形态特点。

技能目标：

能根据组织的大体形态，初步判断葡萄胎、侵蚀性葡萄胎和绒毛膜上皮癌。能根据肿瘤的组织结构，确定乳腺癌的组织来源和解释其生物学特性。

素质目标：

对恶性肿瘤患者，具有耐心细致的护理观念和心理疏导意识。

导学情景

情景描述： 患者，女，51岁，宫颈上皮内瘤变病史10年，未予治疗。近半年阴道分泌物增加，伴阴道不规则流血。阴道内窥镜见子宫颈黏膜面一菜花状肿物，同时右侧腹股沟淋巴结肿大。

情景分析： 患者为51岁女性，有子宫颈上皮内瘤变史，均为女性生殖系统肿瘤高发因素。

讨论： 该患者宫颈病变最可能的诊断是什么？

学前导语： 女性生殖系统恶性肿瘤是女性常见的恶性肿瘤之一，病死率很高。了解子宫颈上皮内瘤变的检测和子宫颈癌的病理变化，为临床课程的学习奠定基础。

女性生殖系统疾病具有患病率高、无症状比例高、不就诊的比例高和得不到合理治疗比例高的特点，导致各种严重并发症和后遗症。女性生殖道因解剖、生理、性活动、分娩和卫生习惯等多种因素影响，易发生多种感染。

第一节　子宫颈疾病

PPT

一、慢性宫颈炎　微课

慢性宫颈炎（chronic cervicitis）是发生于子宫颈黏膜的慢性非特异性炎症性疾病，为生育期妇女最常见的疾病，多数是急性炎症未及时治愈或反复发作而转为慢性。临床主要表现为白带增多，偶尔血性白带，性交后出血，伴下腹坠胀、腰骶部疼痛等症状。

（一）病因和发病机制

本病常由链球菌、肠球菌或葡萄球菌引起，也可由沙眼衣原体、淋球菌、单纯疱疹病毒感染引起。

多在分娩、流产等致子宫颈损伤后入侵而发病。

（二）病理变化

1. 宫颈柱状上皮异位　慢性宫颈炎时子宫颈阴道部的鳞状上皮因炎症或损伤而坏死、脱落，形成表浅的缺损，称真性糜烂。这种真性糜烂很少见，因为很快即被向外生长的子宫颈管黏膜柱状上皮所覆盖。由于柱状上皮很薄，上皮下血管容易暴露而呈红色，看上去像糜烂，但实际上为假性糜烂。随后，柱状上皮又可被化生的鳞状上皮所取代，称为糜烂愈复。肉眼观：子宫颈黏膜充血、肿胀，呈颗粒状或糜烂状。镜下见：子宫颈间质内有单核细胞、淋巴细胞及浆细胞浸润，子宫颈上皮可伴有不同程度的增生及鳞状上皮化生。

2. 宫颈息肉　由于慢性炎症刺激，宫颈黏膜上皮、腺体和间质纤维结缔组织呈局限性增生，形成向表面突起、根部带有细蒂的小肿物，称为宫颈息肉。肉眼观：息肉可单发或多发，红色，大小多在1cm之内。镜下见：息肉由增生的腺体、结缔组织构成，伴有充血、水肿和慢性炎细胞浸润，表面被覆单层柱状上皮或鳞状上皮。

3. 宫颈肥大　由于炎症长期刺激，宫颈结缔组织和腺体明显增生致子宫颈增大，称为宫颈肥大（cervical hypertrophy）。若结缔组织增生明显，则宫颈变硬，但表面光滑。

4. 子宫颈腺囊肿　宫颈黏膜腺体的开口被黏液或化生的鳞状上皮堵塞，使黏液潴留，腺体扩大成囊状，形成子宫颈腺囊肿，又称纳博特囊肿（简称纳氏囊）。

（三）临床病理联系

观察白带的量、颜色、性质，了解有无腰酸、下腹或腰骶部疼痛等。一般选择月经干净后3～7天后进行治疗。嘱患者注意个人卫生，保持外阴清洁，禁止盆浴。指导妇女定期做妇科检查，发现宫颈炎症及时予以治疗，治疗前常规进行宫颈刮片细胞学检查，以排除癌变可能。

？ 想一想

请说出子宫颈上皮由柱状上皮化生为鳞状上皮时，大体形态会有哪些改变？

答案解析

二、宫颈上皮内瘤变及宫颈癌

（一）宫颈上皮内瘤变

宫颈上皮内瘤变（CIN）是宫颈上皮不典型增生和原位癌的统称。宫颈上皮不典型增生属癌前病变，是指宫颈上皮部分被不同程度异型性的细胞所取代，表现为细胞排列紊乱，大小形态不等，细胞核较大深染，核膜不规则，核浆比增大，核分裂象增多。这种异型性细胞增生从基底层开始，逐渐向表层发展。根据病变的程度和范围，将CIN分为Ⅰ、Ⅱ、Ⅲ级。Ⅰ级相当于轻度不典型增生，异型细胞局限于上皮层下1/3区；Ⅱ级相当于中度不典型增生，异型细胞占上皮层下1/2～2/3，Ⅲ级相当于重度不典型增生及原位癌，异型细胞显著增多，超过上皮层下2/3。

上皮不典型增生—原位癌—浸润癌是一个逐渐连续发展的过程，但并非所有的宫颈浸润癌的形成均必须通过这一过程，也不是所有的上皮不典型增生均必然发展为宫颈癌。大约一半的CINⅠ级可自然消退，最终发展为浸润癌的不到2%。随着不典型增生级别的增高，发展为浸润癌的机会也增多。

（二）宫颈癌

宫颈癌（cervical cancer）是发生于宫颈黏膜或腺体的恶性肿瘤，为女性生殖系统常见的恶性肿瘤之一。发病年龄多见于 40~60 岁，45 岁左右为高峰期。近年来，由于我国广泛开展防癌普查以及妇科门诊进行常规细胞学检查，使许多癌前病变和早期癌得到早期治疗，子宫颈癌的预后大为改善，死亡率明显降低，已成为可以治愈的恶性肿瘤之一。

1. 病因和发病机制 子宫颈癌的病因及发病机制尚无定论，一般认为与早婚、性生活紊乱、宫颈裂伤、包皮垢刺激和感染等多种因素有关，尤其与人乳头状瘤病毒（HPV）的感染密切相关。

2. 类型和病理变化 宫颈癌的组织学类型主要为鳞状细胞癌，占 80%~95%，腺癌占 10%~20%，其他类型很少。

（1）鳞状细胞癌 根据发展过程可分为原位癌、早期浸润癌及浸润癌。

1）原位癌 子宫颈上皮全层细胞发生不典型增生，但癌细胞尚未突破基底膜，称为宫颈原位癌。若异常增生的细胞在原位癌的基础上延伸到宫颈内腺体，异型性更明显，但上皮和腺体基底膜完整，称为原位癌累及腺体。

2）早期浸润癌（或称微小浸润性鳞状细胞癌） 指癌细胞突破基底膜并浸润到基底膜下方的间质内，浸润深度不超过基底膜下 5mm，没有血管浸润也无淋巴结转移。多数无明显症状，预后良好。

3）浸润癌 指癌细胞突破基底膜，明显浸润间质，浸润深度超过基底膜下 5mm 并伴有临床症状。肉眼观：主要表现为内生浸润型、溃疡型、外生乳头型、菜花型（图 9-1）。镜下表现按分化程度分为三型。①高分化鳞癌：约占 20%，癌细胞主要为多角形，有较多癌珠形成（图 9-2）。②中分化鳞癌：约占 60%，癌细胞主要为大梭形或卵圆形，无明显角化，核分裂象和细胞异型性较明显。③低分化鳞癌：约占 20%，癌细胞多呈小梭形，似基底细胞，异型性和核分裂象都很明显。

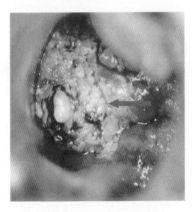

图 9-1 宫颈癌外生型

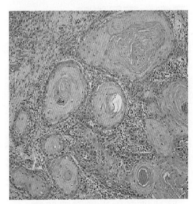

图 9-2 高分化鳞状细胞癌

（2）腺癌 癌细胞起源于子宫颈管黏膜上皮和腺体。肉眼观，与鳞癌基本相同。根据腺癌的组织结构和分化程度也可分为高分化、中分化和低分化三型。宫颈腺癌对放疗和化疗均不敏感，预后较差。

（三）扩散

宫颈癌的主要扩散途径为直接蔓延和经淋巴道转移，血道转移较少。

1. 直接蔓延 癌组织向上浸润破坏整段子宫颈，但很少破坏子宫体，向下累及阴道穹窿及阴道壁，向两侧可侵及子宫旁及盆壁组织，若肿瘤侵犯或压迫输尿管可引起肾盂积水。晚期可侵犯膀胱和直肠。

2. 淋巴道转移 为宫颈癌最常见和最重要的转移途径。首先通过子宫颈旁淋巴结转移至闭孔、髂内、髂外等淋巴结，而后转移至髂总、腹股沟或骶前淋巴结，晚期可转移至锁骨上淋巴结。

3. 血道转移 很少见，晚期可经血道转移至肺、骨及肝。

（四）临床病理联系

早期常有白带增多，与宫颈柱状上皮异位不易区分。随病变进展，因癌组织破坏血管，患者表现为不规则阴道流血及接触性出血。因癌组织坏死继发感染刺激宫颈腺体分泌亢进，使白带增多，有特殊腥臭味。晚期因癌组织浸润盆腔神经，可出现下腹部及腰骶部疼痛。当癌组织侵犯膀胱及直肠时，可引起尿路阻塞、膀胱子宫瘘或直肠子宫瘘。

宫颈癌虽然很危险，但比较容易早期发现和治疗。加强妇女卫生保健，重视宫颈慢性病的防治，宣传与宫颈癌发病有关的高危因素，指导患者积极治疗宫颈炎，定期进行妇科检查，做到早发现、早诊断、早治疗。

对有出血、疼痛患者，进行止血、止痛等对症处理，给患者介绍有关宫颈癌的医学知识，消除恐惧心理，使患者积极配合治疗。

✎ 练一练

宫颈原位癌是指癌细胞累及（　　）。

A. 宫颈上皮细胞 2/3 层   B. 宫颈上皮细胞全层

C. 宫颈上皮细胞 1/3 层   D. 宫颈原位癌突破基底膜

E. 宫颈细胞 1/3 层以下

答案解析

PPT

第二节　子宫体疾病

一、子宫内膜异位症

子宫内膜异位症（endometriosis）是指在子宫内膜以外的组织出现子宫内膜腺体和间质。子宫内膜可异位于子宫肌层，也可异位在子宫外。其病因及发生机制尚不明了。临床上患者主要表现为痛经、月经紊乱和局部结节。

（一）子宫内子宫内膜异位症

子宫内膜腺体和间质出现在子宫肌层称为子宫内子宫内膜异位症。临床上较常见，多发生于育龄期妇女。患者表现为子宫增大、月经过多、痛经等。

肉眼观：可分为弥漫型和局灶型。子宫内膜弥漫异位在子宫平滑肌中者称为子宫腺肌病，子宫呈均匀增大；局灶性者称为子宫腺肌瘤，子宫呈不规则增大，以子宫后壁多见，呈球形。切面可见增厚的子宫肌壁内散在分布大小不等的出血灶或腔隙，可有血性浆液或巧克力样液。

镜下观：子宫肌壁内出现岛状分布的子宫内膜腺体和间质，周围平滑肌细胞增生、肥大，可见陈旧性出血和含铁血黄素沉积。

（二）子宫外子宫内膜异位症

子宫内膜腺体和间质出现在子宫以外的组织或器官称为子宫外子宫内膜异位症。可见于卵巢、子宫阔韧带、盆腔腹膜等处，但以卵巢最为多见，一般发生于卵巢的表面，多为双侧性。青年妇女好发，主要症状为痛经。

肉眼观：由于异位的子宫内膜随月经周期变化，反复出血，在局部形成囊腔，称为子宫内膜异位囊肿。因囊内含巧克力色样黏稠液体，故又称为巧克力囊肿。囊肿可破裂，引起腹腔出血和附近组织粘连。镜下观：在囊壁内可找到典型的子宫内膜腺体及间质。

二、子宫内膜增生

子宫内膜增生（endometrial hyperplasia）是指由于内源性或外源性雌激素增高而引起的子宫内膜过

度增生。本病常发生在青春期和围绝经期妇女，临床表现为月经过多、不规则子宫出血、经期延长或绝经后流血等，是妇科的常见病之一。

（一）病因和发病机制

由于青春期卵巢尚未发育成熟，更年期卵巢逐渐衰退，卵巢－垂体－下丘脑之间功能失调，垂体前叶分泌的卵泡刺激素及黄体生成素的比例失调。卵巢内仅有不同程度的成熟卵泡而无排卵，故无黄体生成，孕激素分泌缺乏，体内雌激素水平升高而使内膜过度增生。另外，精神应激、环境和气候变化等也与本病的发生有关。

（二）类型和病理变化

子宫内膜过度增生是子宫内膜增生的基本病理变化。肉眼观：子宫内膜呈弥漫性或局灶性增厚，其厚度常超过5mm，表面光滑或有小息肉形成，质地柔软、湿润似天鹅绒，有的质地较硬，但不脆。镜下表现根据细胞形态及腺体结构特点，可分为三种类型。

1. 单纯性增生 表现为局部或弥漫性子宫内膜腺体和间质增多、密集，腺体结构不规则，有的腺腔扩张呈囊状。腺上皮呈高柱状或假复层，细胞无异型性。单纯性增生大约有1%可发展为子宫内膜癌。

2. 复杂性增生 表现为腺体增生明显，形态多样，呈"背靠背"状。腺上皮增生形成乳头突入腺腔或形成套管状，细胞无异型性。复杂性增生大约有3%可发展为子宫内膜癌。

3. 不典型增生 为癌前病变，表现为腺体排列拥挤，结构复杂，腺腔内可有乳头或生芽。腺上皮细胞出现异型性，核大、深染，核分裂象易见，有时很难与高分化子宫内膜癌鉴别。不典型增生约有1/3患者5年内可发展为子宫内膜腺癌。

三、子宫肿瘤

（一）子宫平滑肌瘤

子宫平滑肌瘤（leiomyoma of the uterus）是女性生殖系统最常见的肿瘤，30岁以上妇女的发病率高达70%，不孕妇女更多见。可能与过度的雌激素长期刺激有关。临床上肿瘤较小时，多数患者无症状，部分患者可出现月经量过多、下腹部不适及局部肿块；肿块较大时可有局部压迫症状，多数肿瘤在绝经期后可逐渐萎缩。

1. 病理变化

（1）肉眼观 肿瘤可发生于子宫的任何部位，常见于子宫肌壁间、黏膜下和浆膜下。肿瘤可单发，也可多发，多者可达数十个，称多发性子宫平滑肌瘤。肿瘤大小不等，小者如米粒或仅见于镜下，大者可达成人拳头或更大，与周围组织界限清楚，无包膜。切面呈灰白色、编织状，当肿瘤生长较快或供血不足时，可发生各种继发性改变，如黏液样变、囊性变及出血、坏死等。

（2）镜下观 瘤细胞与正常子宫平滑肌细胞相似，但瘤细胞比较密集，排列成编织状或旋涡状。瘤细胞呈梭形，核呈长杆状，两端钝圆，核分裂象少见。

平滑肌瘤极少恶变，如肿瘤组织出现坏死、边界不清、细胞异型、核分裂象增多、每10个高倍视野核分裂象≥10个，应诊断为平滑肌肉瘤。

2. 临床病理联系 子宫平滑肌瘤最主要的症状是因黏膜下肌瘤引起的出血，或压迫膀胱引起的尿频。血流阻断可引起突发性疼痛和不孕。其次，平滑肌瘤可导致自然流产、胎儿先露异常和绝经后流血。

（二）子宫内膜癌

子宫内膜癌（endomertrial carcinoma）是发生于子宫内膜上皮及腺体的恶性肿瘤，又称为子宫体癌，多数发生在绝经期后，患者平均年龄为 55 岁，其发生主要与雌激素长期持续作用有关。

1. 病理变化 子宫内膜癌分为弥漫型和局限型。①弥漫型：子宫内膜弥漫性增厚，表面粗糙，灰白色，质脆，常伴有出血、坏死和溃疡。②局限型：多发生在子宫底和子宫角，呈息肉状或乳头状突向子宫腔，可不浸及子宫肌壁。

镜下观：主要为腺癌，可有腺样结构形成或呈实体状，腺体极性消失，排列紊乱，细胞异型性明显，核分裂象易见，有病理性核分裂象。肿瘤可呈现高、中、低分化。

2. 扩散 子宫内膜癌生长较缓慢，可多年局限在子宫腔内，扩散发生较晚，以直接蔓延和淋巴道转移为主，晚期可通过血道转移至肺、肝、骨等处。

3. 临床病理联系 早期可无症状，患者最主要的临床症状为阴道分泌物增多，呈淡红色，严重时有不规则阴道流血。继发感染时分泌物呈脓性，有腥臭味。当侵犯盆腔神经时，可有下腹部和腰骶部疼痛。刮取宫内膜组织做病理学检查可明确诊断。若能做到早发现、早诊断、早治疗，可提高患者的生存率。

👁️**看一看**

子宫内膜癌的护理措施

1. 消除患者的恐惧心理 要尽量采用非专业性语言使患者能听得懂，帮助患者减轻对疾病及手术的焦虑及恐惧，建立信心，能主动配合治疗和护理。

2. 一般护理 应加强营养，给予高热量、高蛋白、高维生素的饮食。

3. 术前护理 做好常规准备。告诉患者，只要全身情况能耐受，无手术禁忌证，手术治疗是首选的治疗方法。

4. 术后护理 加强巡视，密切观察病情，预测患者是否需要止痛药或其他止痛措施。遵医嘱给予止痛药后，若发现不良反应应及时报告医生，以便给予对症处理。

5. 化疗护理 对于晚期、复发、不能手术切除或有生育要求者，在化疗过程中要注意观察副反应，并告诉患者停药后副反应会逐步消失，使其能坚持到疗程结束。

第三节 滋养层细胞疾病

PPT

妊娠滋养细胞疾病（GTD）是一组以滋养层细胞异常增生为特征的病变，包括葡萄胎、侵蚀性葡萄胎、绒毛膜上皮癌等。患者血清及尿液中人绒毛膜促性腺激素（HCG）的含量比正常妊娠高，检测患者 HCG 水平，可作为临床辅助诊断及治疗效果的随访观察指标。

一、葡萄胎

葡萄胎（hydatidiform mole），又称水泡状胎块，是胎盘绒毛的一种良性病变，以 20 岁以下和 40 岁以上女性多见，我国的发病率约为 1/150 次妊娠。主要临床表现为闭经及阴道流血或阴道排出水泡状物。葡萄胎分为完全性葡萄胎和部分性葡萄胎。

（一）病因及发病机制

细胞学研究显示，在完全性和部分性葡萄胎的发生中，染色体异常起着主要作用。完全性葡萄胎是正常二倍体核型，其染色体均来自父方，即卵子在卵原核缺失或卵原核失活（空卵）的情况下与精子结合后发育形成，称为空卵受精。完全性葡萄胎是一个无胚胎的妊娠。部分性葡萄胎是三倍体核型，有 69 条染色体，额外的单倍体是父系来源。这可能产生于一个正常卵子与双精子结合或第一次减数分裂失败的精子使正常卵受精，可发现胚胎的发育。

（二）病理变化

肉眼观：病变局限于宫腔内，不侵入肌层。胎盘绒毛高度水肿，形成成串的薄壁水泡，内含清亮液体，状似葡萄，故称葡萄胎（图 9 - 3）。若所有绒毛均呈葡萄状，无胎儿和胎盘，称完全性葡萄胎；若仍可见部分胎盘组织，称不完全性葡萄胎。

镜下观：葡萄胎有三个特点。①绒毛间质水肿，致绒毛扩大。②绒毛间质内血管减少或消失。③滋养层细胞有不同程度增生，包括合体滋养层细胞及细胞滋养层细胞，两者以不同比例混合存在，并有轻度异型性。滋养层细胞增生为葡萄胎的最重要特征。

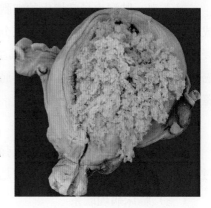

图 9 - 3　葡萄胎示意图

（三）临床病理联系

患者多半在妊娠的第 4 个月或第 5 个月出现症状，由于胎盘绒毛水肿致子宫体积明显增大，与妊娠月份不符。因无胎儿成分或胚胎早期死亡，虽然子宫超过正常 5 个月妊娠大小，但听不到胎心，也无胎动。由于滋养层细胞增生，患者血和尿中 HCG 明显增高，是协助诊断的重要指标。滋养层细胞侵袭血管能力很强，故子宫反复不规则流血，偶有葡萄状物流出。如疑为葡萄胎时，大多数患者可经超声检查确诊。

绝大多数葡萄胎患者经彻底刮宫后可治愈。完全性葡萄胎约 1% 可发展为侵蚀性葡萄胎，2%～3% 可发展为绒毛膜上皮癌。葡萄胎患者经彻底刮宫后必须连续监测血清及尿液中 HCG 水平，密切随访。

二、侵蚀性葡萄胎

侵蚀性葡萄胎（invasive mole）是指葡萄胎组织侵入子宫肌层甚至子宫外，因其生物学行为似恶性肿瘤又称恶性葡萄胎。

（一）病理变化

肉眼观：水泡状绒毛局限性浸润子宫肌层，造成出血、结节性坏死。镜下观：子宫肌壁内可见完整的水泡状绒毛（区别于葡萄胎），滋养层细胞增生、浸润，细胞异型性显著，绒毛间质水肿。

（二）临床病理联系

临床上，多次清宫后，患者血、尿 HCG 持续阳性，阴道持续或间断性不规则出血。若滋养层细胞侵入血管，可经血道转移至肺、脑等器官，或转移至阴道壁或外阴等处，形成转移结节。因侵蚀性葡萄胎刮宫不易清除，需进行化学药物治疗，治疗效果较好。即使已有转移，经综合治疗也多能治愈，仅少数有复发。

三、绒毛膜上皮癌

绒毛膜癌（choriocarcinoma）简称绒癌，是一种恶性程度很高的滋养层细胞肿瘤。其特点是滋养层细胞高度增生，不形成绒毛或水泡状结构，并广泛侵入子宫肌层或转移至其他脏器及组织。绝大多数与妊娠有关，约 50% 发生于葡萄胎后，25% 发生于流产后，20% 发生于正常分娩后，5% 发生于早产和异位妊娠等。过去绒毛膜癌的死亡率很高，近年来由于化疗的进展，这一恶性疾病已有治愈的可能。

（一）病理变化

肉眼观：肿瘤呈结节状，单个或多个，位于子宫不同部位，可突入宫腔，呈息肉状，表面有溃烂，也可侵入肌层并穿透子宫浆膜引起腹腔内出血。由于明显出血坏死，癌结节质软，呈暗红色或紫蓝色。

镜下观：肿瘤由异常增生的细胞滋养层细胞及合体滋养层细胞构成，癌细胞呈团片状排列，常见核分裂象。肿瘤本身无间质血管，靠侵袭宿主血管获取营养物质维持其生存，故周围常有明显出血坏死。癌细胞不形成绒毛和水泡状结构，通过这一点可以与侵蚀性葡萄胎相鉴别（图9-4）。

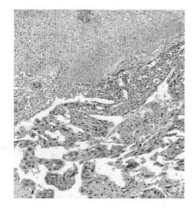

图9-4　绒毛膜上皮癌示意图

（二）扩散

癌组织侵袭破坏血管的能力很强，除在局部蔓延破坏外，极易通过血道转移，以肺最为常见，其次是阴道壁、脑、肝及脾等。

（三）临床病理联系

主要表现为葡萄胎流产或妊娠数月甚至数年后，阴道出现持续不规则流血，血或尿中 HCG 明显升高。血道转移是绒癌的显著特点，不同部位的转移灶可有相应的症状。

观察有无子宫增大、不规则阴道流血，有无疼痛、咯血、血尿等症状，以及 HCG 浓度的变化情况。对有阴道出血、疼痛的患者，进行止血、止痛等对症处理，及时给予抗感染、提高机体抵抗力的药物。保持个人卫生，注意室内空气流通。让患者了解与滋养层细胞疾病发病有关的因素，指导患者积极治疗葡萄胎，定期接受随访。

第四节　卵巢上皮性肿瘤

PPT

卵巢肿瘤是女性生殖器官的常见肿瘤。卵巢组织复杂，可发生各种肿瘤，是全身脏器中肿瘤类型最多的部位，依其组织发生可分为三类：上皮性肿瘤、生殖细胞肿瘤、性索间质肿瘤。上皮性肿瘤最为常见，占所有卵巢肿瘤的90%，主要包括浆液性肿瘤和黏液性肿瘤两种，依生物学行为又可分为良性、交界性和恶性三种。

一、囊腺瘤

（一）浆液性囊腺瘤

浆液性囊腺瘤是卵巢浆液性肿瘤中最常见的一种，约占60%，好发于20~40岁，以单侧居多，也可双侧发生（约占20%）。肉眼观：肿瘤直径一般为5~10cm，多为圆形或卵圆形囊肿，表面光滑。切面囊内充满淡黄色清亮浆液，可为单房或多房，其中以单房多见，内壁光滑；多房者，内壁可见乳头形成，称为良性乳头状浆液性囊腺瘤。镜下观：囊内壁衬以单层立方状或柱状上皮。约25%的乳头状囊腺瘤间质内可见钙盐沉积形成的砂粒体。浆液性囊腺瘤的恶变率约为35%，有乳头形成者可达50%。

（二）交界性浆液性囊腺瘤

约占卵巢浆液性肿瘤的10%，其生物学行为和形态结构介于良、恶性之间。

肉眼观：与浆液性乳头状囊腺瘤相似，但乳头状突起往往比良性者丰富而广泛，常布满整个囊内表面，双侧发生率较高。镜下观：主要表现为上皮细胞层次增多，可达2~3层，乳头增多密集或有微乳头状突起，细胞和细胞核有一定异型性，核分裂象易见，无间质浸润。

预后较好，10 年生存率为 75% ~ 95%。有腹腔转移者预后差。

（三）黏液性囊腺瘤

黏液性囊腺瘤是卵巢上皮性肿瘤中较常见的一种肿瘤。主要来源于卵巢表面上皮，向宫颈内膜上皮分化。好发于 30 ~ 50 岁，多数为单侧。肉眼观：囊性肿块大小不一，一般直径 15 ~ 30cm；圆或卵圆形，表面光滑，常为多房性，内含胶冻状黏液；囊内壁光滑，很少有乳头。镜下观：上皮为单层高柱状上皮，核位于基底部，大小形状比较一致，染色质纤细，无明显核仁，亦无核分裂象；间质为纤维结缔组织。

临床表现为腹胀或下腹部触到肿块，发展较慢。较大的肿瘤常有蒂，易发生蒂扭转而致出血、坏死，出现急性下腹痛的症状。

（四）交界性黏液性囊腺瘤

交界性黏液性囊腺瘤的生物学行为和形态结构介于良、恶性之间，5 年存活率为 95% ~ 98%。

肉眼观：与黏液性囊腺瘤相似。镜下观：囊内壁和乳头上皮复层化达 2 ~ 3 层，上皮细胞轻度或中度不典型增生，核分裂象少见。

交界性黏液性囊腺瘤偶尔可自行穿破，使黏液性上皮种植在腹膜上继续生长并分泌黏液，形成腹膜假黏液瘤。

二、囊腺癌

（一）浆液性囊腺癌

约占卵巢浆液性肿瘤的 30%，为卵巢恶性肿瘤中最常见的类型，约半数为双侧性。患者以 40 ~ 60 岁最多。

肉眼观：肿瘤直径为 5 ~ 30cm，表面光滑或有乳头形成，多数为多房性，囊内含混浊液体。乳头呈灰白色，较均细，质软，常侵犯包膜并有出血、坏死。镜下观：细胞有明显异型性，核分裂象常见，乳头分支多或呈实心团块，上皮细胞增生，常达 3 层以上，包膜和间质均有浸润，砂粒体较多见。

临床上早期可无自觉症状，因其生长较快，短期内下腹部可触及到肿块。有外生乳头的良性及交界性肿瘤都可以有盆腔或腹腔腹膜的种植，但浆液性囊腺癌发生种植性转移更为多见，多数患者就诊时已有转移。

（二）黏液性囊腺癌

年龄多在 40 ~ 60 岁，单侧多见，约 20% 为双侧性。肉眼观：肿瘤体积常较大，囊性或囊实性，表面光滑，常与周围器官粘连；多为多房性伴有实性区域，实性区表面呈乳头状，色灰白，质地松脆，常有出血、坏死。镜下观：腺体密集，形状不规则，腺体上皮多超过 3 层，上皮细胞异型性明显，核仁清晰可见，病理性核分裂象易见；间质较少，可见包膜及间质浸润。

卵巢黏液性囊腺癌可直接蔓延至阔韧带、输卵管和子宫；浸润包膜的癌细胞可向腹腔或盆腔内脱落，形成种植性转移；癌细胞浸入淋巴管可导致淋巴道转移，转移部位以盆腔、腹腔腹膜及各器官浆膜层为主，也可转移至大网膜、阑尾及对侧卵巢等。黏液性囊腺癌的 5 年存活率为 46% ~ 70%。

PPT

第五节　乳腺疾病

一、乳腺增生性病变

（一）乳腺纤维囊性变

乳腺纤维囊性变以小叶末梢导管和腺泡扩张、间质纤维组织和上皮不同程度增生为特点，是最常见的乳腺病变，多见于 25~45 岁的女性，绝经前达发病高峰。这组病变原因不明，可能与雌激素过多有关，并非肿瘤。据病理变化可分为非增生性和增生性两种。

1. 非增生性纤维囊性变　常为双侧。肉眼观：呈多个小结节状分布，边界不清，囊肿大小不一，大的囊肿因含有半透明的混浊液体，外观呈蓝色，故称作蓝顶囊肿。

镜下观：囊肿被覆上皮可为立方或柱状上皮，但多为扁平上皮，上皮也可完全缺如，仅见纤维性囊壁。囊肿上皮常常呈大汗腺化生，细胞体积较大，多角形，胞浆嗜酸性，顶部可见典型的顶浆分泌小突起，形态和大汗腺的上皮相似。

2. 增生性纤维囊性变　除了囊肿形成和间质纤维增生外，常伴有末梢导管和腺泡上皮的增生。上皮增生可使层次增多，并形成乳头突入囊内，乳头顶部互相融合构成筛网状结构。囊肿伴有增生，尤其是不典型增生时，有演化为乳腺癌的可能，应视为癌前病变。

（二）硬化性腺病

硬化性腺病是增生性纤维囊性变的一种少见类型，主要特征为小叶末梢导管上皮、肌上皮和间质纤维组织增生，小叶中央或小叶间的纤维增生使小叶腺泡受压而扭曲变形，多无囊肿结构，组织学特征和浸润性小叶癌很相似。

二、乳腺纤维腺瘤

乳腺纤维腺瘤是乳腺最常见的良性肿瘤，多见于 20~30 岁的女性。单发或多发，可发于单侧或双侧。

肉眼观：呈圆形或卵圆形结节状，界限清楚，质韧，部分区域可见裂隙，常有黏液样外观。镜下观：肿瘤主要由增生的纤维间质和腺体组成（图 9-5）。

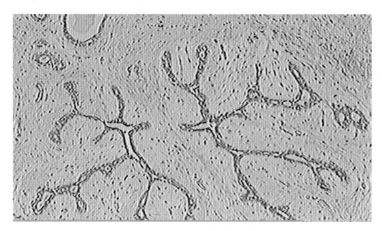

图 9-5　乳腺纤维瘤示意图

三、乳腺癌

乳腺癌（breast carcinoma）是起源于乳腺导管上皮和腺泡上皮的恶性肿瘤，常见于 50 岁左右的女性。据统计，在我国部分大城市乳腺癌居女性恶性肿瘤的第二位，偶尔发生于男性，预后较差。肿块多位于乳腺外上象限，其次在乳腺中央区和其他象限（图 9-6）。

（一）病因和发病机制

乳腺癌的病因及发病机制目前尚未完全明确，可能与下列因素有关。

1. 激素分泌紊乱 目前认为，乳腺癌的发生与雌激素水平过高，引起乳腺导管上皮增生有关。也有人认为乳腺癌的发生与雌激素和孕激素的平衡失调关系更为密切。

2. 病毒作用 研究证实，"乳汁因子"是一种致癌病毒，其依赖 RNA 的 DNA 反转录酶改变了正常乳腺导管上皮的遗传信息。

3. 遗传因素 有乳腺癌家族史的妇女，发生率比无家族史的妇女高 2～3 倍。

4. 环境因素 与环境和长时间大量接触放射线等因素相关。

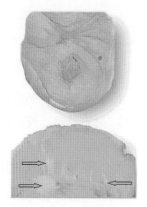

图 9-6 乳腺癌

（二）病理变化及分类

1. 非浸润性癌（原位癌） 分为导管内原位癌及小叶原位癌。

（1）导管内原位癌 癌细胞局限于导管内，管壁基底膜完整，占所有乳腺癌的 20%～25%。肉眼观：肿块边界清楚，切面呈灰白色或灰黄色。镜下观：癌细胞大小、形态不规则，排列成乳头状、实体状、筛状等多种形式。部分病例癌组织中央可发生大片坏死，称粉刺癌。

（2）小叶原位癌 来自小叶的终末导管及腺泡。癌细胞局限于管泡内，未穿破其基底膜。肉眼观：无明显肿块。镜下观：小叶结构紊乱，癌细胞呈实体排列，充满管泡。25%～30% 可发展为浸润癌（图 9-7）。

2. 浸润性癌

（1）浸润性导管癌 由导管内癌发展而来，癌细胞突破基底膜向间质浸润，是乳腺癌中最常见类型，约占乳腺癌的 70%。肉眼观：肿瘤无包膜，边界不清，质硬，切面灰白色，有砂粒感，常可见癌组织向四周脂肪伸展而呈明显星状或蟹足状。镜下观：根据实质与间质的比例可分为 3 类。①单纯癌：实质与间质大致相等。②硬癌：实质少、间质多，质硬。③髓样癌：实质多，间质少，间质中无淋巴细胞浸润。

（2）浸润性小叶癌 为小叶原位癌的癌细胞突破基底膜向间质浸润性生长所致。占乳腺癌的 5%～10%。临

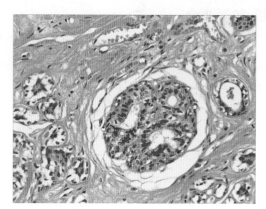

图 9-7 乳腺小叶原位癌

床可触及肿块，肉眼观：切面呈灰白色，质韧似橡皮，与周围组织边界不清。镜下观：典型者癌细胞呈单行线状浸润于纤维间质中或环状排列在正常导管周围。约 20% 浸润性小叶癌可累及双侧乳房，须注意检查和随访。

特殊类型癌种类很多，主要的有髓样癌伴大量淋巴细胞浸润、黏液癌、佩吉特病（Paget 病）及小管癌等（图 9-8）。

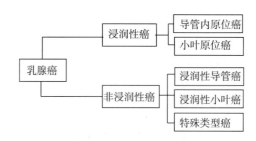

图 9-8　乳腺癌的分类

（三）扩散

1. 直接蔓延　肿瘤可向周围组织浸润，累及乳头、皮肤、筋膜、胸肌及胸壁。

2. 淋巴转移　晚期可至锁骨上、下淋巴结。位于内上象限的乳腺癌可沿内乳动脉的淋巴结转移至纵隔淋巴结。

3. 血道转移　晚期乳腺癌可经血道转移至肺、骨、肝、肾上腺及脑等。

（四）临床病理联系

早期常无症状，或为无痛性肿块，往往不易发现。晚期，若肿块侵及乳头又伴有大量纤维组织增生牵拉乳头，可致乳头下陷。若癌组织阻塞真皮内淋巴管可致皮肤水肿，而毛囊、汗腺处皮肤相对下陷，故呈橘皮样外观（图 9-9）。

观察乳房的形状，有无包块；观察乳房皮肤和周围组织的关系，有无乳头内陷、乳头溢液情况。注意乳头及周围皮肤有无红、肿、痛、痒、糜烂、湿疹样改变及橘皮样外观等。给患者宣讲有关乳腺疾病的医学知识，消除患者焦虑情绪，树立信心。合理饮食，注意卫生，保持充足睡眠和休息，定期乳房检查，及时就诊。

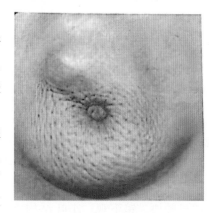

图 9-9　乳腺癌

♥ 护爱生命

“两癌”指的是宫颈癌和乳腺癌，是常见的妇科恶性肿瘤之一。乳腺癌和宫颈癌已逐渐成为严重危害女性健康的两大“杀手”。两癌筛查，就是指通过先进的检查手段，排查出受检者是癌症还是一般的妇科疾病。

两癌筛查的目的是将这两种危害女性健康的癌症尽早的排除，做到早预防、早诊断、早发现、早治疗，让女性远离癌症困扰，提高女性的健康水平。

目前我国很多城市可以免费进行“两癌”筛查，这为女性的身体健康提供了一定的基础保证，也可极大地降低疾病的发生率，保证女性健康生存。

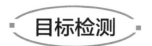 目标检测

答案解析

一、选择题

【A 型题】

1. 浸润性子宫颈癌指肿瘤浸润深度至少要超过基底膜下（　　）。

　　A. 1mm　　　　　　B. 2mm　　　　　　C. 3mm　　　　　　D. 4mm　　　　　　E. 5mm

2. 诊断早期宫颈癌最可靠的依据是 （ ）。

    A. 盆腔检查   B. 阴道镜检查

    C. 有接触性出血史   D. 宫颈病理切片检查

    E. 宫颈细胞学检查

3. 早期浸润性宫颈癌是指 （ ）。

    A. 宫颈上皮癌变癌组织达基底膜

    B. 宫颈上皮癌变癌组织已延伸至宫颈腺体

    C. 宫颈上皮癌变癌组织穿透基底膜，深度<5mm

    D. 宫颈上皮癌变癌组织累及腺体穿透基底膜至浅肌层

    E. 宫颈上皮癌变癌组织浸润深度不超过基底膜下3cm

4. 与宫颈癌发生关系较密切的病毒是 （ ）。

    A. CMV   B. HBV   C. HPV   D. HIV   E. HAV

5. 切除子宫做病理检查，光镜下见子宫壁深肌层内有大量异型的滋养层细胞浸润，并有绒毛结构，应诊断为 （ ）。

    A. 水泡状胎块   B. 子宫内膜癌   C. 葡萄胎   D. 绒毛膜癌   E. 侵蚀性葡萄胎

6. 绒毛膜癌最常转移的器官是 （ ）。

    A. 脑   B. 肝   C. 肺   D. 骨   E. 肾

7. 恶性葡萄胎与良性葡萄胎的主要区别是 （ ）。

    A. 绒毛消失   B. 可见水肿绒毛

    C. 滋养细胞增生   D. 绒毛侵犯子宫壁深部肌层

    E. 绒毛间质内血管减少或消失

8. 下列描述不符合葡萄胎的是 （ ）。

    A. 绒毛间质水肿，血管消失   B. 绒毛滋养层上皮细胞明显增生

    C. 无胎动及胎心音   D. 绒毛膜促性腺激素分泌减少

    E. 不完全性葡萄胎可见部分胎盘组织

9. 关于乳腺癌的描述，正确的是 （ ）。

    A. 多来源于肌上皮细胞   B. 多发生于内上象限

    C. 男性乳腺不发生癌   D. 多数为浸润性导管癌

    E. 多发生于外下象限

10. 乳腺癌时局部皮肤橘皮样外观主要是由于癌细胞 （ ）。

    A. 阻塞淋巴管，皮肤水肿，毛囊汗腺处皮肤相对下陷

    B. 压迫局部静脉，造成淤血水肿

    C. 引起局部组织炎性渗出，水肿

    D. 阻塞乳腺导管，造成乳汁淤积

    E. 癌侵及乳腺间的乳房悬韧带使之缩短和失去弹性形成

11. 患者，女，33岁，B超检查在左乳房外上象限发现0.3cm×0.2cm大小的结节，局部切除送病理检查。结节内查见癌细胞，累及上皮全层，但未侵破基底膜。正确的病理诊断是 （ ）。

    A. 上皮内瘤变Ⅰ级   B. 上皮内瘤变Ⅱ级

    C. 早期浸润癌   D. 原位癌

    E. 浸润癌

12. 青年女性，闭经 3 个月，阴道不规律出血，血块中夹有水泡。检查发现子宫体积大，阴道壁有暗紫色结节、出血、坏死。最大可能是（　　）。

    A. 宫外孕   B. 绒毛膜上皮癌

    C. 葡萄胎   D. 侵蚀性葡萄胎

    E. 子宫内膜癌

13. 患者，女，52 岁，阴道不规则出血，阴道镜检查见子宫颈有菜花样肿物，表面出血坏死。最可能的诊断是（　　）。

    A. 宫颈糜烂   B. 宫颈息肉   C. 宫颈癌   D. 宫颈囊肿   E. 宫颈炎

14. 中年女性，1 年前有流产史，现阴道流血不止，严重贫血外观，子宫体积增大。近来咳嗽、咯血。最可能的诊断是（　　）。

    A. 肺癌   B. 子宫内膜癌

    C. 绒毛膜上皮癌   D. 葡萄胎

    E. 侵蚀性葡萄胎

15. 成年女性，半年前发现左乳外上象限有一无痛性肿块，近期生长快，直径约 5 cm。术后病理检查：肿物色灰白，质脆，界限不清。镜下瘤细胞排列成实性团片状，瘤细胞量与间质量大致相等，瘤细胞异型性明显，呈浸润性生长。病理诊断应为（　　）。

    A. 恶性淋巴瘤   B. 乳腺单纯癌

    C. 乳腺硬癌   D. 乳腺不典型髓样癌

    E. 乳腺纤维瘤

【X 型题】

16. 宫颈慢性炎症病理变化包括（　　）。

    A. 宫颈肥大   B. 宫颈息肉

    C. 宫颈柱状上皮异位   D. 子宫颈腺囊肿

    E. 宫颈癌

17. 宫颈癌的巨体形态可表现为（　　）。

    A. 外生乳头型   B. 菜花型   C. 溃疡型   D. 浸润型   E. 多结节型

18. 绒癌与恶性葡萄胎的主要区别是（　　）。

    A. 出血坏死更明显

    B. 呈浸润性生长

    C. 无绒毛和水泡形成

    D. 异常增生的滋养细胞及合体滋养层细胞

    E. 发生转移

19. 乳腺癌的发病因素是（　　）。

    A. 细菌   B. 不育

    C. 高脂饮食   D. 家族史

    E. 雌激素水平高

20. 浸润性导管癌为最常见的乳腺癌类型，根据实质与间质的比例分为（　　）。

    A. 单纯癌   B. 硬癌   C. 内膜癌   D. 髓样癌   E. 胶样癌

二、综合问答题

1. 什么是 CIN？什么是原位癌？它们是否一定发展为浸润癌？

2. 试述葡萄胎的基本病变要点。

3. 试述乳腺癌的病理分类和病理临床联系。

三、实例解析题

患者，女，30 岁。7 个月前曾患葡萄胎（病理确诊），经刮宫后阴道流血停止，妊娠试验转为阴性。半月前咳嗽，咯血，1 周前出现阴道不规则出血。妇科检查：子宫约 3 月妊娠大，形状不规则。妊娠试验阳性。胸部 X 线：右肺下叶 2 个圆形占位病变。病理资料：子宫及双侧附件。子宫大小 13cm×6cm×5cm，剖开子宫见右侧壁有一 2cm 大息肉状暗红色结节、突入子宫腔、其深部子宫肌壁有出血、坏死，经多个切面未见绒毛结构。光镜见息肉状结构为有明显异型性的两种细胞构成，一种细胞胞质丰富、淡染，单核或多核，核大呈泡状，大小不一；另一种细胞胞质亦丰富，深红色，多数为多核，少数为单核，核深染。细胞间有大量红细胞及坏死组织，未见间质和血管。

讨论：该患者的临床诊断及诊断依据是什么？此次发病与葡萄胎有无关系？肺部病变的性质及其发生机制，咳嗽、咯血的病变基础是什么？

（余园媛）

书网融合……

重点回顾　　　　　　微课　　　　　　习题

第十章　内分泌系统疾病

📖 导学情景

情景描述：患者，女，55 岁。口干、多食、多饮、消瘦 3 个月，加重 5 天入院。空腹血糖 18.11mmol/L，餐后 2 小时血糖 28.89mmol/L，糖化血红蛋白 9.1%。临床诊断为糖尿病。

情景分析：糖尿病是一组多病因引起的以慢性高血糖为特征的代谢性疾病。其主要特点是高血糖、糖尿。临床上表现为多饮、多食、多尿和体重减轻的"三多一少"症状。

讨论：糖尿病的分型及主要病变是什么？

学前导语：糖尿病是一种世界性的常见病、多发病。患者除有三大物质代谢异常表现外，一些组织或器官也因形态结构发生改变而出现功能障碍。

内分泌系统包括内分泌腺、内分泌组织及散在分布的内分泌细胞。内分泌系统与神经系统共同调节机体组织细胞的生长发育与代谢，维持内环境的平衡与稳定。由机体内分泌腺或其他散在分布的内分泌细胞的分泌功能和（或）结构异常，或由于激素来源异常、受体异常以及代谢失常引起的生理紊乱而导致的疾病，称为内分泌系统疾病。内分泌系统疾病很多，本章只介绍临床常见的甲状腺疾病及糖尿病。

第一节　甲状腺肿

PPT

甲状腺肿是指由于增生和胶质储存伴甲状腺激素分泌异常而产生的甲状腺肿大，分为单纯性甲状腺肿和毒性甲状腺肿两类。

一、单纯性甲状腺肿 📱微课

单纯性甲状腺肿（simple goiter）是由于缺碘使甲状腺素分泌不足，促甲状腺素（TSH）分泌增多，甲状腺滤泡上皮增生、滤泡内胶质堆积而导致的甲状腺肿大。一般不伴甲状腺功能亢进，又称非毒性甲状腺肿（nontoxic goiter）。因本型甲状腺肿常呈地域性分布，又称地方性甲状腺肿（endemic goiter）。

在我国多见于内陆山区及半山区，全国各地均有散发，女性多于男性。

（一）病因及发病机制

1. 缺碘 地方性土、水、食物中缺碘及机体青春期、妊娠期和哺乳期对碘需求量增加而相对缺碘，甲状腺素合成减少，通过反馈刺激垂体促甲状腺素（TSH）分泌增多，刺激甲状腺滤泡上皮增生，摄碘功能增强，达到缓解。但如果长期持续缺碘，一方面滤泡上皮增生，另一方面合成的甲状腺球蛋白没有碘化不能被上皮细胞吸收利用，则滤泡腔内充满胶质，引起甲状腺肿大。

2. 致甲状腺肿因子的作用 木薯中含有氰化物，可抑制碘化物在甲状腺内运送；硫氢酸盐和过氯酸盐妨碍碘向甲状腺聚集；药物如磺胺药、硫脲类药，锂、钴及高氯酸盐等可抑制碘离子有机化或碘离子的浓集；水中钙离子和氟离子可通过影响肠道碘吸收而抑制甲状腺素分泌。

3. 高碘 碘摄取过多，使过氧化物酶的功能基团过多地被占用，影响酪氨酸氧化，导致碘的有机化过程受阻，甲状腺发生代偿性肿大。

4. 遗传与免疫 家族性甲状腺肿是由于激素合成中有关酶的遗传性缺乏，如过氧化物酶、去卤化酶的缺陷及碘酪氨酸偶联缺陷等。有人认为甲状腺肿的发生还有自身免疫机制的参与。

（二）病理变化

根据病变的发展过程及其特点，单纯性甲状腺肿可分为 3 个时期。

1. 增生期 又称弥漫性增生性甲状腺肿。

肉眼观：甲状腺弥漫性对称性中度增大，一般不超过 150g（正常为 20~40g），表面光滑。

镜下见：滤泡上皮增生呈立方或低柱状，伴小滤泡或小假乳头形成；胶质较少，间质充血。

甲状腺功能无明显改变。

2. 胶质贮积期 又称弥漫性胶样甲状腺肿。

肉眼观：甲状腺弥漫性对称性显著增大，重 200~300g，有的可达 500g 以上；表面光滑，切面呈淡或棕褐色，半透明胶冻状。

镜下见：滤泡大小不等。部分滤泡上皮增生，可有小滤泡或假乳头形成。但大部分滤泡上皮复旧变扁平，滤泡腔高度扩张，腔内大量胶质贮积（图 10-1）。

3. 结节期 又称结节性甲状腺肿。随病变进展，甲状腺滤泡上皮局灶性增生、复旧或萎缩不一致，分布不均，形成结节。

肉眼观：甲状腺呈不对称结节状增大，结节大小不一，有的结节境界清楚，但多无完整包膜；切面可有出血、坏死、囊性变、钙化和瘢痕形成。

镜下见：部分滤泡上皮呈柱状或乳头样增生，小滤泡形成；部分上皮复旧或萎缩，胶质贮积；间质纤维组织增生，间隔包绕形成大小不一的结节状病灶。

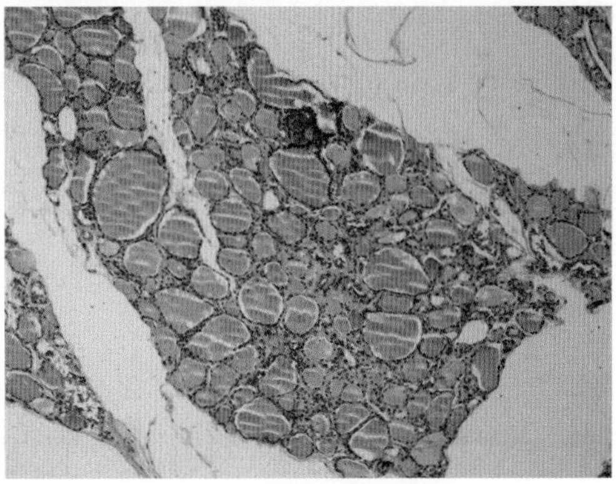

图 10-1 单纯性甲状腺肿
滤泡大小不等，腔内充满粉红染色胶质

（三）临床病理联系

本病主要表现为甲状腺肿大，一般无临床症状，晚期患者可有甲状腺功能亢进或低下的表现。随着腺体增大或恶性结节增生，可引起气管、食管、喉返神经、静脉等受压，出现呼吸困难、声音嘶哑等临床表现。病程 10 年以上的患者中近 10% 可伴有甲状腺功能的亢进。

？想一想

单纯性甲状腺肿的结节一定不会发生恶变吗？

答案解析

二、毒性弥漫性甲状腺肿

毒性弥漫性甲状腺肿（toxic diffuse goiter）指因血中甲状腺素过多，作用于全身各组织引起的临床综合征，临床上统称为甲状腺功能亢进症（hyperthyroidism），简称甲亢。由于约有1/3的患者伴有眼球突出，故又称突眼性甲状腺肿。本病多见于女性，男女之比为1：（4～6），以20～40岁最多见。

（一）病因及发病机制

毒性弥漫性甲状腺肿的发病机制尚不清楚。目前认为与甲状腺自身免疫反应有关。原因是：患者血液中球蛋白增高，并有多种抗甲状腺的自身抗体，且常与一些自身免疫性疾病并存；同时，血液中存在与TSH受体结合的抗体，具有类似TSH的作用。此外，也可能与遗传因素或精神创伤因素干扰了免疫系统有关。

（二）病理变化

肉眼观：甲状腺弥漫性对称性增大，为正常的2～4倍（60～100g）；表面光滑，血管充血；质较软；切面灰红呈分叶状，胶质少，质实如肌肉样。

镜下见：滤泡上皮增生呈高柱状，有的呈乳头样增生，并有小滤泡形成；滤泡腔内胶质稀薄，滤泡周边胶质出现许多大小不一的上皮细胞的吸收空泡（图10-2）；间质血管增生、充血并有淋巴细胞浸润和淋巴组织增生。

除甲状腺病变外，全身可有淋巴组织增生，胸腺、脾脏增大，心肌肥大、扩张，心肌细胞和肝细胞可有变性、坏死及纤维化。部分患者有眼球外突，主要是由于眼球外肌水肿，球后纤维脂肪组织增生，淋巴细胞浸润及黏液水肿所致。

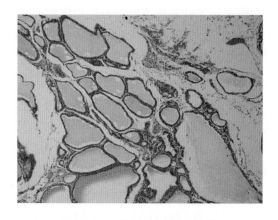

图10-2 弥漫性毒性甲状腺肿
滤泡腔内有上皮细胞的吸收空泡

（三）临床病理联系

临床上主要表现为甲状腺肿大，基础代谢率和神经兴奋性升高，可有心悸、烦热、多汗、脉搏快、手震颤、消瘦、乏力、多食、突眼等表现。血 T_3、T_4 高，吸碘率高。5%～10%的患者可并发甲状腺癌。

第二节 甲状腺炎

PPT

甲状腺炎（thyroiditis）是一组以甲状腺组织炎症为特征的疾病。本节介绍桥本甲状腺炎和亚急性肉芽肿性甲状腺炎。

一、桥本甲状腺炎

桥本甲状腺炎（hashimoto thyroiditis）又称慢性淋巴细胞性甲状腺炎，是一种自身免疫性疾病。该病是非缺碘地区造成甲状腺功能减退的最常见原因。多见于中年女性，女性比男性多 10~20 倍。

（一）病理变化

肉眼观：甲状腺弥漫对称性肿大，质较韧，重量一般为 60~200g；被膜轻度增厚；切面呈分叶状，色灰白或灰黄。

镜下见：甲状腺广泛破坏、滤泡萎缩，大量淋巴细胞及嗜酸性粒细胞浸润，淋巴滤泡形成和纤维组织增生（图 10-3）。

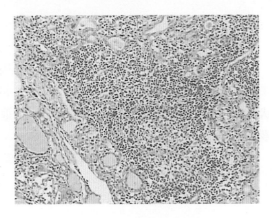

图 10-3　桥本甲状腺炎
大量淋巴细胞、浆细胞、巨噬细胞浸润，有淋巴滤泡形成

（二）临床病理联系

临床常表现为无痛性甲状腺弥漫性肿大，并逐渐出现甲状腺功能减退。患者血内可检测到多种自身抗体如抗促甲状腺激素（TSH）受体抗体、抗甲状腺球蛋白抗体、抗微粒体抗体等。

✎ 练一练

桥本甲状腺炎的病变特点不包括（　　）。

A. 甲状腺滤泡萎缩

B. 甲状腺内有大量中性粒细胞浸润

C. 间质纤维组织增生

D. 甲状腺弥漫性对称性肿大

E. 甲状腺广泛破坏

答案解析

二、亚急性肉芽肿性甲状腺炎

亚急性肉芽肿性甲状腺炎（subacute granulomatous tyroiditis）又称亚急性甲状腺炎。好发于女性，中青年多见。目前认为与病毒（麻疹病毒、流感病毒和腮腺炎病毒等）感染有关。

（一）病理变化

肉眼观：甲状腺不均匀性结节状肿大（比正常甲状腺大 2~3 倍），质实如橡皮；切面呈灰白或淡黄色，可见坏死或瘢痕，常与周围组织粘连。

镜下见：病变呈灶性分布，大小不一，进展不一。部分滤泡结构破坏，胶质外溢，引起类似结核结节的肉芽肿形成（图 10-4）。病变区中心常有不规则胶样物质，周围有不等量的炎细胞浸润（中性粒细胞、淋巴细胞、浆细胞等），伴有异物巨细胞反应。后期滤泡上皮再生、间质纤维化、瘢痕形成。

（二）临床病理联系

临床上患者常表现为上呼吸道感染，伴有发热、甲状腺肿胀、疼痛和压痛。起病急，病程较短，通常数月内可自行恢复正常。

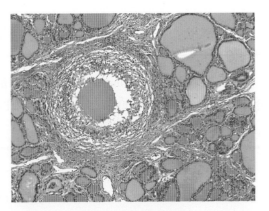

图 10-4　亚急性肉芽肿性甲状腺炎（肉芽肿）

PPT

第三节　甲状腺功能减退

甲状腺功能减退（hypothyroidism）是甲状腺素合成和释放减少或缺乏而出现的综合征。发生的主要原因包括：①甲状腺炎症、肿瘤、外科手术或放射性同位素治疗等造成的甲状腺实质性病变；②甲状腺先天发育异常；③自身免疫性疾病；④垂体或下丘脑病变；⑤缺碘、药物、先天或后天性甲状腺素合成障碍等。

根据发病年龄不同甲状腺功能减退可表现为克汀病或黏液水肿。

一、克汀病

克汀病（cretinism）又称呆小病，主要由于地方性缺碘，在胎儿和婴儿期从母体或合成甲状腺素不足或缺乏，导致生长发育障碍。主要表现为大脑发育不全、智力低下，表情痴呆、愚钝颜貌，骨形成及成熟障碍，四肢短小，形成侏儒。

二、黏液水肿

黏液水肿（myxedema）是少年及成年人甲状腺功能减退的表现。为组织间质内出现大量类黏液（氨基多糖）积聚，从而引起黏液水肿。光镜下见组织间质胶原纤维分解、断裂变疏松，充以蓝色的胶状液体。患者基础代谢率显著降低并由此带来各器官功能障碍。临床可表现为怕冷、嗜睡、月经不规律，皮肤发凉、粗糙，手足背部及颜面尤其是眼睑苍白、浮肿，动作、说话及思维减慢。氨基多糖沉积的组织和器官可出现相应的功能障碍或症状，如沉积在声带导致声音嘶哑，沉积在肠管引起肠蠕动减慢及便秘等。

👁 **看一看**

甲状腺危象（thyroid crisis）又称甲亢危象，是指甲亢病情在没有被控制的情况下，由于一些因素作用，使甲亢病情突然加重，出现了严重危及患者健康和生命的状态。与甲状腺激素大量进入血液循环有关。好发于女性，多见于较重甲亢未予治疗或治疗不充分的患者。常见的病因有妊娠、感染、不适当停用碘剂药物、甲状腺受损等。诱因有手术、创伤、精神刺激等。临床上常表现为高热、大汗、心动过速（>140 次/分）、恶心、腹痛、焦虑、烦躁等。血 T_3、T_4 升高。本症的诊断主要依靠临床表现综合判断。临床高度疑是甲亢危象及有危象前兆者应按甲亢危象处理。严重患者可因心力衰竭、肺水肿及严重的水、电解质代谢紊乱而死亡。死亡率在 20% 以上。

PPT

第四节　甲状腺癌

甲状腺癌（thyroid carcinoma）是甲状腺滤泡上皮、滤泡旁细胞发生的一种常见的恶性肿瘤。任何年龄均可发生，但以 40～50 岁多见，男女之比约 2∶3。根据组织学形态不同可分为乳头状癌、滤泡癌、髓样癌、未分化癌四种类型。

一、乳头状癌

乳头状癌（papillary carcinoma）最常见，占甲状腺癌的 60%，青少年女性多见。肿瘤生长较慢，恶性程度低，但局部淋巴结转移较早。预后较好，10 年生存率可达 80% 以上。直径小于 1cm 的乳头状癌称为微小乳头状癌或隐匿癌。微小癌预后较好，远处转移少见。

肉眼观：肿瘤多单发，一般呈球形，无完整包膜，质地较硬，切面灰白色；常伴有出血、坏死、纤维化和钙化。部分有囊腔，囊内有乳头形成。

镜下见：癌细胞呈复杂多支的乳头状排列，乳头中心为纤维血管间质，间质内常见呈同心圆状的钙化小体，即砂粒体。癌细胞常呈单层，其特点是核染色质少，呈透明或毛玻璃样，无核仁；核排列拥挤，可见核重叠、核沟及核内包涵体。

二、滤泡癌

滤泡癌（folicular carcinoma）是甲状腺向滤泡分化形成的恶性肿瘤，占甲状腺癌的20%～25%，多见于40岁以上女性，较乳头状癌恶性程度高，预后差，早期易血道转移。

肉眼观：肿瘤多单发，呈结节状，包膜不完整，境界较清楚，切面灰白、质软。

镜下见：可见不同分化程度的滤泡。分化良好者，滤泡结构较规整，细胞异型性小，不易与腺瘤区别，须注意包膜或血管是否有浸润来加以鉴别。分化差者，滤泡结构不明显，有的呈实性细胞巢，细胞异型性大，核分裂象多见。

三、髓样癌

髓样癌（medullary carcinoma）是由滤泡旁细胞发生的恶性肿瘤，40～60岁为高发年龄。80%的肿瘤分泌降钙素、5-羟色胺和前列腺素等。临床常有严重腹泻、低钙血症及其他异位内分泌综合征。

肉眼观：单发或多发，可有假包膜，切面灰白或黄褐色，质实而软。肿瘤较大者常有坏死、出血。

镜下见：癌细胞为圆形、多角形或梭形，呈实体片巢状或乳头状、旋涡状、滤泡状排列，间质内常有淀粉样物质沉着。

四、未分化癌

未分化癌（undifferentiated carcinoma）较少见，占甲状腺癌的5%～10%。患者多在50岁以上，女性多见。肿瘤生长快，恶性度高，预后差，早期即可发生浸润和转移。

肉眼观：肿瘤较大，形状不规则，无包膜；切面灰白色，常有出血、坏死。

镜下见：癌细胞大小不一，形态各异，核分裂象多见。

PPT

第五节 糖尿病

糖尿病（diabetes mellitus）是一种因体内胰岛素绝对或相对不足，或靶细胞对胰岛素敏感性降低，或胰岛素本身存在结构上的缺陷而引起的糖、蛋白质和脂肪代谢紊乱的一种慢性疾病。临床典型症状表现为"三多（多饮、多食、多尿）一少（体重减轻）"。本病发病率较高，已成为世界性的常见病。

一、分型、病因及发病机制

糖尿病可分为原发性及继发性两类。日常所称糖尿病指原发性糖尿病。

（一）原发性糖尿病

原因不明，可分为胰岛素依赖型糖尿病和非胰岛素依赖型糖尿病两种。

1. 胰岛素依赖型糖尿病（insulin-dependent diabetes mellitus，IDDM） 又称1型糖尿病，约占

糖尿病的10%。目前认为其发病是在遗传易感性基础上，由病毒感染等诱发的针对 B 细胞的一种自身免疫性疾病，多为青少年起病。起病急，发展快，病情重，胰岛 B 细胞严重受损，细胞数目明显减少，导致胰岛素分泌绝对不足，血中胰岛素水平明显降低。易合并酮症酸中毒甚至昏迷。治疗依赖胰岛素。

2. 非胰岛素依赖型糖尿病（noninsulin - dependent diabetes mellitus，NIDDM） 又称 2 型糖尿病，约占糖尿病的90%。本型病因、发病机制不清楚，认为是多因素引起。成年发病，多见于肥胖者。起病缓慢，病情较轻，发展较慢。胰岛数目正常或轻度减少。血中胰岛素可正常、降低或增高，无抗胰岛细胞抗体，也无其他自身免疫反应的表现。不易出现酮症。一般不依赖胰岛素治疗。

（二）继发性糖尿病

继发性糖尿病少见。是由于炎症、肿瘤、药物、手术或某些内分泌疾病（如肢端肥大症、甲状腺功能亢进症、库欣综合征、类癌综合征等）的影响导致胰岛的内分泌功能不足所引起的糖尿病。

二、病理变化

1. 胰岛病变 1 型糖尿病早期可见非特异性胰岛炎，淋巴细胞及单核细胞浸润（图 10 - 5）。B 细胞出现颗粒脱失、空泡变性、坏死甚至消失；胰岛变小，数目减少，纤维组织增生及玻璃样变性。2 型糖尿病早期无明显病变，后期可见胰岛 B 细胞有所减少，胰岛淀粉样变性（图 10 - 6）。

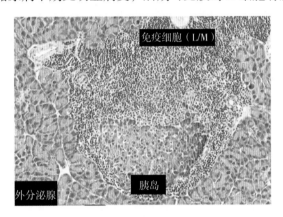

图 10 - 5　1 型糖尿病
淋巴细胞和单核细胞浸润

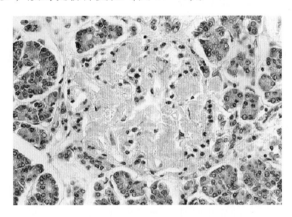

图 10 - 6　2 型糖尿病
胰岛淀粉样变性

2. 动脉病变 可累及全身动脉。各型动脉均可有不同程度的血管壁增厚、变硬；血管壁通透性增强；有的动脉可有血栓形成或血管狭窄，导致组织或器官缺血性损伤。

3. 神经系统病变 周围神经可因血管病变引起缺血性损伤，出现各种症状，如肢体疼痛、麻木、感觉丧失、肌肉麻痹等。脑细胞也可发生广泛变性。

4. 肾脏病变 糖尿病肾病是严重的并发症，表现为肾细动脉硬化和结节性/弥漫性肾小球硬化、肾乳头坏死、肾小管萎缩变性及肾间质纤维化、炎细胞浸润等。

5. 视网膜病变 又称糖尿病性视网膜病。早期可表现为微小动脉瘤和视网膜小静脉扩张，继而出现渗出、水肿、微血栓形成、出血等病变；也可因血管病变引起缺氧，刺激纤维组织增生、新生血管形成等增生性视网膜病变。视网膜病变可引起视网膜剥离，导致失明。易合并白内障和青光眼。

6. 足部病变 又称糖尿病足，是糖尿病最严重和治疗费用最多的慢性并发症。与下肢远端神经异常和周围血管病变有关。病变轻者表现为足部干燥、发凉、胖胀、足部畸形；病变重者出现足部溃疡、坏疽。

7. 其他组织或器官病变 可出现皮肤黄色瘤、骨质疏松、糖尿病性外阴炎、月经不调、不孕以及化脓菌和真菌感染等。

三、临床病理联系

糖尿病患者的典型症状为"三多一少"，即多饮、多食、多尿和体重减轻。血糖升高引起渗透性利尿。多尿造成水分丧失，血浆渗透压升高，刺激下丘脑口渴中枢，出现烦渴多饮。机体不能充分利用糖，又因高血糖刺激胰岛分泌，使患者易产生饥饿感，食欲亢进导致多食。因胰岛素不足，机体不能充分利用葡萄糖，只能靠分解脂肪和蛋白质来补充能量和热量，引起患者消瘦。

脂肪分解，脂肪酸在肝内氧化形成酮体，酮体在体内堆积，形成酮血症和酮尿，引起酮症酸中毒，甚至糖尿病性昏迷。脂肪酸氧化产生大量乙酰辅酶A，使体内胆固醇合成增多，引起高胆固醇血症和高脂血症。

蛋白质分解亢进，抗体生成减少，机体抵抗力下降，患者易发生各种感染。

患者全身血管病变可引起脑血管意外、心肌梗死、肾功能衰竭等并发症。

护爱生命

糖尿病是一种慢性疾病。医护人员应掌握糖尿病的病理知识，并具有对糖尿病患者和家属耐心宣教的能力和素质。通过医护人员专业的宣教，要使患者认识到糖尿病的治疗是一个长期的过程，需要持之以恒。同时医护人员要督促患者学会血糖自我监测、了解服用降糖药物的注意事项/学会胰岛素注射技术、学会身体各处的正确护理方法、了解医学营养治疗的措施和体育锻炼的具体要求等。医患合作，争取早日恢复健康。

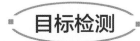

答案解析

一、选择题

【A 型题】

1. 能导致甲状腺肿大的最常见原因是（　　）。

    A. 药物   B. 缺碘

    C. 自身免疫反应   D. 先天性疾病

    E. 营养缺乏

2. 关于单纯性甲状腺肿，下列正确的是（　　）。

    A. 男性显著多于女性   B. 可发生癌变

    C. 甲状腺多呈结节状肿大   D. 一般不伴有甲状腺功能亢进或减退

    E. 又称药物性甲状腺肿

3. 单纯性甲状腺肿患者血液中（　　）激素水平升高。

    A. T_3 B. TSH   C. GH   D. ADH   E. T_4

4. 能引起眼球突出的甲状腺疾病有（　　）。

    A. 桥本甲状腺炎   B. 毒性弥漫性甲状腺肿

    C. 单纯性甲状腺肿   D. 甲状腺癌

    E. 亚急性肉芽肿性甲状腺炎

5. 亚急性肉芽肿性甲状腺炎的病变特点不包括（　　）。

A. 好发于女性 　　　　　　　　　　　　B. 发病与自身免疫有关

C. 可自愈 　　　　　　　　　　　　　　D. 甲状腺内有肉芽肿形成

E. 甲状腺呈不均匀性肿大

6. 毒性弥漫性甲状腺肿的症状和病变不包括（　　）。

A. 甲状腺对称性肿大 　　　　　　　　　B. 肾充血水肿

C. 眼球突出 　　　　　　　　　　　　　D. 血液中 T_3、T_4 浓度升高

E. 甲状腺滤泡细胞增生肥大

7. 克汀病的主要病因是（　　）。

A. 缺碘 　　　　　B. 发育异常 　　　C. 免疫异常 　　　D. 遗传因素 　　　E. 营养缺乏

8. 能引起甲状腺功能减退的原因中不包括（　　）。

A. 甲状腺实质性损伤 　　　　　　　　　B. 甲状腺发育异常

C. 缺碘 　　　　　　　　　　　　　　　D. 遗传因素

E. 药物

9. 成年人甲状腺功能减退的主要表现为（　　）。

A. 黏液水肿 　　　　　　　　　　　　　B. 弥漫性增生性甲状腺肿

C. 佝偻病 　　　　　　　　　　　　　　D. 克汀病

E. 肢端肥大症

10. 最常见的甲状腺癌是（　　）。

A. 滤泡性癌 　　　B. 乳头状癌 　　　C. 髓样癌 　　　D. 未分化癌 　　　E. 以上都常见

11. 最常出现砂粒体的甲状腺癌是（　　）。

A. 滤泡性癌 　　　　　　　　　　　　　B. 未分化癌

C. 髓样癌 　　　　　　　　　　　　　　D. 乳头状癌

E. 未分化癌和乳头状癌

12. 能分泌降钙素的甲状腺癌是（　　）。

A. 乳头状癌 　　　　　　　　　　　　　B. 滤泡性癌

C. 未分化癌 　　　　　　　　　　　　　D. 髓样癌

E. 未分化癌和乳头状癌

13. 胰岛素依赖型糖尿病的主要病变在（　　）。

A. 胰岛 A 细胞 　　　B. 胰岛 B 细胞 　　　C. PP 细胞 　　　D. 胰岛 D 细胞 　　　E. 外分泌部

14. 与自身免疫反应有关的疾病是（　　）。

A. 1 型糖尿病 　　　　　　　　　　　　B. 2 型糖尿病

C. 1 型和 2 型糖尿病 　　　　　　　　　D. 低血糖

E. 高血压

15. 关于非胰岛素依赖型糖尿病，错误的是（　　）。

A. 血液中胰岛素可正常 　　　　　　　　B. 常有胰岛的炎症，胰岛数目明显减少

C. 肥胖是发病的重要因素 　　　　　　　D. 血液中无胰岛细胞抗体

E. 胰岛淀粉样变

【X 型题】

16. 关于单纯性甲状腺肿，正确的是（　　）。

A. 多由缺碘引起 　　　　　　　　　　　B. 患者女性多于男性

C. 往往可以呈现甲状腺功能亢进　　　　　　　D. 病区多为山区、半山区

E. 甲状腺不对称性肿大

17. 毒性弥漫性甲状腺肿的特点为（　　）。

A. 间质血管丰富　　　　　　　　　　　　　B. 甲状腺滤泡内可出现吸收空泡

C. 甲状腺滤泡增多　　　　　　　　　　　　D. 甲状腺滤泡内胶质稀薄

E. 中性粒细胞弥漫浸润

18. 桥本甲状腺炎的病变特点为（　　）。

A. 甲状腺内有大量炎细胞浸润　　　　　　　B. 甲状腺滤泡萎缩

C. 间质纤维组织增生　　　　　　　　　　　D. 无痛性甲状腺肿大

E. 可引起甲状腺功能亢进

19. 关于糖尿病的叙述，正确的是（　　）。

A. 患者食欲增加，若不能控制饮食则更加肥胖

B. 糖、脂肪和蛋白质代谢均紊乱

C. 是胰岛素相对不足或绝对缺乏所致

D. 患者较早地出现动脉粥样硬化

E. 肺为糖尿病最早累及的器官

20. 甲状腺癌的组织学类型有（　　）。

A. 髓样癌　　　　B. 滤泡状癌　　　　C. 高分化癌　　　　D. 乳头状癌　　　　E. 鳞状细胞癌

二、综合问答题

1. 单纯性甲状腺肿胶质贮积期的病理变化？

2. 桥本甲状腺炎的病理变化是什么？

3. 甲状腺乳头状癌的光镜下改变是什么？

4. 何谓糖尿病？简述糖尿病的病理临床联系？

三、实例解析题

患者，女，25岁，甲状腺肿大2月余。入院后行甲状腺次全切除术，标本病理镜检见：腺细胞呈分支乳头状排列，有纤维血管轴心。细胞具有异型性，细胞核染色质少呈空泡状。

讨论：患者最可能的诊断是什么？此病的临床特点是什么？甲状腺癌还有哪些类型？

（宋晓环）

书网融合……

📄 重点回顾　　　📱 微课　　　📄 习题

第十一章 传染病

知识目标：

1. 掌握 结核病的病因、基本病理变化，原发性肺结核的病变特点，继发性肺结核的类型和病变特点；急性细菌性痢疾的病因、病理变化和临床病理联系；伤寒的病因、病理变化及临床病理联系；流行性脑脊髓膜炎的病因、病理变化和临床病理联系；流行性乙型脑炎的病因、病理变化和临床病理联系；肾综合征出血热的病因、病理变化和临床病理联系；艾滋病的病因、传播途径和临床病理联系。

2. 熟悉 结核病的转归规律；慢性细菌性痢疾的病变特点；手足口病的传播途径和病变特点；狂犬病的传播途径和预防；淋病和梅毒的病因、传播途径及病变特点。

3. 了解 了解肺外结核病的病变特点；常见传染病的发病机制和结局。

技能目标：

能在显微镜下识别常见传染病的主要病变特点。

素质目标：

具有传染病防治的职业理念，开展宣传和健康教育。

导学情景

情景描述： 患者，男，41 岁，低热、盗汗、乏力近 1 个月，咳嗽、咳痰 10 余天。查体：T 38.1℃，P 72 次/分，R 20 次/分。X 线检查：左肺上叶有一阴影，大小 3cm，边缘模糊，中央密度较高。痰液涂片检查有大量结核分枝杆菌。诊断：浸润型肺结核。

情景分析： 结合患者的临床表现、影像学检查和痰液检查，患者诊断为浸润型肺结核。肺结核是我国最常见的传染病之一，主要通过呼吸道传播，临床分为原发性肺结核和继发性肺结核，浸润型肺结核是继发性肺结核的最常见类型。临床需加强对肺结核患者的隔离和对痰液的灭菌处理，避免病菌播散。

讨论： 结核病的基本病理变化是什么？继发性肺结核有哪些类型？

学前导语： 结核病是由结核分枝杆菌引起的一种慢性传染病，以肺结核最常见。掌握结核病的传播途径和病理变化，为临床学科的学习奠定坚实的基础。

　　传染病是由病原微生物引起、具有传染性、在一定条件下可以在人群中传播的感染性疾病。传染病在人群流行是一个复杂过程，必须具备传染源、传播途径和易感人群三个基本环节。传染病的病原体入侵人体，常有一定的传染途径和方式，并往往定位于一定的组织或器官；传染病的病程发展具有一定的阶段性，包括潜伏期、前驱期、发病期和恢复期。传染病曾在世界各地流行，严重威胁人类的健康。根据传染病的危害程度和监管措施，我国法定传染病分为甲、乙、丙三类，甲类 2 种，乙类 27 种，丙类 11 种，实行分类管理。

　　近年来由于基因诊断技术和有效抗生素的应用，传染病的诊断和治疗取得了很大进展，传染病的发病率和死亡率均已明显下降。我国有的传染病已经消灭（如天花），有些传染病接近消灭（如麻风、脊髓灰质炎等）；而有些已被有效控制的传染病其发病率有上升趋势（如结核病、梅毒、淋病、狂犬病等）；同时还出现一些新的传染病，如艾滋病、严重急性呼吸道综合征（SARS）、新型冠状病毒肺炎等，严重威胁人类健康和生命。

第一节　结核病 🅔微课1

PPT

一、概述

结核病是由结核分枝杆菌引起的一种常见慢性传染病，全身各器官均可发生，以肺结核最常见。结核病仍为重要传染病，典型病变为结核结节形成伴有不同程度的干酪样坏死。

结核病曾经在世界各地流行，严重威胁人类身体健康和生命安全。1949 年前，我国结核病死亡率居各种疾病死亡之首，1949 年后，我国人民生活水平不断提高，政府重视群防群治，儿童普遍接种卡介苗，抗结核药物的合理应用使其发病率和死亡率大为降低。近年来世界范围内由于艾滋病、吸毒、酗酒、贫困等因素的影响，结核病的发病率又有上升趋势。2019 年我国结核病发患者数为 77.57 万，仍是最重要的传染病之一。

（一）病因及发病机制

结核病的病原菌是结核分枝杆菌，引起人类结核病的主要是人型，少数是牛型。结核病主要经呼吸道传染，也可经消化道感染（食入带菌的食物如含菌牛奶等），少数经皮肤伤口感染。

结核分枝杆菌属于分枝杆菌属，生长缓慢，涂片染色具有抗酸性，故又称抗酸杆菌。结核分枝杆菌无侵袭性酶，不产生内外毒素，其毒力与其菌体的糖脂（索状因子）、糖肽脂（蜡质 D）和具有抗原性的蛋白质等成分有关。

呼吸道传播是最常见和最重要的途径。人从空气中吸入带菌的飞沫即可发生初次感染。到达肺泡的结核分枝杆菌趋化巨噬细胞，并被巨噬细胞所吞噬。在机体细胞免疫形成前，巨噬细胞杀灭结核分枝杆菌的能力有限，结核分枝杆菌在细胞内繁殖，引起局部炎症，还可通过血道和淋巴道播散到全身各器官。机体对结核分枝杆菌产生特异性的细胞免疫一般需要 30～50 天，即在致敏 T 淋巴细胞释放的淋巴因子作用下，激活巨噬细胞使其吞噬和杀灭结核分枝杆菌的能力增强，趋化巨噬细胞向感染灶聚集形成结核性肉芽肿，使初次感染灶局限，可不治而愈。初次感染结核分枝杆菌时发生的全身播散，由于细胞免疫的逐渐形成，一般不会产生明显的病理变化，但可使结核分枝杆菌在播散部位潜伏下来，成为以后发生肺外器官结核病和继发性结核病的主要根源。

机体在形成对结核分枝杆菌免疫反应的同时，也产生了迟发型超敏反应，两者相伴发生。超敏反应的出现提示机体已获得免疫力，对病原菌有抵抗力；但超敏反应会造成病变局部组织的严重破坏，发生干酪样坏死。免疫反应和超敏反应贯穿于结核病的始终，结核分枝杆菌数量多少、毒力强弱及机体抵抗力等因素决定着两者的彼此消长。年龄、营养、全身疾病（艾滋病、糖尿病、硅肺等）等均可影响机体的免疫力。当细菌量少、毒力弱、机体抵抗力强时，以免疫反应占优势，病变向着局限、痊愈的方向发展；当细菌量多、毒力强、机体抵抗力弱时，则以超敏反应占优势，病变向着恶化的方向发展。

皮肤结核菌素试验阳性是临床上证明细胞免疫已经形成的可靠手段。痰涂片抗酸染色是诊断活动性肺结核和观察疗效的快捷方法。基因扩增技术是基于结核分枝杆菌的核酸特异性而确定诊断。

卡介苗是由减毒牛型结核分枝杆菌悬浮液制成的活菌苗。接种卡介苗，活化 T 淋巴细胞使机体对结核分枝杆菌产生特异性免疫能力，能增强巨噬细胞杀灭结核分枝杆菌的能力，阻止结核分枝杆菌在人体内的繁殖、播散，预防结核病的发生。

卡介苗接种是目前预防结核病的最有效方法。卡介苗属于我国免疫规划疫苗，由国家免费提供接种。接种对象是出生 3 个月以内的婴儿或结核菌素试验（PPD 试验）阴性的儿童。

（二）基本病理变化 🅴微课

1. 以渗出为主的病变 在细菌量多、毒力强、机体变态反应较强或初次感染时，局部病变主要表现为浆液性或浆液纤维蛋白性炎。常发生于病变早期或病情恶化时，局部中性粒细胞浸润，并很快被巨噬细胞所取代。渗出液中可查见结核分枝杆菌。此型变化好发于肺、浆膜、滑膜和脑膜等处。渗出性病变可完全吸收，也可转变为增生性或坏死性病变。

2. 以增生为主的病变 在细菌量少、毒力较低、机体免疫反应较强时，则发生以增生为主的变化，形成具有诊断价值的结核性肉芽肿，又称结核结节（图 11-1）。结核结节是在细胞免疫的基础上形成，单个结核结节非常小，直径约 0.1mm，肉眼不易看见；相邻的结核结节融合成较大结节时，形成粟粒状、灰白色、境界清楚的病灶。结核结节由上皮样细胞、朗格汉斯（Langhans）细胞以及外周的淋巴细胞和成纤维细胞构成。典型结核结节中央有干酪样坏死。吞噬结核分枝杆菌的巨噬细胞体积增大逐渐转变为上皮样细胞，呈梭形或多角形，胞质丰富。多个上皮样细胞互相融合形成朗格汉斯细胞，或一个细胞的细胞核分裂但胞质不分裂而形成朗格汉斯细胞。

3. 以坏死为主的病变 在细菌数量多、毒力强、机体抵抗力低或变态反应强时，渗出或增生性病变均可发生干酪样坏死，是结核病的相对特征性病变。由于结核坏死灶含较多脂质而呈淡黄色，均匀细腻，质地较实，状似奶酪，故称干酪样坏死。较大的干酪样坏死灶不易液化，也难以机化，内含结核分枝杆菌可存活多年。一旦发生液化，结核分枝杆菌会大量繁殖，可引起病变恶化和播散。

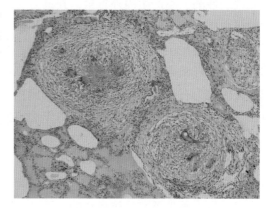

图 11-1 结核结节

结核病的变质、渗出和增生三种病变往往同时存在，不同时期则以某一种病变为主，而且可以互相转化。

（三）转归

结核病的发展和结局取决于机体抵抗力和结核分枝杆菌致病力之间的矛盾关系。在机体抵抗力增强时，结核分枝杆菌被抑制或杀灭，病变转向愈合；反之，则转向恶化。

1. 转向愈合

（1）吸收、消散 是渗出性病变的主要愈合方式，渗出物被吸收使病灶缩小或消散。较小的干酪样坏死灶及增生性病变，经积极治疗也有吸收消散或缩小的可能。X 线检查时，渗出性病变呈边缘模糊的云絮状阴影，随着渗出物的吸收而逐渐缩小乃至消失。

（2）纤维化、包裹、钙化 增生性病变和小的干酪样坏死灶可逐渐纤维化，最后形成瘢痕而愈合；较大的干酪样坏死灶难以全部机化，则由其周边纤维组织增生将坏死物包裹，继而坏死物逐渐干燥并有钙盐沉着。包裹和钙化的干酪样坏死灶常有少量结核分枝杆菌残留，当机体抵抗力降低时仍可复发进展。X线检查见纤维化病灶呈条索状阴影，钙化灶为边缘清晰的高密度阴影。

2. 转向恶化

（1）浸润进展 病灶周围出现新的渗出性病变，范围不断扩大，并继发干酪样坏死。X线检查：原病灶周围出现絮状阴影，边缘模糊；如出现干酪样坏死，则阴影密度增加。

（2）溶解播散 病情恶化时，干酪样坏死物可发生溶解液化。液化的坏死物质可经自然管道（如支气管、输尿管等）排出，导致局部形成空洞。肺结核患者，由于患者痰液中含有大量结核分枝杆菌，会成为重要的传染源，临床上称为"开放性肺结核"。空洞内液化的干酪样坏死物含有大量结核分枝杆菌，可通过自然管道播散到其他部位，形成新的结核病灶。X线检查：空洞部位出现透亮区，其他部位可见新播散病灶的阴影。除经自然管道播散外，结核分枝杆菌还可经血道、淋巴道播散至全身各处。

二、肺结核

结核病中最常见的是肺结核。由于机体在初次感染和再次感染结核分枝杆菌时的反应不同，使肺部病变的发生、发展呈现不同的病理特征，从而将肺结核分为原发性和继发性两种类型（表11-1）。

表11-1 原发性肺结核与继发性肺结核的区别

	原发性肺结核	继发性肺结核
年龄	儿童	成年人
感染源	初次感染	再次感染
始发部位	上叶下部或下叶上部近胸膜	肺尖或锁骨上下区
机体抵抗力及病程	抵抗力低，病程短，多自愈	抵抗力强、病程长，需治疗
播散方式	淋巴道、血道播散为主	支气管播散为主
病理特点	原发综合征、病灶不易局限	病变复杂，新旧交替，较局限
常见进展类型	血行播散型肺结核	浸润型肺结核，慢性纤维空洞性肺结核，结核球

（一）原发性肺结核病

原发性肺结核病是第一次感染结核分枝杆菌所引起的肺结核病，多见于儿童，故又称为儿童型肺结核。免疫功能严重低下的成年人由于丧失对结核分枝杆菌的敏感性，因此可多次发病。

1. 病理特点 结核分枝杆菌被吸入肺后，最初在通气较好的上叶下部或下叶上部近胸膜处形成感染灶，多在渗出性病变的中央发生干酪样坏死，形成原发病灶，直径1~1.5cm，以右肺较为多见。由于初次感染结核分枝杆菌，机体缺乏对结核分枝杆菌的特异性免疫力，结核分枝杆菌生长繁殖并侵入局部淋巴管，然后到达肺门淋巴结，引起结核性淋巴管炎和肺门淋巴结结核，肺门淋巴结出现肿大和干酪样坏死。肺的原发病灶、结核性淋巴管炎和肺门淋巴结结核称为原发复合征（图11-2），是原发性肺结核的病变特征。X线检查呈哑铃状阴影。

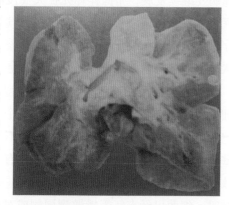

图11-2 原发性肺结核

2. 临床表现 原发性肺结核患者大多数无明显的临床表现。少数病变较重的患者可出现低热、乏力、食欲减退、潮热、盗汗和消瘦等结核中毒症状。

3. 转归 绝大多数原发性肺结核患者由于机体对结核分枝杆菌特异性免疫力的逐渐增强而自然痊愈，病灶可完全吸收或纤维化，较大的干酪样坏死灶可发生纤维包裹或钙化。少数患儿由于营养不良或同时患有其他传染病，致使病情恶化，局部蔓延，使病灶扩大，并可发生淋巴道、血道或支气管播散。

（1）淋巴道播散　肺门淋巴结的结核分枝杆菌可沿淋巴管蔓延到纵隔和颈部淋巴结。初期淋巴结肿大，结核结节形成，随后发生干酪样坏死，相互粘连成团、成串，重者干酪样坏死发生液化并穿破皮肤形成经久不愈的窦道。

（2）血道播散　肺部或淋巴结的干酪样坏死可破坏血管壁，结核分枝杆菌侵入血流或由淋巴道入血，发生全身血行播散型结核或血行播散型肺结核。

（3）支气管播散　肺原发病灶干酪样坏死组织发生液化时可破坏邻近的支气管，含有大量结核分枝杆菌的干酪样坏死物质在咳出体外的过程中，会经支气管播散到其他肺组织，形成干酪样肺炎。原发性肺结核经支气管播散较为少见。

（二）继发性肺结核

继发性肺结核是机体再次感染结核分枝杆菌所引起的肺结核，常开始于肺尖部，多见于成人，故又称成人型肺结核。

由于继发性肺结核患者对结核分枝杆菌具有了一定的免疫力，所以其病理变化具有明显特征。①由于超敏反应，病变发生迅速而且剧烈，易发生干酪样坏死；②由于免疫反应较强，在坏死组织周围常有较多巨噬细胞增生，形成结核结节；③病变大多局限于肺内，很少发生淋巴道和血道播散；④病程较长，病变复杂，既有变质，也有渗出和增生，新旧病变并存。继发性肺结核病理变化和临床表现都比较复杂，根据其病变特点和临床经过分为以下类型。

1. 局灶型肺结核　是继发性肺结核的早期病变。病灶多位于肺尖下2~4cm处，单个或多个结节状病灶，一般0.5~1cm大小，境界清楚，有纤维包裹。镜下病变以增生为主，中央为干酪样坏死。患者常无自觉症状，多在体检时发现。X线检查为肺尖部单个或多个境界清楚的结节状阴影。病灶大多发生纤维化、钙化而痊愈，少数患者因免疫力低下可发展为浸润型肺结核。

2. 浸润型肺结核　多由局灶型肺结核发展而来，是继发性肺结核中最常见的类型，属于活动性肺结核。病变以渗出为主，中央有干酪样坏死。X线检查在锁骨下可见边缘模糊的云絮状阴影。患者常有低热、疲乏、盗汗、咳嗽等症状。

如及早发现并合理治疗，则渗出性病变可吸收；增生、坏死性病变可通过纤维化、钙化而愈合。如病变继续发展，干酪样坏死扩大（浸润进展），坏死物液化后经支气管排出，局部形成急性空洞。洞壁坏死层含大量结核分枝杆菌，经支气管播散，可引起干酪性肺炎。急性空洞一般易愈合，经适当治疗后，洞壁肉芽组织增生，洞腔逐渐缩小闭合，最后形成瘢痕组织而愈合；空洞也可塌陷，形成条索状瘢痕而愈合。如果急性空洞经久不愈，则可发展为慢性纤维空洞性肺结核。

3. 慢性纤维空洞型肺结核　多在浸润型肺结核形成急性空洞的基础上发展而来。病变特点是肺内有一个或多个厚壁空洞（图11-3），空洞多位于肺上叶，大小不一，形状不规则，壁厚可达1cm以上。洞壁分三层：内层为干酪样坏死物，含有大量结核分枝杆菌；中层为结核性肉芽组织；外层为纤维结缔组织。病情恶化时，空洞不断扩大；同时，细菌可经支气管播散到同侧或对侧肺组织，形成新旧不一、大小不等的病变。肺组织结构受到严重破坏，发生广泛纤维化，使肺体积缩小、变形，严重影响肺功能，最终引起慢性肺源性心脏病。

临床上，病程常经历多年，患者症状时轻时重，表现为长期咳嗽、咳痰、咯血、盗汗等症状。由于空洞与支气管相通，含菌坏死组织随

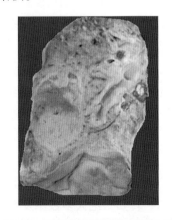

图11-3　慢性纤维空洞型肺结核

痰液排出。因此，此型肺结核又称开放性肺结核，是结核病最重要的传染源。如空洞壁的干酪样坏死侵蚀较大血管，可引起大咯血。咽下含菌痰液可引起肠结核。后期由于肺动脉高压而致慢性肺源性心脏病。

4. 干酪性肺炎 多见于机体免疫能力低下、对结核分枝杆菌呈超敏反应的人群。可由浸润型肺结核恶化进展而来，也可由急慢性空洞内结核分枝杆菌经支气管播散所致。镜下主要为大片干酪样坏死灶。肺泡腔内有大量浆液纤维蛋白性渗出物。根据病灶范围的不同分为小叶性和大叶性干酪性肺炎。此型肺结核病情危重，死亡率高，目前已少见。

5. 结核球 又称结核瘤。结核球是直径大于2cm、境界清楚、纤维包裹的干酪样坏死灶。结核球多为单个，常位于肺上叶，为相对静止的病变，患者多无明显临床症状。但因干酪样坏死组织含有结核分枝杆菌，当机体抵抗力低下时，可恶化进展。临床上，结核球由于纤维组织包绕，所以抗结核药不易发挥作用，且有恶化进展的可能。X线片上结核球有时难以与肺癌相鉴别，故多采取手术切除。

6. 结核性胸膜炎 根据病变特点，分为两种类型。①渗出性结核性胸膜炎：多见于青年人。病变主要为浆液纤维蛋白性炎，可形成胸腔积液，一般经适当治疗渗出液可吸收；如渗出物中纤维素较多，不易吸收，则可因机化而使胸膜增厚粘连。②增生性结核性胸膜炎：较为少见，由肺膜下结核病灶直接蔓延到胸膜所致。常发生于肺尖部，多为局限性，以增生性改变为主。一般通过纤维化而愈合，常使胸膜增厚粘连。

（三）肺结核病血源播散所致病变

1. 全身血行播散型结核

（1）急性全身血行播散型结核 结核分枝杆菌在短时间内二次或反复多次大量侵入肺静脉分支，经左心至体循环，播散到全身各器官（如肺、肝、脾和脑膜等处）可引起急性全身血行播散型结核。肉眼观：各器官内均匀密布大小一致、灰白色、圆形、境界清楚的小结节（图11-4）。镜检，主要为增生性病变。多见于原发性肺结核病恶化进展，临床病情凶险。X线检查两肺有散在分布、密度均匀、粟粒大小细点状阴影。

（2）慢性全身血行播散型结核 结核分枝杆菌在较长时间内少量多次反复进入肺静脉，则形成慢性血行播散型结核。病变的性质和大小均不一致，同时可见增生、坏死及渗出性病变，病程长，成人多见。

2. 血行播散型肺结核 肺门和纵隔等处的淋巴结干酪样坏死液化后侵入邻近的体循环静脉，或肺外结核病的干酪样坏死液化后侵入局部静脉，结核分枝杆菌经右心播散至肺脏引起血行播散型肺结核。其病理变化与全身血行播散型结核相似。

三、肺外器官结核病

1. 肠结核 患者常因咽下含结核分枝杆菌的痰液、牛奶等引起。好发于回盲部。

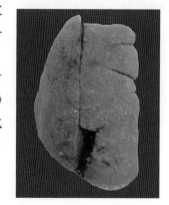

图11-4 血行播散型脾结核

（1）溃疡型 此型多见。结核分枝杆菌侵入肠壁淋巴组织形成结核结节，以后结核结节发生干酪样坏死形成溃疡。肠壁淋巴管环肠管行走，病变沿淋巴管扩散，因此典型的肠结核溃疡多呈环形，其长轴与肠腔长轴垂直。溃疡边缘参差不齐，一般较浅，底部有干酪样坏死物，其下为结核性肉芽组织。溃疡愈合后由于瘢痕形成和纤维收缩而致肠腔狭窄。临床有腹痛、腹泻、肠梗阻和结核中毒症状。

（2）增生型 较少见，以肠壁大量结核性肉芽组织形成和纤维组织增生为病变特征，导致肠壁肥厚、肠腔狭窄。右下腹可触及肿块，需与结肠癌相鉴别。

2. 结核性腹膜炎 由肠结核、肠系膜淋巴结结核等直接蔓延引起。青少年多见。根据病理特征可分干性和湿性两种类型，以混合型多见。湿性结核性腹膜炎时，腹膜上密布大量结核结节，腹腔有积液；干性结核性腹膜炎因大量纤维素性渗出物机化而引起腹腔脏器的粘连。

3. 结核性脑膜炎 主要由原发性肺结核病或肺外结核病的结核分枝杆菌经血道播散所致，儿童多见。病变以脑底部最明显，在桥脑、脚间池、视神经交叉及大脑外侧裂等处蛛网膜下腔有多量灰黄色混浊的胶冻样渗出物积聚。病变严重者可累及脑皮质而引起脑膜脑炎。临床表现为颅内高压和脑膜刺激征。

4. 肾结核 常由原发性肺结核结核分枝杆菌经血道播散引起。泌尿系统结核病多从肾脏开始，多为单侧，病变大多起始于肾皮质髓质交界处或肾锥体乳头。最初为局灶性结核病变，继而发生干酪样坏死。然后破坏肾乳头而破入肾盂成为结核性空洞。病变继续扩大，形成多个空洞。干酪样坏死物随尿下行，常使输尿管和膀胱感染。

5. 生殖系统结核 男性生殖系统结核多由泌尿系统结核直接蔓延而来。结核分枝杆菌可使前列腺和精囊感染，并可蔓延至输精管、附睾等处。病变器官有结核结节和干酪样坏死形成。附睾结核是男性不育的重要原因之一。女性生殖系统结核多由血道或淋巴道播散而来，以输卵管结核最多见，为女性不孕的原因之一，其次是子宫内膜和卵巢结核。

6. 骨与关节结核 多见于儿童和青少年，多由血道播散所致。骨结核多侵犯椎骨、指骨及长骨骨骺等处。首先在骨松质内形成小结核病灶，以后逐渐发展形成干酪样坏死和死骨。干酪样坏死物液化后在骨旁形成结核性脓肿，由于局部并无红、热、痛，故又称寒性脓肿（冷脓肿）。病变穿破皮肤可形成经久不愈的窦道。脊椎结核是骨结核中最常见者，多见于第 10 胸椎至第 2 腰椎，干酪样坏死破坏椎间盘和邻近椎体，病变椎体不能负重而发生塌陷，引起脊椎后突畸形。病变严重者可压迫脊髓而引起瘫痪。关节结核以髋、膝、踝、肘等关节结核多见，多继发于骨结核。当骨结核病变发展侵入关节软骨和滑膜时则成为关节结核，会造成关节强直，失去运动功能。

7. 淋巴结结核 多见于儿童和青年，以颈部淋巴结结核最为常见，其次为肺门、支气管旁和肠系膜淋巴结。淋巴结常成群受累，体积肿大，彼此粘连，形成较大的包块。

第二节 伤 寒

PPT

伤寒是由伤寒沙门菌引起的急性传染病，病变特征是全身单核－巨噬细胞系统增生和伤寒肉芽肿形成。以回肠末端淋巴组织的病变最为突出，故又称肠伤寒。临床主要表现为持续高热、相对缓脉、脾脏肿大、皮肤玫瑰疹及外周血白细胞减少等。全年均可发病，以夏秋季最多见。

一、病因及发病机制

伤寒沙门菌属沙门菌属中的 D 族，革兰染色阴性。其菌体"O"抗原、鞭毛"H"抗原及表面"Vi"抗原都能使人体产生相应抗体，以"O"抗原性及"H"抗原性较强，故可用血清凝集试验（肥达试验）来测定血清中抗体的增高，可作为临床诊断伤寒病的依据。菌体裂解时所释放的内毒素是致病的主要因素。

伤寒患者或健康带菌者是本病的传染源。细菌随粪尿排出，污染食品、饮用水和牛奶等或以苍蝇为媒介经口入消化道而感染。儿童及青壮年患者多见，以夏秋季最多。

伤寒沙门菌进入消化道后是否发病，主要与到达胃的细菌数量和机体抵抗力等因素有关。伤寒沙门菌在胃内大部分被破坏。当感染细菌量较大时，细菌得以进入小肠并穿过小肠黏膜上皮细胞而侵入肠壁淋巴组织，尤其回肠末端的集合淋巴小结或孤立淋巴小结，并沿淋巴管到达肠系膜淋巴结。淋巴组织中的伤寒沙门菌被巨噬细胞吞噬，并在其中生长繁殖，又可经胸导管进入血液，引起菌血症。血液内的细菌很快被全身单核 – 巨噬细胞系统的细胞所吞噬，并在其中大量繁殖，导致肝、脾、淋巴结肿大。这段时间患者没有临床症状，故称潜伏期，约 10 天。此后，随着细菌的繁殖和内毒素释放再次入血，患者出现败血症和毒血症表现。胆囊中大量的伤寒沙门菌随胆汁再次入肠，重复侵入已致敏的淋巴组织，使其发生强烈的过敏反应致肠黏膜坏死、脱落及溃疡形成。

二、病理变化及临床病理联系

伤寒病变主要累及全身的单核 – 巨噬细胞系统，以肠道淋巴组织、肠系膜淋巴结、肝、脾、骨髓等处最为明显，引起以巨噬细胞增生为特征的急性增生性炎。巨噬细胞体积增大，胞质内含有被吞噬的伤寒沙门菌和细胞碎片等，这种巨噬细胞称为伤寒细胞。伤寒细胞常聚集成团，形成结节状，称为伤寒肉芽肿或伤寒小结，是伤寒的特征性病变，具有病理诊断价值。

1. 肠道病变　伤寒肠道病变以回肠末段集合淋巴小结和孤立淋巴小结的病变最为显著。根据病变发展过程及病变特点分四期，每期大约持续 1 周。

（1）髓样肿胀期　起病第 1 周，病变处淋巴组织肿胀，隆起于黏膜表面，灰红色，质地软，隆起黏膜表面形似脑回。淋巴组织伤寒细胞大量增生，形成典型的伤寒小结，肠壁充血、水肿。

（2）坏死期　发生于起病第 2 周，由于细菌毒素和局部血液循环障碍，肿胀的淋巴小结中央及其表面的黏膜上皮发生灶状坏死，以后坏死区域不断扩大。

（3）溃疡期　发病后第 3 周，坏死肠黏膜脱落形成溃疡。溃疡边缘隆起，底部不平。集合淋巴小结发生的溃疡，其长轴与肠道长轴平行；孤立淋巴小结处的溃疡小而圆。溃疡一般深达黏膜下层，坏死严重者可达肌层及浆膜层，如侵及小动脉可引起严重出血。

（4）愈合期　相当于发病第 4 周。溃疡处肉芽组织增生将其填平，溃疡边缘上皮再生覆盖溃疡面而愈合。

2. 其他病变　肠系膜淋巴结、肝、脾及骨髓由于巨噬细胞活跃而致相应组织器官肿大，镜检见伤寒肉芽肿和灶性坏死。内毒素可致心肌细胞水肿，甚至坏死；影响造血功能，尤其使中性粒细胞减少；肾小管上皮细胞水肿；皮肤出现淡红色小丘疹（玫瑰疹）；膈肌、腹直肌和股内收肌常发生凝固性坏死，临床出现肌痛和皮肤知觉过敏。

？ 想一想

伤寒肠道的主要病理变化是什么？

答案解析

三、结局及并发症

伤寒患者如果没有并发症，一般经 4~5 周痊愈，并获得持久免疫能力。伤寒患者主要的并发症有肠出血、肠穿孔、支气管肺炎等。少数患者因伤寒沙门菌在胆汁内大量繁殖并随胆汁由肠道排出，一定时期仍是带菌者。

第三节 细菌性痢疾 微课2

PPT

细菌性痢疾是由志贺菌属引起的一种常见肠道传染病,简称菌痢。病变多局限于结肠,以大量纤维素渗出形成假膜为特征,假膜脱落形成不规则浅表溃疡。临床主要表现为腹痛、腹泻、黏液脓血便、里急后重。

一、病因及发病机制

志贺菌属是革兰阴性短杆菌。按抗原结构和生化反应分为四群:福氏、宋内氏、鲍氏和痢疾志贺菌,均能产生内毒素,痢疾志贺菌尚可产生强烈外毒素。

患者和带菌者是本病的传染源。志贺菌属从粪便中排出后可直接或间接经口传染给健康人。食物和饮水的污染有时可引起菌痢的暴发流行。菌痢全年均可发病,但以夏秋季多见,好发于儿童,其次是青壮年。

志贺菌属进入胃内后大部分被胃酸杀灭,仅少部分进入肠道。细菌在肠道内生长繁殖,从上皮细胞直接侵入肠黏膜,并释放内毒素使肠黏膜变性坏死引起溃疡。菌体内毒素吸收入血可引起全身毒血症。志贺菌属释放的外毒素是导致水样腹泻的主要因素。

二、病理变化及临床病理联系

细菌性痢疾的病理变化主要发生于大肠,尤以乙状结肠和直肠病变最重。根据肠道病变特征和临床经过,菌痢分为三种类型。

1. 急性细菌性痢疾 典型病变过程为初期的急性卡他性炎,随后出现特征性假膜性炎和溃疡形成,最后愈合。

病变初期表现为急性黏液性卡他性炎,黏液分泌亢进,黏膜充血、水肿,中性粒细胞浸润,可见点状出血。病变进一步发展,黏膜浅表发生坏死;在渗出物中有大量纤维蛋白,后者与坏死组织、炎细胞、红细胞及细菌一起形成特征性的假膜。假膜呈糠皮状,随着病变的扩大可融合成片;假膜一般呈灰白色,如出血明显则呈暗红色,如受胆色素浸染则呈灰绿色。大约1周左右,假膜开始脱落,形成大小不等、形状不一的"地图状"溃疡,溃疡多较浅表(图11-5)。经适当治疗,肠黏膜渗出物和坏死组织逐渐被吸收或排出,周围健康组织再生使溃疡得以修复。

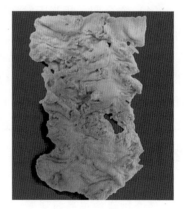

图11-5 急性细菌性痢疾

临床主要表现为腹痛、腹泻、黏液脓血便、里急后重。由于病变肠管蠕动亢进并有痉挛,引起阵发性腹痛、腹泻等症状。由于炎症刺激直肠壁的神经末梢及肛门括约肌,导致里急后重和排便次数增多。病变初期,患者出现稀便混有黏液,待肠内容物排尽后转为黏液脓血便。急性菌痢病程一般1~2周,经适当治疗大多痊愈。

✂ 练一练

急性细菌性痢疾的病变性质是( )。

A. 化脓性炎   B. 假膜性炎   C. 浆液性炎   D. 蜂窝织炎   E. 变质性炎

答案解析

2. 慢性细菌性痢疾 病程超过2个月以上者称为慢性菌痢。多由急性菌痢转变而来,以福氏志贺菌感染者居多。有的病程可长达数月或数年，期间肠道病变此起彼伏，原有溃疡尚未愈合，又可形成新的溃疡，新旧病灶同时存在。由于组织损伤和修复反复进行，慢性溃疡边缘不规则，黏膜常过度增生而形成息肉。肠壁各层有慢性炎细胞浸润和纤维组织增生，使肠壁不规则增厚、变硬，严重者可致肠腔狭窄。

慢性细菌性痢疾引起肠道功能紊乱，患者可有腹痛、腹胀、腹泻、便秘等肠道症状。由于炎症的加剧，临床上出现急性菌痢的症状称慢性菌痢急性发作。少数慢性菌痢患者可无明显临床表现，但大便培养持续阳性，成为慢性带菌者，常成为传染源。

3. 中毒型细菌性痢疾 起病急骤，全身中毒症状严重，但肠道病变和症状轻微。多见于 2 ~ 7 岁儿童，发病后数小时即可出现中毒性休克或呼吸循环衰竭而死亡。病原菌常为毒力较低的福氏或宋内氏志贺菌。肠道病变一般为卡他性炎。

第四节　流行性脑脊髓膜炎

流行性脑脊髓膜炎是由脑膜炎球菌引起的脑膜和脊髓膜的急性化脓性炎症，简称流脑。冬春季多见，好发于儿童及青少年。发病急，传播迅速，易引起流行。临床主要表现为高热、寒战、头痛、呕吐、颈项强直及皮肤瘀点等。少数患者起病急骤，病情凶险，称为爆发型流脑。

一、病因及发病机制

脑膜炎球菌属于奈瑟菌属，革兰阴性，有荚膜，能抵抗白细胞的吞噬作用，并能产生内毒素。脑膜炎球菌存在于患者或带菌者的鼻咽部，借飞沫经呼吸道传染。病菌进入上呼吸道后，大多数受感染者只引起局限性的上呼吸道炎症而不发病，成为带菌者。只有少数人由于机体抵抗力低下，细菌从上呼吸道黏膜侵入血流并生长繁殖，引起短暂的败血症，再进一步到达脑膜脊髓膜引起化脓性炎症。

二、病理变化

1. 上呼吸道感染期 细菌在鼻咽部黏膜生长繁殖，引起上呼吸道炎症，黏膜充血、水肿，伴少量中性粒细胞浸润。经 1 ~ 2 天后，患者进入败血症期。

2. 败血症期 患者出现高热、头痛、呕吐和外周血中性粒细胞增多等，皮肤出现瘀点和瘀斑。

3. 脑膜炎期 ①肉眼：脑膜脊髓膜血管高度扩张充血，蛛网膜下腔有大量脓性渗出物，脑沟内尤为明显。脑沟脑回因脓性渗出物覆盖而模糊不清。由于渗出物阻塞，导致脑脊液循环障碍而发生脑室扩张。②镜检：蛛网膜下腔内含有大量中性粒细胞、少量单核细胞和纤维

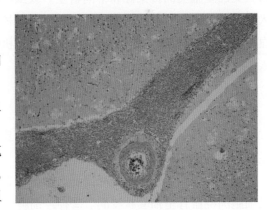

图 11 - 6　流行性脑脊髓膜炎

蛋白，血管高度扩张充血。脑实质一般不受累，严重病例近脑膜处脑皮质可有炎症病变，称脑膜脑炎（图 11 - 6）。

三、临床病理联系

患者除有一般急性炎症的临床表现，主要表现为中枢神经系统症状。

1. 颅内高压 由于脑膜血管扩张充血、蛛网膜下腔渗出物堆积、脓性渗出物影响脑脊液吸收等因

素，引起颅内压增高。患者表现为剧烈头痛、喷射性呕吐、小儿前囟饱满等。如伴有脑水肿，则颅内压升高更明显。

2. 脑膜刺激征 炎症累及脊神经根周围的蛛网膜及软脊膜，使脊神经根在通过椎间孔处受压，当颈部或背部肌肉运动时产生疼痛。为缓解疼痛，颈部肌肉发生保护性痉挛而呈僵硬状态，称颈项强直。在婴幼儿，常因发生腰背部肌肉保护性痉挛而呈角弓反张状态。当作屈髋伸膝试验时，因坐骨神经受到牵拉，引起腰神经根压痛的表现，即克氏征（Kernig 征）阳性。

3. 脑脊液变化 脑脊液压力升高，外观混浊，含大量脓细胞，蛋白质增多，含糖量减少，涂片或细菌培养可查见病原菌。脑脊液检查是诊断本病的一个重要依据。

四、结局及并发症

及时诊断和治疗，大多数患者均能痊愈。如治疗不当，病变可转为慢性，并可出现后遗症。①脑积水：由于蛛网膜下腔渗出物的机化，致脑膜粘连，脑脊液循环障碍所致。②颅神经受损：患者出现耳聋、视力障碍、斜视及面神经麻痹等表现。③脑底部脉管炎致管腔阻塞而引起相应部位的脑缺血性梗死。

第五节　流行性乙型脑炎

PPT

流行性乙型脑炎是由乙型脑炎病毒感染引起的急性传染病，简称乙脑。常于夏秋季流行，多见于 10 岁以下儿童。起病急，发展快，病情重，死亡率高。临床主要表现为高热、抽搐、嗜睡、昏迷等。

一、病因及发病机制

乙型脑炎病毒为嗜神经性 RNA 病毒。传播媒介为蚊，在牛、马、猪等家畜中隐性感染率甚高，成为人类乙型脑炎的传染源和中间宿主。蚊虫叮咬带病毒的家畜，然后再叮咬人即可引起感染。病毒侵入人体后，先在局部血管内皮细胞及全身单核 - 巨噬细胞系统繁殖，然后侵入血流引起短暂性的病毒血症。由于乙脑病毒具有嗜神经性，故对于机体免疫功能低下和血脑屏障功能不健全者，病毒则可侵入中枢神经系统引起损伤。

二、病理变化

病变累及中枢神经系统的灰质，以大脑皮质、基底核、丘脑最为严重。脑膜充血，脑实质水肿明显，切面可见多发性软化灶。

镜下表现如下。①血管周围淋巴细胞袖套状浸润：脑组织血管扩张充血，血管周围间隙增宽，淋巴细胞围绕血管呈袖套状浸润。②神经细胞变性坏死：神经细胞水肿，尼氏体消失，胞质内出现空泡，细胞核固缩、碎裂和溶解。在变性坏死的神经细胞周围，常见增生的少突胶质细胞围绕，称为神经细胞卫星现象。还可见小胶质细胞和血源性巨噬细胞侵入坏死的神经细胞内进行吞噬，称为噬神经细胞现象。③脑软化灶形成：脑组织局灶性坏死液化，形成质地疏松、染色较浅、边界清楚的筛网状软化灶。④胶质细胞结节：在坏死灶小胶质细胞增生，形成胶质细胞结节（图 11 -7）。

三、临床病理联系

患者除有高热、全身不适等病毒血症表现，主要表现为中枢神经功能障碍。①嗜睡、昏迷：神经细胞广泛变性、坏死，使中枢神经功能受损。②颅内高压：脑血管扩张，通透性增加，脑组织水肿。

患者出现头痛、呕吐，严重者可发生脑疝。③脑膜刺激征：脑实质炎症累及脑膜，患者出现相应的脑膜刺激征。

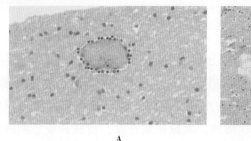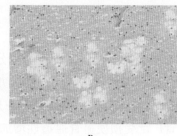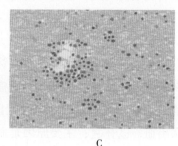

图 11-7 流行性乙型脑炎

A. 淋巴细胞袖套反应；B. 筛状软化灶；C. 胶质细胞结节

四、结局

多数患者经过适当治疗，在急性期后可痊愈，脑部病变逐渐消失。重症患者可因呼吸循环衰竭而死亡。部分患者遗留语言障碍、痴呆、肢体瘫痪及颅神经损伤所致的吞咽困难、中枢性面瘫等后遗症。

第六节 肾综合征出血热

PPT

肾综合征出血热是由汉坦病毒引起的自然疫源性急性传染病。临床上以发热、出血、休克和肾功能衰竭为主要表现，基本病理变化是全身小血管广泛性损伤。冬季常为发病高峰，以从事野外工作者最为多见。

一、病因及发病机制

肾综合征出血热的病原体是汉坦病毒，鼠类是主要的自然宿主和传染源，主要感染途径有 3 种。①消化道传播：进食被病鼠排泄物（尿、粪、唾液等）污染的食物，经口腔和胃肠道黏膜感染。②接触传播：被病鼠咬伤或皮肤伤口接触病鼠排泄物而感染。③呼吸道传播：病鼠排泄物污染尘埃后形成的气溶胶，被人体吸入肺内而感染。

病毒侵入机体后首先引起病毒血症，患者出现发热和全身中毒症状。病毒最易攻击血管内皮细胞，直接引起变性、坏死；同时病毒造成的免疫反应也加剧了内皮细胞的损伤。患者全身小血管的广泛性损害，使血管通透性增高，凝血机制异常，造成充血、水肿、出血，乃至组织变性、坏死等一系列病变。

二、病理变化

肾综合征出血热的基本病变是全身小血管（包括小动脉、小静脉和毛细血管）的广泛性损害，尤其毛细血管的病变最为突出，内皮细胞水肿、坏死、脱落，部分器官小血管发生纤维蛋白样坏死和微血栓形成。

病变主要累及肾、右心房、脑垂体和肾上腺。肾髓质、垂体前叶及肾上腺的严重出血、坏死以及右心房内膜下弥散性出血是本病最典型的病理变化，可作为病理诊断的主要依据。①肾脏：体积增大，表面有点状出血；切面皮质苍白，髓质呈暗红色；肾髓质严重充血、出血，尤以皮髓质交界处最为显著。肾小管上皮细胞变性、坏死，管腔内可见蛋白管型。肾小球充血，肾小球囊出血。②心脏：体积增大，各层组织均可见点状出血，尤以右心房和右心耳内膜下的大片出血为特点，心肌细胞有不同程度的变性、坏死。③脑垂体：病变主要发生在垂体前叶，可见充血、出血和坏死。④肾上腺：肾上腺髓质病变最为明显，出现广泛的充血、出血、微血栓形成，严重者可见大片的凝固性坏死。

三、临床病理联系

临床表现以全身广泛性小血管损害为病理基础，典型病程分为发热期、休克期、少尿期、多尿期和恢复期。①发热：由于病毒血症，患者可出现持续性高热，并伴有全身酸痛、头痛、腰痛、眼眶痛及醉酒貌。②出血：全身广泛性出血是本病的突出表现，常在皮肤、黏膜、浆膜和多器官出现点状、斑状出血。③休克：主要原因是血管广泛受损使血管通透性增加，大量血浆外渗，使血容量急剧减少。④急性肾功能衰竭：由于肾小管上皮变性、坏死，蛋白管型和低血压休克所致。肾脏损伤是最为突出的表现，半数患者出现急性肾功能衰竭，并成为导致患者死亡的主要原因。

第七节　手足口病

PPT

手足口病是由肠道病毒感染引起的一种儿童常见传染病。常发生于学龄前儿童，5 岁以下儿童为易感人群。一年四季均可发病，夏秋季达高峰并易流行，近年手足口病的患者数明显增多。潜伏期 3~7 天，多数患者突然发病。

一、病因及感染途径

引起手足口病的肠道病毒有 20 多种（型），其中以柯萨奇病毒 A16 型及肠道病毒 71 型最常见。本病传染性强，传播途径复杂，可在短时间内造成较大规模流行，常在幼托机构发生聚集发病现象。传染源是患者、健康带菌者和隐性感染者。密切接触是手足口病重要的传播方式，传播途径可通过粪 – 口途径或呼吸道飞沫传播。患病期间，患者口鼻分泌物、粪便和疱疹液具有传染性。

二、病理变化

主要在手、足、口和臀部出现散在的疱疹。早期口腔黏膜出现粟粒样斑丘疹或水泡，呈圆形或椭圆形扁平凸起，周围红晕，舌、颊和硬腭黏膜较多。手、足和臀部出现斑丘疹，后转为疱疹，疱疹周围可见炎性红晕，疱内液体较少；皮疹多少不等，少则几个，多则几十个，手足部较多。皮疹常在 1 周左右消退，局部不留痕迹。部分患者仅表现为皮疹或疱疹性咽颊炎。

少数患儿病情进展迅速，在发病后 1~5 天出现脑干脑炎、脑干脊髓炎、心肌炎和肺水肿等严重并发症。患儿死亡人数增加，主要原因是脑干脑炎和脑干脊髓炎。

三、结局

手足口病为自限性疾病，多数预后良好，1 周左右自愈，不留后遗症。极少数患儿可引起脑膜炎、脑炎、心肌炎和肺水肿等严重并发症。

第八节　狂犬病

PPT

狂犬病是由狂犬病毒引起的中枢神经系统急性传染病，是一种人兽共患疾病。主要临床表现为头痛、发热、不安、怕风，饮水时反射性咽喉痉挛；后期可发生昏迷和呼吸衰竭。近年来，狂犬病致死人数占我国传染病致死人数的首位或第二位。

一、病因及感染途径

狂犬病毒是 RNA 病毒。携带狂犬病毒的动物是本病的主要传染源，人狂犬病由病犬传播者占 80%～90%，但部分地区检测"健康犬"的带病毒率可达 17% 左右。人被携带病毒的犬、猫咬伤或抓伤后可致感染发病。受伤后是否发病，与伤口深浅、病毒侵入数量、是否进行正规清创处理、接种疫苗预防等因素有关。狂犬病毒对神经系统具有强大的亲和力，病毒侵入机体后先在伤口处骨骼肌和神经细胞少量繁殖，然后经神经纤维到达脊髓并发生大量繁殖，24 小时后遍布整个神经系统。

二、临床病理联系

狂犬病的主要病理变化是急性弥漫性脑脊髓炎，以咬伤部位相应的背根节、脊髓段病变最为严重，海马、延髓、脑桥、小脑等处受损也较显著。脑实质充血水肿，血管周围有淋巴细胞浸润形成血管套现象，神经细胞有不同程度的变性、坏死，可见嗜神经细胞现象和胶质细胞结节形成。在海马及小脑的神经细胞胞质内可见呈圆形或椭圆形、直径 3～10nm、樱桃红色嗜酸性包涵体，称为内基小体（Negri body），具有病理诊断意义。

狂犬病的潜伏期一般为 1～3 个月，极少数病例的潜伏期可达 1 年。前驱期常出现低热、头痛、乏力、不适等全身症状，继而出现烦躁、不安、恐惧等。兴奋期患者高度兴奋，恐怖异常，怕水、怕风、怕声、怕光，最典型的表现是恐水，饮水时可出现反射性咽喉肌痉挛，即恐水症。麻痹期患者由兴奋转为安静或昏迷，最终因呼吸循环衰竭而死亡。

三、结局及并发症

狂犬病是所有传染病中最凶险的病毒性疾病，一旦发病死亡率几乎达 100%。因此管理好传染源、正确处理动物咬伤和积极进行狂犬病疫苗接种，对于预防狂犬病的发生和降低死亡率具有重要意义。

第九节 常见性传播疾病

PPT

性传播疾病是一组以性接触为主要传播途径的传染病，简称性病。近年来性病的种类已达 20 余种，不仅会引起泌尿生殖器官的病变，还会引起全身皮肤和重要器官的损伤，甚至威胁生命安全。

一、淋病

淋病是由淋病奈瑟球菌引起的一种常见传染病，主要引起泌尿生殖系统的化脓性炎症。淋病传染性强，男女均可发病，多发生于性活跃的青年男女，可引起多种并发症和后遗症。

1. 病因及传播途径 淋病奈瑟球菌又称淋球菌，革兰阴性。人类是淋球菌唯一的自然宿主，主要由性接触而感染，少数因接触含淋球菌的分泌物或被淋球菌污染的用具而感染。淋球菌进入泌尿生殖道繁殖，男性发生尿道炎，女性引起尿道炎和阴道炎。如治疗不彻底，可扩散到整个泌尿系统和生殖系统。胎儿可经产道感染，引起新生儿淋病性急性结膜炎。人类对淋球菌无自然免疫力，均易感，病后免疫力不强，不能防止再感染。

2. 病理变化及临床病理联系 淋病是化脓性炎症。男性患者病变开始于前尿道，进而蔓延至后尿道和尿道旁腺体。女性患者病变常位于尿道、前庭大腺和子宫颈。常有脓性分泌物自尿道口或子宫颈口流出。

临床上，患者常有尿道口溢脓、红肿以及尿频、尿急、尿痛等尿路刺激征，女性患者可有脓性白带，女童淋病可有弥漫性阴道炎和外阴炎。新生儿淋病性结膜炎常表现为双眼结膜充血水肿、大量脓性分泌物。

3. 结局及并发症 大多数患者经及时治疗可获得痊愈，少数因治疗不彻底转为慢性，引起男女不育。部分男性患者可引起淋菌性前列腺炎、精囊炎和附睾炎。女性患者可导致淋菌性输卵管炎、子宫内膜炎和盆腔炎。

二、梅毒

梅毒是由梅毒螺旋体引起的一种慢性性传播疾病，其特点是病程的长期性和隐匿性。早期病变主要侵犯皮肤和黏膜，晚期则侵犯全身各器官，特别是心血管和中枢神经系统，对机体产生严重影响。近年来梅毒的发病率明显升高。

（一）病因及发病机制

梅毒的病原体是梅毒螺旋体，体外活力低，不易生存。对理化因素的抵抗力极差，对四环素和青霉素敏感。梅毒患者是唯一的传染源。①后天性梅毒：95%的病例通过性行为传播，少数可因输血、接吻、哺乳、医务人员不慎感染等直接接触传播。②先天性梅毒：孕妇血液中的梅毒螺旋体经胎盘感染胎儿。

（二）基本病理变化

1. 闭塞性动脉内膜炎和小动脉周围炎 ①闭塞性动脉内膜炎：小动脉内皮细胞和纤维细胞增生，血管壁增厚，管腔狭窄闭塞。②小动脉周围炎：小动脉周围有单核细胞、淋巴细胞和浆细胞浸润。

2. 树胶样肿 又称梅毒瘤，是梅毒的特征性病变。病灶呈灰白色，大小不一，体积小者仅镜下能见，大者可达数厘米，因其质韧而有弹性，如树胶，故得名树胶样肿。镜下结构与结核结节极为相似，中央为凝固性坏死，形态似干酪样坏死，但不如干酪样坏死彻底，弹力纤维尚存在；坏死灶周围肉芽组织有较多淋巴细胞和浆细胞，而上皮样细胞和朗格汉斯细胞较少。树胶样肿后期可被吸收或纤维化，最后使器官变形。树胶样肿可发生于任何器官，最常见于皮肤、黏膜、肝脏、骨和睾丸，仅见于第三期梅毒。

（三）类型及病变特点

1. 后天性梅毒 根据临床经过，后天性梅毒分为三期。一、二期梅毒称为早期梅毒，具有传染性；三期梅毒称为晚期梅毒，传染性小，因病变常累及内脏，故称为内脏梅毒。

（1）一期梅毒 梅毒螺旋体侵入人体后经3周潜伏期，侵入部位（外生殖器）发生炎症反应，初期表现为局部微红，逐渐变为边界清楚的无痛性硬结，继而出现水疱，破溃后形成质地较硬、边缘隆起的溃疡，称为硬下疳，常为单个，直径1cm左右。病变多见于阴茎冠状沟、龟头、子宫颈、阴唇等处。镜下可见病变部位有闭塞性动脉内膜炎和小血管周围炎。硬下疳出现后1~2周，局部淋巴结肿大，呈非化脓性增生性反应；硬下疳约1个月自然消退，局部淋巴结肿大也逐渐消退。此期如进行及时治疗，螺旋体被完全杀灭，就不会继续发展为二期梅毒。

（2）二期梅毒 临床出现梅毒疹。潜伏在体内的螺旋体大量繁殖，由免疫复合物沉积引起全身皮肤、黏膜广泛梅毒疹和全身淋巴结肿大，好发于躯干和四肢，常对称分布，呈斑疹和丘疹。镜下可见典型闭塞性动脉内膜炎和小血管周围炎改变，可找到螺旋体。梅毒疹可自行消退或发展为三期梅毒。

（3）三期梅毒 病变特点是树胶样肿形成。发生于感染后4~5年，多累及皮肤、黏膜，皮肤引起的树胶样肿可形成溃疡，黏膜病变局限于鼻、唇，引起鞍鼻和唇缺损。病变破坏内脏器官，如梅毒性主动脉瘤、主动脉瓣关闭不全和麻痹性痴呆等。

2. 先天性梅毒 患病孕妇经胎盘将梅毒螺旋体传染给胎儿而发生的梅毒，分为早发性和晚发性两种类型。胎儿或婴幼儿期发生的先天性梅毒称为早发性先天性梅毒；2 岁以后发生的先天性梅毒称为晚发性先天性梅毒，大多在 5～7 岁至青春期发病。晚发性先天性梅毒患儿有智力低下、发育不良；可引起间质性角膜炎、神经性耳聋和中切牙楔状缺损，并有骨膜炎和鞍鼻等特征。

第十节 获得性免疫缺陷综合征

PPT

获得性免疫缺陷综合征（AIDS）简称艾滋病，由人类免疫缺陷病毒（HIV）感染引起的以严重免疫缺陷为主要特征的慢性传染病。艾滋病传播速度快，死亡率高，是人类主要的致死性传染病之一。1981 年美国首次报道该病，现已遍布全球。目前尚缺乏有效的治疗方法，死亡率几乎 100%。

一、病因及发病机制

人类免疫缺陷病毒属于反转录病毒科中慢病毒亚科的单链 RNA 病毒。HIV 是嗜淋巴细胞和神经细胞病毒，对人体免疫系统最重要的 T 淋巴细胞作为主要攻击目标，大量破坏 CD_4^+T 淋巴细胞，使免疫功能丧失，导致机会性感染和恶性肿瘤发生。

艾滋病患者及 HIV 携带者是艾滋病的传染源。传染性最强的是临床无症状而血清 HIV 抗体阳性的感染者，其 HIV 分离率最高。无症状的感染者是艾滋病流行难以控制的重要原因。HIV 携带者的血液、精液、阴道分泌物、唾液、眼泪、尿液、母乳等体液都存在 HIV。艾滋病的主要传播途径如下。①性行为传播：AIDS 本质是一种性病，由性行为感染，包括异性和同性之间的性接触，最为常见。②血液传播：输入被 HIV 污染的血液或血液制品，使 HIV 直接进入体内引起感染；也有可能通过被 HIV 污染的注射针头、手术器械感染等传播。③垂直传播：感染了 HIV 的母亲通过胎盘、哺乳、黏膜接触等方式将病毒传染给婴儿。

二、病理变化

艾滋病的主要病理变化是淋巴组织破坏、机会性感染和继发恶性肿瘤。

1. 淋巴组织的变化 病变早期，淋巴结淋巴滤泡反应性增生，生发中心活跃，有"满天星"现象；晚期患者，淋巴结萎缩，淋巴细胞几乎消失，仅残留巨噬细胞和浆细胞，呈现一片"荒芜"景象。胸腺和脾脏的淋巴组织发生萎缩。机体细胞免疫缺陷，CD_4^+T 淋巴细胞显著减少。

2. 机会性感染 多为混合性机会性感染，表现为多发性条件致病菌感染，是本病的重要特点。感染范围广泛，以中枢神经系统、肺、消化道继发感染最常见。一般常有两种以上病原体同时感染。由于严重免疫缺陷，炎症反应较轻而不典型。肺部结核分枝杆菌感染时，很少形成结核结节，但病灶中结核分枝杆菌却甚多；大多数患者有卡氏肺孢菌感染，中枢神经系统继发感染主要是播散性弓形虫或隐球菌感染所致的脑炎或脑膜炎。

3. 肿瘤 由于细胞免疫缺陷，导致免疫监控功能丧失，患者易并发恶性肿瘤，主要是卡波西（Kaposi）肉瘤和非霍奇金淋巴瘤。Kaposi 肉瘤是一种少见的血管增殖性疾病，成片的梭形细胞构成毛细血管样腔隙，其中有红细胞，1/3 的 AIDS 患者患有该病。非霍奇金淋巴瘤患者主要表现为淋巴结肿大。

❤ 护爱生命 ————

世界卫生组织于 1988 年 1 月将每年的 12 月 1 日定为世界艾滋病日，号召世界各国和国际组织在这一天举办相关活动，宣传和普及预防艾滋病的知识。世界艾滋病日是为了提高公众对艾滋病的认识，共同对抗艾滋病在全球传播。世界艾滋病日的标志是红丝带，红丝带给人以紧密合作的印象，表现出团结合作的理念,意喻全世界人民共同对抗艾滋病的传播,象征着我们对艾滋病患者和感染者的关心和支持。

三、临床病理联系

根据艾滋病的临床表现,其病程分为三个阶段。

1. 早期或急性期 感染 HIV 3~6 周后,患者可出现咽痛、发热、肌肉酸痛等非特异性表现。病毒在体内复制,但由于患者仍具有较好的免疫能力,经 2~3 周后这些症状逐渐消失。

2. 中期或慢性期 机体的免疫功能与病毒之间处于相互抗衡阶段,病毒复制处于较低水平,某些病例此阶段可达十余年。患者可无明显症状或出现全身淋巴结肿大,常伴发热、乏力、皮疹等表现。

3. 后期或危险期 机体免疫功能全面崩溃,患者出现持续发热、乏力、消瘦、腹泻,并出现神经系统症状、机会性感染和恶性肿瘤。血液检验可见淋巴细胞明显减少,CD_4^+T 淋巴细胞减少尤为显著,细胞免疫反应丧失殆尽。

艾滋病的治疗原则主要是抗病毒治疗,缓解患者症状,提高生活质量,延缓生命。但尚无确切有效的治疗方法,预后极差。因此,采取各种方法积极预防极为重要。

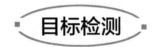 目标检测

答案解析

一、选择题

【A 型题】

1. 结核病的典型病变是 (　　)。
    A. 纤维素蛋白坏死
    B. 结核结节
    C. 淋巴细胞浸润
    D. 浆液和纤维化
    E. 单核细胞浸润

2. 原发性肺结核的主要病变特征是 (　　)。
    A. 淋巴结结核　　B. 结核结节　　C. 原发综合征　　D. 干酪样坏死　　E. 冷脓肿

3. 继发性肺结核最常见的类型是 (　　)。
    A. 浸润型肺结核
    B. 结核球
    C. 干酪样肺炎
    D. 慢性纤维空洞型肺结核
    E. 结核性胸膜炎

4. 肠伤寒病变主要累及 (　　)。
    A. 空肠末端　　B. 乙状结肠　　C. 直肠　　D. 回肠末端　　E. 回盲部

5. 肠伤寒所形成的溃疡为 (　　)。
    A. 环形溃疡
    B. 火山口样溃疡
    C. 地图样溃疡
    D. 圆形或椭圆形溃疡
    E. 不规则形溃疡

6. 急性细菌性痢疾的典型病变属于 (　　)。
    A. 浆液性炎
    B. 卡他性炎
    C. 纤维蛋白性炎
    D. 化脓性炎
    E. 蜂窝织炎

7. 细菌性痢疾的主要病变部位在 （　　）。

    A. 空肠　　　　　　　　　　　　　　　　B. 回盲部

    C. 降结肠　　　　　　　　　　　　　　　D. 乙状结肠和直肠

    E. 回盲部

8. 流行性脑脊髓膜炎的病变性质为 （　　）。

    A. 化脓性炎　　　　　　　　　　　　　　B. 变质性炎

    C. 浆液性炎　　　　　　　　　　　　　　D. 纤维蛋白性炎

    E. 出血性炎

9. 肾综合征出血热损伤最严重的血管是 （　　）。

    A. 小动脉　　　　B. 毛细血管　　　　C. 中动脉　　　　D. 小静脉　　　　E. 细动脉

10. 手足口病的主要病理变化是在手、足、口等处出现 （　　）。

    A. 红斑　　　　　B. 疱疹　　　　　　C. 溃疡　　　　　D. 出血点　　　　E. 玫瑰疹

11. 狂犬病患者的死亡率几乎达到 （　　）。

    A. 100%　　　　　B. 90%　　　　　　C. 85%　　　　　D. 80%　　　　　E. 75%

12. 淋病的病变性质为 （　　）。

    A. 纤维蛋白性炎　B. 浆液性炎　　　　C. 化脓性炎　　　D. 变质性炎　　　E. 增生性炎

13. 树胶样肿的中央病变性质属于 （　　）。

    A. 凝固样坏死　　B. 干酪样坏死　　　C. 化脓　　　　　D. 液化　　　　　E. 纤维蛋白样坏死

14. 获得性免疫缺陷综合征最主要的传播途径是 （　　）。

    A. 母婴传播　　　B. 性行为传播　　　C. 消化道传播　　D. 输血传播　　　E. 呼吸道传播

15. 获得性免疫缺陷综合征最易并发的恶性肿瘤是 （　　）。

    A. 淋巴瘤　　　　B. Kaposi 肉瘤　　　C. 黑色素瘤　　　D. 肾母细胞瘤　　E. 肺癌

【X 型题】

16. 乙脑的病理变化有 （　　）。

    A. 神经细胞卫星现象　　　　　　　　　　B. 噬神经细胞现象

    C. 淋巴细胞袖套状浸润　　　　　　　　　D. 软化灶形成

    E. 中性粒细胞浸润

17. 肾综合征出血热的典型病变是 （　　） 出血。

    A. 肾脏　　　　　B. 肾上腺　　　　　C. 脑垂体　　　　D. 右心房　　　　E. 肺

18. 梅毒的病理变化包括 （　　）。

    A. 闭塞性动脉内膜炎　　　　　　　　　　B. 树胶样肿

    C. 硬下疳　　　　　　　　　　　　　　　D. 梅毒疹

    E. 玫瑰疹

19. 原发复合征包括 （　　）。

    A. 原发病灶　　　　　　　　　　　　　　B. 肺门淋巴结结核

    C. 结核性淋巴管炎　　　　　　　　　　　D. 颈部淋巴结结核

    E. 胸膜炎

20. 继发性肺结核的病理特点是 （　　）。

    A. 多见于成年人　　　　　　　　　　　　B. 主要通过支气管播散

    C. 多发生于肺尖部　　　　　　　　　　　D. 病变以增生为主

  E. 多可自愈

二、综合问答题

1. 浸润型肺结核的主要病理变化是什么？

2. 肠伤寒的主要病变是什么？

三、实例解析题

  患者，男，21岁。因腹痛、腹泻3小时而就诊。患者于3小时前在小餐馆就餐后出现腹痛、腹泻，粪便为黄色稀便，混有黏液和脓血，伴里急后重。查体：T 38.2℃，P 80次/分，R 20次/分，BP 125/80mmHg。左下腹压痛明显，无反跳痛。

  讨论：患者的临床诊断是什么？主要病理变化是什么？

（李宪孟）

书网融合……

重点回顾

微课1

微课2

习题

第十二章　疾病概论

导学情景

情景描述： 患者，男，23 岁，因高热、咳嗽、胸痛伴气促 3 天急诊入院。3 天前因劳累后淋雨，次日突起寒战、高热、咳嗽，吸气时胸痛，咳铁锈色痰。BP 110/60mmHg，P 104 次/分，R 35 次/分，T 39.5℃，急性病容，神清合作，呼吸浅快，鼻翼扇动，两肺下闻及湿啰音，腋区有摩擦音。WBC 20.4×10^9/L，中性粒细胞百分比 90%。X 线：两肺下叶致密阴影。

情景分析： 铁锈色痰是大叶性肺炎的特征性痰。大叶性肺炎是在一定诱因作用下由肺炎球菌等感染引起的急性渗出性炎。

讨论： 该患者患病的原因和诱因是什么？根据是什么？患者发生了哪些病理生理过程？

学前导语： 病因学包括疾病发生的原因和条件；疾病发展的一般规律有损伤与抗损伤的斗争，因果交替，局部和整体的规律；疾病的转归有康复和死亡两种形式。

第一节　健康与疾病、亚健康

PPT

一、健康

传统观念认为，不生病就是健康（health），但是实际上此种观点是不全面的。1947 年世界卫生组织提出：健康不仅仅是没有疾病或病痛，而且是一种躯体上、精神上和社会上的完全良好状态。1989 年世界卫生组织又一次深化了健康的概念，认为健康包括躯体健康、心理健康、道德健康和社会适应良好。这种新的健康观念使医学模式从单一的生物医学模式演变为生物－心理－社会医学模式。可见，现代健康的概念，实质上是一种以人为本，强调人与自然、社会和谐统一的理念，以此达到身体、精神和社会的完美状态。

二、疾病

疾病（disease）是指机体在一定的病因作用下，因机体自稳调节紊乱而导致的异常生命活动过程。稳态是指机体在不断变化的内外环境中，通过多种调节机制的作用，以保持内环境的相对恒定。当致病因素作用于机体后，引起稳态的破坏，各组织器官之间、机体与外界环境之间的协调发生障碍，机体出现多种功能、代谢和形态结构的改变及行为异常。

疾病的表现形式包括症状、体征和综合征，它们可为临床诊断、治疗和预后的判断提供依据。症状是指患者主观感觉的异常，如头痛、恶心等。体征是指医生通过各种检查方法在患者机体发现的客观存在的异常，如心脏杂音、肿块等。综合征是存在于同一个体的疾病过程中一组复合的、具有内在联系的症状和体征，如急性呼吸窘迫综合征。

三、亚健康

亚健康（sub‐health）是指介于健康与疾病之间的生理功能低下状态。为目前医学研究的热点，发生率高。亚健康的表现形式有3种。①躯体性亚健康：疲乏无力，精神不振等。②心理性亚健康：烦躁易怒，失眠焦虑等。③人际交往亚健康：关系不稳定，心理距离变大，孤独感等。引起亚健康的原因复杂，如环境污染、心理应激、工作学习负荷过重、生活习惯不良等。如果亚健康状态没有引起人们足够的重视，任其发展就会导致疾病的发生。

第二节 病因学

PPT

一、疾病发生的原因

能够引起某一疾病并决定该疾病特异性的因素称为致病因素，也称疾病的原因，简称病因。任何疾病的发生都有一定的原因，引起疾病的原因很多，可分为以下几类。

（一）生物性因素

生物性因素是最常见、最重要的因素，包括能引起疾病的微生物（如细菌、病毒、真菌、支原体、衣原体、立克次体、螺旋体）和寄生虫（如原虫、蠕虫等）。生物性因素作用于机体能否引起疾病，取决于病原微生物的毒力、侵袭力和进入机体的数量。

（二）物理性因素

物理性因素指各种机械力、大气压、温度、电流、超声波、电离辐射等，物理性因素作用于机体时可引起相应的病变，如骨折、冻伤、电击伤等。

（三）化学性因素

化学性因素指无机或有机化学物质，如铅、汞、砷、强酸、强碱、蛇毒、有机磷农药等，作用机体后可造成化学性损伤或中毒。

（四）营养性因素

营养性因素指机体代谢所需要的各种营养物质，包括维持生命活动的基本物质（如水、氧等），各种营养素（如糖、脂肪、蛋白质、无机盐、维生素等），某些微量元素（如硒、锌、碘等）以及纤维素等，他们的缺乏或过剩均可引起相应的疾病，如长期大量摄入高糖和高脂饮食可引起肥胖症、维生素D缺乏可引起佝偻病、缺碘可引起甲状腺肿、缺铁可引起缺铁性贫血等。

（五）先天性因素

先天性因素是指能够损害胎儿发育的因素。由先天性因素引起的疾病称为先天性疾病，如妇女怀孕早期感染风疹病毒，可导致先天性心脏病；某些化学物质、药物等可导致胎儿畸形或缺陷等。

（六）遗传性因素

1. 遗传性疾病　主要由遗传物质基因突变或染色体畸变所引起的疾病。如血友病、白化病、唐氏综合征（先天愚型）等。

2. 遗传易感性　具有易患某种疾病的遗传素质称为遗传易感性。如糖尿病、高血压病、精神分裂症等，好发于同一家族的成员。

（七）免疫性因素

免疫性因素引起的疾病如下。

1. 变态反应性疾病　机体对抗原刺激发生异常强烈的反应称为变态反应或过敏反应，如过敏性休克、荨麻疹等。

2. 自身免疫性疾病　机体对自身组织发生免疫反应，如类风湿性关节炎、全身性红斑狼疮等。

3. 免疫缺陷病　细胞免疫或体液免疫缺陷可引起免疫缺陷病，如艾滋病等。

（八）精神、心理、社会因素

随着医学模式的转变，精神、心理、社会因素引起的疾病越来越受到重视。

1. 精神因素　如长期悲伤、忧虑、恐惧、紧张过度等不良情绪，可引起高血压、神经衰弱、消化性溃疡等疾病。

2. 心理因素　变态心理和变态人格可导致心身疾病的发生，如同性恋是获得性免疫缺陷综合征传播的重要原因之一。

3. 社会因素　社会经济、政策和文化等方面，均与疾病的发生、发展密切相关。

二、疾病发生的条件

疾病发生的条件是指能够影响疾病发生、发展的机体内外非特异性因素。这些因素包括年龄、性别等机体因素；气温、地理环境等自然因素和国家经济状况、教育水平等社会因素。例如，小儿由于呼吸道、消化道的解剖生理特点和机体防御功能不够完善，易患呼吸道和消化道传染病；女性易患胆石症、甲状腺功能亢进等；疟疾等疾病的发生有明显的地域性。它们本身虽然不能引起疾病，但能促进或阻碍疾病的发生。能够加强病因的作用或促进疾病发生的因素，称为疾病的诱发因素，简称诱因。如高血压患者在情绪激动，寒冷刺激、酗酒等诱因的存在下，易发生脑血管意外。因此，在疾病的病因学预防中，必须充分考虑条件的重要性，积极消除疾病的诱因。

病因和条件的划分并不是绝对的，而是相对的。对于不同的疾病，同一个因素可以是某个疾病发生的原因，也可以是另一个疾病发生的条件。因此要阐明某一疾病的原因和条件，认识它们在疾病发生中的作用，必须进行具体的分析和研究。

练一练

导致青霉素过敏的致病因素属于（　　）。

A. 生物性因素　　　　　B. 化学性因素　　　　　C. 营养性因素

D. 遗传性因素　　　　　E. 免疫性因素

答案解析

PPT

第三节 发病学

发病学是研究疾病发生、发展及转归的一般规律和基本机制的科学。

一、疾病发生、发展的一般规律 微课

疾病的发展过程并不是杂乱无章地进行的，而是遵循一定的规律变化的。疾病发展的一般规律主要包括以下方面。

（一）损伤与抗损伤的斗争

病因作用于机体引起损伤，而同时机体又调动各种代偿机制对抗病因所致的损伤。损伤是指致病因素引起的机体形态、结构的改变，如组织细胞坏死、血管破裂出血等。抗损伤是机体对损伤所发生的防御、代偿适应反应。损伤与抗损伤相互联系、相互斗争，贯穿于疾病的始终，引起疾病的各种临床表现。在疾病发展中，损伤与抗损伤作用常常同时出现，不断变化，如肠炎（图 12 − 1）。损伤与抗损伤的斗争是影响疾病发展的基本动力，两者的强弱决定了疾病的发展方向和转归。损伤与抗损伤反应并非固定不变，在一定条件下可以相互转化。

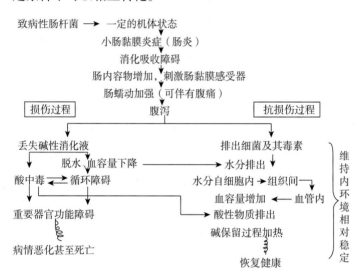

图 12 − 1 疾病时机体的损伤与抗损伤反应

（二）因果交替规律

疾病发生、发展过程中，在原始病因作用下，机体发生某些变化，前者为因，后者为果，而这些变化又作为新的发病原因，引起新的变化，如此因果不断交替、相互转化，推动疾病的发展。以大失血为例（图 12 − 2），说明疾病发展中的因果交替规律。因此，只有正确认识各种病理现象之间的因果联系，才能掌握疾病的发展趋向和发病主导环节，才能采取有效的治疗措施，治愈疾病。

（三）局部与整体

疾病的表现可局限于局部，也可扩展于全身，或者两者同时存在。局部的病变可以通过神经和体液途径影响整体，反之，机体的全身功能状态也可以通过这些途径影响局部病变的发展。局部与整体可相互影响、相互制约。如糖尿病患者由于抵抗力降低，易患皮肤感染（疖、痈等）；阑尾炎时可出现发热、白细胞增高、呕吐等全身反应。因此，正确认识疾病过程中局部和整体的关系，对于提高疾病诊断的准确性、采取正确的医疗措施具有重要意义。

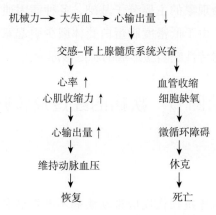

图 12 – 2   外伤大出血时的因果交替规律

? **想一想**

疾病发生、发展过程的一般规律有哪些方面？

答案解析

二、疾病发生、发展的基本机制

疾病发生、发展的基本机制是指参与疾病发生的共同机制，并非个别疾病的特殊机制。疾病基本机制的研究从系统水平、器官水平、细胞水平逐步深入到分子水平。

（一）神经机制

神经系统在人体生命活动的调控和维持中有重要作用。有些致病因素可直接侵犯神经系统或通过神经反射引起神经系统或全身其他器官功能异常，从而导致疾病发生。例如，脊髓灰质炎病毒可直接作用于脊髓前角运动细胞，引起肢体瘫痪；长期精神紧张、焦虑等精神因素的作用，可引起大脑皮质功能紊乱、皮质与皮质下功能失调，导致消化性溃疡、高血压等。

（二）体液机制

体液是维持机体内环境稳定的重要因素。致病因子通过直接或间接作用引起体液的质或量发生改变，造成体液平衡失调，引起内环境紊乱，导致疾病的发生。体液因子通过内分泌、旁分泌和自分泌的方式作用于局部或全身，影响细胞的代谢与功能。

实际上，神经机制和体液机制是密不可分的，两者常常共同参与疾病的发生，被称为"神经－体液机制"。如长期精神紧张引起交感神经兴奋，而后者可激活肾上腺髓质系统导致儿茶酚胺释放、血管收缩，最终导致高血压的发生。

（三）细胞机制

致病因素直接或间接作用于组织细胞，导致细胞的功能代谢障碍，从而引起细胞的自稳调节紊乱。有些病因可直接无选择性地损伤组织细胞，如高温、强酸等；有些病因可选择性地损伤组织细胞，如肝炎病毒侵入肝细胞等。有些病因可直接作用于细胞膜和细胞器膜，使膜上的离子泵功能障碍，导致膜内外离子失衡，最终导致细胞功能紊乱甚至死亡。

（四）分子机制

随着分子生物学的崛起，疾病的发生机制已深入到分子水平。细胞内的大分子主要为蛋白质和核酸。而蛋白质和核酸是有机体生命现象的主要分子基础，各种病因通过任何途径均可引起分子水平上的异常，导致疾病的发生。例如，由于低密度脂蛋白受体减少引起家族性高胆固醇血症，肾小管上皮细胞转运氨基酸的载体蛋白发生遗传性缺陷易形成的胱氨酸尿症。

第四节　疾病的经过及转归

PPT

一、疾病的经过

由于致病因素造成的损伤和机体抗损伤反应推动疾病不断发展和变化。在某些疾病发生、发展过程中（尤其急性传染病）具有较为明显的阶段性，因此，常把疾病的发生过程分为四期。

（一）潜伏期

潜伏期指病因入侵机体到该病最初症状出现前的一段时间。不同疾病的潜伏期长短不一，短者数小时、数天，长则数月、数年不等。在潜伏期内，患者没有自觉症状，故临床上不易发现。

（二）前驱期

前驱期指从机体出现最早期症状开始到出现该疾病典型症状之前的阶段。临床上可出现低热、全身不适、乏力、食欲不振等非特异性症状。认识此期的特点，有助于对疾病的早期诊断、早期治疗。

（三）症状明显期

症状明显期指相继出现疾病的典型症状和体征的时期。临床上常以此作为疾病诊断和鉴别诊断的重要依据，以便及时对患者进行治疗和护理。

（四）转归期

转归期是指疾病发展到最后终结的时期。疾病最后的结局取决于机体损伤和抗损伤反应是否得到及时、合理的治疗。

二、疾病的转归

疾病的转归有康复和死亡两种形式。

（一）康复

1. 完全康复（complete recovery）　又称痊愈。指病因消除，各种症状、体征消失，机体功能、代谢和形态结构恢复正常。如感冒、上呼吸道感染等都可以完全康复。

2. 不完全康复（incomplete recovery）　是指病因引起的损伤性变化得到控制，主要症状、体征消失，但基本病理变化尚未完全消失，仍留有后遗症。例如，风湿性心内膜炎引起的二尖瓣狭窄或关闭不全，尽管经过积极治疗，但患者仍有心脏瓣膜病变。

❤ 护爱生命

　　不完全康复的后果有两方面：一方面可为疾病的复发留下隐患，当机体免疫力下降或外界环境的剧烈变化使机体抗损伤能力减弱时可引起疾病的重新发生；另一方面则留下某种不可修复的病变或后遗症，如心脏瓣膜病变治愈后留下的心瓣膜黏连。因此，不完全康复的人，实际上可作为患者对待，给予适当的保护和照顾。

（二）死亡

死亡（death）是指生命活动的终结，也是生命的必然规律。根据传统的观念，死亡是一个过程，包括濒死期（脑干以上中枢神经处于深度抑制状态）、临床死亡期（延髓以上中枢神经处于深度抑制状态）和生物学死亡期（各细胞器官功能代谢完全停止）。

随着医疗水平的进步、复苏技术的普及和提高、器官移植的开展，对死亡有了新的认识。目前认为死亡是指机体作为一个整体的功能永久性停止，但并不意味各器官组织同时死亡。因此提出了脑死亡的概念。脑死亡（brain death）是指全脑功能的不可逆地永久性丧失。

脑死亡的判断标准：①自主呼吸停止，行人工呼吸15分钟后仍无自主呼吸；②不可逆深昏迷和大脑无反应；③瞳孔散大固定；④颅神经反射消失，如瞳孔对光反射、角膜反射、咳嗽反射及吞咽反射等消失；⑤脑电波消失；⑥脑血液循环完全停止。

认识脑死亡的意义在于：①确定终止复苏抢救的界线，停止不必要的无效抢救，减少经济和人力的消耗；②为器官移植创造了良好的时机和合法的依据；③有利于判断死亡时间，对可能涉及的一些法律问题提供依据。

👁 看一看

安乐死是指患有不治之症的患者在濒死状态时，为了免除其精神和躯体的极端痛苦，在患者或亲友的要求下，经医生认可，用人道方法使患者在无痛苦状态中结束生命。安乐死是20世纪70年代以来国内外医学界讨论最为热烈的问题之一，至今尚未取得一致意见。目前，日本、瑞士和美国等一些国家通过了安乐死法案，但由于安乐死涉及的医学、社会学、伦理学等相关问题仍未解决，所以许多国家仍未通过立法实施。

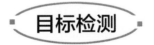

答案解析

一、选择题

【A 型题】

1. 有关健康的概念正确的是（　）。

    A. 不生病就是健康

    B. 健康是指体格健全

    C. 健康是指精神上的完全良好状态

    D. 健康是指社会适应能力的完全良好态

    E. 健康是指没有疾病或病痛，躯体上、精神上和社会上的完全良好状态

2. 体征是指（　）。

    A. 疾病引起患者主观感觉上的异常

    B. 在患病机体检查出的客观存在的异常

    C. 在机体内部出现的结构变化

    D. 在体表可以观察到的病理变化

    E. 患者有目地的语言和行为异常

3. 病因学研究的内容是（　）。

    A. 与疾病发生密切相关的危险因素　　　　B. 疾病时自稳调节紊乱的规律

C. 疾病发生的原因与条件　　　　　　D. 疾病转归的规律

E. 因果转化规律

4. 疾病发生必不可少的因素是（　　）。

    A. 疾病的危险因素　　　　　　　　B. 疾病的原因

    C. 疾病的条件　　　　　　　　　　D. 疾病的外因

    E. 疾病的诱因

5. 能够促进疾病发生、发展的因素称为（　　）。

    A. 疾病的危险因素　　　　　　　　B. 疾病的原因

    C. 疾病的条件　　　　　　　　　　D. 疾病的外因

    E. 疾病的诱因

6. 血友病的致病因素属于（　　）。

    A. 生物性因素　　　　　　　　　　B. 营养性因素

    C. 先天性因素　　　　　　　　　　D. 遗传性因素

    E. 免疫性因素

7. 发病学研究的内容是（　　）。

    A. 疾病发生的条件　　　　　　　　B. 疾病发生的诱因

    C. 疾病发生的原因　　　　　　　　D. 自稳调节紊乱的变化

    E. 疾病发生、发展和转归的规律

8. 疾病的发展方向取决于（　　）。

    A. 机体自稳调节的能力　　　　　　B. 损伤与抗损伤力量的对比

    C. 病因的数量与强度　　　　　　　D. 存在的诱因

    E. 机体的抵抗力

9. 死亡的概念是指（　　）。

    A. 呼吸、心跳停止，各种反射消失

    B. 机体作为一个整体的机能的永久性停止

    C. 脑干以上中枢神经系统处于深度抑制状态

    D. 重要生命器官发生不可逆性损伤

    E. 各组织器官的生命活动终止

10. 全脑机能的永久性停止称为（　　）。

    A. 频死状态　　B. 临床死亡　　C. 生物学死亡　　D. 脑死亡　　E. 植物人状态

11. 能引起疾病并赋予其特征性，决定其特异性的因素称为（　　）。

    A. 疾病的原因　　B. 疾病的条件　　C. 疾病的诱因　　D. 疾病的内因　　E. 疾病的外因

12. 烧伤、冻伤的致病因素属于（　　）。

    A. 生物性因素　　B. 理化性因素　　C. 营养性因素　　D. 遗传性因素　　E. 先天性因素

13. 下列对疾病条件的叙述，错误的是（　　）。

    A. 条件是影响疾病发生的各种体内外因素

    B. 某些条件可以促进疾病的发生

    C. 某些条件可以延缓疾病的发生

    D. 条件是疾病发生必不可少的因素

    E. 条件是左右疾病对机体的影响因素

14. 不属于完全康复的是（　）。

  A. 自稳调节恢复正常　　　　　　　　　　B. 功能代谢完全恢复正常

  C. 代谢水平恢复正常　　　　　　　　　　D. 损伤性变化完全消失

  E. 遗留有瘢痕

15. 下列疾病属于免疫缺陷病的是（　）。

  A. 红斑狼疮　　　B. 青霉素过敏　　　C. 艾滋病　　　D. 乳腺癌　　　E. 肝炎

【X 型题】

16. 患者的体征包括（　）。

  A. 体温升高　　　B. 心脏杂音　　　C. 肝肿大　　　D. 头晕　　　E. 白细胞计数升高

17. 属于生物性致病因素的是（　）。

  A. 细菌　　　B. 病毒　　　C. 一氧化碳　　　D. 支原体　　　E. 寄生虫

18. 疾病发生、发展的一般规律主要有（　）。

  A. 原因和条件　　　B. 损伤与抗损伤　　C. 因果交替　　　D. 局部与整体　　　E. 康复与死亡

19. 符合完全康复标准的是（　）。

  A. 致病因素已经消除

  B. 机体的自稳调节恢复

  C. 正常疾病时发生的损伤性变化完全消失

  D. 劳动能力完全恢复

  E. 遗留有基本病理变化，通过机体的代偿来维持内环境相对稳定

20. 可作为脑死亡的判断标准的是（　）。

  A. 心跳停止　　　　　　　　　　　　　　B. 自主呼吸停止

  C. 不可逆昏迷和大脑无反应性　　　　　　D. 瞳孔散大或固定

  E. 颅神经反射消失

二、综合问答题

1. 简述亚健康的概念及其表现形式。

2. 疾病发生、发展过程中有哪些规律和机制？

3. 试述脑死亡的概念及判断标准。

三、实例解析题

  患者，女，62 岁，在家时突感头晕、冒冷汗，不久昏迷而急诊入院。患者既往有高血压病史 20 余年。经体检和 CT 诊断为脑出血，给予药物治疗。第 3 天呼吸、心脏突然停搏，深度昏迷，经呼吸机和药物抢救后心搏恢复到 120～130 次/分，但瞳孔始终散大，经检查脑电波消失，脑血流停止。

  讨论：请问该患者是否发生了死亡？为什么？

（吴晓岚）

书网融合……

   重点回顾　　　　　　　　微课　　　　　　　　习题

第十三章　水、电解质代谢紊乱

学习目标

知识目标：

1. 掌握 高渗性脱水、低渗性脱水、等渗性脱水的原因及发病机制；水肿的概念、病因和机制、常见几种水肿的概念；低钾血症、高钾血症的概念、病因和机体的功能代谢变化。

2. 熟悉 三种类型的脱水对机体的影响及防治原则；常见几种水肿的主要发病机制。

3. 了解 体液分布、电解质含量、水和电解质交换以及水和电解质的生理功能；水肿的表现、水肿对机体的影响及防治原则。

技能目标：

能够操作并观察以下家兔实验。

1. 大量使用利尿剂或吸入过量 CO_2 后造成的体液失衡，对呼吸、心血管以及肾脏泌尿功能的影响。

2. 通过实验，理解体循环静脉压增高导致水肿发生的机制，同时了解利尿药物的使用。

素质目标：

对水、电解质代谢紊乱患者，能够养成耐心细致的护理观念。

导学情景

情景描述： 患者，女，44 岁，呕吐、腹泻伴发热 2 天入院。体温 38.8℃，血压 110/80mmHg，汗少、皮肤黏膜干燥。血清 Na^+ 浓度 158mmol/L，血浆渗透压为 325mmol/L，尿比重 >1.020。立即静脉滴注 5% 葡萄糖溶液 2500ml，2 天后体温、尿量恢复正常。但出现眼窝凹陷、皮肤弹性明显降低、肠鸣音减弱，腹壁反射消失，浅表静脉萎陷。脉搏 110 次/分，血压 70/50mmHg。血清 Na^+ 浓度 115mmol/L，血浆渗透压为 250mmol/L。

情景分析： 水、电解质代谢紊乱的类型判断的重要性，其次是不同类型的水、电解质代谢紊乱的正确防治和护理原则的把握。

讨论： 患者在治疗前和治疗后分别发生了何种水、电解质代谢紊乱？为什么？解释患者临床表现的病理生理学基础。

学前导语： 水、电解质代谢紊乱如果不能及时纠正，可使全身各器官系统特别是心血管系统、神经系统的生理功能和机体的物质代谢发生相应障碍，严重时甚至导致死亡。

组成人体的细胞生存在液体环境之中，水和电解质广泛分布在细胞内外的体液中，通过神经、体液的调节保持相对稳定的状态，这对正常生命活动的维持起着非常重要的作用。水、电解质代谢紊乱在临床上十分常见，许多器官系统的疾病、一些全身性的病理过程、外界环境的某些变化等，常可引起或伴有水、电解质代谢紊乱。如果得不到及时的纠正，可使各系统功能发生相应障碍，严重时可导

致死亡。因此，水、电解质代谢紊乱问题，是医学科学中极为重要的问题之一，受到了医学科学工作者的普遍重视。

第一节　水、钠代谢紊乱 🅴微课

PPT

体液包括细胞内液和细胞外液（内环境），细胞外液主要由血浆和组织液组成。生理状态下组织液能迅速和血浆及细胞内液进行物质交换，维持水、电解质平衡，渗透压平衡，即体液平衡，这也是维持机体各项功能活动的基本条件。但在内外环境各种致病因素的影响下，可出现水、电解质紊乱，机体出现相应的功能代谢障碍甚至组织器官结构损伤、功能衰竭。

一、正常水、钠平衡

（一）体液的组成与分布

正常成人体液量约占体重的60%，分为细胞内液和细胞外液。细胞内液占总体液的三分之二，约占体重的40%，是细胞进行生命活动的基质。细胞外液占总体液的三分之一，约占体重的20%，是细胞进行生命活动必须依赖的外环境或称机体的内环境。细胞外液又分为组织间液和血浆，组织间液分布于细胞间隙内，约占体重的15%，血浆约占5%（图13-1）。消化液、脑脊液和胸腹腔、滑膜腔等内的液体等被认为是细胞外液的特殊组成成分，也称第三间隙液。

体液的含量和分布可因年龄、性别、胖瘦不同而异，新生儿体液量占体重的80%，婴幼儿占70%，胖者体液占体重的比例比瘦者少。

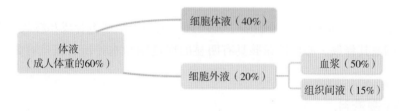

图13-1　体液的分布与含量

（二）水的生理功能和平衡

水是机体中含量最多的组成成分，是维持人体正常生理活动的必需物质之一。水具有促进物质代谢、调节体温、润滑等作用。正常人每日水的摄入和排出处于动态平衡（表13-1）。

表13-1　正常人每日水的摄入与排出

摄入（ml）		排出（ml）	
食物、水	700~900	尿液	1000~1500（最低尿量500，可变尿量1000）
饮水	1000~1300	皮肤	500
代谢水	300	呼吸	350
		粪便	150
合计	2000~2500		2000~2500

（三）体液的电解质平衡和渗透压

细胞内液和细胞外液的电解质组成不同，细胞外液中主要的阳离子是 Na^+，主要的阴离子是 Cl^-。细胞内液中主要的阳离子是 K^+，主要的阴离子是 HPO_4^{2-} 和蛋白质。但细胞内、外液的渗透压基本相等，对调节细胞内外的水平衡具有非常重要的生理意义。

血浆和组织液的电解质的主要区别是血浆中蛋白质含量较高，这与蛋白质不易透过毛细血管壁进入组织液有关。因此，血浆胶体渗透压明显高于组织间液的胶体渗透压，对调节血管内外的水平衡具有非常重要的生理意义。

（四）体液的交换和渗透压的调节

1. 体液的交换 细胞内液、血浆、组织液之间的水、电解质不断进行交换，保持动态平衡。

（1）血浆与组织液之间的交换 血浆与组织液之间有毛细血管壁相隔，毛细血管壁的通透性较大，除大分子蛋白质外，水、小分子有机物和无机物可自由出入毛细血管壁进行交换。正常情况下两者之间交换保持动态平衡，主要受毛细血管血压、组织液胶体渗透压、血浆胶体渗透压、组织液静水压的影响。

（2）细胞内液与组织液之间的交换 细胞内液与组织液之间有细胞膜，细胞膜为半透膜，允许水自由通过。正常情况下，细胞内外水的交换保持动态平衡，交换动力主要是晶体渗透压。当某些原因使细胞内、外液渗透压不等时，主要靠水的移动保持动态平衡。

2. 渗透压的调节 细胞外液容量和渗透压在神经及神经－体液调节下保持稳定。

（1）抗利尿激素（antidiuretic hormore，ADH） 是下丘脑视上核神经细胞分泌的一种激素，其分泌主要受细胞外液渗透压、血容量和血压的调节。其主要作用是加强肾远曲小管和集合管对水的重吸收，减少水的排出。

（2）醛固酮（aldosterone，ALD） 是肾上腺皮质球状带分泌的一种盐皮质激素。它的分泌主要受肾素－血管紧张素系统和血浆 Na^+、K^+ 浓度的调节。其主要作用是促进肾小管对 Na^+ 主动重吸收和对 K^+ 的分泌。

（3）心房钠尿肽（atrial natriuretic peptide，ANP） 由心房肌细胞合成和释放。循环血量增多、摄入钠过多时，均可刺激其释放。心房钠尿肽具有明显的促进钠和水排出、拮抗肾素－血管紧张素－醛固酮系统的作用。

二、水、钠代谢紊乱

人体水钠代谢紊乱分为两种基本类型：水过少和水过多。水过少临床上称为脱水，水过多临床上称为水肿和水中毒。

（一）脱水

脱水（dehydration）是指体液容量减少，并出现一系列功能、代谢紊乱的病理过程。根据水和钠丢失的比例及体液渗透压的改变，将脱水分为低渗性脱水、高渗性脱水和等渗性脱水。

1. 低渗性脱水（hypotonic dehydration） 特征是失钠多于失水，血清钠浓度 <130mmol/L，血浆渗透压 <280mmol/L，以细胞外液减少为主，又称低容量性低钠血症。

（1）病因和发生机制 低渗性脱水多因临床治疗不当所致，如体液丢失后只补水而未补钠。

1）肾外性失钠 反复呕吐、长期胃肠减压引流性肠梗阻，以致大量钠随消化液而排出；大创面的慢性渗液，如烧伤、手术后广泛渗液；等渗性脱水治疗时补充水分过多。

2）肾性失钠 长期连续使用排钠利尿药和过度使用渗透性利尿剂，水、钠经肾丧失过多；肾脏疾病，如慢性间质性疾病，使肾小管对钠的重吸收减少；急性肾功能衰竭多尿期，肾小球滤过率开始增加而肾小管重吸收功能尚未恢复，导致水、钠排出增多。

（2）对机体的影响由于钠的丢失多于水的丢失，导致细胞外液呈低渗状态，从而使细胞外液向相对高渗的细胞内转移（图13－2），由此引起机体发生一系列的变化。①外周循环障碍甚至休克：由于细胞内液渗透压相对较高，水由细胞外向细胞内转移，使细胞外液更加减少，血容量明显减少，容易引起循环功能障碍，发生休克，出现血压降低、脉搏细速、神志异常、尿量减少，甚至发生肾功能衰竭、氮质血症等。②明显脱水征：由于组织液明显减少，患者可有眼窝凹陷、皮肤弹性降低、婴幼儿囟门内陷等组织脱水的临床表现，称为脱水征。③低渗尿：细胞外液低渗，导致 ADH 分泌减少，使肾小管对水重吸收减少，早期出现多尿和低渗尿。但在晚期循环血量显著降低时，ADH 释放增多，可出现少尿。④无口渴感：体液低渗状态而使口渴中枢的兴奋性降低。⑤细胞水肿：因细胞外液向细胞内转移所致，导致脑细胞水肿，严重者可引起脑功能障碍，患者表现为神志恍惚、嗜睡，甚至昏迷。

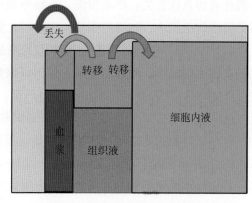

图 13 - 2 低渗性脱水体液变化示意图

（3）临床病理联系 ①积极治疗原发病：去除病因，防止采用不适当的输液疗法。②病情观察：监测生命体征、体重、出入液量、电解质等指标的变化，作为补液的依据。③合理补钠：输液原则一般以补充等渗的含钠溶液为主，轻、中度者静脉滴注生理盐水即可，极少数重度者可补高渗盐水。若有休克，则按休克处理原则积极抢救。④摄取足够的营养：制订科学的进食营养表，避免水分过多潴留。

2. 高渗性脱水（hypertonic dehydration） 特征是失水多于失钠，血清钠浓度 >150mmol/L，血浆渗透压 >310mmol/L。

（1）病因和发生机制 ①水的摄入不足：见于水源断绝、患者不能或不会饮水或患者的渴感丧失时。②失水过多：经皮肤失水，见于高热、甲状腺功能亢进时，皮肤不感蒸发水分增多；经呼吸道失水，见于各种原因引起的过度通气，通过呼吸道的不感蒸发使失水增多，如癔症、哮喘发作、代谢性酸中毒等；经肾失水，见于尿崩症和渗透性利尿时；经胃肠道失水，见于严重呕吐丢失大量低渗胃液，婴幼儿腹泻排出大量水样便时。以上情况，如果没有及时得到水分的补充，使体内水的丢失大于钠的丢失，造成高渗性脱水。

（2）对机体的影响 由于失水多于失钠，使血钠浓度和血浆渗透压增高，导致细胞内液向细胞外转移（图 13 - 3），从而引起机体发生一系列的变化。①口渴感：因失水多于失钠，细胞外液渗透压增高，刺激口渴中枢，产生口渴感。②少尿：细胞外液渗透压增高刺激渗透压感受器，ADH 释放增多，肾小管重吸收水增加，尿量减少而比重增高。晚期或严重者，因血容量减少后，醛固酮分泌增多而致尿 Na^+ 含量减少。③细胞脱水：由于细胞外液渗透压增高可使渗透压相对较低的细胞内液向细胞外液移动，造成细胞脱水，严重时脑细胞脱水，导致中枢神经系统功能障碍，出现烦躁、肌肉抽搐、嗜睡、昏迷，甚至死亡。④脱水热：见于严重病例，尤其是婴幼儿。由于皮肤蒸发的水分减少，造成散热减少，致使体温升高，称为脱水热。

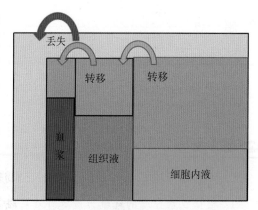

（3）临床病理联系 ①防治原发病，去除病因。②病情观察：监测生命体征、体重、出入液量、电解质等指标的变化，作为补液的依据。③合理应用输液疗法：视病情分别采取饮水，静脉滴注 5% 葡萄糖溶液和适量生理盐水进行治疗。④摄取足够的营养：制订科学的进食营养表。

图 13 - 3 高渗性脱水体液变化示意图

3. 等渗性脱水（isotonic dehydration） 特征是水和钠以等渗比例丢失，血清钠浓度为 130 ~ 150mmol/L，血浆渗透压为 280 ~ 310mmol/L。

（1）病因和发生机制 任何等渗液体的大量丢失所造成的血容量减少，短期内均属等渗性脱水。①消化液的急性丢失：严重腹泻、小肠瘘和小肠梗阻或引流都可引起等渗体液的丢失。②体液丧失在感染区或软组织内，如胸腔积液、腹水、大面积烧伤等。

（2）对机体的影响 ①由于体液的渗透压无明显变化，机体的细胞内、外液均有减少，但以细胞外液减少为主（图 13 - 4）。若血容量减少迅速而严重，可发生休克。②尿量减少：有效循环血量减少使醛固酮和 ADH 分泌增加，肾小管对钠、水重吸收增多，尿量、尿钠减少。③若未及时处理，可因不感蒸发不断失水而转变为高渗性脱水；若仅补水而未补钠，又可转变为低渗性脱水。

（3）临床病理联系 ①防治原发病，去除病因。②病情观察：监测生命体征、体重、出入液量、电解质等指标的变化，作为补液的依据。③合理输液：轻度者可适量口服生理盐水加以纠正。重度者应以静脉输入生理盐水为主，并适当补入 5% 葡萄糖溶液。继发休克者则及时按休克处理原则进行抢救。④摄取足够的营养：制订科学的进食营养表，减少纯水或纯钠的摄入，避免水分过度潴留。

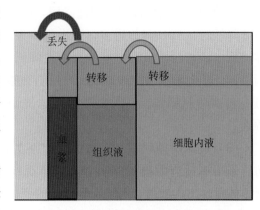

图 13 - 4 等渗性脱水体液变化示意图

三种脱水的比较见表 13 - 2。

表 13 - 2 三种脱水的比较

	低渗性脱水	高渗性脱水	等渗性脱水
原因	失水 < 失钠	失水 > 失钠	等渗性体液大量丢失
血清钠浓度（mmol/L）	< 130	> 150	130 ~ 150
血浆渗透压（mmol/L）	< 280	> 310	280 ~ 310
体液减少主要部位	细胞外液	细胞内液	细胞内、外液
血压	易降低	正常，重症降低	易降低
口渴	早期无、重度有	明显	有
尿量	重症减少	减少	减少
脱水热	无	有	有时有
脱水貌	明显	早期不明显	明显

? 想一想

哪一种脱水最容易发生低血容量性休克？哪一种脱水最容易发生脱水热？

答案解析

👁 看一看

脱水的补液原则

1. 根据脱水程度的轻重，确定补液总量。

2. 根据脱水性质、有无酸中毒及低血钾等，确定补液种类。高渗性脱水因失水多于失钠，故以补水为主，补水最好口服，原则是先补水再补钠；低渗性脱水因失钠多于失水，应以补钠为主，轻者补生理盐水即可，重者应静脉滴注高渗盐水；等渗性脱水因失水和失钠程度相近，应输入偏低渗的氯化钠溶液。

3. 补液时，一般按先快后慢，先浓后淡，先盐后糖，见尿补钾的原则进行。补液总量应按规定速度补完。

4. 补液量应包括3个组成部分：累积损失、继续损失和生理需要量。

5. 补液的关键在于第1个24小时，重度脱水、低血容量性休克和严重酸中毒，首先要扩容纠酸，继而补充累积损失、继续损失和生理丢失量。待血循环和肾功能恢复后，机体可进行自身调节。纠正脱水过程中，注意补钾。

（二）水中毒

水中毒（water intoxication）是指肾脏排水功能低下及水摄入过多时，大量水分在体内潴留，导致细胞内、外液量扩大，从而出现一系列临床症状和体征。此时血清钠浓度 < 130mmol/L，血浆渗透压 < 280mmol/L，又称为高容量性低钠血症。

1. 原因与发生机制

（1）水摄入过多 口渴中枢受刺激所致饮水过多或精神性饮水过多，超过肾脏排水能力；低渗性脱水晚期的患者补水过多等。

（2）肾排水减少 急性肾功能衰竭少尿期或慢性肾功能衰竭晚期，肾排水能力降低；心力衰竭、肝性腹水等引起有效循环血量减少，使肾小球滤过率下降、肾排水减少；ADH分泌过多。

2. 水中毒对机体的影响 细胞内、外液量增多，渗透压均降低是水中毒的特征。

（1）细胞外液量增加，血液稀释 表现为血浆渗透压降低，红细胞计数、血红蛋白浓度的降低等。可导致一系列组织、器官功能障碍。

（2）细胞内液量增加，细胞水肿 因细胞外液的低渗状态，促使大量的水分进入细胞内所致。脑细胞水肿导致颅内压增高，故脑部症状出现最早而且突出，头痛、呕吐、视乳头水肿（称为"三主征"）以及凝视、失语、嗜睡、烦躁等，严重者可突发脑疝导致心跳、呼吸骤停。脑细胞水肿是水中毒对机体最大的危害。

（3）临床病理联系 ①防治原发病：去除病因。②病情观察：观察患者的生命体征、出入量，呼吸系统及中枢神经系统的症状。③积极治疗：轻症患者，停止或限制水分摄入即可恢复；重症或急性患者应给予高渗盐水迅速纠正脑细胞水肿，或给予甘露醇、呋塞米等利尿剂促进体内水分排出。

第二节 水 肿

PPT

水肿（edema）是指过多的体液在组织间隙或体腔中积聚。如果过多的体液积聚在体腔，习惯上称为积水（hydrops）或积液，如胸腔积液、腹水等。

一、分类、特点

（一）分类

水肿根据波及的范围分为全身性水肿和局部水肿。其中全身性水肿包括心源性水肿、肝源性水肿、肾源性水肿、内分泌性水肿、营养不良性水肿、药物相关性水肿及妊娠相关性的水肿，还有特发性水肿。而局限性水肿常见于血管闭塞引起的水肿、淋巴回流障碍引起的水肿、神经血管性水肿以及毛细血管通透性增加、感染炎症、热敏等引起的水肿。也可根据水肿发生的部位分为脑水肿、喉头水肿、肺水肿、下肢水肿等。还可根据水肿发生原因分为心源性水肿、肾性水肿、肝性水肿、炎性水肿等。

（二）特点

1. 水肿器官和组织的特点 水肿器官体积增大、重量增加，包膜被牵引而紧张发亮。

2. 皮下水肿 是全身性或局部水肿的重要体征，用手指按压后凹陷不能立即恢复者为凹陷性水肿，又称显性水肿。隐性水肿发生在凹陷性水肿之前，水肿液与胶体网状物呈凝胶态结合，指压呈非凹陷性水肿。

3. 尿量减少，体重增加 全身性水肿时，水钠潴留是水肿发生的重要中间发病环节。水钠潴留的基本机制是肾脏排钠、排水减少，因而患者常表现为尿量减少、体重增加。

二、发生机制

生理情况下，正常人体组织间液量相对恒定，有赖于血管内外液体交换平衡和体内外液体交换平衡。如果这两种平衡被破坏，就可能导致水肿。

（一）血管内外液体交换失衡——组织液的生成大于回流

生理状态下，血浆与组织间液通过毛细血管壁不断进行物质交换。血浆内除了大分子蛋白质以外的成分从毛细血管动脉端滤出，其中大部分经毛细血管静脉端重吸收，小部分进入淋巴管，参与淋巴液的形成。交换的动力为有效滤过压。

有效滤过压 =（毛细血管血压 + 组织液胶体渗透压）-（血浆胶体渗透压 + 组织液流体静压）。

前两者促使体液进入组织间隙（滤过因素）；后两者促使体液进入毛细血管内（重吸收因素），这两组拮抗的力量使血管内外液体交换保持动态平衡。

上述因素同时或相继失调，都可导致血管内外液体交换失衡，使组织液生成大于回流，导致水肿。

1. 毛细血管流体静压升高 毛细血管流体静压升高的主要原因是全身或局部的静脉压增高。①心衰：右心衰使上、下腔静脉回流受阻，体循环淤血，静脉压增高，致全身性水肿；左心衰使肺静脉回流受阻而压力增高致肺水肿。②血栓形成或栓塞、肿瘤压迫使局部静脉压增高，形成局部水肿。

2. 血浆胶体渗透压降低 血浆胶体渗透压主要取决于血浆白蛋白含量，引起白蛋白减少的原因如下。①蛋白摄入减少：见于严重营养不良致蛋白合成原料不足。②蛋白合成减少：严重肝功能障碍致合成蛋白的能力低下。③蛋白丢失过多：见于肾病综合征，大量蛋白从尿中丢失。④蛋白分解增加：恶性肿瘤、慢性感染等使蛋白分解代谢增强。

3. 微血管壁通透性增高 感染、缺氧、酸中毒、变态反应等使微血管壁通透性增高，血管内蛋白滤出，导致血浆胶体渗透压降低而组织胶体渗透压增高，有效滤过压增高，组织液生成增多而致水肿。

4. 淋巴回流受阻 生理情况下，淋巴回流不仅能把组织间液及所含的少量蛋白质输送到血液循环中，而且在组织间液生成增多时还能代偿性加强回流，是一种重要的抗水肿因素。但是，在某些病理情况下，如丝虫病、肿瘤等时导致淋巴道阻塞或受压，使淋巴回流受阻，过多的体液在组织间隙中积聚而形成淋巴水肿。

（二）机体内外液体交换失衡——水钠潴留

正常人体水和钠的摄入与排出保持动态平衡，其主要是在神经 - 体液的调节下通过肾小球滤过率和肾小管的重吸收功能保持动态来调节的，称为肾小球 - 肾小管平衡。当某些因素导致肾小球的滤过率减少，或肾小管的重吸收增多，或肾小球滤过率（GFR）降低伴肾小管的重吸收增强都可导致水钠的排出减少，水钠在体内潴留，称肾小球 - 肾小管失衡。

1. 肾小球滤过率（glomerular filtration rate，GFR）降低

（1）广泛肾小球病变 如急性肾小球肾炎，由于肾小球系膜细胞增生和内皮细胞肿胀、增生压迫毛细血管，使毛细血管狭窄甚至闭塞，肾血流量减少，GFR 降低；慢性肾小球肾炎、慢性肾功能衰竭时，大量肾单位被破坏，有滤过功能的肾单位显著减少使滤过面积减少，也使 GFR 降低。

（2）肾血流量减少 如充血性心力衰竭，肝硬变腹水形成和肾病综合征等，由于有效循环血量减少，肾血流量亦随之减少，使 GFR 降低；同时反射性兴奋交感 - 肾上腺髓质系统和激活肾素 - 血管紧张素系统，使肾血管进一步收缩，导致 GFR 降低。

2. 肾小管重吸收增多

（1）醛固酮分泌增多或灭活减少 当充血性心力衰竭、肝性腹水时有效循环血量减少，激活肾素 - 血管紧张素系统，使醛固酮分泌增多；肝功能下降患者醛固酮灭活减少，血中醛固酮相应增多。醛固酮可促进远曲小管和集合管对水、钠的重吸收。

（2）抗利尿激素释放增多 当各种原因使有效循环血量或心输出量下降时，可致下丘脑 - 神经垂体分泌和释放 ADH 增多。

（3）肾内血流重新分布 生理情况下，90% 的肾血流进入皮质肾单位。如心力衰竭时有效循环血量下降，皮质肾单位的血管收缩，大量血液流向重吸收水、钠较强的髓旁肾单位，使水、钠重吸收增多。

（4）肾小球滤过分数（filtration fraction，FF）增高 当有效循环血量减少时（如充血性心力衰竭、肾病综合征等），可反射性地引起肾血管收缩，而出球小动脉收缩更明显，使 GFR 和 FF 增高，无蛋白滤液由肾小球滤出相对增多。因此，近曲小管周围毛细血管的流体静压降低而血浆胶体渗透压增高，因而促使近曲小管重吸收水、钠增加。

（5）心房钠尿肽激素分泌减少 当有效循环血量减少时，心房的牵张感受器兴奋性降低，ANP 分泌减少，近曲小管重吸收水、钠增加，同时对 ALD 和 ADH 释放的抑制减弱，加重水钠潴留。

三、对机体的影响

1. 有利效应 ①安全阀：水肿是循环系统的重要"安全阀"，在血容量明显增加时，水肿的出现可避免血管破裂和急性心力衰竭的意外危害。②防御作用：如炎症时水肿液能稀释毒素，输送营养物质，促进炎症的痊愈。

2. 不利效应 ①影响组织细胞代谢：水肿液大量积聚使组织间隙扩大，可致细胞与毛细血管的距离延长，增加了营养物质向细胞弥散的距离。②引起重要器官功能障碍，例如急性喉头水肿可引起窒息、脑水肿引起颅内压升高，甚至脑疝等。

四、常见类型

1. 心源性水肿 左心衰竭主要引起肺水肿，右心衰竭则引起全身水肿，又称心源性水肿（cardiac edema）。心源性水肿最早出现在身体的下垂部位，若卧床日久，则以骶部最明显。心源性水肿发生的机制如下。

（1）水钠潴留 ①因心输出量减少，肾血流量减少，GFR 下降；②肾血流减少激活肾素 - 血管紧张素系统，使醛固酮分泌增多，肾远曲小管对钠的重吸收加强；③通过血容量感受器反射性地引起 ADH 分泌增多；④心输出量减少，肾血流重新分布和滤过分数增加，使肾小管对钠水重吸收增加。上述原因均引起水钠潴留。

（2）毛细血管流体静压增高 ①心输出量减少使心腔残余血量增多，上、下腔静脉回流受阻，导致静脉压和毛细血管流体静压增高；②有效循环血量减少引起交感 – 肾上腺髓质系统兴奋，儿茶酚胺增多，引起小静脉收缩，毛细血管流体静压增高。

（3）血浆胶体渗透压下降　心力衰竭患者由于胃肠道淤血和肝淤血，使蛋白质摄入减少、消化吸收障碍和血浆白蛋白合成减少，引起血浆胶体渗透压降低，进一步加重水肿。

（4）淋巴回流受阻　体静脉压增高可能使淋巴回流入静脉系统受阻，加重水肿。

2. 肾性水肿　肾脏原发性疾病过程中发生的水肿为肾性水肿（renal edema），常见于急性肾小球肾炎和肾病综合征。水肿最早出现在眼睑或面部等组织疏松的部位。

肾性水肿的发生机制是急性肾小球肾炎时，主要是由于肾小球增生性病变使肾小球滤过面积明显减少及滤过膜的通透性增高，导致水钠潴留和血浆蛋白丢失，导致水肿。肾病综合征时大量蛋白尿，使血浆胶体渗透压下降，导致组织液生成增多引起水肿。

3. 肝性水肿（hepatic edema）　由肝硬化、重型病毒性肝炎、慢性肝炎等引起。多突出表现为腹水，水肿液为淡黄色的漏出液。

肝性水肿的发生机制是：①肝静脉回流受阻使肝淋巴液生成增多；②门静脉高压使肠淋巴液生成增多；③肝合成白蛋白减少，使血浆胶体渗透压降低；④肝灭活 ALD、ADH 降低，引起水钠潴留。

4. 脑水肿（cerebral edema）　脑组织中由于液体过多贮积而形成脑水肿，这是颅内压升高的一个重要原因。许多病理过程如缺氧、创伤、梗死、炎症、肿瘤、中毒等均可伴发脑水肿。常见脑水肿的类型如下。

（1）血管源性脑水肿　最常见，是血管通透性增加的结果，血液中的液体大量渗入细胞外间隙，引起脑水肿。白质水肿较灰质更为明显。此型水肿常见于脑肿瘤、出血、创伤或炎症时。水肿液富含蛋白质。

（2）细胞毒性脑水肿　多见于缺血或中毒引起的细胞损害。由于细胞膜的钠 – 钾依赖性 ATP 酶失活，细胞不能主动向外转运钠离子，细胞内水钠潴留，引起细胞（神经细胞、胶质细胞等）肿胀，细胞外间隙减小。此型水肿可同样累及灰质和白质。

（3）间质性脑水肿　多见于梗塞性脑积水。由于脑脊液不能通过正常途径吸收，脑脊液在脑室内积聚，引起脑积水，脑室内压增高，脑脊液溢入脑室周围白质，引起间质性脑水肿。

练一练

水肿首先出现于身体低垂部，可能是（　　）。

A. 肾炎性水肿　　　　　　B. 肾病性水肿　　　　　　C. 心源性水肿

D. 肝性水肿　　　　　　　E. 肺水肿

答案解析

五、治疗原则

1. 防治原发病、去除病因　是防治水肿的前提，如心源性水肿适当应用改善心肌收缩力以提高心输出量的药物；肝性水肿适当应用保肝药物；肾性水肿应控制蛋白尿，补充血浆蛋白。

2. 卧床休息　平卧可增加肾血流量，提高肾小球滤过率，减少水钠潴留。轻度水肿患者卧床休息与活动交替进行，活动量要限制；严重水肿患者卧床休息，并抬高水肿肢体以利于血液回流，减轻水肿。

3. 病情观察　动态监测患者的体重、尿量、生命体征等指标。尤其体重变化是观察水肿消长的最具价值的指标。

4. 限制水钠和蛋白质的摄入　轻度水肿时，尿量≥1000ml/d，不用过分限水，钠盐限制在 3g/d 以

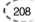

内，包括含钠食物及饮料；严重水肿伴少量少尿，每日摄水量限制在1000ml内，进无盐饮食。低蛋白饮食可减缓肾功能损害的发展。

5. 运用不同药物加强利尿 同时注意维持钠与其他电解质平衡和酸碱平衡。

第三节 钾代谢紊乱

正常血清钾浓度为3.5~5.5mmol/L。钾代谢紊乱主要是指细胞外液钾离子含量异常，分为低钾血症（hypokalemia）和高钾血症（hyperkalemia）。

一、低钾血症

低钾血症是指血清钾浓度<3.5mmol/L。

（一）原因及发生机制

1. 钾摄入不足 见于消化道梗阻、昏迷、长期禁食、节食等不能进食或不愿进食的患者。

2. 钾向细胞内转移 糖原合成增加、急性碱中毒、家族性周期性麻痹等时，细胞外的钾离子不断地向细胞内转移。

3. 钾丢失过多 是缺钾和低钾血症的主要原因。

（1）**消化道丢失** 在严重呕吐、腹泻、肠瘘或做胃肠减压等情况下，由于大量含钾消化液丢失，引起失钾。

（2）**肾脏丢失** 是成年人最主要原因，见于：① 含钾利尿药的大量使用；② 原发性和继发性醛固酮增多症时，能促进远曲小管和集合管保钠排钾，引起钾的丢失；③渗透性利尿，如糖尿病时常伴有尿钾排出增多；④ 低镁血症，髓袢升支粗段上皮细胞的 $Na^+, K^+ - ATP$ 酶失活，引起钾重吸收障碍和钾丢失；⑤碱中毒和肾小管性酸中毒时，肾小管上皮细胞泌 H^+ 障碍，使 $Na^+ - K^+$ 交换增强，肾排钾增强。

（3）**皮肤丢失** 汗液含钾9mmol/L，高温环境大量出汗可导致钾的丧失。

（二）对机体的影响

1. 对心脏的影响 低钾血症可引起心肌的电生理特性异常改变，表现为兴奋性升高，传导性降低，自律性升高，收缩性升高。心电图表现为 QRS 波增宽，S – T 段下降，QT 间期延长，T 波低平（图13 – 5）。

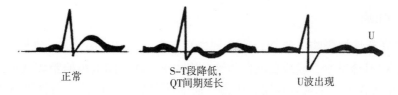

图13 – 5 低钾血症心电图
S – T 段降低、QT 间期延长和 U 波出现

2. 对神经肌肉的影响

（1）急性低钾血症时神经肌肉的兴奋性降低。急性低钾血症时，细胞内外［K^+］差值增大，静息期细胞内 K^+ 外流增多，膜静息电位的绝对值增大，与阈电位的距离加大，故神经肌肉细胞的兴奋性降低，严重时兴奋性甚至消失，称为超极化阻滞。临床表现为肌无力，严重时出现肌肉麻痹，呼吸肌麻痹是低钾血症的主要死因。平滑肌无力表现为胃肠蠕动减弱、肠鸣音减少或消失、腹胀（肠胀气），其

至发生麻痹性肠梗阻。神经系统受累的表现为肌肉酸痛或感觉异常、肌张力降低，腱反射减弱或消失。

（2）慢性低钾血症时肌肉兴奋性变化不大。由于细胞外 K^+ 能通过细胞内 K^+ 移出得到补充，所以细胞内外 $[K^+]$ 差值与正常相似，膜电位变化不明显，对肌肉兴奋性影响不大，症状不明显。

3. 肾损害 低钾血症可导致肾小管上皮细胞受损，肾的尿浓缩功能障碍，出现多尿和低比重尿。

4. 对酸碱平衡的影响 低钾血症易引起碱中毒，主要机制是：①低钾血症时，细胞内 K^+ 移出，细胞外 H^+ 移入细胞内，发生 H^+–K^+ 交换，使细胞内酸中毒，细胞外碱中毒；②低钾血症时，肾小管上皮细胞内 $[K^+]$ 降低，使 K^+–Na^+ 交换减少，H^+–Na^+ 换增多，HCO_3^- 重吸收增多，此时尿呈酸性而血液呈碱性，故称为反常性酸性尿。

（三）治疗原则

（1）防治原发病，去除病因，尽早恢复正常饮食。

（2）病情观察 观察患者尿量、生命体征、血钾浓度、神经肌肉表现，警惕呼吸肌麻痹。

（3）补钾原则 ①见尿补钾（尿量 >30ml/小时）。②首选口服补钾为宜。③不能口服或病情需要必须静脉补钾：选用低浓度（钾浓度在 20~40mmol/L 为宜）、低速度（滴速控制在 10~20mmol/h）静脉滴注，严禁静脉推注（用 KCl，如低钾血症伴酸中毒则可用 $KHCO_3$，补钾纠酸）。补钾勿操之过急，补入的钾进入细胞内达到分布平衡，有时需 4~6 日，严重慢性缺钾患者有时需补钾 10~15 日以上。

（4）纠正水和其他电解质紊乱 低钾血症时常有水、钠、镁等丧失，应及时检查并处理。如低钾血症是由缺镁引起，应补镁，单纯补钾是无效的。

二、高钾血症

高钾血症指血清钾浓度 >5.5mmol/L。

（一）原因及发生机制

1. 肾排钾减少 是高钾血症的主要原因，主要见于：①肾功能不全，如急性肾衰竭少尿期，因肾小球滤过率降低导致泌钾功能障碍；②醛固酮分泌减少时远曲小管和集合管排钾量减少；③大量使用保钾利尿剂（如氨苯蝶啶、螺内酯等）使钾随尿排出减少。

2. 钾的跨细胞分布异常 酸中毒、高血糖合并胰岛素不足、组织损伤、高钾性周期性麻痹等都导致细胞内钾外移，血钾浓度升高。

3. 钾摄入过多 静脉滴注含钾溶液过快、浓度过高，或大量输入库存血，尤其是在尿量减少的情况下，可引起高钾血症。

（二）对机体的影响

1. 对神经肌肉兴奋性的影响 急性轻度高钾血症（5.5~7.0mmol/L），细胞内外 $[K^+]$ 差值减小，静息期细胞内 K^+ 外流减少，膜静息电位的绝对值减小，其与阈电位的距离减小，故神经肌肉细胞的兴奋性增高，临床表现为手足感觉异常，震颤、肌痛或肠绞痛与腹泻。急性重度高钾血症（7.0~9.0mmol/L），膜静息电位与阈电位的距离过小，使肌细胞出现去极化阻滞状态，钠通道失活，动作电位形成障碍，引起肌麻痹。

慢性高钾血症时，由于细胞外 K^+ 逐渐移入细胞内，所以细胞内外 $[K^+]$ 差值与正常相似，膜电位变化不明显，对肌肉兴奋性影响不大，症状不明显。

2. 对心脏的影响 高钾血症易引起心律失常，严重时发生心室纤维颤动，甚至心脏停搏。心电图表现为 QRS 波增宽，T 波高耸，QT 间期延长（图 13–6）。

3. 对酸碱平衡的影响 高钾血症易引起酸中毒。主要机制是：①高钾血症时，细胞外 K^+ 移入细胞

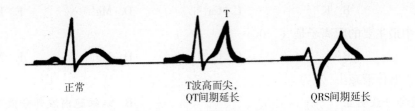

图 13 - 6　高钾血症心电图

T 波高尖、QT 间期延长，QRS 波群增宽

内，细胞内 H^+ 移出，发生酸中毒；②高钾血症时，肾小管上皮细胞 $K^+ - Na^+$ 交换增强，$H^+ - Na^+$ 交换减少，H^+ 随尿排除减少，此时尿呈碱性而血液呈酸性，故称为反常性碱性尿。

（三）治疗原则

（1）防治原发病，去除病因，停止使用含钾药物和禁食富含钾的食物。

（2）病情观察　观察患者尿量、生命体征、心电图、神经肌肉表现，密切注意血钾浓度变化，做好对心脏骤停的急救复苏的准备工作。

（3）排钾　①可静脉注射 10% 葡萄糖、静脉滴注胰岛素等促进钾离子向细胞内转移；②导泻、腹膜透析、血液透析排钾。

（4）对抗高钾的心脏毒性　注射钠钙溶液拮抗钾。

❤**护爱生命**

　　静脉输液是利用大气压和液体静压原理将大量无菌液体、电解质、药物由静脉输入体内的方法。将大量的液体、电解质或血液由静脉注入称之为静脉输液法。

　　静脉输液治疗是一种高度专业技术，其治疗层面涵盖肠道外输液、营养支持、用药与输液的治疗。它的优点是易将药物达致疗效浓度，并可持续维持疗效所需的恒定浓度；对肌肉、皮下组织有刺激的药物可经静脉给予；可迅速地补充身体所丧失的液体或血液；静脉营养品的输注。

　　尽管静脉输液可以发挥其他给药方式不能达到的作用，但我们不能随意进行输液治疗。那么静脉输液的适应证有哪些呢？

　　（1）大出血、休克、严重烧伤的患者。

　　（2）剧烈恶心、呕吐、腹泻的患者。

　　（3）不能经口进食的患者、吞咽困难及胃肠吸收障碍的患者。

　　（4）严重感染、水肿等患者。

　　所以我们需要针对有适应证的患者，进行静脉输液治疗，从而达到治疗目的。

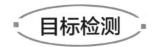

目标检测

答案解析

一、选择题

【A 型题】

1. 正常成人的体液总量约占体重的（　　）。

　　A. 40%　　　　　　B. 50%　　　　　　C. 60%　　　　　　D. 70%　　　　　　E. 80%

2. 血浆中最多的阳离子是（　　）。

A. Na^+ B. K^+ C. Ca^{2+} D. Mg^{2+} E. Fe^{2+}

3. 细胞内液中最主要的阳离子是（　　）。

A. Na^+ B. K^+ C. Ca^{2+} D. Mg^{2+} E. NH_4^+

4. 低渗性脱水时体液减少（　　）。

A. 以血浆部分最明显   B. 以细胞内液部分最明显

C. 以组织间液部分最明显   D. 细胞内外液都明显减少

E. 以上都不对

5. 下述情况易引起高渗性脱水的是（　　）。

A. 小儿消化不良、腹泻尚能饮水   B. 用呋塞米大量利尿时

C. 用输注甘露醇利尿时   D. 沙漠迷路，水源断绝时

E. 以上都不对

6. 高渗性脱水时，体液减少最明显的部位是（　　）。

A. 细胞内液   B. 细胞间液

C. 血浆   D. 各部体液都明显减少

E. 以上都不对

7. 低渗性脱水的婴儿皮肤弹性降低、眼窝凹陷、囟门下陷主要是由于（　　）。

A. 血容量减少   B. 细胞内液量减少

C. 淋巴液减少   D. 组织间液量减少

E. 细胞外液量减少

8. 有关等渗性脱水的描述，下列叙述不准确的是（　　）。

A. H_2O 与 Na^+ 呈比例丢失

B. 血清 Na^+ 浓度为 130～150mmol/L

C. 等渗液大量丢失只引发等渗性脱水

D. 细胞内外液均有丢失，但以细胞外液量减少为主

E. 血浆渗透压为 280～310mmol/L

9. 严重高钾血症的主要危险是（　　）。

A. 引起严重碱中毒   B. 引起肌肉阵挛收缩

C. 引起心跳突然停止   D. 引起麻痹性肠梗阻

E. 以上都不对

10. 下列不属于低钾血症原因的是（　　）。

A. 过量使用胰岛素   B. 代谢性酸中毒

C. 禁食   D. 肾上腺皮质功能亢进

E. 剧烈呕吐

11. 毛细血管有效滤过压是指（　　）。

A. A端毛细血管血压减去组织间液流体压

B. V端毛细血管血压减去组织间液流体压

C. A端毛细血管血压减去血浆胶体压

D. 有效流体静压减去有效胶体渗透压

E. V端毛细血管血压减去血浆胶体压

12. 微血管壁受损引起水肿的主要机制是（　　）。

  A. 毛细血管流体静压升高

  B. 淋巴回流不足以清除过多的组织液

  C. 静脉端的液体静压下降

  D. 组织间液的胶渗压增高

  E. 血管口径增大

13. 水肿时钠潴留的基本机制是（　　）。

  A. 毛细血管有效流体静压增高　 B. 有效胶体静压下降

  C. 淋巴回流障碍　 D. 肾小球 – 肾小管失衡

  E. 毛细血管通透性增加

14. 不会引起血浆胶体渗透压降低的是（　　）。

  A. 肝硬变　 B. 严重营养不良　C. 肾病综合征　 D. 低渗性脱水　 E. 恶性肿瘤

15. 低蛋白血症引起水肿的机制是（　　）。

  A. 毛细血管内压升高　 B. 血浆胶体渗透压下降

  C. 组织间液的胶体渗透压升高　 D. 组织间液的流体静压下降

  E. 毛细血管壁通透性升高

【X 型题】

16. 低钾血症对心肌电生理特性的影响是（　　）。

  A. 自律性升高　 B. 收缩性升高　 C. 兴奋性升高　 D. 传导性降低　 E. 传导性升高

17. 造成血管内外液体交换平衡失调的病因是（　　）。

  A. 血栓形成　 B. 充血性心力衰竭

  C. 肾病综合征　 D. 丝虫病

  E. 肝硬化

18. 引起高渗性脱水的病因是（　　）。

  A. 代谢性碱中毒　 B. 甲状腺功能亢进

  C. 严重呕吐丢失大量低渗胃液　 D. 尿崩症

  E. ADH 分泌异常综合征

19. 低渗性脱水患者的临床表现有（　　）。

  A. 易发生休克　 B. 渴感强烈

  C. 可出现血压下降　 D. 皮肤弹性减退，眼窝及囟门凹陷

  E. 早期多尿，晚期可出现少尿

20. 水中毒可出现（　　）。

  A. 细胞外液容量增加　 B. 细胞内液高渗

  C. 细胞内水肿　 D. 颅内高压，严重者发生脑疝

  E. 血液稀释

二、综合问答题

1. 哪种类型的脱水易造成低血容量性休克，为什么？

2. 试述水肿时血管内外液体交换失平衡的机制。

3. 急性低钾血症和急性重度高钾血症时均可出现肌肉无力，其发生机制有何异同？

三、实例解析题

患者，女，58 岁。有慢性支气管炎病史 20 余年，近几年病情加重，已并发慢性肺源性心脏病，5

天前感冒后出现呼吸困难、胸闷、心慌等症状，并有明显水肿。

讨论：该患者是何种类型的水肿？其发生机制是什么？

（余园媛）

书网融合……

 重点回顾　　　 微课　　　 习题

第十四章　酸碱平衡紊乱

<table>
<tr>
<td rowspan="1">学习目标</td>
<td>

知识目标：

1. 掌握　机体对酸碱平衡的调节方式；单纯性酸碱平衡紊乱的类型和各型的概念。

2. 熟悉　酸碱平衡的常用指标及意义；各种单纯性酸碱平衡紊乱的常见原因。

3. 了解　机体酸性和碱性物质的来源；混合型酸碱平衡紊乱。

技能目标：

能根据酸碱平衡常用指标和引起酸碱平衡紊乱的常见原因分析单纯性酸碱平衡紊乱。

素质目标：

通过对酸碱平衡的调节、常用血气指标和各型酸碱平衡紊乱特点的学习，为后续临床课程的学习奠定基础。通过对各型酸碱平衡紊乱的分析，提高发现问题解决问题的能力。

</td>
</tr>
</table>

机体组织、细胞的正常生命活动必须在适宜的体液酸碱环境中进行。生理状态下，体液酸碱度在范围很窄的弱碱性环境内变动，用动脉血 pH 值表示是 7.35 ~ 7.45，平均值为 7.40。虽然在生命活动过程中机体不断生成酸性或碱性物质，亦从体外摄入酸性或碱性物质，但是通过机体多方面的调节作用，体液的酸碱度总是稳定在正常范围内。机体这种维持体液酸碱度相对稳定的过程称为酸碱平衡（acid – base balance）。

病理状态下，多种因素引起酸碱严重不足、负荷过度或调节机制障碍，导致体液酸碱稳定性破坏，这种稳定性破坏称为酸碱平衡紊乱（acid – base disturbance）。　微课1

导学情景

情景描述：患者，男，46 岁，胃溃疡并发幽门梗阻，反复呕吐入院。动脉血气分析：pH 值 7.5，SB 36mmol/L，$PaCO_2$ 50mmHg。

情景分析：幽门梗阻导致的反复呕吐除了可以引起水、电解质代谢紊乱之外，还会因为胃酸的大量丢失导致酸碱平衡紊乱，通过动脉血气分析结果可以判断患者是否发生了酸碱平衡紊乱。

讨论：该患者是否发生了酸碱平衡紊乱？属于哪种类型的酸碱平衡紊乱？其诊断依据是什么？

学前导语：酸碱平衡紊乱是某些疾病或病理过程的继发性改变，一旦发生会使病情复杂化，甚至对患者生命造成严重的威胁。因此，及时发现和正确处理酸碱平衡紊乱常常是治疗成功的关键。

第一节　酸碱平衡及其调节

PPT

一、酸碱物质的来源　微课2

体液中的酸碱物质主要是细胞在物质代谢的过程中产生的，少量来自食物。正常人体在普通膳食条件下，酸性物质的生成量远远超过碱性物质。

（一）酸性物质的来源

1. 挥发性酸（volatile acid） 糖、脂肪和蛋白质在体内分解代谢的最终产物是 CO_2 与 H_2O，两者在碳酸酐酶（CA）的催化作用下结合生成碳酸（H_2CO_3）。H_2CO_3 又可分解为 CO_2 和 H_2O，CO_2 经肺排出体外，故 H_2CO_3 称为挥发性酸。

2. 固定酸（fixed acid） 需经肾随尿排出，不能变成气体经肺呼出的酸性物质，称为固定酸。固定酸主要由蛋白质、糖、脂肪代谢过程中产生，包括磷酸、硫酸、尿酸、丙酮酸、乳酸、β-羟丁酸和乙酰乙酸等。

（二）碱性物质的来源

体液中的碱性物质主要来源于食物，尤其是蔬菜、水果中的有机酸盐，如柠檬酸盐、苹果酸盐和草酸盐，它们均可与 H^+ 起反应，分别转化为柠檬酸、苹果酸和草酸，K^+ 或 Na^+ 则可与 HCO_3^- 结合形成碳酸氢盐。体内物质代谢过程中亦可生成少量碱性物质，如氨基酸脱氨基生成的 NH_3，但由于 NH_3 在肝脏代谢生成尿素，故正常时对体液酸碱度影响不大。

✎ **练一练14-1**

下列物质属于挥发性酸的是（　　）。

A. 盐酸　　　B. 硫酸　　　C. 碳酸　　　D. 柠檬酸　　　E. 脂肪酸

答案解析

二、酸碱平衡的调节

在生理情况下，尽管机体不断生成和摄取酸、碱性物质，但体液的 pH 值却保持相对稳定，这主要是通过以下四个方面对机体的酸碱平衡进行调节。

（一）血液的缓冲作用

血液的缓冲作用是通过血液中的缓冲体系来完成的，缓冲系统由弱酸和与其相对应的弱碱组成，具有缓冲酸和缓冲碱的能力。血液中的缓冲系统主要包括：碳酸氢盐缓冲系统、磷酸盐缓冲系统、血浆蛋白缓冲系统、血红蛋白与氧合血红蛋白缓冲系统等（表14-1）。当血中 H^+ 过多时，反应向左移动，使 H^+ 浓度不至于发生大幅度的增高，同时由于中和作用，缓冲碱的浓度会降低；当 H^+ 减少时，反应则向右移动，使 H^+ 浓度得到部分恢复，同时缓冲碱的浓度会增加。

碳酸氢盐缓冲系统在血液缓冲系统中含量最多，缓冲能力最强（表14-2），但碳酸氢盐缓冲系统只能缓冲固定酸，挥发性酸的缓冲主要靠非碳酸氢盐缓冲系统，特别是血红蛋白与氧合血红蛋白缓冲系统。

表14-1　全血的五种缓冲系统

缓冲酸		缓冲碱
H_2CO_3	$\Longleftrightarrow$	$HCO_3^- + H^+$
$H_2PO_4^-$	$\Longleftrightarrow$	$HPO_4^{2-} + H^+$
HPr	$\Longleftrightarrow$	$Pr^- + H^+$
HHb	$\Longleftrightarrow$	$Hb^- + H^+$
$HHbO_2$	$\Longleftrightarrow$	$HbO_2^- + H^+$

表14-2　全血中各缓冲体系的含量与分布

缓冲体系	占全血缓冲系统（%）
血浆 HCO_3^-	35
细胞内 HCO_3^-	18
Hb^- 及 HbO_2^-	35
HPO_4^{2-}	7
Pr^-	5

（二）肺在酸碱平衡中的调节作用

肺是通过改变 CO_2 的排出量来调节血浆 H_2CO_3 浓度，使血浆中 HCO_3^- 与 H_2CO_3 的比值接近正常，以维持血浆 pH 值相对恒定。当动脉血 $PaCO_2$ 升高或血浆 pH 值降低时，通过刺激中枢或外周化学感受器，反射性地引起呼吸加深、加快，CO_2 排出增多，血浆 H_2CO_3 含量回降；当动脉血 $PaCO_2$ 降低或血浆 pH 值升高时，呼吸就变浅、变慢，CO_2 的排出减少，血浆 H_2CO_3 的含量增加。

（三）肾在酸碱平衡中的调节作用

肾脏主要通过肾小球滤过排泄固定酸和肾小管重吸收、新生成 $NaHCO_3$ 来实现对酸碱平衡的调节。

肾脏主要通过肾小管上皮细胞泌 H^+、泌 NH_3 的过程来重吸收、新生成 $NaHCO_3$（图 14-1，图 14-2）。通常情况下，肾小管上皮细胞在不断分泌 H^+ 的同时，将肾小球滤过的 $NaHCO_3$ 吸收入血，防止细胞外液的 $NaHCO_3$ 丢失。当血浆 $NaHCO_3$ 浓度下降或酸中毒时，通过上述途径不足以维持细胞外液的 $NaHCO_3$ 浓度，则肾小管上皮细胞内碳酸酐酶、谷氨酰胺酶活性增高，引起肾小管上皮细胞泌 H^+、泌 NH_3 作用加强，重吸收、新生成 $NaHCO_3$ 增多，以补充机体的消耗，从而维持血浆 $NaHCO_3$ 的相对恒定；而肾小管分泌的 H^+ 与小管液中的 Na_2HPO_4、NH_3 结合分别形成 NaH_2PO_4 和 NH_4^+，使尿液酸化。当血浆 $NaHCO_3$ 浓度升高或碱中毒时，肾小管上皮细胞内碳酸酐酶、谷氨酰胺酶活性降低，引起肾小管上皮细胞分泌 H^+、NH_4^+ 作用减弱，重吸收 $NaHCO_3$ 减少。

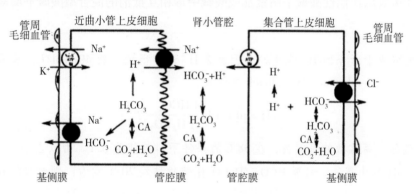

图 14-1　$NaHCO_3$ 的重吸收过程

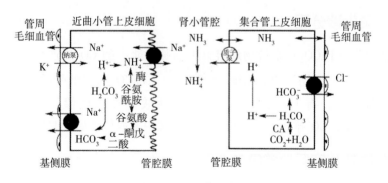

图 14-2　肾小管泌氨过程

（四）组织细胞对酸碱平衡的调节作用

细胞内液也是酸碱平衡的缓冲池，细胞的缓冲作用主要是通过离子交换机制进行的，如 $H^+ - Na^+$、$K^+ - Na^+$、$H^+ - K^+$ 交换以维持电中性。当细胞外液 H^+ 浓度增加时，H^+ 弥散入细胞内，而 K^+ 则从细胞内移出，因此，酸中毒时往往伴有高钾血症。当细胞外液 H^+ 浓度降低时，H^+ 由细胞内移出，而

K^+ 则移入细胞内，故碱中毒时可伴有低钾血症。细胞内外 $Cl^- - HCO_3^-$ 的交换主要是调节血浆 HCO_3^- 浓度，当血浆 HCO_3^- 浓度升高时，它的排出只能由 $Cl^- - HCO_3^-$ 交换来完成。

上述四方面的调节因素共同维持体内的酸碱平衡。但在作用时间及程度上又各有特点。血液缓冲系统反应最迅速、直接，但因缓冲系统自身被消耗，缓冲作用不能持久；肺的调节作用快而强，在几分钟内启动，缓冲作用于 30 分钟时达最高峰，但仅对体内的 H_2CO_3 有调节作用，不能缓冲固定酸；细胞内液的缓冲作用强于细胞外液，3~4 小时后才发挥调节作用，但常导致血钾的异常；肾的调节作用比较缓慢，常在酸碱平衡紊乱发生后 12~24 小时才发挥作用，3~5 天才能达到最佳调节状态，但效率高，作用较久，特别是对排出固定酸和保留 $NaHCO_3$ 有重要作用。

第二节　反映酸碱平衡的常用指标及其意义

PPT

一、pH 值

正常人动脉血 pH 值为 7.35~7.45，平均为 7.4。pH 值的变化反映了酸碱平衡紊乱的性质及严重程度，pH 值 <7.35 为失代偿性酸中毒；pH 值 >7.45 为失代偿性碱中毒。pH 值在正常范围内，可表示酸碱平衡正常，亦可表示代偿性酸碱平衡紊乱或酸碱中毒相互抵消的混合型酸碱平衡紊乱。

👁 看一看

溶液的酸碱度取决于所含的 H^+ 浓度。由于血液 H^+ 浓度很低，约 40nmol/L，故采用 H^+ 浓度的负对数即 pH 表示。根据 Henderson - Hassalbach 方程式：

$$pH = pKa + lg \frac{[HCO_3^-]}{[H_2CO_3]}$$

其中 pKa 为碳酸电离常数的负对数，在 38℃ 的条件下，其值为 6.1。由以上公式可得出 HCO_3^-/H_2CO_3 比值决定血浆 pH 值的高低。只要 HCO_3^-/H_2CO_3 比值维持在 20/1 左右，则血浆的 pH 值维持在 7.4 左右。

二、动脉血二氧化碳分压

动脉血二氧化碳分压（$PaCO_2$）是指物理溶解于动脉血浆中的 CO_2 所产生的张力。正常值为 33~46mmHg（4.39~6.25kPa），平均为 40mmHg（5.32kPa）。$PaCO_2$ 的高低受呼吸功能的影响，$PaCO_2 > 46mmHg$，表示肺通气不足，有 CO_2 潴留，见于呼吸性酸中毒或代偿后代谢性碱中毒；$PaCO_2 < 33mmHg$，表示肺通气过度，CO_2 排出过多，见于呼吸性碱中毒或代偿后代谢性酸中毒。

三、标准碳酸氢盐和实际碳酸氢盐

（一）标准碳酸氢盐

标准碳酸氢盐（standard bicarbonate，SB）是指全血在标准条件下（即血液温度为 38℃，$PaCO_2$ 为 40mmHg，血红蛋白氧饱和度为 100%）测得的血浆 HCO_3^- 的量。由于标准化后 HCO_3^- 不受呼吸因素的影响，所以 SB 是判断代谢因素的指标。正常范围是 22~27mmol/L，平均为 24mmol/L。SB 在代谢性酸中毒时降低，代谢性碱中毒时升高。但在呼吸性酸或碱中毒时，由于肾脏的代偿作用，SB 也可以继发性增高或降低。

（二）实际碳酸氢盐

实际碳酸氢盐（actual bicarbonate，AB）是指隔绝空气的血样标本，在实际 $PaCO_2$、温度和血氧饱和度条件下测得的血浆 HCO_3^- 浓度，AB 受呼吸和代谢两方面的影响。一般情况下 AB 与 SB 值相等，意义相同，但在呼吸性酸碱平衡紊乱时，二者可不一致：AB > SB 提示有 CO_2 滞留，见于呼吸性酸中毒；AB < SB 提示 CO_2 排出过多，见于呼吸性碱中毒。

四、缓冲碱

缓冲碱（buffer base，BB）是指血液中一切具有缓冲作用的负离子碱的总和。包括 HCO_3^-、Hb^-、HbO_2^-、Pr^- 和 HPO_4^{2-} 等，通常以全血在标准条件下测定，正常值为 45 ~ 52mmol/L，平均值为 48 mmol/L。缓冲碱不受呼吸因素的影响，是反映代谢因素的指标。代谢性酸中毒时，BB 减少，而代谢性碱中毒时，BB 增加。在慢性呼吸性酸碱平衡紊乱时，由于机体的代偿调节，BB 可出现继发性地升高或降低。

五、碱剩余

碱剩余（base excess，BE）是指标准条件下，用酸或碱滴定全血标本至 pH 值为 7.40 时所需的酸或碱的量（mmol/L）。正常范围为 0 ± 3.0mmol/L。若用酸滴定，提示被测血液的碱过多，BE 用正值表示；若需用碱滴定，提示被测血液的碱缺失，BE 用负值来表示。BE 不受呼吸因素的影响，是反映血液缓冲碱总量的指标。代谢性酸中毒时 BE 负值增加；代谢性碱中毒时 BE 正值增加。在慢性呼吸性酸或碱中毒时，BE 亦可出现继发性的正值或负值升高。

六、阴离子间隙

阴离子间隙（anion gap，AG）是指血浆中未测定的阴离子（UA）与未测定的阳离子（UC）的差值。Na^+ 占血浆阳离子总量的 90%，称为可测定阳离子，血浆中未测定阳离子包括 K^+、Ca^{2+}、Mg^{2+}。Cl^-、HCO_3^- 占血浆阴离子总量的 85%，称为可测定阴离子，血浆中未测定的阴离子包括 Pr^-、HPO_4^{2-}、SO_4^{2-} 和有机酸阴离子。正常机体血浆中的阳离子与阴离子总量相等，以维持电荷平衡，故可表示为：

$$Na^+ + UC = HCO_3^- + Cl^- + UA$$

$$AG = UA - UC = Na^+ - （HCO_3^- + Cl^-）$$

AG 正常值是 12 ± 2mmol/L。AG 增高反映血浆固定酸增多，可帮助区分代谢性酸中毒的类型和诊断混合型酸碱平衡紊乱。AG 降低对诊断酸碱平衡紊乱方面意义不大。

练一练14-2

下列血气指标中，能反映血液中 H_2CO_3 浓度的是（　）。

A. $PaCO_2$　　　B. AG　　　C. BE　　　D. SB　　　E. BB

答案解析

PPT

第三节 单纯型酸碱平衡紊乱

一、代谢性酸中毒 微课3

代谢性酸中毒（metabolic acidosis）是指细胞外液 H^+ 增加和（或）HCO_3^- 丢失而引起的以血浆 HCO_3^- 原发性减少、pH 值降低为特征的酸碱平衡紊乱。根据 AG 值的变化，代谢性酸中毒分为 AG 增高型代谢性酸中毒和 AG 正常型代谢性酸中毒。

（一）原因和机制

1. AG 增高型代谢性酸中毒　其特点是血中固定酸增多，AG 增高，血氯含量正常，故又称为正常血氯代谢性酸中毒。

（1）乳酸酸中毒　常见于休克、心脏骤停、低氧血症等，因组织缺氧，糖无氧酵解增强，导致乳酸产生增多。此外，严重肝脏疾病时因乳酸利用障碍也可引起血浆乳酸过多。

（2）酮症酸中毒　常见于糖尿病、严重饥饿和酒精中毒。因糖利用障碍或储备不足，导致体内脂肪被大量动员，产生过多的酮体，超过外周组织的利用能力及肾脏的排泄能力时，便可在体内大量蓄积发生酮症酸中毒。

（3）固定酸排泄障碍　肾功能衰竭出现少尿、无尿时，体内固定酸如硫酸、磷酸等不能被充分排出而在体内积聚，引起代谢性酸中毒。

（4）外源性固定酸摄入过多　①大量服用阿司匹林等水杨酸类药物，使血浆中有机酸阴离子增加；②甲醇中毒，甲醇不仅在体内代谢生成甲酸引起代谢性酸中毒，后期甲酸还可抑制线粒体细胞色素氧化酶，引起组织缺氧，乳酸堆积。

2. AG 正常型代谢性酸中毒　其特点是血中 HCO_3^- 浓度原发性降低，血氯含量增高，AG 正常，故又称高血氯代谢性酸中毒。

（1）肠道丢失 HCO_3^- 过多　严重腹泻、小肠和胆道瘘管、肠道引流等均可引起含大量 HCO_3^- 的肠液、胰液和胆汁丢失，使血浆 HCO_3^- 浓度降低，肾脏代偿使血氯增高。

（2）肾脏丢失 HCO_3^- 过多　①肾小管性酸中毒，因遗传、重金属（汞、铅）及药物（磺胺类）的影响，肾小管重吸收 HCO_3^- 减少，经尿排出增多，导致血浆中 HCO_3^- 浓度降低；②应用碳酸酐酶抑制剂，如乙酰唑胺能抑制肾小管上皮细胞内的碳酸酐酶活性，使肾小管上皮细胞重吸收 HCO_3^- 减少；③ HCO_3^- 被稀释，大量输入生理盐水，亦可造成血浆 HCO_3^- 稀释及血 Cl^- 增高。

（3）长期或大量应用含氯盐类药物，如氯化铵、盐酸精氨酸等在体内代谢过程中可解离出大量的 HCl。

（4）高钾血症　高血钾时，K^+ 与细胞内 H^+ 交换，引起细胞外 H^+ 增加，使 HCO_3^- 减少，导致代谢性酸中毒。在肾远端小管，因小管上皮细胞管腔侧 $Na^+ - K^+$ 交换抑制 $Na^+ - H^+$ 交换和小管上皮细胞泌 H^+ 减少，尿呈碱性，引起反常性碱性尿。

（二）机体的代偿调节

1. 血液的缓冲作用与细胞内外离子交换　代谢性酸中毒时，血液中增多的 H^+ 首先被血液的缓冲系统所缓冲，HCO_3^- 及其他缓冲碱不断被消耗。同时 H^+ 通过离子交换的方式进入细胞内，2~4 小时后约有一半的 H^+ 进入细胞被缓冲，K^+ 则从细胞内转移到细胞外，引起血钾升高。

2. 肺的代偿调节作用　血液 H^+ 浓度升高或 pH 值降低，刺激外周化学感受器，反射性地引起呼吸加深、加快，使肺泡通气量增加，CO_2 排出增多。呼吸加深、加快是代谢性酸中毒的主要临床表现，其代偿意义是使血液中 H_2CO_3 浓度继发性降低，以维持 HCO_3^-/H_2CO_3 比值接近正常，使血液 pH 值趋于正常。

3. 肾的代偿调节作用　酸中毒时（肾功能障碍引起的代谢性酸中毒除外），肾小管上皮细胞内的碳酸酐酶和谷氨酰胺酶活性升高，肾脏泌 H^+、泌 NH_3 作用增强，重吸收 HCO_3^- 增多。使血浆 HCO_3^- 浓度有所恢复，而尿中因肾小管泌 H^+ 增多而呈酸性。

（三）动脉血气变化

pH 值下降；AB、SB、BB 均降低，BE 负值增大；AG 可增高，也可正常；$PaCO_2$ 继发性降低。

（四）对机体的影响

1. 心血管系统的改变

（1）**心肌收缩力降低**　血浆 H^+ 浓度升高可减少心肌 Ca^{2+} 内流、抑制肌浆网释放 Ca^{2+} 并竞争性抑制 Ca^{2+} 与肌钙蛋白结合，使心肌收缩力减弱。

（2）**心律失常**　酸中毒引起的高钾血症可使心肌的自律性、传导性、收缩性降低，表现为心动过缓、传导阻滞，严重时出现心室纤颤甚至心搏骤停。

（3）**血管系统对儿茶酚胺的敏感性降低**　使血管扩张，尤其是微循环血管扩张最明显，导致血管容量增大、回心血量减少，血压下降。

2. 中枢神经系统的改变　主要表现为抑制，如意识障碍，乏力，反应迟钝，甚至嗜睡或昏迷等。其发生机制：①H^+ 浓度升高使谷氨酸脱羧酶活性增强，导致抑制性神经递质 γ - 氨基丁酸（GABA）生成增多；②H^+ 浓度升高抑制生物氧化酶类的活性，使氧化磷酸化过程减弱，ATP 生成减少，脑组织能量供应不足。

3. 骨骼系统的改变　慢性代谢性酸中毒时，由于 H^+ 不断进入骨细胞，骨骼不断释放碳酸钙或磷酸钙，从而影响骨骼的生长发育，延迟小儿的生长，甚至引起纤维性骨炎或佝偻病。在成人则可导致骨软化症。

二、呼吸性酸中毒 微课4

呼吸性酸中毒（respiratory acidosis）是指 CO_2 排出障碍或吸入过多引起的以血浆 H_2CO_3 浓度原发性升高、pH 值降低为特征的酸碱平衡紊乱。

（一）原因和机制

1. CO_2 排出障碍　常见原因：①呼吸中枢抑制，见于颅脑损伤、脑炎、脑血管意外、麻醉药或镇静药过量；②呼吸道阻塞，见于喉痉挛与水肿、吸入异物、支气管哮喘及慢性阻塞性肺疾病等；③肺部疾病，见于心源性急性肺水肿、肺炎、肺气肿、急性呼吸窘迫综合征等，均可引起肺泡通气量减少，导致 CO_2 潴留；④呼吸肌麻痹，见于急性脊髓灰质炎、脊神经根炎、重症肌无力、有机磷中毒、重度低钾血症或家族性周期性麻痹等；⑤胸部病变，见于气胸、胸腔积液或胸廓畸形等。

2. CO_2 吸入过多　较少见，多因坑道、矿井等作业，由于通风不良吸入过多的 CO_2。

（二）分类

1. 急性呼吸性酸中毒　常见于急性气道阻塞、急性心源性肺水肿、中枢或呼吸机麻痹引起的呼吸暂停等。

2. 慢性呼吸性酸中毒　见于气道或肺部慢性炎症引起的慢性阻塞性肺部疾病、肺广泛性性纤维化或不张时。通常指 $PaCO_2$ 升高（CO_2 潴留）持续达 24 小时以上者。

（三）机体的代偿调节

呼吸性酸中毒最主要的发病环节是肺通气功能障碍或吸入 CO_2 浓度过高，因此肺难以发挥代偿调节作用。故呼吸性酸中毒时，机体主要代偿调节方式如下。

1. 细胞内外离子交换和细胞内缓冲作用 是急性呼吸性酸中毒时的主要代偿调节方式。当血浆 CO_2 浓度不断升高时：①CO_2 在血浆中生成 H_2CO_3，H_2CO_3 分解成 H^+ 和 HCO_3^-，H^+ 与细胞内 K^+ 交换，进入细胞内的 H^+ 可被蛋白质缓冲，HCO_3^- 则留在血浆中，发挥一定的代偿作用；②CO_2 弥散入红细胞内，在碳酸酐酶的催化下与水生成 H_2CO_3，H_2CO_3 解离出 H^+ 和 HCO_3^-，HCO_3^- 与细胞外的 Cl^- 交换进入血浆，使血浆 HCO_3^- 有所恢复。H^+ 在细胞内被血红蛋白缓冲。但这种离子交换和缓冲是十分有限的，不足以维持 HCO_3^- / H_2CO_3 的正常比值，所以急性呼吸性酸中毒时 pH 值往往低于正常值，呈失代偿状态。

2. 肾的代偿调节 是慢性呼吸性酸中毒的主要代偿方式。$PaCO_2$ 升高和 H^+ 浓度增加可增强肾小管上皮细胞碳酸酐酶和谷氨酰胺酶活性，使肾小管泌 H^+、泌 NH_3 作用增强，重吸收 HCO_3^- 增多，使血浆 HCO_3^- 代偿性增加。由于肾的保碱作用较强大，故轻度和中度慢性呼吸性酸中毒时有可能代偿。

（四）动脉血气变化

$PaCO_2$ 原发性升高；pH 值降低；AB、SB、BB 均继发性升高，BE 正值增加，AB > SB。

（五）对机体的影响

呼吸性酸中毒对心血管系统的影响与代谢性酸中毒相似，但中枢神经系统的功能紊乱较代谢性酸中毒更为明显。其机制是：①中枢酸中毒更明显，CO_2 为脂溶性，呼吸性酸中毒尤其是急性呼吸性酸中毒时，血液中积聚的大量 CO_2 可迅速通过血脑屏障，使脑内 H_2CO_3 含量明显升高，而 HCO_3^- 为水溶性，不易透过血脑屏障进入脑组织，因此，脑脊液 pH 值的降低较血液更为明显；②脑血管扩张，CO_2 潴留可使脑血管明显扩张，脑血流量增加，引起颅内压增高。而且 CO_2 潴留往往伴有明显的缺氧，故患者中枢神经系统功能紊乱的表现更为突出。

三、代谢性碱中毒 微课5

代谢性碱中毒（metabolic alkalosis）是指细胞外液碱增多或 H^+ 丢失而引起的以血浆 HCO_3^- 原发性增多、pH 值上升为特征的酸碱平衡紊乱。

（一）原因与机制

1. 消化道失 H^+ 过多 见于频繁呕吐以及胃液引流等。富含 HCl 的胃液大量丢失，使来自胃腺壁细胞和肠液的 HCO_3^- 得不到足够的 H^+ 中和而被吸收入血，导致血浆 HCO_3^- 浓度升高，发生代谢性碱中毒。

2. 肾丢失 H^+ 过多 ①应用呋塞米、噻嗪类利尿剂，它们抑制髓袢升支粗段对 Cl^-、Na^+ 的主动重吸收，使小管液 NaCl 含量增高，因而刺激远曲小管、集合管泌 H^+、泌 K^+ 增加，重吸收 Na^+ 和 HCO_3^- 增多，引起低氯性代谢性碱中毒；②盐皮质激素分泌过多，常见于肾上腺皮质增生或肿瘤引起的原发性醛固酮增多及有效循环血量不足引起继发性醛固酮增多。醛固酮可增强肾远曲小管和集合管对 Na^+ 和 HCO_3^- 的重吸收，并促进 K^+ 和 H^+ 的排出，导致 H^+ 经肾丢失和 HCO_3^- 重吸收增加，引起代谢性碱中毒及低钾血症。

3. 低钾血症 细胞外液 K^+ 浓度降低，细胞内 K^+ 向细胞外转移，而细胞外液中的 H^+ 向细胞内移动。同时，低钾血症可导致肾小管上皮细胞 $K^+ - Na^+$ 交换减弱，$H^+ - Na^+$ 交换增强，H^+ 排出增加，

HCO_3^- 的重吸收增加，发生缺钾性碱中毒。

4. 碱性物质摄入过多 口服或输入过量的 $NaHCO_3$；摄入大量乳酸钠、乙酸钠或输入大量含柠檬酸钠抗凝剂的库存血液，这些有机酸盐在体内代谢可产生 $NaHCO_3$。

（二）分类

目前通常按给予生理盐水后代谢性碱中毒是否得到纠正而将其分为以下两类。

1. 盐水反应性碱中毒 主要见于呕吐、胃液引流及应用利尿剂时，由于伴有有效循环血量不足，也常有低钾和低氯存在，而影响肾排出 HCO_3^- 的能力，使碱中毒持续存在，给予等张或半张的盐水来扩充血容量，补充 Cl^- 能促进过多的 HCO_3^- 经肾排出，使碱中毒得以纠正。

2. 盐水抵抗性碱中毒 常见于全身性水肿、原发性醛固酮增多症、严重低钾血症及库欣综合征等，维持因素是盐皮质激素的直接作用和低钾，这种碱中毒患者给予盐水治疗无效。

（三）机体的代偿调节

1. 血液的缓冲作用和细胞内外离子交换 血浆中 HCO_3^- 升高，可被缓冲系统中弱酸（$HHbO_2$、HHb、Hpr、$H_2PO_4^-$）所缓冲，如 $HCO_3^- + NaH_2PO_4 \rightarrow H_2CO_3 + Na_2HPO_4$，结果血浆中 H_2CO_3 升高，HCO_3^- 浓度下降。同时，细胞外 H^+ 浓度降低，细胞内 H^+ 逸出，细胞外 K^+ 进入细胞内，使血浆 H^+ 浓度升高而 K^+ 浓度下降。

2. 肺的代偿调节 血中 H^+ 浓度降低、pH 值升高，可反射性抑制呼吸中枢，使呼吸变浅、变慢，CO_2 排出减少，血中 H_2CO_3 代偿性升高，以使 HCO_3^- / H_2CO_3 浓度比接近正常。这种代偿调节迅速但有限。

3. 肾脏的代偿调节 血中 H^+ 浓度降低和 pH 值升高，使肾小管上皮细胞内的碳酸酐酶和谷氨酰胺酶活性降低，故肾小管上皮细胞泌 H^+、泌 NH_3 和重吸收 HCO_3^- 减少，使血中 HCO_3^- 浓度降低，而尿液呈碱性。但在缺钾、缺氯和醛固酮分泌增多所致的代谢性碱中毒时，因肾小管上皮细胞 $H^+ - Na^+$ 交换增强，H^+ 排出增多，尿液呈酸性，称反常性酸性尿。

（四）动脉血气变化

血 pH 值升高；AB、SB、BB 均原发性升高，BE 正值增大；$PaCO_2$ 继发性升高。

（五）对机体的影响

轻度代谢性碱中毒患者通常无症状，但是严重的代谢性碱中毒则可出现许多功能代谢的变化。

1. 中枢神经系统的改变 血中 pH 值升高时，脑组织内 $\gamma - GABA$ 转氨酶活性增高而谷氨酸脱羧酶活性降低，所以抑制性递质 GABA 分解增强而生成减少。患者表现为烦躁不安，精神错乱，谵妄，意识障碍等中枢神经系统兴奋症状。

2. 神经肌肉的变化 碱中毒时，pH 值升高可引起血浆中游离钙浓度降低，使神经肌肉的应激性增高，患者表现为面部和肢体肌肉的抽动、腱反射亢进、手足搐搦等症状。若患者伴有明显的低钾血症以致引起肌肉无力或麻痹时，可暂不出现抽搐，但一旦低钾血症纠正后，抽搐症状即可发生。

3. 低钾血症 碱中毒时，细胞外液 H^+ 浓度降低，细胞内 H^+ 逸出，细胞外 K^+ 内移；同时，肾小管上皮细胞 $H^+ - Na^+$ 交换减少，而 $K^+ - Na^+$ 交换增加，肾排 K^+ 增多，二者均可导致低钾血症。

4. 血红蛋白氧离曲线左移 血液 pH 值升高可使血红蛋白氧离曲线左移，血红蛋白与 O_2 的亲和力增强，不易将结合的 O_2 释出来，造成组织供氧不足。

四、呼吸性碱中毒 📱微课6

呼吸性碱中毒（respiratory alkalosis）是指肺通气过度引起的以血浆 H_2CO_3 浓度原发性减少、pH 值升高为特征的酸碱平衡紊乱。

（一）原因和机制

1. 低氧血症　见于初入高原地区由于吸入气 O_2 分压过低或有心肺疾病、胸廓病变的患者，由于机体缺氧，使 PaO_2 降低，反射性引起呼吸加深、加快，CO_2 排出增多，血浆 H_2CO_3 浓度降低。

2. 某些颅内病变或精神性障碍　中枢神经系统疾病如脑血管意外、脑炎、脑外伤及脑肿瘤等均可刺激呼吸中枢引起过度通气；癔病发作时可引起精神性通气过度，CO_2 排出增多。

3. 机体代谢旺盛　见于高热、甲状腺功能亢进等疾病，由于体温过高和机体代谢增强而引起呼吸中枢兴奋，通气过度使 CO_2 排出增多。

4. 人工呼吸机使用不当　常因通气量过大导致机械性通气过度，使 CO_2 排出过多，引起医源性呼吸性碱中毒。

5. 某些药物的作用　如水杨酸、氨等可直接兴奋呼吸中枢致通气过度，使 CO_2 排出增多。

❤ 护爱生命

你身边的同学或者朋友是否有因为工作、学习和生活等方面的压力，有明显的情绪激动、焦虑或者是过于紧张的表现呢？这些心理上的变化都有可能引起心率加快、呼吸急促，呼吸的加深、加快会使 CO_2 排出增多，引起过度换气，导致起呼吸碱中毒。此时常表现有四肢麻木、头昏、头痛等症状。我们可以通过让其调整呼吸来缓解目前的症状，还可以用一个较大的纸袋将其口、鼻罩住，重复吸入呼出的 CO_2，或者采用强迫性闭气法（以手指捏鼻，闭口 8～10 秒）可将呼吸导入正常。

（二）机体的代偿调节

呼吸性碱中毒时，只要引起肺通气过度的原因未解除，肺的代偿调节作用就不明显。

1. 细胞内外离子交换和细胞内缓冲作用　是急性呼吸性碱中毒时的主要代偿方式。呼吸性碱中毒时，血浆 H_2CO_3 浓度迅速降低，HCO_3^- 浓度相对增高，H^+ 从细胞内移出至细胞外，与血浆 HCO_3^- 结合形成 H_2CO_3，因而血浆 HCO_3^- 浓度下降，H_2CO_3 浓度有所回升。同时，细胞外的 K^+ 进入细胞内，引起低钾血症。血浆中部分 HCO_3^- 与 Cl^- 交换进入红细胞内，并在碳酸酐酶作用下形成 H_2CO_3，H_2CO_3 进一步解离成 CO_2 和 H_2O，CO_2 弥散入血浆，使血浆 $PaCO_2$ 有所回升。但上述代偿调节作用是极有限的，所以急性呼吸性碱中毒时 pH 值往往高于正常值，呈失代偿状态。

2. 肾的代偿调节　是慢性呼吸性碱中毒的主要代偿调节方式。主要表现为肾小管上皮细胞泌 H^+、泌 NH_3 和重吸收 HCO_3^- 减少，使 HCO_3^- 随尿排出增多，血浆 HCO_3^- 浓度代偿性降低。

（三）动脉血气变化

血 pH 值升高；$PaCO_2$ 原发性降低；SB、AB、BB 继发性减少，BE 负值增加，AB < SB。

（四）对机体的影响

呼吸性碱中毒对机体的影响与代谢性碱中毒相似。但手足搐搦较为多见，严重者可发生肌肉震颤、抽搐。由于 $PaCO_2$ 降低，脑血管收缩，脑血流量降低，故患者常有头痛、头晕。

？ 想一想

急性呼吸性酸碱平衡紊乱时，机体的主要代偿调节方式是什么？

答案解析

第四节 混合型酸碱平衡紊乱

PPT

混合型酸碱平衡紊乱是指同一患者同时发生两种或两种以上单纯型酸碱平衡紊乱的病理过程。根据同时发生单纯型酸碱平衡紊乱的多寡可分为双重性酸碱平衡紊乱和三重性酸碱平衡紊乱。

一、双重性酸碱平衡紊乱

双重性酸碱平衡紊乱指同一患者同时发生两种单纯型酸碱平衡紊乱。根据其 pH 值效应分为两种。

（一）酸碱一致型双重性酸碱平衡紊乱

1. 呼吸性酸中毒合并代谢性酸中毒 常见于：①慢性阻塞性肺疾病合并心力衰竭或休克；②心脏、呼吸骤停。肺通气障碍引起呼吸性酸中毒，组织缺氧引起代谢性酸中毒。

动脉血气变化：pH 值显著降低；AB、SB、BB 均降低、BE 负值增大；血 K^+ 浓度升高；$PaCO_2$ 升高。

2. 呼吸性碱中毒合并代谢性碱中毒 可见于高热合并呕吐、肝硬化腹水应用利尿剂治疗。高热、肝硬化引起的血氨升高，刺激呼吸中枢兴奋，通气过度，引起呼吸性碱中毒；呕吐或因治疗腹水而长期应用利尿剂，又可引起代谢性碱中毒。

动脉血气变化：pH 值显著升高；AB、SB、BB 均升高；AB < SB；BE 正值增大；$PaCO_2$ 下降。

（二）酸碱混合型双重性酸碱平衡紊乱

1. 呼吸性酸中毒合并代谢性碱中毒 见于慢性阻塞性肺疾病患者，因肺通气障碍引起呼吸性酸中毒。又因严重呕吐或心力衰竭应用排 K^+ 利尿剂，使 Cl^-、K^+ 丢失引起代谢性碱中毒。

动脉血气变化：pH 值变化不大，甚至可正常；AB、SB、BB 均升高，AB > SB；BE 正值增大；$PaCO_2$ 升高。

2. 呼吸性碱中毒合并代谢性酸中毒 ①糖尿病酮症酸中毒、肾功能衰竭、中毒性休克等患者合并高热，前一种因素引起代谢性酸中毒，而高热则引起呼吸性碱中毒。②水杨酸中毒：血中大量水杨酸可使有机酸增加，消耗大量 HCO_3^- 引起代谢性酸中毒。水杨酸又可直接刺激呼吸中枢，使肺通气过度导致呼吸性碱中毒。③慢性肝病，高血氨症，并发肾功能衰竭。

动脉血气变化：pH 值变化不大，甚至可正常；AB < SB，SB、AB、BB 均降低；BE 负值增大；$PaCO_2$ 降低。

3. 代谢性酸中毒合并代谢性碱中毒 见于：①肾功能衰竭或糖尿患者因频繁呕吐使胃液大量丢失；②剧烈呕吐伴严重腹泻的患者。

动脉血气变化：血浆 HCO_3^- 和 pH 值在正常范围内；$PaCO_2$ 也常在正常范围内或略高、略低。

二、三重性混合型酸碱平衡紊乱

三重性酸碱平衡紊乱较少见，病理生理变化亦更复杂，有以下两种类型。

1. 呼吸性酸中毒合并代谢性酸中毒和代谢性碱中毒 其特点是 $PaCO_2$ 明显升高，AG > 16mmol/L；HCO_3^- 浓度一般也升高，血 Cl^- 浓度下降十分明显。

2. 呼吸性碱中毒合并代谢性酸中毒和代谢性碱中毒 其特点是 $PaCO_2$ 降低，AG > 16mmol/L，HCO_3^- 浓度可高可低；血 Cl^- 一般低于正常。

临床上，酸碱平衡紊乱是比较复杂的，亦不是一成不变的。因此，在诊断和治疗酸碱平衡紊乱时，一定要注意密切结合病史，通过动脉血气分析结果的动态变化，综合分析病情，才能及时作出正确诊断和适当治疗。

目标检测

答案解析

一、选择题

【A 型题】

1. 血液 pH 值主要取决于血浆中的（　　）。
    A. HCO_3^- 浓度
    B. $PaCO_2$
    C. 乳酸
    D. HCO_3^- 与 H_2CO_3 的比值
    E. HCO_3^- 含量

2. 慢性呼吸性酸（碱）中毒时机体的主要代偿方式是（　　）。
    A. CO_2 经肺毛细血管的扩散速率
    B. 细胞内外离子交换
    C. 呼吸性代偿
    D. 肺的调节作用
    E. 肾代偿作用

3. 急性呼吸性酸（碱）中毒，机体的主要代偿方式是（　　）。
    A. CO_2 经肺毛细血管的扩散速率
    B. 细胞内外离子交换
    C. 呼吸性代偿
    D. 肺的调节作用
    E. 肾代偿作用

4. 以血浆中 HCO_3^- 原发性增高，pH 值升高为特征的是（　　）。
    A. 代谢性酸中毒
    B. 代谢性碱中毒
    C. 呼吸性酸中毒
    D. 呼吸性碱中毒
    E. 混合性酸中毒

5. 代谢性碱中毒时，神经肌肉的应激性增高，出现手足抽搐是由于血浆中游离（　　）。
    A. 钠离子浓度降低
    B. 钾离子浓度降低
    C. 钙离子浓度降低
    D. 镁离子浓度降低
    E. 磷离子浓度降低

6. 引起代谢性碱中毒的原因是（　　）。
    A. 严重缺氧
    B. 酮症酸中毒
    C. 肾功能衰竭晚期
    D. 大量摄入阿司匹林
    E. 严重呕吐

7. 引起代谢性酸中毒的原因是（　　）。
    A. 严重呕吐　　　　B. 肺气肿　　　　C. 糖尿病　　　　D. 低钾血症　　　　E. 过度换气

8. 反常性酸性尿可见于（　　）。
    A. 代谢性酸中毒
    B. 呼吸性酸中毒
    C. 低钾性碱中毒
    D. 呼吸性碱中毒
    E. 乳酸酸中毒

9. 以血浆中 HCO_3^- 原发性降低，pH 值降低为特征的是（　　）。
    A. 代谢性酸中毒
    B. 代谢性碱中毒
    C. 呼吸性酸中毒
    D. 呼吸性碱中毒

E. 混合性酸中毒

10. 反常性碱性尿可见于（　　）。

  A. 代谢性酸中毒　　　　　　　　　　　　B. 呼吸性酸中毒

  C. 高钾性酸中毒　　　　　　　　　　　　D. 呼吸性碱中毒

  E. 乳酸酸中毒

11. 以血浆中 H_2CO_3 原发性降低，pH 值升高为特征的是（　　）。

  A. 代谢性酸中毒　　　　　　　　　　　　B. 代谢性碱中毒

  C. 呼吸性酸中毒　　　　　　　　　　　　D. 呼吸性碱中毒

  E. 混合性酸中毒

12. 以血浆中 H_2CO_3 原发性升高，pH 值降低为特征的是（　　）。

  A. 代谢性酸中毒　　　　　　　　　　　　B. 代谢性碱中毒

  C. 呼吸性酸中毒　　　　　　　　　　　　D. 呼吸性碱中毒

  E. 混合性酸中毒

13. 低氧血症反射性引起呼吸加深、加快，CO_2 排出增多，易发生的酸碱平衡紊乱是（　　）。

  A. 代谢性酸中毒　　　　　　　　　　　　B. 代谢性碱中毒

  C. 呼吸性酸中毒　　　　　　　　　　　　D. 呼吸性碱中毒

  E. 混合性酸中毒

14. 糖尿病患者易发生的酸碱平衡紊乱是（　　）。

  A. 代谢性酸中毒　　　　　　　　　　　　B. 代谢性碱中毒

  C. 呼吸性酸中毒　　　　　　　　　　　　D. 呼吸性碱中毒

  E. 混合性酸中毒

15. 属于挥发性酸的是（　　）。

  A. 磷酸　　　　　B. 硫酸　　　　　C. 碳酸　　　　　D. 乳酸　　　　　E. 水杨酸

【X 型题】

16. 属于单纯性酸碱平衡紊乱的是（　　）。

  A. 代谢性酸中毒　　　　　　　　　　　　B. 代谢性碱中毒

  C. 代谢性碱中毒合并代谢性酸中毒　　　　D. 呼吸性酸中毒

  E. 呼吸性碱中毒

17. 可引起代谢酸中毒的因素是（　　）。

  A. 严重的腹泻　　　　　　　　　　　　　B. 高钾血症

  C. 低钾血症　　　　　　　　　　　　　　D. 摄入大量水杨酸类药物

  E. 严重的呕吐

18. 关于代谢性碱中毒正确的是（　　）。

  A. 血液中 HCO_3^- 原发性增高

  B. 常伴有低钾血症

  C. 氧解离曲线左移

  D. 游离血钙浓度增高

  E. 大量使用噻嗪类利尿剂

19. 代谢性酸中毒对心血管系统的影响是（　　）。

  A. 心肌收缩力增强

B. 心肌收缩力减弱

C. 心律失常

D. 血管系统对儿茶酚胺的反应性降低

E. 血管系统对儿茶酚胺的反应性增高

20. 酸碱平衡的调节方式包括（   ）。

A. 血液的缓冲作用   B. 肺的调节作用

C. 肝脏的调节作用   D. 组织细胞的调节作用

E. 肾的调节作用

二、综合问答题

1. 血液的 pH 值为 7.35～7.45 时，是否一定表示机体无酸碱平衡紊乱发生？为什么？

2. 哪些因素可引起代谢性酸中毒？酸中毒对机体有何影响？

3. 剧烈呕吐或严重腹泻可引起何种酸碱平衡紊乱？为什么？

三、实例解析题

患者，男，68 岁，患慢性支气管炎、肺气肿，近日因肺部感染入院。动脉血气分析：pH 值 7.32，AB 32mmol/L，$PaCO_2$ 51mmHg。

讨论：该患者发生了何种酸碱平衡紊乱？依据是什么？

（王枫）

书网融合……

重点回顾

微课1

微课2

微课3

微课4

微课5

微课6

习题

第十五章 发 热 📱微课

📖 导学情景

情景描述：患者，女，2岁。3天前出现畏寒、寒战，"鸡皮疙瘩"样改变，皮肤苍白。当晚发热，烦躁。入院前0.5小时突起惊厥而急诊入院。T 40.1 ℃，P 114 次/分，R 26 次/分，BP 100/60mmHg。嗜睡，重病容。面红、口唇干燥，咽部明显充血，双侧扁桃体肿大（＋＋）。双肺呼吸音粗。实验室检查：WBC $17.4 \times 10^9/L$，中性粒细胞百分比85%。

情景分析：根据病史、临床检查及实验室检查，可诊断为急性扁桃体炎，在炎症发生发展中，可出现发热，白细胞升高等全身反应。

讨论：该患者的发热激活物和体温升高的机制是什么？

学前导语：发热是疾病发生发展中常见的病理过程。发热过程大致可分为3个时相，每个时相都有各自的临床表现和热代谢特点。

发热不是独立的疾病，而是存在于许多疾病中的一个病理过程，由于常出现于多种疾病的早期，易被患者察觉，而且发热程度与体内病变有依赖关系，因此常把发热看成疾病的信号和判断病情、疗效和预后的重要临床表现。

第一节 发热的概念及分类

PPT

一、概念

（一）发热

机体在致热原的作用下，使体温调节中枢的调定点上移而引起的调节性体温升高（超过正常0.5℃）称为发热（fever）。在临床中，一般认为体温升高不超过38℃为低热；38℃～39℃为中等热；39℃～40℃为高热；超过41℃为过高热。

（二）过热

由于体温调节机构调节障碍或调节失调所引起的非调节性体温升高称为过热（hyperthermia）。这类体温升高调定点并未移动，属于被动性体温升高。过热多见于产热器官功能异常（如甲状腺功能亢进、癫痫发作等）、散热障碍（如皮肤鱼鳞病、中暑等）、体温调节障碍（如体温中枢下丘脑受损）等情况。发热和过热的比较见表15-1。

表15-1 发热和过热的比较

	发热	过热
病因	有致热原	无致热原
发病机制	调定点上移	调定点无变化
效应	体温可较高，有热限	体温可很高，甚至致命
防治原则	对抗致热原	物理降温

二、分类

体温升高包括两大类：一类是生理性体温升高，某些生理情况如剧烈运动、应激、月经前期、妊娠等时可出现体温升高，属于生理性体温升高；另一类是病理性体温升高，根据体温升高的发生机制，可将病理性体温升高分为发热和过热。体温升高分类归纳见图15-1。

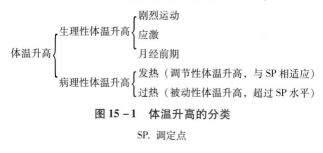

图15-1 体温升高的分类

SP. 调定点

PPT

第二节 发热的原因及发生机制

一、原因

发热是由于发热激活物作用于机体，激活产内源性致热原细胞产生和释放内源性致热原（endogenous pyrogen，EP），再经一系列环节引起体温升高。因此，发热激活物是引起发热的原因，包括外源性致热原和某些体内产物。

（一）外源性致热原

外源性致热原（exogenous pyrogen）是指来自体外的致热物质，多数都是由病原微生物感染所引起的。

1. 细菌 革兰阳性细菌是最常见的发热原因。主要有肺炎球菌、葡萄球菌、链球菌、白喉棒状杆菌等，菌体及其代谢产物均是重要的致热物质。革兰阴性细菌，常见的有大肠埃希菌、伤寒沙门菌、脑膜炎球菌、志贺菌等。其致热性除菌体外，主要致热物质是胞壁所含脂多糖（LPS），也称内毒素（ET）。内毒素致热性极强，且其耐热性很高，需干热160℃ 2小时才能灭活，因此，一般灭菌方法虽可杀灭细菌，但不能破坏内毒素的致热性。如输液器材或输液过程中污染了内毒素，则可引起发热反应。

2. 病毒　常见的有流感病毒、麻疹病毒、SARS病毒、柯萨奇病毒等，病毒体及其所含的血细胞凝集素可导致发热。

3. 其他　真菌、螺旋体、支原体、立克次体、寄生虫等。

（二）体内产物

体内产物是指机体内产生的致热物质。由病原微生物以外的致热物质引起的发热称为非感染性发热。

1. 抗原－抗体复合物　抗原－抗体复合物形成及致敏淋巴细胞产生淋巴因子而导致发热，见于系统性红斑狼疮、风湿热或某些药物引起的变态反应等。

2. 类固醇物质　体内某些类固醇产物有致热作用，睾丸酮的中间代谢产物本胆烷醇酮是其典型代表。实验证明，将本胆烷醇酮给人体肌内注射时，可引起明显的发热反应。将其与人体白细胞一起培养，可诱导产生EP。

3. 非传染性致炎物　一些非传染性致炎物如硅酸盐结晶和尿酸盐结晶，进入人体内引起炎性反应的同时，还可刺激产内生致热细胞产生和释放EP，引起机体发热。

二、发生机制

（一）内源性致热原

内源性致热原是指在发热激活物作用下，由产内源性致热原细胞产生和释放的能够引起体温升高的物质。

1. 内源性致热原的产生和释放　所有能产生和释放EP的细胞都称之为产EP细胞，包括单核细胞、巨噬细胞、淋巴细胞、内皮细胞、星状细胞以及肿瘤细胞等。EP的产生和释放过程是一个复杂的细胞信息传递和基因表达的调控过程。

2. 内源性致热原的种类　已经证实的EP主要有白细胞介素－1（IL－1）、肿瘤坏死因子（TNF）、干扰素（IFN）、白细胞介素－6（IL－6）、巨噬细胞炎症蛋白－1（MIP－1）等。

（二）体温调节中枢

体温调节中枢位于视前区－下丘脑前部（preoptic anterior hypotha lamus，POAH）。该区含有温度敏感神经元，对来自外周和深部温度信息起整合作用。另外一些部位，如中杏仁核（medial amygdaloid nucleus，MAN）、腹中隔（ventral septal area，VSA）和弓状核，则对发热时的体温升高产生负向影响，避免发热时的体温过高。

（三）EP信号传入中枢的途径

目前认为EP将信号传入体温调节中枢有以下三条途径。

1. 通过下丘脑终板血管器　下丘脑终板血管器（OVLT）位于视上隐窝上方，紧靠POAH，是血脑屏障的薄弱部位。此区毛细血管为有孔毛细血管，对大分子物质有较高的通透性，EP可能由此入脑。此途径可能是EP进入体温调节中枢的主要途径。

2. 通过迷走神经　迷走神经的传入纤维可将外周的致热信号传入脑。实验发现，向大鼠腹腔内注射内毒素，可引起发热。如果先切断膈下迷走神经传入纤维，则不再引起发热。提示发热信号可能通过迷走神经传入中枢。

3. 通过血脑屏障　研究表明，在血脑屏障毛细血管床存在IL－1、IL－6、TNF的可饱和转运机制。正常情况下，通过该机制转运的EP量很少，但在某些病理情况下，如慢性感染、颅脑炎症等，EP通过该途径入脑增多。

（四）发热的中枢调节介质

EP 无论以何种方式入脑，它们仍然不是引起体温调定点上移的最终物质，EP 可能是先作用于体温调节中枢，引起发热中枢介质的释放，继而引起调定点的改变。发热的中枢介质可分为两类：正调节介质和负调节介质。

1. 正调节介质

（1）前列腺素 E_2（PGE_2） PGE_2 是 EP 引起发热的主要介质。主要的实验依据有：①白细胞致热原（LP）静脉注射或 IFN 脑室内注射引起发热时，脑脊液中 PGE_2 明显增多；②脑内或脑室内注射 PGE_2 可引起发热；③下丘脑组织分别与 LP、IFN 在体外培育时，都使 PGE_2 合成增多；④PGE_2 合成抑制药如阿司匹林、布洛芬等对许多 EP 引起的发热有解热作用。

（2）环磷酸腺苷（cAMP） cAMP 是细胞内的第二信使，是重要的发热介质。ET 和 EP 双相热期间，脑脊液中 cAMP 含量与体温呈同步性双相变化，下丘脑组织中的 cAMP 含量也在两个高峰期明显增多。

（3）Na^+/Ca^{2+} 比值 动物脑室内灌注 Na^+ 使体温很快升高，灌注 Ca^{2+} 则使体温很快下降；降钙剂脑室内灌注也会引起体温升高。这些研究资料表明：Na^+/Ca^{2+} 比值改变在发热机制中可能担负着重要中介作用。

（4）促肾上腺素皮质激素释放激素（CRH） 实验证明，给动物脑内注入 CRH 可引起体温明显升高；IL - 1 和 IL - 6 均能刺激下丘脑释放 CRH；应用 CRH 受体拮抗剂阻断 CRH 的作用，可抑制 IL - 1、IL - 6 的致热性。

（5）一氧化氮（NO） 研究显示，NO 与发热有关，其机制可能涉及三个方面：①通过作用于POAH、OVLT 等部位，介导发热时体温的上升；②可抑制发热时负调节介质的合成与释放；③通过刺激棕色脂肪组织的代谢活动导致产热增加。

2. 负调节介质

（1）精氨酸加压素（AVP） 又称抗利尿激素（ADH），是一种由下丘脑视上核和室旁核神经元合成的九肽神经垂体激素。研究发现，AVP 脑内微量注射或经其他途径注射具有解热作用。

（2）α - 黑素细胞刺激素（α - MSH） 是由腺垂体分泌的 13 肽激素，具有极强的解热作用，是迄今发现的解热效应最强的物质。

（3）脂皮质蛋白 - 1（lipocortin - 1） 是一种钙依赖性磷脂结合蛋白，主要分布于脑和肺等器官。研究发现，脂皮质蛋白 - 1 与发热的负调节有关。大鼠脑内注入脂皮质蛋白 - 1，可抑制 IL - 1、IL - 6 等诱导的发热反应。

总之，发热的发生机制和基本过程包括以下几个环节：发热激活物激活产 EP 细胞，后者产生和释放 EP，EP 通过几种可能的途径将发热信号传入下丘脑体温调节中枢，通过正、负调节介质的作用使调定点上移，此时体温低于调定点的新水平，体温调节中枢发出指令，通过对产热与散热的效应器调节，增加产热、减少散热，使体温上升并维持在与调定点相适应的水平（图 15 - 2）。

第三节 发热的分期及其热代谢特点

发热过程大致可分为 3 个时相（图 15 - 3），每个时相都有各自的临床表现和热代谢特点。 PPT

一、体温上升期

发热的开始阶段体温不断上升，称为体温上升期。因体温调定点上移，原正常体温低于调定点水

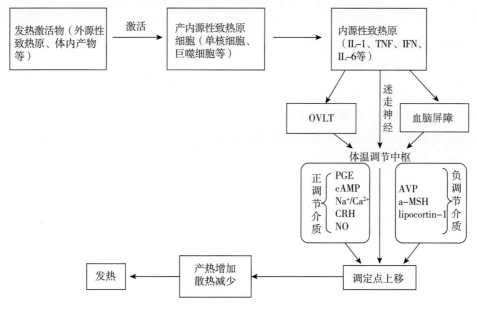

图 15 − 2　发热的机制

平变成了冷刺激，体温调节中枢发出指令到达散热器官，使皮肤血管收缩和血流减少，皮肤温度降低，散热减少；同时指令到达产热器官，引起寒战和物质代谢增强，产热随之增加。此期的热代谢特点为产热增加、散热减少，产热大于散热，体温因而升高。由于血管收缩，皮肤温度下降，血流减少，因而患者皮肤苍白并感觉发冷或畏寒；因竖毛肌收缩，皮肤出现"鸡皮疙瘩"。由于寒战中枢兴奋，骨骼肌不随意地节律性收缩，出现寒战。

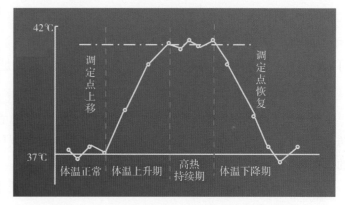

图 15 − 3　发热的三个时相与体温调定点的关系

二、高热持续期

当体温上升到与新的调定点水平，便不再继续上升，而是在这个与新的调定点相适应的高水平上波动，称为高热持续期。由于此期体温与调定点相适应，所以寒战停止并出现散热反应。此期的热代谢特点是产热和散热在较高水平上保持相对平衡。因散热反应皮肤血管扩张，血流量增加，皮肤温度上升，畏寒停止，而且由于皮温高于正常，患者反而自觉酷热。由于皮肤温度升高加强了水分蒸发，因而皮肤和口唇比较干燥。

三、体温下降期

由于发热激活物、内源性致热原和中枢发热介质被清除，体温调定点回降到正常水平，这时由于血液温度高于调定点水平，热代谢表现为散热增多，产热减少，体温下降，直到恢复到正常调定点水平。此期由于高血温及皮肤温度感受器传来的热信息对发汗中枢的刺激，引起大量出汗，严重者可致脱水。

练一练

体温上升期热代谢的特点是（　　）。

A. 散热减少，产热增加，体温升高

B. 产热减少，散热增加，体温升高

C. 散热减少，产热增加，体温保持高水平

D. 产热与散热在高水平上相对平衡，体温保持高水平

E. 产热减少，散热增加，体温下降

答案解析

第四节　发热时机体的代谢及功能变化

PPT

除原发病所引起的各种改变以外，发热时的体温升高、EP 以及体温调节效应可引起机体一系列代谢和功能变化。

一、物质代谢的变化

发热时，物质代谢增强，是发热时体温升高的物质基础。一般体温每升高 1℃，基础代谢率提高 13%。

（一）糖代谢

发热时，产热增加，能量消耗增加，对糖的需求增加。肝糖原和肌糖原分解增加，引起血糖增高，可出现糖尿。由于糖的分解代谢增强，氧的供应则相对不足，故糖酵解产物乳酸在血中增加。

（二）脂肪代谢

由于发热时糖原不断消耗，糖原贮存将减少，加之患者食欲低下，糖的摄取不足，因而可导致脂肪分解加强。大量脂肪分解且氧化不全，可致酮血症和酮尿。同时，体内脂肪消耗增加可使长期发热的患者日渐消瘦。

（三）蛋白质代谢

大量糖原和脂肪分解时，组织蛋白质也随之分解。故发热患者的总血浆蛋白量及白蛋白量可明显减少，并出现氮质血症和尿氮排泄量增加，由于机体处于负氮平衡状态，患者抵抗力下降，组织修复能力减弱。

（四）维生素代谢

发热时，患者食欲不振和消化液分泌减少，可导致维生素的摄取和吸收减少；同时长期发热又可使维生素的消耗增多，故患者易发生维生素缺乏，尤其是维生素 C 和 B 族维生素缺乏，应注意补充。

（五）水与电解质代谢

在体温上升期和高热持续期，患者排尿量常减少，可导致水、Na^+ 和 Cl^- 在体内潴留。而体温下降期，由于皮肤和呼吸道水分蒸发增加和出汗增多，又可导致脱水。此外，由于发热时组织分解增强，细胞内钾释放入血，血钾和尿钾均增高。严重者可发生代谢性酸中毒。

二、生理功能的变化

（一）循环系统

发热时，由于体温升高刺激窦房结以及交感神经 - 肾上腺髓质系统活动增强，心率也随之加快。

一般体温每升高1℃，心率平均增加约18次/分，加之血管收缩，患者血压可略有升高。在体温下降时，由于出汗及血管扩张，血压可轻度下降。此外，要注意当体温骤退时，特别是用解热药引起体温骤退时，患者可因大量出汗而导致休克。

（二）呼吸系统

发热时血温升高以及酸性代谢产物的增加可刺激呼吸中枢，使呼吸中枢兴奋性增高并提高呼吸中枢对CO_2的敏感性，患者可出现呼吸加深、加快。这一方面可有助于机体散热及增加供氧，但另一方面，由于过度通气，CO_2排出过多，也可导致患者发生呼吸性碱中毒。

（三）消化系统

发热时交感神经兴奋可使机体胃肠道蠕动减弱和消化液分泌减少，患者出现食欲不振、口腔黏膜干燥、腹胀、便秘等表现。

（四）中枢神经系统

发热使中枢神经系统兴奋性增高，可引起烦躁不安、头晕、头痛、失眠，甚至谵语和幻觉等症状。若持续高热，可使中枢神经系统由兴奋转为抑制，继而出现淡漠、嗜睡甚至昏迷。小儿在高热时易出现肌肉抽搐，常见于出生后6个月到5岁之间的儿童，称热惊厥，这可能与小儿的中枢神经系统发育不成熟有关。

（五）泌尿系统

早期，因交感神经兴奋，醛固酮和抗利尿激素分泌增加，使肾小球滤过率降低及肾小管对水的重吸收增强，使患者尿量减少，尿色变深。持续高热可导致肾小管上皮细胞变性，尿中出现蛋白和管型。体温下降期，尿量可逐步增加，尿比重也相对下降。

❓ 想一想

发热时机体有哪些主要机能改变？

答案解析

第五节 发热的生物学意义

PPT

发热对机体防御功能的影响，既有有利的一面也有不利的一面。

一、有利方面

1. 抗感染能力的改变 一些研究表明，有些致病微生物对热比较敏感，一定高温可将其灭活。发热时，某些免疫细胞功能加强。

2. 对肿瘤细胞的影响 发热时产EP细胞所产生的大量EP具有一定程度地抑制或杀灭肿瘤细胞的作用。

3. 急性期反应 是机体在细菌感染和组织损伤时所出现的一系列急性时相的反应。已经认定，EP在诱导发热的同时，也引起急性期反应。急性期反应是机体产生的一系列防御反应中的一种。

👁 看一看

肿瘤细胞比正常细胞敏感，41℃左右时，正常细胞尚可耐受，肿瘤细胞则难以耐受，其生长受到抑制并可被部分灭活。

二、有害方面

长期持续的高热，对机体有害：会过度消耗机体的营养物质；引起物质代谢障碍；诱发相关脏器功能不全；导致各器官系统尤其是中枢神经系统功能发生紊乱和实质细胞的变性、坏死，甚至危及生命。

第六节　发热的治疗原则

PPT

一、病因治疗

积极治疗原发病，去除致热原。

二、对症治疗

（一）原因不明的发热不要急于退热

对于不过高的发热（体温＜40℃）又不伴有其他严重疾病者，通常不主张急于退热，以免掩盖病情，降低机体抵抗力，应集中精力尽早找到病因。

（二）必须及时解热的病例

体温过高，如成人＞40℃，会引起患者明显不适；小儿高热可引起惊厥；有心肌梗死或者心肌劳损者、妊娠期妇女以及恶性肿瘤患者，发热能够加重病情或者促使病情恶化，威胁到生命，应及时退热。

（三）解热措施

1. 药物解热　针对发热机制中心环节，切断发病环节。如运用某些解热药干扰或阻止 EP 的合成和释放；阻断发热介质的合成；妨碍 EP 对体温调节中枢的作用，如水杨酸类、类固醇等。

2. 物理降温　主要用于散热障碍引起的过热或体温一时过高时，主要有冷敷、冰袋和酒精擦浴等。

（四）对发热患者的护理

（1）应密切观察体温、呼吸、血压、脉搏、神志的变化，做好详细记录。

（2）注意纠正水、电解质和酸碱平衡的紊乱，及时补充水分，预防脱水，对退热期间用解热药致大量出汗者，要防止虚脱的发生。

（3）饮食护理　发热期间进食应是易消化的清淡流质或半流质，要低脂、高蛋白、高维生素饮食，少量多餐。

（4）对原有心肌损害或心肌梗死患者，高热期间应进行心血管监护。

❤ 护爱生命

　　妊娠期妇女如有发热应及时解热，理由如下：①已有临床研究报道，妊娠早期的妇女如患发热有致胎儿畸形的危险；②妊娠中、晚期循环血量增多，心脏负担加重，发热会进一步增加心脏负担，有诱发心力衰竭的可能性。因此要优生优育，必要预防发热。

答案解析

目标检测

一、选择题

【A 型题】

1. 发热是体温调定点（　　）。

    A. 上移，引起的被动性体温升高　　　　　　B. 下移，引起的调节性体温升高

    C. 上移，引起的调节性体温升高　　　　　　D. 下移，引起的被动性体温升高

    E. 不变，引起的调节性体温升高

2. 体温调节中枢的高级部位是（　　）。

    A. 脊髓　　　　　　　　　　　　　　　　　B. 延髓

    C. 中脑　　　　　　　　　　　　　　　　　D. 脑桥

    E. 视前区 – 下丘脑前部

3. 外源性致热原的作用部位是（　　）。

    A. 皮肤血管　　　　　　　　　　　　　　　B. 骨骼肌

    C. 产 EP 细胞　　　　　　　　　　　　　　D. 汗腺

    E. 下丘脑体温调节中枢

4. 发热发生机制中共同的基本因素是（　　）。

    A. 外源性致热原　　B. 内源性致热原　C. 前列腺素　　　D. 5 – 羟色胺　　　E. 环磷酸腺苷

5. 高热持续期热代谢特点是（　　）。

    A. 散热减少，产热增加，体温↑

    B. 产热减少，散热增加，体温↓

    C. 产热与散热在高水平上相对平衡，体温保持高水平

    D. 散热减少，产热增加，体温保持高水平

    E. 产热减少，散热增加，体温↓

6. 体温下降期热代谢特点是（　　）。

    A. 散热减少，产热增加，体温↑

    B. 产热减少，散热增加，体温↓

    C. 产热与散热在高水平上相对平衡，体温保持高水平

    D. 散热减少，产热增加，体温保持高水平

    E. 产热减少，散热增加，体温↑

7. 发热时糖代谢变化为（　　）。

    A. 糖原分解↓，乳酸↓，血糖↓，糖异生↓

    B. 糖原分解↓，乳酸↓，血糖↑，糖异生↓

    C. 糖原分解↓，乳酸↑，血糖↑，糖异生↑

    D. 糖原分解↑，乳酸↑，血糖↓，糖异生↓

    E. 糖原分解↑，乳酸↑，血糖↑，糖异生↑

8. 急性发热或体温上升期（　　）。

    A. 交感神经兴奋，心率加快，外周血管收缩，血压上升

B. 交感神经兴奋，心率加快，外周血管舒张，血压下降

C. 交感神经兴奋，心率加快，外周血管舒张，血压上升

D. 迷走神经兴奋，心率减慢，外周血管舒张，血压下降

E. 迷走神经兴奋，心率减慢，外周血管收缩，血压上升

9. 发热时（   ）。

A. 交感神经兴奋，消化液分泌增多，胃肠蠕动增强

B. 交感神经抑制，消化液分泌减少，胃肠蠕动减弱

C. 交感神经兴奋，消化液分泌减少，胃肠蠕动减弱

D. 迷走神经兴奋，消化液分泌增多，胃肠蠕动增强

E. 迷走神经兴奋，消化液分泌减少，胃肠蠕动减弱

10. 发热患者较易出现（   ）。

A. 呼吸性酸中毒   B. 代谢性酸中毒合并呼吸性碱中毒

C. 呼吸性碱中毒   D. 代谢性碱中毒

E. 代谢性酸中毒合并呼吸性酸中毒

11. 发热时，体温每升高1℃，心率约增加（   ）。

A. 13 次／分   B. 18 次／分

C. 23 次／分   D. 28 次／分

E. 38 次／分

12. 革兰阳性菌的致热物质主要是（   ）。

A. 全菌体和其代谢产物   B. 全菌体和内毒素

C. 内毒素   D. 肽聚糖

E. 脂多糖

13. 高热持续期的临床表现为（   ）。

A. 皮肤苍白   B. 鸡皮   C. 畏寒和寒战   D. 皮肤发红   E. 多汗

14. 引起发热的最常见原因是（   ）。

A. 病毒感染   B. 细菌感染   C. 淋巴因子   D. 变态反应   E. 恶性肿瘤

15. 下述关于发热时机体物质代谢变化的叙述中，错误的是（   ）。

A. 糖原分解加强   B. 脂肪分解加强

C. 物质代谢率增高   D. 微生物消耗减少

E. 蛋白质代谢出现负氮平衡

【X 型题】

16. 下述属于生理性体温升高的有（   ）。

A. 剧烈运动   B. 妊娠期   C. 月经前期   D. 流行性感冒   E. 中暑

17. 下述属于发热激活物的有（   ）。

A. 细菌   B. 类固醇

C. 致炎物   D. cAMP

E. 抗原－抗体复合物

18. 下述属于内源性致热原的有（   ）。

A. 巨噬细胞炎症蛋白   B. 肿瘤坏死因子

C. 5－羟色胺   D. 干扰素

E. 白细胞介素 – 1

19. 下述属于中枢发热介质的有 （　　）。

　　A. 前列腺素 E_2

　　B. 环磷酸腺苷

　　C. 促皮质激素释放激素

　　D. 肿瘤坏死因子

　　E. 精氨酸加压素

20. 下述必须及时解热的情况有 （　　）。

　　A. 低于 40℃ 的一般患者

　　B. 高热超过 40℃

　　C. 小儿高热

　　D. 妊娠妇女

　　E. 心衰患者

二、综合问答题

1. 发热与过热有何异同？

2. 内毒素通过哪些基本环节使体温升高？

3. 体温升高就是发热吗？为什么？

三、实例解析题

患者，女，45 岁，3 天前开始发热，体温 38℃ 左右，伴咽喉痛、鼻塞及咳嗽，无呕吐与腹泻。查体：体温 38.5℃，咽部充血，心律齐，心率 92 次/分，未闻及杂音，两肺呼吸音清；腹部平软无压痛，肝脾未扪及。

讨论：该患者发热的原因是什么？

（吴晓岚）

书网融合……

📑 重点回顾

📱 微课

⏱ 习题

第十六章 缺 氧

学习目标

知识目标：

1. 掌握 缺氧的概念，常用血氧指标的含义及正常值；各型缺氧的原因及血氧变化特点。

2. 熟悉 缺氧时机体的功能代谢变化。

3. 了解 发绀的概念及其临床意义；低张性缺氧、一氧化碳中毒、亚硝酸盐中毒、组织性缺氧时患者皮肤和黏膜所出现的颜色变化及其发生机制。

技能目标：

能根据患者皮肤和黏膜所出现的颜色变化初步判断是否发生缺氧及发生何种类型缺氧，能运用所学知识分析发生缺氧的原因及机制并进行健康宣传。

素质目标：

具有沟通、协作、坚持、诚信的职业素养；具有防范再次缺氧及氧中毒发生的意识。

导学情景

情景描述： 患者，男，25 岁。3 天前酗酒后受凉出现低热、咳嗽、咳痰，痰初为白色泡沫样、后为铁锈色。近 2 天出现呼吸困难、胸痛。经临床检查，诊断为大叶性肺炎。

情景分析： 铁锈色痰为大叶性肺炎的特征性痰。酗酒后受凉是大叶性肺炎发生的前提条件。在机体抵抗力下降的基础上受肺炎球菌等作用发生以纤维蛋白渗出为主要病变特征的大叶性肺炎。

讨论： 1. 患者是否发生缺氧？为什么？

2. 此时患者血氧指标是否有变化？有何变化？

学前导语： 氧是维持正常人体生命活动的必须物质之一。在静息状态下，成人机体需氧量约为 250ml/min，而体内贮存的氧约为 1500ml，一旦呼吸、心跳停止数分钟，机体就可能死于缺氧。机体内外很多因素会影响细胞对氧的摄取及利用，导致机体出现相应的损伤。

氧由机体从外界摄取并通过肺通气、肺换气、气体在血液中的运输和组织换气四个相互衔接又同步的过程参与体内生物氧化。其中肺通气、肺换气、气体在血液中运输属于氧的供给过程，组织换气属于氧的利用过程。

缺氧（hypoxia）是指各种原因引起机体供氧不足或用氧障碍，使组织细胞发生功能、代谢及形态结构异常变化的病理过程。缺氧是造成细胞损伤的常见原因，也是多种疾病中导致患者死亡的重要的病理过程。

第一节　常用血氧指标及其意义

PPT

氧在体内主要由血液携带和运输，因此血液中氧的参数是反映向组织供应氧和组织利用氧的重要指标。常用的血氧指标如下。

一、血氧分压

血氧分压（blood partial pressure of oxygen，PO_2）又称血氧张力，是指物理溶解在血液中的氧所产生的张力。正常动脉血氧分压（PaO_2）约为 13.3kPa（100mmHg），主要取决于吸入气的氧分压和肺的呼吸功能；正常静脉血氧分压（PvO_2）约为 5.33kPa（40mmHg），其变化反应组织细胞对氧的摄取和利用状态。

二、血氧容量

血氧容量（blood oxygen capacity，CO_2max）指在标准条件下，即氧分压 150mmHg，二氧化碳分压 40mmHg 和体温 38℃ 时，100ml 血液中血红蛋白（Hb）被氧充分饱和时的最大结合氧量。其大小取决于血液中血红蛋白的质和量。血氧容量反映血液携带氧的能力。1g 血红蛋白充分氧合时可结合 1.34ml 氧。正常血氧容量（CO_2max）约为 20ml/dl。

三、血氧含量

血氧含量（blood oxygen content，CO_2）指 100ml 血液中实际携带的氧量，包括物理溶解的和化学结合的氧量。由于血浆中物理溶解的氧量仅有 0.3ml/dl，可忽略不计，所以血氧含量主要指 100ml 血液中血红蛋白结合的氧量。血氧含量取决于血氧分压和血氧容量。正常动脉血氧含量（CaO_2）约为 19ml/dl，静脉血氧含量（CvO_2）约为 14ml/dl。

四、动静脉血氧含量差

动脉动混合静脉血氧含量差简称动静脉血氧含量差，指动脉血氧含量与静脉血氧含量的差值。正常动静脉血氧含量差约为 5ml/dl，即 100ml 血液流经组织时约有 5ml 氧被利用。它反映组织的摄氧能力。由于各组织器官耗氧量不同，各器官动静脉血氧含量差存在差异。

五、血红蛋白氧饱和度

血红蛋白氧饱和度（hemoglobin oxygen saturation，SO_2）简称血氧饱和度，是指血液中氧合血红蛋白占总血红蛋白的百分数。

血氧饱和度（%）＝（血氧含量－溶解的氧量）/血氧容量×100%≈血氧含量/血氧容量×100%

正常动脉血氧饱和度（SaO_2）为 95%～98%，静脉血氧饱和度（SvO_2）为 70%～75%。血氧饱和度主要取决于血氧分压，两者的关系可用氧合血红蛋白解离曲线（氧离曲线）表示（图 16-1）。氧离曲线的上段（PaO_2 在 60～100mmHg 之间）较平坦，说明 PaO_2 的变化对血氧饱和度的影响不大，有利于肺泡气中的氧与 Hb 结合。氧离曲线的下段（PaO_2 在 15～60mmHg 之间）较陡直，此时 PaO_2 稍有变动血氧饱和度就会有明显改变。除此之外，当红细胞内 2，3 二磷酸甘油酸（2，3 - diphosphoglyceric acid，2，3 - DPG）增多、酸中毒、CO_2 增多及血温增高时，血红蛋白与氧的亲和力降低，氧解离曲线右移，反之则左移。

血红蛋白与氧亲和力可用 P_{50} 来反映。P_{50} 是指血红蛋白氧饱和度为 50% 时的血氧分压，正常为 26～27mmHg。P_{50} 增大反映血红蛋白与氧的亲和力下降，反之升高。

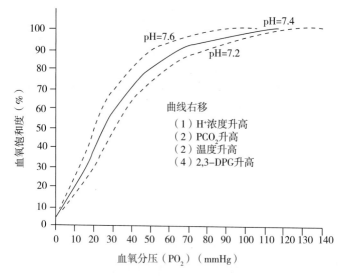

图 16-1　氧解离曲线及其影响因素

PPT

第二节　缺氧的原因、分类及其血氧变化特点

机体组织获得和利用氧是一个非常复杂的过程（图 16-2），其中任何一个环节发生障碍都可能引起缺氧。

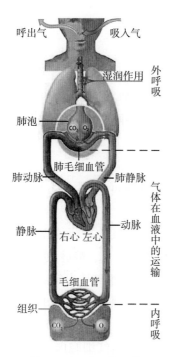

图 16-2　呼吸的环节

根据缺氧发生的原因和血氧变化的特点不同，一般将缺氧分为低张性缺氧、血液性缺氧、循环性缺氧和组织性缺氧四种类型。

一、低张性缺氧 微课

低张性缺氧（hypotonic hypoxia）是由于动脉血氧分压降低，使动脉血氧含量减少，引起供应组织的氧不足，又称乏氧性缺氧、低张性低氧。

（一）原因

1. 吸入气氧分压过低 由于外界吸入气氧分压过低导致动脉血氧分压降低而引起缺氧，又称大气性缺氧。多发生于海拔 3000 米以上的高原（表 16 - 1）、高空或通风不良的矿井、坑道或吸入低氧混合气体等时。此时吸入气体中的氧分压降低，肺泡内气体氧分压降低，引起动脉血氧含量也降低，导致供应组织的氧不足。

表 16 - 1 不同海拔高度下大气压、吸入气与肺泡气氧分压、动脉血氧饱和度的变化

海拔高度（m）	大气压（mmHg）	吸入气氧分压（mmHg）	肺泡气氧分压（mmHg）	动脉血氧饱和度（%）
0	760	159	105	95
1000	680	140	90	94
3000	530	110	62	90
5000	405	85	45	75
7000	310	65	35	60

2. 外呼吸功能障碍 由于外呼吸（肺通气、肺换气）功能障碍引起动脉血氧分压降低而导致缺氧，又称呼吸性缺氧。多见于呼吸道狭窄或阻塞、胸腔疾病、呼吸中枢抑制或呼吸肌麻痹等时。肺通气功能障碍使进入肺泡的气体量减少，参与气体交换的氧不足，导致动脉血氧分压降低；肺换气功能障碍使氧通过呼吸膜的量减少，也导致动脉血氧分压降低而引起缺氧。

3. 静脉血分流入动脉 常见于存在右向左分流的先天性心脏病，如室间隔缺损伴有肺动脉狭窄（或肺动脉高压）时，由于右心的压力高于左心，部分未经氧合的静脉血由右心经室间隔缺损处分流到左心掺入到动脉血中，引起动脉血氧分压降低而导致缺氧。

（二）血氧变化特点

1. 动脉血氧分压、血氧含量、血氧饱和度降低 低张性缺氧时各种病因作用均可引起动脉血氧分压降低而导致动脉血氧含量、动脉血氧饱和度均低于正常。

2. 血氧容量正常或增加 急性低张性缺氧时，因血红蛋白的质和量未发生异常改变，故血氧容量一般正常。慢性低张性缺氧时（如长期生活在高原地区的人群），因红细胞和血红蛋白发生代偿性增加，因而血氧容量增加。

3. 动静脉血氧含量差减小或正常 因动脉血氧分压降低，氧通过呼吸膜的弥散速度减慢，组织得到及利用的氧量减少，故动静脉血氧含量差减小。在慢性缺氧时，组织利用氧的能力可代偿性增强，则动静脉血氧含量差也可维持在正常水平。

4. 脱氧血红蛋白增加 正常毛细血管血液中脱氧血红蛋白的平均浓度为 2.6g/dl。低张性缺氧时，毛细血管中氧合血红蛋白减少，脱氧血红蛋白浓度增加。当脱氧血红蛋白浓度达到 5g/dl 时，皮肤、黏膜可呈青紫色，称为发绀（cyanosis）。

? 想一想

缺氧时一定发绀吗？

答案解析

二、血液性缺氧

血液性缺氧（hemic hypoxia）是指由于血红蛋白数量减少或性质改变，使血液携带氧的能力降低或血红蛋白结合的氧不易释出所导致的缺氧。此时，动脉血氧分压正常，故又称为等张性缺氧。

（一）原因及发生机制

1. 贫血　见于各种原因引起的严重贫血。因单位容积血液内血红蛋白含量减少，血液携氧量降低，供给细胞的氧量不足，因此又称为贫血性缺氧。

单纯贫血时，因血液中 Hb 数量减少，患者皮肤黏膜呈苍白色。

2. 一氧化碳中毒　一氧化碳易与血红蛋白结合形成碳氧血红蛋白且不易解离。一氧化碳与血红蛋白的亲和力是氧与血红蛋白亲和力的 210 倍。因此，只要吸入气体中含有 0.1% 的一氧化碳，血液中就约有 50% 的血红蛋白与其结合形成碳氧血红蛋白而失去携氧能力。一氧化碳与血红蛋白分子结合后，能增强血红蛋白对氧的亲和性，使氧合血红蛋白结合的氧不易释出。一氧化碳还能抑制红细胞内糖酵解过程，使 2，3 - DPG 生成减少，导致氧离曲线左移，加重组织缺氧。

一氧化碳中毒时因血液中碳氧血红蛋白增多，患者皮肤、黏膜常呈樱桃红色（碳氧血红蛋白的颜色）。

3. 高铁血红蛋白血症　血红蛋白中的二价铁在氧化剂（如亚硝酸盐等）的作用下易被氧化成三价铁，形成高铁血红蛋白（$HbFe^{3+}OH$）。其三价铁因与羟基牢固结合而失去携氧能力且能增加其余二价铁与氧的亲和力，使结合的氧不易释出，故可引起氧离曲线左移而导致组织缺氧。

在食用大量含有硝酸盐的腌菜后，经肠道细菌的作用会将硝酸盐还原为亚硝酸盐，吸收后导致大量血红蛋白被氧化，形成高铁血红蛋白血症，患者皮肤、黏膜呈青紫色（或深咖啡色），又称为肠源性发绀。

⊙看一看

高铁血红蛋白血症

高铁血红蛋白血症指红细胞内高铁血红蛋白异常堆积引起的病症，是一种比较少见的代谢性疾病。可因先天性 NADH 细胞色素还原酶缺乏或先天性高铁血红蛋白血症合并血红蛋白 M 病或某些氧化性物质（如亚硝酸盐、过氯酸盐及碱胺倍生物等）作用引起。临床以无心肺疾病的发绀为特征，患者皮肤黏膜呈棕褐色（咖啡色）或青紫色。若高铁血红蛋白含量超过血红蛋白总量的 10%，患者即可出现缺氧表现；若达到 30%～50%，则会发生严重缺氧，患者全身青紫、头痛、精神、意识不清甚至昏迷。此病多进行药物治疗，积极治疗后患者预后良好。

4. 血红蛋白与氧的亲和力异常增加　一些因素可增强血红蛋白与氧的亲和力，使氧不易释出，引起组织缺氧。如库存血中红细胞的 2，3 - 二磷酸甘油酸含量低，血红蛋白与氧的亲和力增强。碱性液体可使血液 pH 值升高，短时间内通过玻尔效应使血红蛋白与氧的亲和力增强。当需大量输入库存血或碱性液体时，因血红蛋白与氧的亲和力增加，血液流经毛细血管时氧不易被释出，引起细胞缺氧。一些血红蛋白病中，若肽链中发生氨基酸替代，血红蛋白与氧的亲和力成倍增高，也会导致组织缺氧。

因静脉血液中氧合血红蛋白增多，故患者皮肤、黏膜呈鲜红色。

（二）血氧变化特点

1. 动脉血氧分压正常　外呼吸正常，氧摄入和弥散正常，故动脉血氧分压正常。

2. 血氧含量降低　因血红蛋白数量减少或性质改变，实际结合的氧量减少，使血氧含量降低。

3. 血氧容量正常或降低 血氧容量是指在体外氧分压为 150mmHg 时测得的血红蛋白最大携氧量。在此氧分压下，碳氧血红蛋白中的一氧化碳可被氧置换，故一氧化碳中毒时，血氧容量可正常。贫血时，因血红蛋白量减少，故血氧容量降低。

4. 动静脉血氧含量差减小 贫血所致缺氧，因动脉血氧含量降低，血液流经毛细血管时血氧分压降低较快，氧向组织弥散速度减慢，动静脉血氧含量差减小。一氧化碳中毒或高铁血红蛋白血症所致缺氧，因血红蛋白与氧的亲和力增加使结合的氧不易释出，故动静脉血氧含量差也减小。

练一练16-1

血液性缺氧的血氧变化不包括（ ）。

A. 动静脉血氧含量差减小   B. 血氧容量正常

C. 动脉血氧分压正常   D. 动脉血氧饱和度正常

E. 动脉血氧含量正常

答案解析

三、循环性缺氧

循环性缺氧（circulatory hypoxia）是指由于组织中血流量减少使组织供氧不足所引起的缺氧，又称低血流性缺氧或低动力性缺氧（hypokinetic hypoxia）。其中因动脉血灌流不足引起的缺氧，称为缺血性缺氧；因静脉血回流障碍引起的缺氧，称为淤血性缺氧。

（一）原因及发生机制

1. 全身循环障碍 见于心力衰竭和休克。心力衰竭时，心输出量减少，组织内血液灌流减少；同时又因静脉回流受阻、淤血，加重组织缺氧。

2. 局部循环障碍 动脉硬化、静脉炎或血管受压、痉挛、血栓形成和栓塞等均可引起局部组织缺血性或淤血性缺氧。

缺血性缺氧时，因组织器官动脉血灌流不足，组织器官呈苍白色；淤血性缺氧时，因静脉血液淤积，细胞从血液中摄取的氧量较多，血液中脱氧血红蛋白含量逐渐增加，可出现发绀。

（二）血氧变化特点

（1）动脉血氧分压、血氧含量、血氧容量、血氧饱和度均正常 单纯循环性缺氧，因外呼吸功能、血红蛋白正常，故动脉血氧分压、血氧含量、血氧容量、血氧饱和度均正常。

（2）动 – 静脉血氧含量差增大 缺血或淤血时，血液流经组织毛细血管速度缓慢，组织细胞从单位容量血液中摄取的氧量相对增多，使静脉血氧含量降低，故动静脉血氧含量差大于正常。

四、组织性缺氧

组织性缺氧（histogenous hypoxia）在组织供氧正常的情况下，由于组织细胞氧利用障碍而引起的缺氧，又称氧利用障碍性缺氧。

（一）原因及发生机制

1. 细胞中毒 进入细胞的氧主要是在线粒体内参与氧化磷酸化生成 ATP。氰化物、砷化物、硫化物、2，4 – 二硝基苯酚等可抑制呼吸链的电子传递或使氧化磷酸化解偶联，使氧化磷酸化过程受阻，组织利用氧障碍，ATP 生成减少。

2. 线粒体损伤 线粒体是进行生物氧化的主要场所。高温、大剂量放射线照射和细菌毒素、病毒等可损伤线粒体，使其结构破坏和功能障碍，引起生物氧化不能正常进行，ATP 生成减少。

3. 呼吸酶合成减少 生物氧化磷酸化过程需要多种氧化还原酶参与。若这些酶的辅酶严重缺乏，氧化磷酸化过程就不能正常进行。维生素是构成体内氧化还原酶的必需原料（如维生素 B_1 是丙酮酸脱氢酶的辅酶成分，维生素 PP 是辅酶Ⅰ和辅酶Ⅱ的成分等），严重缺乏时可抑制细胞生物氧化过程，使组织细胞对氧利用障碍而发生缺氧。

（二）血氧变化特点

（1）动脉血氧分压、血氧含量、血氧容量、血氧饱和度正常。

（2）静脉血氧分压、血氧含量、血氧饱和度增高。

（3）动静脉血氧含量差减小。

组织性缺氧时因细胞利用氧障碍，毛细血管内氧合血红蛋白的量高于正常，故患者皮肤、黏膜可呈鲜红色或玫瑰红色。

✎ **练一练16-2**

组织性缺氧时血氧变化正确的是（　　）。

A. 动静脉血氧含量差减小　　　　　B. 动脉血氧容量正常

C. 动脉血氧分压正常　　　　　　　D. 动脉血氧饱和度正常

E. 动脉血氧含量正常

答案解析

临床所见的缺氧往往不是单纯的一种类型，而是上述四种类型缺氧不同组合的混合性缺氧，需要根据不同病情具体分析。

各种类型缺氧发生的原因及皮肤黏膜颜色变化特点见表16-2。各种类型缺氧的血氧变化特点见表16-3。

表16-2　各种类型缺氧发生的原因及皮肤黏膜颜色变化特点

缺氧类型	发生原因	血红蛋白质或量	皮肤黏膜颜色变化
低张性缺氧	吸入气氧分压过低 外呼吸功能障碍 静脉血分流入动脉	HHb 增加	发绀（青紫色）
血液性缺氧	贫血 一氧化碳中毒 高铁血红蛋白血症 血红蛋白与氧亲和力异常增强	Hb 减少 HbCO $HbFe^{3+}OH$ HbO_2 增加	苍白 樱桃红 青紫色（咖啡色） 鲜红色
循环性缺氧	全身循环障碍 局部循环障碍	Hb 减少 HHb 增加	苍白 发绀
组织性缺氧	细胞中毒 线粒体损伤 呼吸酶合成障碍	HbO_2 增加	鲜红色（玫瑰红）

表16-3　各种类型缺氧的血氧变化特点

缺氧类型	血氧分压	血氧含量	血氧容量	血氧饱和度	动静脉血氧含量差
低张性缺氧	降低	降低	正常或增加	降低	降低或正常
血液性缺氧	正常	降低	降低	正常	降低
循环性缺氧	正常	正常	正常	正常	增加
组织性缺氧	正常	正常	正常	正常	降低

第三节 缺氧时机体的功能及代谢变化

缺氧可引起机体发生一系列的功能和代谢变化，包括机体对缺氧的代偿性反应和缺氧导致的功能和代谢障碍。缺氧对机体功能和代谢影响的程度和后果取决于缺氧发生的原因、速度、部位、程度、持续时间和机体对缺氧的耐受性。轻度缺氧以激发机体代偿反应为主，快速、严重缺氧时机体代偿不全，会导致细胞功能代谢障碍，甚至结构改变。急性缺氧时机体因来不及代偿易发生损伤，慢性缺氧时机体的代偿反应和损伤共存。

各种类型的缺氧所引起的机体功能代谢变化既相似又不同。下面以乏氧性缺氧为例说明缺氧对机体的影响。

一、呼吸系统的变化

（一）代偿性反应

动脉血氧分压降低可刺激颈动脉体和主动脉体外周化学感受器，反射性兴奋呼吸中枢使呼吸加深、加快，肺泡通气量增加（图16-3）。若伴有二氧化碳潴留，呼吸运动增强更为明显。这是对急性缺氧最重要的代偿反应。其意义在于：①呼吸深快，可增加肺泡通气量，有利于提高肺泡气氧分压，使动脉血氧分压和血氧饱和度都增加；同时排出更多的二氧化碳，降低二氧化碳分压；②胸廓运动增强，使胸内负压增大，促进了静脉回流，进而增加了肺血流量和心输出量，有利于氧的摄取和运输，提高了组织的供氧量。

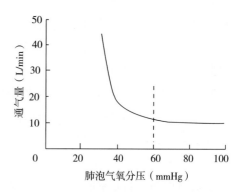

图16-3 肺泡气氧分压与通气量之间的关系

但过度通气使血液中的二氧化碳分压下降，降低了二氧化碳对中枢化学感受器的刺激，又可限制肺通气的增加。

低张性缺氧时呼吸代偿最明显；血液性缺氧、循环性缺氧和组织性缺氧的患者，PaO_2 常正常，呼吸系统的代偿不明显。

（二）损伤性变化

当动脉血氧分压低于30mmHg时，缺氧对呼吸中枢的直接抑制作用超过对外周化学感受器的兴奋作用，会发生中枢性呼吸衰竭，表现为呼吸抑制，出现各种形式的病理性呼吸，肺通气量减少。

快速进入海拔4000米以上高原时，少数人可在1~4天内发生高原肺水肿，表现为胸闷、咳嗽、发绀、呼吸困难、咳白色或粉红色泡沫样痰。发生机制不清。高原肺水肿一旦形成，将明显加重机体缺氧，如不及时抢救，可导致死亡。

二、循环系统的变化

（一）代偿性反应

1. 心输出量增加 急性轻度或中度缺氧时，由于动脉血氧分压降低刺激呼吸中枢，使呼吸加快、加强；胸廓负压增加，静脉回心血量增加；同时还可反射性兴奋交感神经，引起心率加快、心肌收缩力增强。这些均促使心输出量增加，提高了组织的供氧量。

2. 肺血管收缩　肺血管对缺氧很敏感，当肺泡气氧分压降低时，可引起肺小动脉收缩，使血流转向通气充分的肺泡，这有利于维持适当的肺泡通气/血流比值。

3. 血液重新分布　缺氧时交感-肾上腺髓质系统兴奋，使皮肤、骨骼肌、胃肠道等器官血管收缩，血流量减少；心、脑等器官血管又因受局部组织代谢产物（乳酸、腺苷等）的扩血管作用而舒张，血流量增加。这种血液重新分布可保证生命重要器官氧的供应。

4. 毛细血管增生　缺氧可使细胞内缺氧诱导因子-1（HIF-1）增加，其可促使细胞生成血管内皮生长因子（VEGF）增多，引起缺氧组织中毛细血管增生。毛细血管密度增加使氧弥散至细胞的距离缩短，从而增加了对细胞的供氧量。

（二）损伤性变化

1. 心肌舒缩功能障碍　严重缺氧可直接抑制心血管运动中枢，使心肌舒缩功能降低，甚至引起心肌细胞变性、坏死。

2. 心律失常　缺氧可导致心肌 ATP 生成减少，引起心肌细胞膜泵功能失调，细胞内外离子分布改变，静息膜电位降低，导致心肌兴奋性和自律性增高、传导速度减慢而易发生异位心律和传导阻滞。

3. 回心血量减少　严重缺氧引起体内酸性代谢产物（乳酸、腺苷等）增多，导致毛细血管扩张，血液淤滞；还可直接抑制呼吸中枢，胸廓运动减弱，均使回心血量减少。回心血量减少又进一步使心输出量减少，加重组织的缺氧。

4. 肺动脉高压　长期缺氧使肺小动脉持久收缩，肺循环阻力增加，肺动脉压升高。同时由于肺血管结构重塑，血管平滑肌和成纤维细胞增生、肥大，血管壁胶原和弹性纤维增多，使血管壁增厚、变硬、弹性下降，管腔狭窄，引起肺动脉压持续升高，导致肺动脉高压。

5. 心脏结构改变　久居高原或慢性阻塞性肺疾病患者，持久性的肺动脉压升高及高血液黏滞度，使右心室负荷增加、右心室肥大，严重时甚至发生心力衰竭。

三、血液系统的变化

（一）代偿性反应

1. 红细胞数及血红蛋白增多　急性缺氧引起交感神经兴奋，肝、脾等储血器官收缩，储存的血液进入体循环，引起循环血液中红细胞迅速增多。慢性缺氧时，肾生成并释放促红细胞生成素增加，引起骨髓造血增强，红细胞及血红蛋白合成增加。红细胞增多可提高动脉血氧含量和血氧容量，血红蛋白增多又使血液携氧的能力增强，均可增加对组织的供氧量。

久居高原者红细胞和血红蛋白数量明显高于平原地区的居民。

2. 红细胞释放氧的能力增强　缺氧时，红细胞内 2，3-二磷酸甘油酸含量增加，引起氧解离曲线右移，使血红蛋白与氧的亲和力降低，有利于血红蛋白释放出更多的氧供组织细胞利用。

（二）损伤性变化

缺氧时血液中红细胞数过度增加可引起血液黏滞度增加，循环阻力增大，血流缓慢，反而加重缺氧；同时增加了心脏后负荷，这是缺氧诱发心力衰竭的重要原因之一。

四、中枢神经系统的变化

中枢神经系统对缺氧较为敏感。急性缺氧可出现头痛、情绪激动、定向障碍、运动不协调、思维能力减退、记忆力降低等。慢性缺氧时精神神经症状比较缓和，表现为注意力不集中、易疲劳、精神抑郁及嗜睡等。严重缺氧可因中枢神经系统功能抑制出现烦躁不安、惊厥、昏迷，甚至死亡。

五、组织细胞的变化

（一）代偿性反应

1. 低代谢状态 缺氧时，虽然能量生成减少，但细胞需要耗能的合成代谢过程也减弱，细胞处于低代谢状态，可减少能量的消耗。这样有利于延长细胞的存活时间。

2. 糖酵解增强 缺氧时 ATP 生成减少，ATP/ADP 比值降低，可激活磷酸果糖激酶（是糖酵解的限速酶），使糖酵解增强，可在一定程度上补偿能量的不足。

3. 组织细胞利用氧的能力增强 慢性缺氧可使细胞内线粒体数目增多、膜表面积增大，呼吸链的酶（琥珀酸脱氢酶、细胞色素氧化酶等）数量增多、活性增强，组织细胞利用氧的能力增强。

4. 肌红蛋白含量增加 肌红蛋白与氧的亲和力大于血红蛋白，因此肌红蛋白更易从血液中摄取更多的氧，增加体内氧的储存。当机体动脉血氧分压明显降低时，肌红蛋白可释出大量的氧供组织细胞利用。

（二）损伤变化

1. 细胞膜的损伤 是细胞最早发生损伤的部位。缺氧时，ATP 生成减少，细胞膜离子泵功能障碍，膜通透性增加、流动性下降以及膜受体功能障碍，导致细胞内水、电解质及酸碱平衡紊乱。

2. 线粒体损伤 线粒体是生物氧化的主要场所。急性缺氧时，线粒体氧化磷酸化功能下降，ATP 生成减少。严重缺氧可破坏线粒体的结构，导致线粒体肿胀、嵴断裂，甚至外膜破裂，基质外溢。

3. 溶酶体的变化 严重缺氧时，ATP 生成减少，细胞内酸中毒及 Ca^{2+} 增多，可引起磷脂酶活性增高，分解膜磷脂，使溶酶体膜稳定性下降，通透性增高。严重时溶酶体膜可以发生破裂，释放出多种水解酶，引起细胞自溶。如溶酶体酶进入血液循环可破坏多种组织细胞，造成广泛损伤。

此外，缺氧还可引起肝、肾、胃肠道等多器官功能改变，甚至引起器官损伤。

PPT

第四节 缺氧的防治原则

一、去除病因

对于缺氧患者的防治，去除病因是关键。如对慢性阻塞性肺疾病、严重急性呼吸综合征等患者要积极治疗原发病、改善肺的通气和换气功能；对各类中毒引起缺氧的患者要及时解毒；对高铁血红蛋白血症患者要及时应用还原剂（如维生素 C 等）促使高铁血红蛋白还原等。

二、氧疗

通过吸入氧分压较高的空气或纯氧治疗疾病的方法称为氧疗（oxygen therapy）。

氧疗是治疗缺氧的首要措施，对各种类型的缺氧均有一定的疗效。吸氧可提高肺泡气氧分压，促进氧在肺内的弥散和交换，从而提高动脉血氧分压，使动脉血氧含量和血氧饱和度都增加，增加了对组织的供氧。

高原性肺水肿患者吸入纯氧具有特殊的疗效，吸氧后数小时至数天，肺水肿症状即可显著缓解，肺水肿体征随之消失。

低张性缺氧氧疗疗效显著，大多数患者经吸氧、休息后症状缓解或痊愈。

血液性缺氧、循环性缺氧的共同特点是动脉血氧分压和动脉血氧饱和度正常，患者吸入高浓度氧可以提高动脉血氧分压、增加血浆内物理溶解的氧量，使氧向组织细胞的弥散速度加快，改善组织供氧。

组织性缺氧时因细胞对氧利用障碍，氧疗效果不如其他类型缺氧。

氧疗时应注意吸氧的浓度和时间，防止发生氧中毒。一旦发生氧中毒应立即控制吸氧。

护爱生命

一氧化碳中毒患者需给予吸氧或高压氧治疗。吸氧时医护人员应注意观察动脉血气分析变化及病情发展（如心率、血压、呼吸等趋于平稳，发绀消失则吸氧效果好，反之较差）。

三、防止氧中毒

氧中毒（oxygen intoxication）是指因长时间吸入氧分压过高的气体所引起组织细胞的损害。

氧中毒的发生取决于吸入气氧分压。通常吸入 0.5 个大气压以上的纯氧即可发生氧中毒。吸入气氧分压与吸入气体的压力和氧浓度成正比。

氧中毒的发生与活性氧的毒性作用有关。

1. 脑型氧中毒　一般在吸入高压氧（2~3 个大气压以上的氧气）短时间内发生，又称为急性氧中毒。临床表现为视觉和听觉障碍、恶心、呕吐、抽搐、晕厥等，严重者可昏迷、死亡。

2. 肺型氧中毒　一般发生于吸入约一个大气压左右的氧 8 小时以后，又称为慢性氧中毒。临床表现为胸骨后疼痛、咳嗽、呼吸困难、动脉血氧分压下降等。肺组织可出现充血、水肿、出血和肺不张等改变。

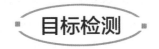

目标检测

答案解析

一、选择题

【A 型题】

1. 缺氧是指（　）。

    A. 吸入气的氧分压降低　　　　　　　　　B. 供氧不足或用氧障碍

    C. 动脉血氧分压降低　　　　　　　　　　D. 动脉血氧容量降低

    E. 动脉血氧含量降低

2. 正常动脉血氧含量为（　）。

    A. 14ml/dl　　　　B. 19ml/dl　　　　C. 20ml/dl　　　　D. 5ml/dl　　　　E. 15ml/dl

3. 初入高原者发生缺氧的最常见原因是（　）。

    A. 吸入气中氧分压低　　　　　　　　　　B. 急性肺水肿

    C. 血液携氧能力低　　　　　　　　　　　D. 肺换气障碍

    E. 肺通气障碍

4. 下列缺氧能明显引起呼吸加深、加快的是（　）。

    A. 低张性缺氧　　　　　　　　　　　　　B. 循环性缺氧

    C. 血液性缺氧　　　　　　　　　　　　　D. 组织性缺氧

    E. 以上都是

5. 血液性缺氧的原因不包括（　）。

    A. 进入高原　　　　　　　　　　　　　　B. 贫血

C. CO 中毒　　　　　　　　　　　　　　　D. 高铁血红蛋白血症

E. 都不是

6. 循环性缺氧血氧变化特点不正确的是（　　）。

A. 动脉血氧分压正常　　　　　　　　　　B. 动、静脉血氧含量差减小

C. 动脉血氧含量正常　　　　　　　　　　D. 动脉血氧饱和度正常

E. 动脉血氧容量正常

7. 氰化物中毒的患者发生了（　　）。

A. 低张性缺氧　　B. 组织性缺氧　　C. 循环性缺氧　　D. 血液性缺氧　　E. 乏氧性缺氧

8. 对于发绀的描述，正确的是（　　）。

A. 缺氧不一定发生发绀

B. CO 中毒患者发绀明显

C. 毛细血管内血液中脱氧血红蛋白平均浓度超过 5g/dl 时可出现发绀

D. 严重贫血引起的缺氧，发绀较明显

E. 以上都不正确

9. 氧疗对（　　）引起的缺氧最有效。

A. 高原肺水肿　　B. 一氧化碳中毒　C. 休克　　　D. 贫血　　　　E. 氰化物中毒

10. 能较好反映组织性缺氧的指标是（　　）。

A. 动静脉血氧含量差减小　　　　　　　　B. 血氧含量减少

C. 血氧饱和度降低　　　　　　　　　　　D. 动脉血氧分压降低

E. 血氧容量减少

11. 一氧化碳中毒患者皮肤黏膜呈现的颜色是（　　）。

A. 樱桃红色　　　　B. 紫色　　　　　C. 咖啡色　　　D. 玫瑰红　　　E. 苍白色

12. 低张性缺氧时血气变化特点正确的是（　　）。

A. 动脉血氧分压升高　　　　　　　　　　B. 动静脉血氧含量差升高

C. 血氧饱和度升高　　　　　　　　　　　D. 血氧含量降低

E. 血氧容量降低

13. 高铁血红蛋白血症患者发生了（　　）。

A. 低张性缺氧　　B. 血液性缺氧　　C. 循环性缺氧　　D. 组织性缺氧　　E. 乏氧性缺氧

14. 下列不属于缺氧时血液系统代偿反应的是（　　）。

A. 红细胞数量增多　　　　　　　　　　　B. 血红蛋白量增多

C. 红细胞向组织释放氧的能力增强　　　　D. 血液淤积

E. 肾生成和释放促红细胞生成素增多

15. CO 中毒患者血液中（　　）。

A. 血氧含量降低　　　　　　　　　　　　B. 动静脉血氧含量差升高

C. 血氧饱和度升高　　　　　　　　　　　D. 动脉血氧分压升高

E. 血氧容量正常

【X 型题】

16. 缺氧时机体的代偿反应有（　　）。

A. 心输出量增加　　　　　　　　　　　　B. 肺血管收缩

C. 毛细血管增生　　　　　　　　　　　　D. 冠状血管扩张充血

E. 红细胞生成减少

17. 血红蛋白氧解离曲线的位置和形状与（ ）有关。

A. 血液 pH 值

B. 血温

C. 血液中二氧化碳分压

D. 线粒体的数量

E. 2，3 – 二磷酸甘油酸

18. 溺水时机体血氧变化特点为（ ）。

A. 氧分压下降

B. 血氧含量下降

C. 血氧容量正常

D. 动静脉血氧含量差减少

E. 血氧饱和度增加

19. 血氧分压正常时可发生的缺氧有（ ）。

A. 乏氧性缺氧

B. 组织性缺氧

C. 循环性缺氧

D. 血液性缺氧

E. 以上都不对

20. 血液性缺氧时血气变化特点为（ ）。

A. 动脉血氧分压正常

B. 动脉血氧饱和度正常

C. 动脉血氧含量下降

D. 动、静脉血氧含量差减小

E. 动脉血氧容量正常

二、综合问答题

1. 何谓缺氧和发绀？两者有何相互关系？

2. 简述低张性缺氧发生的原因及血氧变化特点。

3. 简述碳氧血红蛋白血症引起缺氧的机制。

4. 缺氧时组织细胞有何变化？

三、实例解析题

2020 年参加高考的某考生在考试结束后全家外出游玩，不慎落水，一男性亲属见状赶紧下水施救，不幸溺亡。该名考生被人救了上来，送医抢救，挽回生命。

讨论：溺亡的机制是什么？血液中的各项血氧指标会有何变化？

（宋晓环）

书网融合……

重点回顾　　　　　　微课　　　　　　习题

第十七章　休　克

学习目标

知识目标：

1. **掌握**　休克的概念，休克早期机体代偿的意义和对机体的影响。

2. **熟悉**　休克的病因、分类及发病机制，休克时各器官功能代谢的变化。

3. **了解**　休克的防治原则。

技能目标：

能根据患者的症状、体征和实验室检查，初步判断是否存在休克。

素质目标：

对休克患者，具有耐心细致的护理观念和心理疏导意识。

导学情景

情景描述： 患者，男，18 岁，外出打工，不慎从高处坠落下来，事后由同事救起并送入院。查体：BP 90/60mmHg；HR 125 次/分；T 36.8℃。面色苍白，脉搏细速，四肢冰凉伴有出汗，神志尚清楚。入院不久血压进行性下降，左耻骨联合下及大腿内侧出现大片瘀斑，很快昏迷死亡。

情景分析： 患者由高处坠落导致严重创伤，四肢湿冷，继而血压进行性下降，部分皮肤出现大片瘀斑，很快昏迷死亡，为典型的创伤性休克。

讨论： 患者皮肤出现瘀斑的机制？神志从清楚到昏迷的机制？

学前导语： 严重创伤时，往往伴有出血。出血如果流出体外，则比较容易发现，如果积聚在体内，则不容易发现。大量出血时，患者表现为低血容量性休克，微循环从代偿发展为失代偿，并最终衰竭。

PPT

第一节　休克的病因及分类

休克（shock）是由多种原因导致的有效循环血量锐减，微循环灌流量严重不足，各重要器官功能代谢障碍的全身性病理过程。

一、病因

1. 失血和失液　外伤、上消化道疾病、肝脾破裂等导致的大出血超过总血量的 20% 左右，就可引起休克；剧烈呕吐、腹泻、大量出汗等导致的体液丧失，也可因有效循环血量锐减而引起休克。

2. 创伤和烧伤　创伤和烧伤导致疼痛、出血或者血浆丢失，从而引起创伤性或者烧伤性休克。

3. 严重感染　病原微生物感染，特别是革兰阴性细菌感染可引起感染性休克，因为细菌内毒素的重要作用，此型休克也称为内毒素性休克，

4. 过敏　Ⅰ型超敏反应时，组胺和缓激肽大量释放，血管扩张、毛细血管通透性增加导致有效循环血量不足而引起休克。

5. 神经刺激　剧烈疼痛、高位脊髓损伤、深度麻醉时血管运动中枢抑制导致神经源性休克。

6. 心脏病变 急性心肌炎、急性心肌梗死、心脏压塞、严重心律失常等疾病时，心输出量急剧减少引起休克。

👁**看一看**

休克与晕厥是两个不同的概念。晕厥是指多种原因造成的一过性脑缺血引起的短暂意识丧失，是由于急性血管舒缩障碍、心功能紊乱、脑调节功能障碍及血液成分异常等多种因素引起，造成功能紊乱的时间非常短，仅数分钟，其发生机制主要是由于多种原因引起的迷走神经兴奋，使外周血管急剧舒张，导致脑血液灌流一过性减少而引起短暂意识丧失。休克则是多种原因导致的有效循环血量不足，以微循环障碍为主要特征，一旦出血意识丧失，往往意味着休克严重甚至难以抢救。

二、分类

1. 低血容量性休克 失血、失液、创伤及感染导致血容量急剧减少，静脉回流不足，心输出量减少，从而导致微循环灌流量严重不足，引起低血容量性休克。

2. 血管源性休克 过敏或者神经刺激时，血管活性物质增多，小血管扩张，大量血液淤积在扩张的血管床内，有效循环血量减少，引起血管源性休克。

3. 心源性休克 急性心脏泵功能衰竭导致心输出量急剧减少，有效循环血容量不足，引起心源性休克。

第二节 休克的发展过程及发生机制

PPT

一、休克早期 📱微课

（一）组织缺血性缺氧

有效循环血量减少，交感－肾上腺髓质系统兴奋，小血管尤其毛细血管前括约肌持续痉挛收缩，真毛细血管网大量关闭，出现少灌少流，灌少于流的情况，组织呈缺血性缺氧（图 17 – 1B）。

（二）休克早期的代偿意义

1. 自身输液 毛细血管前括约肌的收缩，毛细血管流体静压下降，组织液反流入血增多，称为自身输液。

2. 自身输血 小血管及肝脏的储血库收缩，血管床容量减少，回心血量增加，称为自身输血。

3. 全身血流重新分布 皮肤、内脏、骨骼肌、肾的血管 α 受体密度较高，收缩明显；脑动脉和冠状动脉的血管以自身调节为主，收缩不明显，故全身血量重新分布，有利于保证心、脑的血液供应。

（三）临床表现

患者脸色苍白，四肢湿冷，脉搏细速，尿量减少。由于脑血流正常，患者烦躁不安，但神志清楚。血压一般正常或略为降低，但脉压减少（表 17 – 1）。此期是休克的可逆期，也是临床抢救的最好时期。

表 17 – 1 休克各期的主要临床特点

	休克早期	休克期	休克晚期
皮肤黏膜	面色苍白、四肢厥冷	发绀、花斑	瘀斑
血压	正常或者降低，脉压变小	进行性下降	进行性下降
脉搏	细速	细弱	极弱
尿量	少尿	无尿	无尿
神志	清楚，烦躁不安	淡漠、昏迷	模糊、昏迷

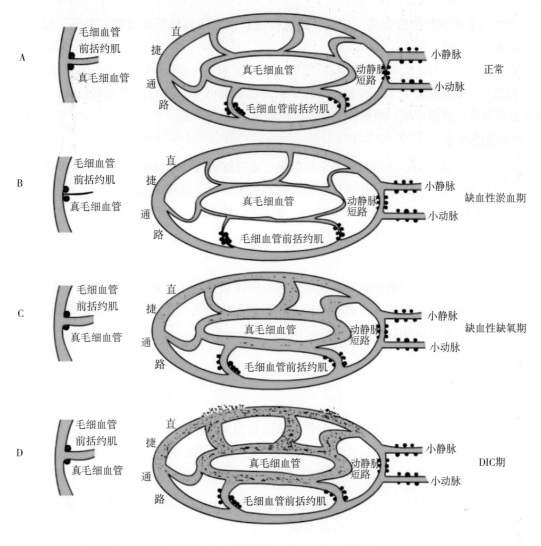

图 17 - 1　休克各期微循环变化示意图

✎ **练一练**

休克早期的病理生理改变不包括（　　）。

A. 微静脉平滑肌收缩　　　　　　　　B. 微动脉平滑肌收缩

C. 大量毛细血管关闭　　　　　　　　D. 毛细血管内流体静压升高

E. 毛细血管内血液灌流量减少

答案解析

二、休克期

（一）组织淤血性缺氧

随着休克的发展，局部酸性代谢产物及血管扩张物质增多，交感 - 肾上腺髓质系统收缩血管的作用被抑制，毛细血管前括约肌扩张，大量血液涌入真毛细血管网。因为微静脉扩张程度较低，微循环流出通道受阻，真毛细血管网淤血，表现为多灌少流、灌大于流（图 17 - 1C）。

（二）组织淤血性缺氧的机制

1. 酸中毒　长期缺血和缺氧导致 CO_2 和乳酸堆积，发生酸中毒。酸中毒时血管对儿茶酚胺的反应性降低。

2. 局部扩血管代谢产物的作用 缺血、缺氧可使扩血管活性物质如组胺、激肽、腺苷、K^+ 等增多，血管扩张。

3. 内毒素的作用 内毒素可通过激活巨噬细胞、NO 生成增多等途径引起血管扩张和持续性低血压。

4. 血液流变学的改变 淤血导致血流缓慢，白细胞激活并导致血管内皮细胞损伤，血管通透性升高，大量血浆外渗，血液浓缩，微循环障碍进一步加重。

（三）失代偿改变

（1）血液瘀滞于微循环，毛细血管静水压升高、血管壁通透性增加导致血浆外渗，自身输液停止。

（2）大量毛细血管开放，血管床容量增加，回心血量减少，自身输血停止。

（3）回心血量及有效循环血量进一步减少，血压进行性下降。当平均动脉压低于 50mmHg 时，心、脑血管的自身调节作用消失，导致心、脑缺血。

（四）临床表现

患者血压进行性下降，脑血管灌流不足导致神志淡漠甚至昏迷，肾血流量严重不足导致少尿或者无尿，皮肤黏膜微循环淤血导致发绀甚至花斑。此期进入休克失代偿阶段，若实施有效的抢救，休克仍为可逆，否则进入休克晚期。

三、休克晚期

（一）微循环衰竭

随着酸中毒加重、扩血管物质增多、血管平滑肌细胞通道活性改变，微血管对儿茶酚胺的反应消失，呈现麻痹性扩张状态，微循环血流停止，不灌不流，组织严重缺氧（图 17 - 1D）。

（二）合并 DIC

因为血液浓缩、血流缓慢，血液处于高凝状态；各种致病因子及其产物进入血液，内源性和外源性凝血系统激活，血小板活化，导致 DIC 的形成。

（三）临床表现

患者血压进行性下降，给予升压药也难以恢复。即使经大量输血、补液，血压回升后，毛细血管血流仍难以恢复，称为毛细血管无复流现象。由于微循环衰竭及合并 DIC，各重要器官可发生功能障碍甚至衰竭。

? 想一想

从休克早期到休克晚期，交感神经对微循环的作用发生了哪些变化？

答案解析

第三节 休克时机体的代谢及功能变化

PPT

一、细胞代谢障碍及细胞损伤

（一）细胞代谢障碍

1. 物质代谢紊乱 休克时细胞缺氧，糖酵解增强，糖原、脂肪和蛋白质分解加强，合成代谢减弱，出现负氮平衡。

2. 酸碱代谢紊乱 休克时糖酵解增强，乳酸增多，导致代谢性酸中毒。另外，因为肺呼出 CO_2 的增加或者减少，也可能导致呼吸性酸碱平衡紊乱。

3. 电解质代谢紊乱 休克时 ATP 生成减少，细胞膜上的钠泵转运失调，导致细胞外钾离子增多，引起高钾血症。另外，酸中毒也可引起和加重高钾血症。

（二）细胞损伤

细胞膜是休克时细胞最早发生损伤的部位，钠泵转运失调，导致钾外流而钠、钙内流，膜电位下降，细胞水肿。线粒体是休克时最早发生变化的细胞器，表现为线粒体肿胀甚至破裂，ATP 合成进一步减少。溶酶体肿胀并释放溶酶体酶，细胞自溶，最终导致细胞死亡。

二、重要器官功能障碍

（一）急性肾衰竭

肾是休克时最容易受损的器官，急性肾功能衰竭也是休克时患者死亡的主要原因之一。肾衰竭早期是功能性的，持续时间较长可发生急性肾小管坏死，导致器质性急性肾功能衰竭。临床主要表现为严重的少尿、氮质血症、酸中毒和高钾血症。

（二）急性呼吸衰竭

严重休克时，可发生急性呼吸窘迫综合征，表现为严重的间质水肿、肺泡水肿、肺充血、肺出血、局灶性肺不张，肺血管内微血栓和肺泡内透明膜形成。临床表现为进行性低氧血症和呼吸困难。

（三）心功能障碍

除心源性休克外，其他类型休克的早期心泵功能一般不受到显著影响。随着休克的发展，动脉血压进行性降低，冠状动脉血流量减少，心肌缺血；酸中毒、高钾血症进行性加重，抑制心肌收缩，从而导致心力衰竭。

（四）脑功能障碍

休克早期，由于血液的重新分配保证了脑的血液供应，患者主要表现为应激引起的烦躁不安。随着休克的发展，脑组织缺氧不断加重，患者表现为神志淡漠甚至昏迷。

（五）消化道和肝功能障碍

随着缺氧逐渐加重和 DIC 的形成，胃肠表现为黏膜水肿、运动减弱甚至出现黏膜的应激性溃疡；肝功能下降，乳酸不能及时转化、凝血因子减少，表现为酸中毒和凝血功能障碍。胃肠屏障功能降低，肠道内细菌毒素大量入血，肝脏内单核 - 巨噬细胞系统不能及时清除，导致肠源性内毒素血症。

（六）多器官功能障碍综合征

严重休克时，患者同时或者短时间内相继出现两个或者两个以上器官的功能障碍，称为多器官功能障碍综合征（MODS），是休克难治和致死的重要原因。

第四节 休克的防治原则

PPT

一、病因学防治

积极防治引起休克的原发病，去除休克的原始病因（如出血、疼痛、感染等）是防止休克的关键。

二、发病学治疗

休克有不断的恶化倾向，必须分秒必争地防止休克的恶性循环，采用以下治疗措施。

（一）补充血容量

除心源性休克外，补充血容量是提高心输出量和改善组织灌流的根本措施，宜按照"需多少、补多少"的原则及早进行。

（二）纠正酸中毒

酸中毒能够抑制心肌收缩，还可引起高钾血症，必须及时纠正。

（三）合理使用血管活性药

在纠正酸中毒和血容量得到充分补充的情况下，合理应用血管活性物质。一般来说，休克早期宜选择扩张血管的药物，休克晚期宜选择收缩血管的药物。对于过敏性休克和神经源性休克，缩血管药物是最佳选择。

（四）细胞损伤的防治

改善微循环是防止细胞损伤的根本措施，此外，还可采用细胞膜稳定剂、能量合剂及自由基清除剂等以保护细胞的功能。

（五）防止器官功能衰竭

如出现器官功能衰竭，除采取一般的治疗外，还应针对不同器官采取不同的治疗措施，以防止发生 MODS。

❤ 护爱生命

休克，是 shock 的音译，意思是生命受到严重的震荡或打击，处于临床危重状态。此时此刻，千钧一发，系于医护人员。生命所托，职责所在，莫过于休克之际。患者病情瞬息万变，治疗时机稍纵即逝，护理人员的业务素质和责任心遇到的挑战也是空前的。血压的监测、神志的观察、尿量的测量、中心静脉压的判断等，无不需要护士悉心关注，以便及时捕获病情变化的线索，为休克的抢救提供第一手资料。可以说，任何一例休克患者的抢救成功，无不浸透了医护人员的心血。生死之间，是护士筑起了护爱生命的第一道屏障。

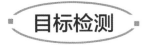

答案解析

一、选择题

【A1/A2 型题】

1. 休克早期的心脑灌流量（　　）。

    A. 明显增加　　　　B. 明显减少　　　　C. 无明显改变　　　D. 先减少后增加　E. 先增加后减少

2. 不属于休克早期的临床表现是（　　）。

    A. 脸色苍白　　　　B. 尿量减少　　　　C. 四肢冰冷　　　　D. 神志昏迷　　　　E. 脉搏加速

3. 休克时，正确的补液原则是（　　）。

    A. 如血压正常不必补液

B. 需多少，补多少

C. 补充丧失的部分液体和当天继续丧失的液体

D. 补充丧失的液体，失多少，补多少

E. 补液宁多勿少

4. 失血性休克早期的治疗主要是给予（　　）。

A. 血管收缩药　　　B. 血管扩张药　　　C. 输液、输血　　　D. 盐皮质激素　　　E. 强心药

5. 休克时交感－肾上腺髓质系统的变化是（　　）。

A. 先兴奋后抑制，最后衰竭　　　　　　　　B. 强烈兴奋

C. 先抑制后兴奋　　　　　　　　　　　　　D. 强烈抑制

E. 改变不明显

6. 患者，女，30 岁，因被车撞伤，烦躁不安，脉快，收缩压正常，脉压小，面色苍白，出冷汗，考虑是（　　）。

A. 痛疼引起　　　B. 休克早期　　　C. 休克晚期　　　D. 休克期　　　E. 精神紧张引起

7. 一休克患者，因车祸 1 小时入院，面色苍白，四肢湿冷，烦躁不安，心率为 122 次/分，血压为 90/70mmHg，无助于维持患者血压的是（　　）。

A. 容量血管收缩　　　　　　　　　　　　　B. 外周阻力降低

C. 自身输液　　　　　　　　　　　　　　　D. 交感－肾上腺髓质系统兴奋

E. 心输出量增加

8. 患者，女，40 岁，以"急性化脓性肠梗阻性胆管炎"收入院。观察发现：寒颤时体温升至 40℃，脉搏 118 次/分，血压 75/55mmHg。护士判断其休克类型为（　　）。

A. 感染性休克　　　B. 失血性休克　　　C. 心源性休克　　　D. 神经性休克　　　E. 创伤性休克

9. 患者因肺部感染静脉滴注头孢曲松钠，突然出现意识丧失，四肢抽搐，血压下降。与患者血压下降无关的是（　　）。

A. 有效循环血量减少　　　　　　　　　　　B. 心泵功能障碍

C. 血管扩张　　　　　　　　　　　　　　　D. 血管床容量增大

E. 血管通透性增加

10. 患者，女，25 岁，过敏性休克，输液治疗。监测中心静脉压为 3cmH_2O，血压 75/56mmHg。护士此时应采取的处理是（　　）。

A. 减慢输液速度　　　　　　　　　　　　　B. 加快输液速度

C. 减慢输液，加抗生素　　　　　　　　　　D. 立即应用升压药物

E. 使用强心药

11. 患者，女，47 岁，意外事故中致股骨开放性骨折伴大出血，面色苍白，脉搏细速，现场急救首先采取的措施是（　　）。

A. 骨折复位固定　　　　　　　　　　　　　B. 建立静脉通路

C. 止血　　　　　　　　　　　　　　　　　D. 止痛

E. 立即转送

12. 患者，女，27 岁，车祸致脾破裂。查体：血压 55/33mmHg，脉搏 122 次/分，患者烦躁不安，皮肤苍白，四肢湿冷。护士给予患者的护理措施应除外（　　）。

A. 吸氧，输液　　　　　　　　　　　　　　B. 放置热水袋保暖

C. 中凹卧位　　　　　　　　　　　　　　　D. 留置导尿管，观察每小时尿量

E. 观察患者意识状态

【A3/A4 型题】

(13～15 题共用题干)

患者，男，从三楼坠下后 12 小时，神志不清，无脉搏、无血压、无尿，体温不升，全身广泛出血倾向，伴有大片皮下瘀斑，并有呕血、便血，心跳和呼吸微弱。

13. 该患者处于休克的 （ ）。

  A. 休克早期   B. 休克期   C. 休克晚期   D. 濒死期   E. 系统功能衰竭期

14. 该患者易发生 （ ）。

  A. 呼吸衰竭   B. 急性肾衰竭

  C. 肝衰竭   D. 血液系统衰竭

  E. MODS

15. 对该患者最主要的抢救措施应是 （ ）。

  A. 吸氧   B. 强心   C. 扩容   D. 抗凝疗法   E. 降温

【X 型题】

16. 休克晚期与休克早期相比，其不同的临床表现为 （ ）。

  A. 皮肤由苍白转为发绀   B. 四肢湿冷

  C. 脉搏细速，脉压小   D. 血压进行性降低

  E. 神志可转入昏迷

17. 休克期微循环淤滞的机制为 （ ）。

  A. 酸中毒使血管平滑肌对交感神经的反应性降低

  B. 代谢产物增多，血管扩张

  C. 内毒素导致血管扩张

  D. 白细胞激活

  E. 血液浓缩，血细胞聚集

18. 休克期患者的临床表现是 （ ）。

  A. 动脉血压进行性降低   B. 皮肤发绀并出现花纹

  C. 皮肤苍白   D. 尿量进一步减少或无尿

  E. 神志淡漠甚至昏迷

19. 休克期回心血量进行性减少的机制是 （ ）。

  A. 毛细血管床容积增加   B. 毛细血管流体静压增高，血浆外渗

  C. 容量血管收缩   D. 凝血因子耗竭出血

  E. 动静脉吻合支开放

20. 休克早期的代偿反应主要体现在 （ ）。

  A. 自身输血

  B. 毛细血管前括约肌收缩，真毛细血管闭合

  C. 血液重新分配，保证心脑血管供血

  D. 动静脉吻合支开放

  E. 自身输液

二、综合问答题

休克分几期？各期微循环变化、组织灌流及其临床表现的特点如何？

三、实例解析题

患者，女，42岁，因车祸多处受伤出血就诊。入院时神志模糊，血压为60/40mmHg，脉搏为130次/分。立即止血、快速输液及输血、止痛，输入5%碳酸氢钠溶液和静脉注射呋塞米。

讨论：患者目前处于休克的哪一期？输入5%碳酸氢钠溶液的目的是什么？

（周晓）

书网融合……

 重点回顾　　 微课　　 习题

第十八章 弥散性血管内凝血

导学情景

情景描述： 患者，男，38 岁。1 周前颈部长一小疖，未及时治疗；2 天前因挑担，压迫破溃，当晚开始畏寒、发烧，全身不适，1 天前发现皮肤有出血点。入院后出血点逐渐增多，渐成片状，血压由入院时 96/70mmHg 降至 64/40mmHg。

情景分析： 患者颈部小疖为原发性细菌感染灶，经压迫后，感染由局部扩散，全身反应明显，并出现血液和血压的改变。

讨论： 患者皮肤出血的原因和机制？血压下降的原因和机制？

学前导语： 严重感染时，病原微生物及其产物进入血液，损伤血管内皮细胞，激活血液中的白细胞，使细胞因子及炎症介质增多，凝血与抗凝血平衡发生紊乱。因此，感染是弥散性血管内凝血最常见的原因。

弥散性血管内凝血（disseminated intravascular coagulation，DIC）是指在某些致病因子作用下凝血因子和血小板被激活，引起以凝血功能紊乱为主要特征的病理过程。其基本特点是在微循环中形成广泛的微血栓，同时大量的凝血因子和血小板被消耗，纤维蛋白溶解系统被激活，进而血液由高凝状态转入低凝状态，导致患者出现明显的出血、休克、器官功能障碍和微血管病性溶血性贫血等临床后果。

练一练

DIC 时血液凝固障碍表现为（　　）。

A. 血液凝固性增高　　　　　　　B. 纤溶活性增高

C. 先低凝后转为高凝　　　　　　D. 先高凝后转为低凝

E. 高凝和低凝同时发生

答案解析

第一节 弥漫性血管内凝血的病因及发生机制 微课

一、病因

引起 DIC 的原因很多，以感染最常见，其次为恶性肿瘤，详见表 18 – 1。

表 18 – 1 DIC 的常见原因

类型	所占比例	主要疾病
感染性疾病	31% ~43%	细菌、病毒、真菌等感染
恶性肿瘤	24% ~34%	消化、泌尿、生殖系统肿瘤及白血病等，尤其是转移性恶性肿瘤
病理产科	4% ~12%	流产、子痫及先兆子痫、羊水栓塞、胎盘早剥、宫内死胎、子宫破裂、腹腔妊娠、剖腹产手术、妊娠高血压综合征或急性脂肪肝等
创伤及手术	1% ~5%	大面积挫伤或烧伤、大手术及器官移植手术、心肌梗死等
其他		糖尿病、高脂血症、系统性红斑狼疮、类风湿性关节炎、硬皮病等

二、发生机制

（一）广泛的组织损伤激活外源性凝血系统

组织损伤后释放组织因子，大量组织因子入血激活外源性凝血系统，促进 DIC 发生。

（二）血管内皮细胞损伤激活内源性凝血系统

血管内皮细胞损伤，血管内皮下的胶原纤维暴露，激活凝血因子Ⅻ，启动内源性凝血系统。

（三）血细胞大量破坏

1. 红细胞大量破坏 破坏的红细胞可释放 ADP，激活血小板，促进血小板黏附聚集，导致凝血。另一方面红细胞释放的红细胞素具有组织因子样作用，激活凝血系统引起 DIC。

2. 白细胞破坏或激活 可释放大量组织因子样物质，激活外源性凝血系统，促进 DIC 的发生。血液中单核细胞、中性粒细胞在内毒素、IL – 1、TNFa 等刺激下表达组织因子，也可启动凝血反应。

3. 血小板激活 多为继发性作用，只在少数情况下可能起原发性作用，如血栓性血小板减少性紫癜。

（四）促凝物质入血

可激活凝血因子，促进血栓形成。

第二节 影响弥漫性血管内凝血的发生、发展的因素

PPT

一、单核吞噬细胞系统功能障碍

单核吞噬细胞系统具有吞噬功能，可清除血液中的凝血酶、纤维蛋白原、其他促凝物质、纤溶酶、纤维蛋白降解产物（FDP）和内毒素等。当单核吞噬细胞系统机能障碍或吞噬大量的其他物质时，可促进 DIC 的发生。如严重的革兰阴性细菌所致内毒素性休克。

二、肝功能严重障碍

肝功能严重障碍时，肝脏合成的抗凝物质减少，同时对已激活的凝血因子的灭活作用减弱，因而增加了血液的凝固性。此外，肝细胞大量坏死，又可释放大量组织因子，加剧和促进 DIC 的发生。

三、血液的高凝状态

妊娠时，凝血活性增强，抗凝和纤溶系统受到抑制。到妊娠末期，血液呈明显的高凝状态，若出现病理产科，如宫内死胎、羊水栓塞、胎盘早剥，则易导致 DIC 。

四、其他因素

休克引起微循环严重障碍时，血液淤滞和浓缩，血小板黏附、聚集，同时微循环障碍引起缺血、缺氧，导致酸中毒及血管内皮细胞损伤，有利于 DIC 的发生。

第三节　弥漫性血管内凝血的分期及分型

PPT

一、分期

根据 DIC 的凝血功能障碍病理生理特点，可将其典型经过分为三期。

（一）高凝期

血液呈高凝状态，部分患者可无明显临床表现。实验室检查：血液凝固时间明显缩短，血小板黏附性增加。

（二）消耗性低凝期

血液处于低凝状态，患者表现为不同程度的出血。实验室检查：外周血小板计数减少、凝血酶原时间延长、纤维蛋白原含量减少、出凝血时间延长。

（三）继发性纤溶亢进期

纤维蛋白溶解形成 FDP，患者表现为明显的出血。实验室检查：外周血小板计数减少、凝血酶时间延长、纤维蛋白原含量减少、出凝血时间延长。

二、分型

（一）按 DIC 发生的速度分型

1. 急性 DIC　常见于严重感染、严重创伤、异型输血、羊水栓塞和急性移植排斥反应等。DIC 可在数小时或 1 ~ 2 天内发生，临床表现明显，以出血和休克为主，实验室检查明显异常，病情恶化迅速，分期不明显。

2. 慢性 DIC　常见于恶性肿瘤、胶原病和慢性溶血性贫血等。DIC 发病缓慢，病程较长，临床表现不明显，可有某些实验室检查异常和某些脏器功能不全的表现，有些病例只在尸检中发现。

3. 亚急性 DIC　常见于恶性肿瘤转移和宫内死胎等。DIC 可在数天内逐渐发生，临床表现介于急性和慢性 DIC 之间。

（二）按 DIC 代偿情况分型

1. 失代偿型　主要见于急性 DIC。此型特点是凝血因子和血小板的消耗超过生成，患者有明显的出血和休克，实验室检查显示血小板计数和纤维蛋白原明显减少。

2. 代偿型 主要见于轻症型 DIC。此型特点是凝血因子和血小板的消耗与代偿之间基本保持平衡，实验室检查无明显异常。临床表现不明显或仅有轻度出血或血栓形成症状。

3. 过度代偿型 主要见于慢性 DIC 或恢复期 DIC。此型患者代偿功能较好，凝血因子和血小板代偿性生成迅速，甚至超过消耗。临床上可出现纤维蛋白原等凝血因子暂时性增高，患者临床症状不明显。

第四节 弥漫性血管内凝血的临床表现

PPT

DIC 的发病原因多样，但其临床表现均相似，主要表现为出血、休克、栓塞及溶血。

一、出血

凝血功能障碍所致，常为 DIC 患者最初的临床表现，如皮肤瘀斑、紫癜、鼻出血、牙龈出血、呕血、黑便、咯血、血尿等。轻者仅见伤口或注射部位渗血，严重者可同时出现多个部位大量出血。DIC 引起出血的机制可能如下。

1. 凝血物质大量消耗 广泛微血栓的形成消耗了大量的凝血因子和血小板，使凝血过程障碍，导致出血。

2. 继发性纤溶功能增强 纤溶酶原被大量激活，不仅能降解纤维蛋白，还能水解包括纤维蛋白原在内的各种凝血因子，加剧凝血功能障碍，加重出血。

3. 纤维蛋白原及纤维蛋白的降解产物形成 纤溶酶把纤维蛋白原及纤维蛋白降解为分子量大小不一的多肽，从而形成大量的 FDP。FDP 具有抗凝血酶作用、妨碍纤维蛋白单体聚合以及降低血小板黏附、聚集、释放等功能，使患者出血倾向进一步加重。

4. 血管损伤 由于缺血、缺氧、酸中毒、细胞因子和自由基等多种因素，可导致微血管壁损伤，是 DIC 出血的原因之一。

👁 看一看

弥漫性血管内凝血时，凝血过程被激活的同时，纤维蛋白溶解系统也被激活。纤溶酶原转变为纤溶酶，溶解纤维蛋白原或者纤维蛋白，产生 FDP。FDP 能够与纤维蛋白单体结合，从而阻止血液凝固。

血液中 FDP 的检查为 3P 试验，也称为血浆鱼精蛋白副凝试验。其原理是，鱼精蛋白可与 FDP 结合，将其加入患者血浆后，血浆中原与 FDP 结合的纤维蛋白单体与 FDP 分离后彼此聚合，形成不溶的纤维蛋白多聚体。DIC 患者呈阳性反应，因此，FDP 检查在 DIC 的诊断中占有重要的意义。

二、器官功能障碍

因器官微循环内广泛微血栓形成所致。微血栓阻塞微循环，引起组织缺血、缺氧和坏死，严重或持续时间较长可导致受累脏器功能衰竭，甚至出现多器官功能障碍综合征。尸检时可见微血管内有微血栓存在。

累及的脏器不同，可有不同临床表现。肺内广泛微血栓形成，可发生急性呼吸窘迫综合征，出现进行性呼吸困难和进行性低氧血症等临床表现；肾内广泛微血栓形成，可导致双侧肾皮质坏死及急性肾功能衰竭，出现少尿、血尿、蛋白尿和氮质血症等；心内微血栓形成可引起心肌收缩力减弱，心输出量降低，出现各种心功能指标和相关酶测定值的异常；消化系统可出现呕吐、腹泻和消化道出血等症状；肝脏受累可出现黄疸和肝功能障碍等；累及肾上腺时引起肾上腺皮质坏死，导致沃 – 弗综合征；累及垂体引起坏死，可致希恩综合征；神经系统病变可出现神志不清、嗜睡、昏迷、惊厥等非特异症状。

三、休克

微循环灌流障碍所致。急性 DIC 时常伴有休克，DIC 和休克可互为因果，形成恶性循环。其主要机制如下。

（1）微血管内大量微血栓形成，阻塞微循环，使回心血量明显减少。

（2）广泛出血可使血容量明显减少。

（3）心肌受累损伤，心肌收缩力减弱，心输出量降低。

（4）凝血因子Ⅻ被激活，可激活激肽系统和补体系统，使血管扩张和血管壁通透性增高，导致外周阻力降低，回心血量减少。

（5）FDP 的某些成分可增强组胺、激肽的作用，促进微血管扩张。

? 想一想

DIC 时凝血系统、抗凝系统和纤溶系统之间依次发生了哪些失衡？

答案解析

四、微血管病性溶血性贫血

慢性 DIC 及亚急性 DIC 患者常可伴发一种特殊类型的贫血，称微血管病性溶血性贫血（microangiopathic hemolytic anemia），是由于红细胞大量机械性损伤所致，除了具有溶血性贫血的一般特性之外，在外周血涂片中出现各种形态特殊的变形红细胞，可呈盔形、星形、多角形、小球形等，称为裂体细胞。周围血破碎红细胞数大于 2% 对 DIC 有辅助诊断意义。

第五节 弥漫性血管内凝血的防治原则

PPT

DIC 的病情严重，发展迅速。原发病与 DIC 两者互为因果，治疗中必须同时兼顾，严密观察临床表现及实验室检查结果的变化。

一、防治原发病

预防和去除引起 DIC 的病因，是防治 DIC 的根本措施。如积极抗感染、及时纠正休克等。

二、改善微循环

采取扩充血容量、解除血管痉挛等措施，改善微循环，增加其灌流量，在防治 DIC 的发生、发展中具有重要作用。

三、重建凝血和纤溶间的动态平衡

在 DIC 的早、中期，常用肝素抗凝。在 DIC 中、晚期可在足量使用抗凝药物前提下使用抗纤溶制剂。在 DIC 恢复期可酌情输新鲜全血，或补充凝血因子、血小板等。

四、密切观察患者的病情变化

密切观察患者原发性疾病的病情、出血部位和出血量及有无微循环障碍、缺氧、少尿、血压下降、呼吸循环衰竭症状、高凝和栓塞症状、黄疸、溶血等，并及时观察实验室检查结果如血小板计数、凝血酶原时间、血浆纤维蛋白含量、3P试验等。

💗护爱生命

DIC一般发生于严重疾病发生和发展的过程中，如严重感染、恶性肿瘤、妇产科疾病等。这些疾病造成各种生理功能的紊乱，并可能最终导致凝血和抗凝血失衡，从而并发DIC。此时，人们的注意力集中于原发疾病，往往忽视了悄然而至的DIC。

护士可能是第一个感知DIC发生的医务人员，因为患者在静脉注射后往往难以止血。出血开始比较轻微，可能不会被重视，但训练有素并对患者高度负责的护士能够敏锐地捕捉到这种异常，从而为DIC的早期诊断和治疗提供第一手线索，发挥难以替代的独特作用。

答案解析

目标检测

一、选择题

【A型题】

1. 在DIC的原发病中，最为常见的是（　　）。

 A. 胎盘早期剥离   B. 外伤

 C. 烧伤   D. 组织损伤

 E. 感染性疾病

2. DIC时血液凝固功能异常表现为（　　）。

 A. 血液凝固性增高   B. 血液凝固性降低

 C. 血液凝固性先增高后降低   D. 血液凝固性先降低后增高

 E. 血液凝固性增高和降低同时进行

3. 弥散性血管内凝血的基本特征是（　　）。

 A. 凝血因子和血小板的激活   B. 凝血酶原的激活

 C. 凝血因子和血小板的消耗   D. 纤溶亢进

 E. 凝血功能异常

4. DIC的直接原因是（　　）。

 A. 血液高凝状态   B. 肝功能障碍

 C. 血管内皮细胞受损   D. 单核巨噬细胞功能抑制

 E. 高脂血症

5. 严重组织损伤引起DIC的主要机制是（　　）。

 A. 凝血因子Ⅻ被激活   B. 组织因子大量入血

 C. 大量红细胞和血小板受损   D. 继发于创伤性休克

 E. 消除活化凝血因子功能受损

6. 妊娠末期发生产科意外容易诱发DIC，是由于（　　）。

A. 微循环血流淤滞
B. 血液处于高凝状态
C. 单核巨噬细胞系统功能减弱
D. 纤溶系统活性增高
E. 胎盘功能受损

7. 微血管病性溶血性贫血的发病机制主要与下列哪项因素有关（　　）。

A. 微血管内皮细胞受损
B. 纤维蛋白丝在微血管腔内形成细网
C. 血小板的损伤
D. 小血管内血流淤滞
E. 白细胞的破坏作用

8. 影响 DIC 发生的因素错误的是（　　）。

A. 休克晚期常发生 DIC
B. 代谢性酸中毒易发生 DIC
C. 妊娠末期易发生 DIC
D. 单核巨噬细胞功能亢进易发生 DIC
E. 肝功能障碍患者容易发生 DIC

9. DIC 的贫血属于（　　）。

A. 中毒性贫血
B. 溶血性贫血
C. 缺铁性贫血
D. 再生障碍性贫血
E. 失血性贫血

10. 典型 DIC 可分为三期，其低凝期（　　）。

A. 血小板计数减少，凝血时间延长，纤维蛋白原含量增加
B. 血小板计数增加，凝血时间缩短，纤维蛋白原含量增加
C. 血小板计数增加，凝血时间缩短，纤维蛋白原含量降低
D. 血小板计数减少，凝血时间延长，纤维蛋白原含量降低
E. 血小板计数减少，凝血时间缩短，纤维蛋白原含量增加

11. DIC 时，凝血因子和血小板生成多于消耗见于（　　）。

A. 过度代偿型 DIC
B. 失代偿型 DIC
C. 亚急性型 DIC
D. 代偿型 DIC
E. 急性型 DIC

12. 下列不是直接引起 DIC 出血的原因为（　　）。

A. 凝血因子大量消耗
B. 红细胞大量减少
C. 继发性纤溶系统激活
D. 微循环障碍
E. 纤维蛋白（原）降解产物的作用

13. 宫内死胎主要是通过（　　）。

A. 组织细胞破坏，大量组织因子入血引起 DIC
B. 血管内皮受损，激活凝血因子引起 DIC
C. 白细胞大量破坏引起 DIC
D. 红细胞大量破坏引起 DIC
E. 促凝物质入血引起 DIC

14. 患者，男，60 岁。高热、呼吸困难 1 周，双下肢可见大片瘀斑，双肺呼吸音粗，右肺下叶可闻及湿啰音。实验室检查：WBC 16×10^9/L，凝血时间延长。患者最可能的诊断为（　　）。

A. 肺部感染合并 DIC
B. 肺结核
C. 肺动脉血栓栓塞症
D. 肺癌
E. 肺水肿

15. 患者，女，50岁，乙型病毒性肝炎20余年。查体：有鼻出血，皮肤可见大片瘀斑，肝肋下3cm，腹部移动性浊音（＋）。导致患者出血的主要原因是（　　）。

  A. 红细胞大量破坏   B. 血管内皮细胞损伤

  C. 血小板数量减少   D. 肝功能严重障碍

  E. 血小板功能异常

【X型题】

16. 在DIC发病过程中，容易引起功能衰竭的脏器是（　　）。

  A. 肾上腺   B. 肾脏   C. 神经系统   D. 肺脏   E. 肝脏

17. DIC导致的溶血性贫血表现为（　　）。

  A. 红细胞受到机械性损伤   B. 红细胞脆性增加

  C. 外周血涂片中有裂体细胞   D. 凝血时间缩短

  E. 血小板增加

18. 下列情况可使组织因子入血的是（　　）。

  A. 严重创伤   B. 恶性肿瘤   C. 胎盘早剥   D. 宫内死胎   E. 血管腔内异物

19. 影响DIC发生、发展的因素是（　　）。

  A. 单核巨噬细胞系统功能状态   B. 微循环血流状态

  C. 纤溶系统活性   D. 心功能状态

  E. 肝功能状态

20. DIC引起出血的原因是（　　）。

  A. 血管内皮细胞受损   B. 凝血物质减少

  C. 纤溶系统功能亢进   D. 静脉淤血

  E. FDP生成

二、综合问答题

休克与DIC的相互关系及机制是什么？

三、实例解析题

患者，女，27岁。停经25周，胎动消失1天。产科检查：宫底脐上2指，轻压痛，无宫缩。住院治疗过程中发现输液时针管经常阻塞。

讨论：患者针管阻塞的原因是什么？除积极治疗原发病外，还应该考虑的治疗措施是什么？

（周晓）

书网融合……

📑 重点回顾

ⓔ 微课

📋 习题

第十九章　心力衰竭

学习目标

知识目标：

1. **掌握**　心力衰竭的概念及机体的功能、代谢变化。
2. **熟悉**　心力衰竭的病因、类型、发病机制及代偿反应。
3. **了解**　心力衰竭的防治原则。

技能目标：

能准确判断心力衰竭的类型。

素质目标：

利用心力衰竭的的病理知识，进行健康教育，加强预防意识。

📖 导学情景

情景描述： 患者，女，70岁，患风湿性心脏病30年。近日感冒后出现胸闷、气促、夜间不能平卧，腹胀，双下肢水肿。查体：颈静脉怒张，肝-颈静脉回流征阳性；双肺可闻及湿啰音；心界向两侧扩大，心音低钝，心尖部可闻及舒张期隆隆样杂音；肝大，肋下三指。

情景分析： 该患者有基础心脏病以及循环淤血的表现，这是判断心衰的关键。在此基础上，还要进一步根据淤血的部位特点来判断是左心衰、右心衰还是全心衰。

讨论： 患者发生了什么病理过程？发病原因及机制是什么？

学前导语： 心力衰竭严重影响患者的生活质量，而且死亡率高，显著缩短患者寿命。很多心源性和非心源性疾病最终都有可能导致心力衰竭，也有很多因素能诱发心力衰竭的发生。在临床上，我们要积极有效地控制这些原发疾病和诱发因素，减少心力衰竭的发生。

心脏的基本功能是通过协调地收缩和舒张，推动血液循环，不断给组织提供氧气和营养物质，并及时带走各种代谢产物，保证机体正常地进行新陈代谢活动，即泵功能。正常的心脏有强大的储备能力，当剧烈运动时，心脏的排血量可增加到静息时的 5~6 倍。但是在各种致病因素作用下，心脏的舒缩功能发生障碍，使心输出量绝对或相对减少，以至不能满足机体组织代谢需要的病理生理过程称为心功能不全（cardiac insufficiency）。以往强调心功能不全包括心脏泵血功能下降后由完全代偿直至失代偿的整个过程，而心力衰竭（heart failure）则是心功能不全的失代偿阶段。但现在临床上，这两个概念可以通用。

👁 看一看

心力衰竭是一种比较严重的临床综合征，一旦发生以后需要尽早采取措施进行干预，预防心衰的进一步恶化。对心力衰竭患者的诊疗，不同级别的医疗卫生机构定位不同。基层医疗卫生机构负责为诊断明确、病情稳定的慢性心衰患者提供治疗、康复、护理服务。按照疾病诊疗指南、规范，结合上级医院已制定的疾病诊疗方案进行规范诊治，监督患者治疗的依从性；建立健康档案和专病档案，做好信息报告工作；实施患者基本治疗、康复治疗、随访及定期体检；开展健康教育，指导患者自我健康管理；实施双向转诊。

二级以上医院负责心衰患者的临床诊断，按照疾病诊疗指南及相关规范制定个体化、规范化的治疗方案；实施患者年度专科体检和基础心脏病、合并症的评估；指导实施双向转诊；定期对下级医疗机构的医疗质量进行评估。其中，二级医院负责急症和重症患者的救治，稳定患者病情，根据自身技术能力提供诊疗服务或转诊，对基层医疗卫生机构进行技术指导和业务培训；三级医院负责新发心衰、急性心衰、疑难危重患者的救治，对下级医疗机构进行技术指导和业务培训。

第一节　心力衰竭的病因及分类

PPT

一、病因

心力衰竭是多种循环系统及非循环系统疾病发展到终末阶段的共同结果，引起心力衰竭常见的原因和诱因分别有以下几种。

（一）原因

1. 心肌舒缩功能障碍　因心脏自身的结构性或代谢性损害，导致受累的心肌舒缩性能原发性降低。如心肌炎、心肌病、心肌梗死时，心肌细胞发生变性、坏死和纤维化，使心肌舒缩功能原发性降低。心肌缺血、缺氧（如冠心病、肺心病、休克及严重贫血等）以及严重的维生素 B_1 缺乏等首先引起心肌能量代谢障碍，久之还可导致心肌结构异常，从而使心脏舒缩功能减弱。

2. 心室负荷过重

（1）容量负荷过重（前负荷过重）　是指心室舒张末期容量过度增加。见于以下三种情况：①心脏瓣膜关闭不全，血液反流，如主动脉瓣关闭不全等；②左、右心或动静脉分流性先天性心血管病，如房室间隔缺损、动脉导管未闭等；③伴有全身血容量增多或循环血量增多的疾病，如慢性贫血、甲状腺功能亢进等，心脏容量负荷必然增加。

（2）压力负荷过重（后负荷过重）　是指左心室射血时所遇到的阻力增加。临床上左室压力负荷过重常见于高血压、主动脉瓣狭窄和主动脉缩窄等；右心室压力负荷过重常见于肺动脉高压、肺动脉瓣狭窄等。

（二）诱因

临床上，约有90%的心力衰竭病例可找到明显的诱因。凡是能增加心脏负荷，使心肌耗氧量增加和（或）供血供氧量减少的因素都可能成为心功能不全的诱因。

1. 感染　呼吸道感染是最常见、最重要的诱因，其次如心内膜感染、全身感染等。因为感染引起的发热可以导致心率加快、心肌耗氧量增加，致病微生物及其产物还可以直接损伤心肌而诱发心力衰竭。呼吸道感染还可因肺通气和换气障碍，加重心肌缺氧，同时使肺血管阻力升高，右心室负荷加重诱发心力衰竭。

2. 心律失常　主要是快速型心律失常，如室上性心动过速等可诱发心力衰竭。心率过快，可使心肌耗氧量增加，也可使舒张期缩短，从而导致心室充盈障碍，冠状动脉供血不足。此外，缓慢型心律失常，如高度房室传导阻滞等心率过缓时，可减少每分心输出量从而诱发心力衰竭。

3. 妊娠与分娩　妊娠期血容量增多，至临产期可比妊娠前增加20%以上，临产前，孕妇心率增快、心输出量增大，机体处于高动力循环状态，心脏负荷加重。分娩时由于精神紧张和疼痛的刺激，使交感－肾上腺髓质系统兴奋，外周小血管收缩，一方面回心血量增多，增加了心脏的前负荷，另一方面心脏后负荷加重，加上心率加快使心肌耗氧量增加、冠脉血流不足，可以诱发心力衰竭。

4. 其他 如高钾血症、酸中毒等可直接或间接抑制心肌舒缩功能，甲状腺功能亢进，输血、输液过快，紧张、劳累、情绪激动，洋地黄中毒，创伤和手术等也都可加重心脏负荷，或进一步使心肌缺血、缺氧而诱发心力衰竭。

二、分类

1. 根据心力衰竭发生的部位分类 左心衰竭、右心衰竭和全心衰竭。

2. 根据心力衰竭发生的速度分类 急性心力衰竭和慢性心力衰竭。

3. 根据病变程度分类 在临床上，为了更好地判断患者的病情轻重和指导治疗，常按心功能不全的严重程度进行分类。纽约心脏病学会（NYHA）提出按照患者症状的严重程度将慢性心功能不全分为四级（表19-1）。美国心脏病学院/美国心脏学会（American College of Cardiology/American Heart Association，ACC/AHA）发布的慢性心力衰竭诊疗指南，将患者分为四期。这种心力衰竭的新分期法是对NYHA分级的补充，更加强调心功能不全早期预防的重要性，有利于在心脏病易患期阻断心脏损伤的发展。

表 19 - 1 按心功能不全严重程度的分类方法

心功能不全分级（NYHA）	心功能不全分期（ACC/AHA）
Ⅰ级：无心力衰竭的症状，体力活动不受限	A 期：指将来可能发生心力衰竭的高危人群，如冠心病和高血压患者，但目前尚无心脏结构性损伤或心力衰竭症状
Ⅱ级：静息时无症状，体力活动轻度受限，日常活动可引起呼吸困难、疲乏和心悸等症状	B 期：有结构性心脏损伤，如既往有心肌梗死、瓣膜病，但无心力衰竭的症状，相当于 NYHA 心功能 Ⅰ 级
Ⅲ级：在静息时无症状，轻度活动即感不适，体力活动明显受限	C 期：已有器质性心脏病，以往或目前有心力衰竭的临床表现，包括 NYHA 心功能 Ⅱ、Ⅲ 级和部分Ⅳ级
Ⅳ级：在静息时也有症状，任何活动均严重受限	D 期：难治性终末期心力衰竭，有进行性器质性心脏病，虽经积极的内科治疗，患者仍表现出心力衰竭的症状

4. 根据心输出量分类

（1）低输出量性心力衰竭 心力衰竭患者的心输出量低于正常值，常见于心肌缺血、心肌炎、心肌病、高血压病和心瓣膜病引起的心力衰竭。

（2）高输出量性心力衰竭 在甲状腺功能亢进、严重贫血、维生素 B_1 缺乏等疾病时，血流速度加快，静脉回流增加，心输出量相应增加，超过正常状态称为高动力循环状态。这些患者一旦发生心力衰竭，其心输出量从心力衰竭前的高水平下降，但其绝对值仍接近或高于正常水平。

5. 根据左室射血分数分类

（1）射血分数降低的心力衰竭 又称为收缩性心力衰竭。常见于冠心病和心肌病等引起的心肌收缩力降低，其特点是左室射血分数 <40%（正常静息状态下为 55% ~70%）。

（2）射血分数中间范围的心力衰竭 2016 年欧洲心力衰竭指南将左室射血分数在 40% ~49% 的心力衰竭命名为射血分数中间范围的心力衰竭。患者主要为轻度收缩功能不全，但也有舒张功能不全的特点。

（3）射血分数保留的心力衰竭 常见于高血压伴左室肥厚和肥厚型心肌病等，临床特点是左室射血分数 ≥50%，可有左室肥厚以及左房扩大的表现，但左心室扩大通常不明显，由于升高的充盈压逆传至肺静脉，患者可表现出肺循环淤血，甚至体循环淤血，又称舒张性心力衰竭。

答案解析

❓ 想一想

临床工作中，给心脏病患者输液的时候应该注意哪些问题从而避免诱发心力衰竭？

PPT

第二节　心力衰竭的发生机制

心力衰竭的发病机制十分复杂，目前尚未完全清楚。但一般认为心力衰竭的发生、发展，常是多种机制共同作用的结果。心肌收缩功能降低、心肌舒张性能异常是心力衰竭发生的基本机制。

一、心肌收缩功能降低

绝大多数心力衰竭发生的基础是心肌收缩性减弱，其直接后果是心输出量减少。

1. 心肌细胞数量减少　心肌的原发性损害（如心肌炎、心肌梗死及心肌病等）可导致心肌细胞萎缩、变性、坏死以及纤维化等，使有效收缩的心肌细胞数量减少，造成心肌收缩功能降低。另外，心肌结构不均一性的改变也是造成心肌收缩功能降低的结构基础。

近年发现，心肌细胞凋亡过度在心力衰竭发生过程中也起着重要作用，心肌细胞凋亡可导致室壁变薄，心室进行性扩张。因此干预心肌凋亡已成为防治心功能衰竭的重要目标之一。

2. 心肌能量代谢障碍　心肌的舒缩过程中，Ca^{2+} 的转运和肌丝的滑行都需要能量。心肌的能量代谢过程包括能量的产生、储存和利用三个阶段，其中任何环节发生障碍，都可导致心肌收缩功能减退。

（1）心肌能量生成障碍　心脏是绝对需氧器官，其活动所需能量几乎全部来自脂肪酸、葡萄糖等的有氧氧化。因此，要保证心肌的能量供应，就必须保证充分的血液供应。任何能引起心脏血液供应不足和有氧氧化障碍的疾病，均可导致心肌能量生成障碍，如心肌缺血、休克、严重贫血及心肌肥大等。

（2）心肌能量储备减少　心肌能量主要以磷酸肌酸的形式储存。肌酸在磷酸肌酸酶的催化下，接收由线粒体氧化磷酸化生成的 ATP 传递的高能磷酸键，进而转化为磷酸肌酸。随着心肌细胞肥大的发展，磷酸肌酸酶活性降低，肌酸合成减少，导致心肌能量储存障碍。

（3）能量利用障碍　心肌对能量的利用是通过位于肌球蛋白头部的 ATP 酶水解 ATP 实现的。心力衰竭的心肌细胞 ATP 酶活性降低，心肌对能量的利用发生障碍，心肌收缩力下降。

3. 心肌兴奋收缩偶联障碍　心肌兴奋是电活动，而收缩是机械活动。Ca^{2+} 在将心肌兴奋的电活动转化为收缩的机械活动中发挥关键作用，任何能影响 Ca^{2+} 转运、分布的因素，均会影响心肌兴奋收缩偶联过程，进而影响心肌的收缩性。

（1）细胞外 Ca^{2+} 内流障碍　心肌兴奋时，胞质中部分 Ca^{2+} 来自细胞外，这部分 Ca^{2+} 不仅可直接升高胞质内 Ca^{2+} 的浓度，还能触发肌浆网释放 Ca^{2+}。细胞外 Ca^{2+} 内流有两种通道：膜电压依赖性钙通道和受体操纵性钙通道，后者受细胞膜上 β 受体和某些激素调控。当去甲肾上腺素与 β 受体结合时，使细胞膜上受体操纵性钙通道开放，Ca^{2+} 进入细胞内。所以当胞质内去甲肾上腺素明显减少时，Ca^{2+} 内流受阻，影响心肌兴奋收缩偶联过程。另外，细胞外液中的 K^+ 与 Ca^{2+} 在心肌细胞膜上有竞争性作用，所以高钾血症时，K^+ 可阻止 Ca^{2+} 进入细胞内，Ca^{2+} 内流受阻。

（2）肌浆网 Ca^{2+} 转运障碍　肌浆网 Ca^{2+} 转运过程包括摄取、储存和释放三个环节，这些环节需要钙泵、Ry 受体等的参与。Ry 受体是肌浆网上重要的 Ca^{2+} 释放通道。心力衰竭时，心钙泵及 Ry 受体的表达量均减少，活性均降低，影响肌浆网摄取和储存 Ca^{2+}，使下一次收缩前可释放的 Ca^{2+} 也相应减少，造成心肌兴奋收缩偶联障碍。

（3）肌钙蛋白与 Ca^{2+} 结合障碍　心肌兴奋收缩偶联的关键点是 Ca^{2+} 与肌钙蛋白结合。由于 H^+ 与 Ca^{2+} 有竞争结合肌钙蛋白的作用，H^+ 与肌钙蛋白的亲和力远大于 Ca^{2+} 与肌钙蛋白的亲和力。所以，在各种原因造成心肌细胞酸中毒时，大量 H^+ 和肌钙蛋白结合，从而 Ca^{2+} 与肌钙蛋白结合减少，阻碍了心肌兴奋 – 收缩偶联，使心肌收缩力下降。

二、心肌舒张功能障碍

绝大多数心力衰竭患者均有心肌舒张异常，可使心室充盈量减少，进而心输出量不足，静脉淤血。但心肌舒张功能障碍的确切机制目前尚不完全清楚。

1. 主动性舒张功能减弱　见于舒张早期。心肌收缩后，产生正常的舒张需要胞质中 Ca^{2+} 浓度从 $10^{-5}mol/L$ 降至 $10^{-7}mol/L$，这样 Ca^{2+} 才能与肌钙蛋白解离，肌钙蛋白恢复原来的构型，肌球 – 肌动蛋白复合体解离，心室舒张。心肌缺血、缺氧时，ATP 合成减少，肌浆网摄取 Ca^{2+} 的速率及向细胞外转运 Ca^{2+} 的速率均降低，Ca^{2+} 不能和肌钙蛋白解离，从而导致肌球 – 肌动蛋白复合体解离障碍，心室舒张功能障碍。

2. 被动性舒张功能减弱　见于舒张晚期。心室顺应性是指心室在单位压力变化下所引起的容积改变（dV/dp），其倒数（dp/dV）即为心室僵硬度。高血压及肥厚型心肌病时，心室壁增厚，心肌炎、心肌纤维化时，心室壁僵硬度增加，这些均可导致心室顺应性降低，影响心脏的舒张功能。

此外，心功能的稳定与左右心之间、房室之间，以及心室本身各区域的舒缩活动高度协调有关。若这种协调状态被打破，心功能将紊乱，使心输出量减少，可引发心力衰竭，如心肌梗死、心肌炎等可引起各种类型的心律失常，使心脏各部舒缩活动不协调。

第三节　心力衰竭时机体的代偿反应

PPT

一、心脏代偿反应

1. 心率加快　心率加快在一定范围内可增加心输出量，对维持动脉血压，保证心、脑的血供有积极意义。但当心率过快（成人 >180 次/分）时，反而诱发或加重心力衰竭的发生。其原因是：①心率加快增加心肌耗氧量；②心率过快（成人 >180 次/分）时，心脏舒张期明显缩短，冠状动脉灌流量减少，心肌缺血、缺氧加重，而且心室充盈不足，心输出量反而减少。

2. 心脏扩张　心力衰竭时心脏的扩张有两种，一种是有代偿作用的紧张源性扩张，另一种是失代偿后的肌源性扩张。

（1）紧张源性扩张　根据 Frank – Starling 定律，肌节长度在 1.7~2.2μm 范围内，心肌收缩力随心脏前负荷的增加而增加。当心脏收缩功能受损时，每搏输出量降低，心室舒张末期容积增加，前负荷增加导致心肌纤维初长度增加（肌节长度不超过 2.2μm），此时心肌收缩力增加，代偿性增加每搏输出量，这种伴有心肌收缩力增强的心腔扩大称为心脏紧张源性扩张，有利于将心室内过多的血液及时泵出。这是急性心力衰竭的一种代偿方式。

（2）肌源性扩张　慢性心力衰竭时，心室继续扩张，当肌节长度超过 2.2μm 时，心肌的收缩力将逐渐降低，而且同时由于室壁张力增加，心肌耗氧量增加，其代偿作用丧失，这种心肌过度拉长并伴有心肌收缩力减弱的心腔扩张称为肌源性扩张。

3. 心肌肥大 心肌肥大是指心肌细胞体积增大，心脏的重量增加，心室壁增厚。根据是否伴有心腔的扩张，心肌肥大可分为两种。

（1）向心性肥大 是指心脏在长期压力负荷作用下（如高血压病等），心肌肌节呈并联性增生，肌纤维变粗，心室壁增厚而心腔无明显扩大。

（2）离心性肥大 是指心脏在长期容量负荷作用下（如主动脉瓣关闭不全等），心肌肌节呈串联性增生，肌纤维变长，心腔明显扩张。

心肌肥大可增强心肌收缩力，提高心输出量，是心脏的一种慢性代偿机制。但心肌过度肥大可发生不同程度的缺血、缺氧、能量代谢障碍和心肌舒缩能力减弱等，使心功能由代偿转变为失代偿。

二、心外代偿反应

1. 血容量增加 心力衰竭时机体通过心脏本身及肾的代偿而增加血容量。

（1）肾小球滤过率降低 ①心输出量减少，肾血流量减少，使肾小球滤过率下降；②心输出量减少，交感-肾上腺髓质系统及肾素-血管紧张素系统兴奋，使肾动脉收缩，从而使肾小球滤过率下降；③前列腺素 E2 可以扩张血管，而肾缺血使前列腺素 E2 合成减少，也使肾血流量减少，肾小球滤过率下降。

（2）肾小管重吸收钠水增多 ①肾血流重新分配，大量血流从肾皮质单位转向近髓肾单位，近髓肾单位的肾小管深入髓质高渗区，对水、钠的重吸收多于皮质肾单位；②醛固酮和抗利尿激素分泌增多，致使肾小管对水、钠的重吸收增多；③由于心输出量减少，抑制水、钠重吸收的激素心房肽释放减少。

一定范围内的血容量增加可以提高心输出量和组织灌流量，但长期过度的血容量增加可以加重心脏负荷、使心排血量下降从而加重心力衰竭。

2. 血流重分布 心力衰竭时由于交感-肾上腺髓质系统兴奋，外周血管选择性收缩，引起全身血流重分布，以保证重要器官心、脑的血流量。但是外周血管长期收缩，也会导致心脏后负荷增加而使心输出量减少。此外，外周血管长期收缩也可导致周围器官的功能不足甚至衰竭。

3. 对慢性缺氧的代偿 心力衰竭时，体循环淤血和血流速度减慢，可引起缺氧。对慢性缺氧的代偿可促进骨髓造血而使红细胞生成增多，提高血液携氧的能力。细胞内线粒体数量增多，细胞色素氧化酶活性增强，磷酸果糖激酶活性增强可以使细胞从糖酵解中获得一定的能量补充。但长时间和不断加重的缺氧会引起细胞的代谢和功能损伤。

第四节 心力衰竭时机体的代谢及功能变化 🅔 微课

PPT

一、肺淤血

左心衰竭时，肺循环回流受阻，肺循环毛细血管血压升高，造成肺淤血和肺水肿。此时患者主要表现为呼吸困难，即主观上感到"呼吸费力""喘不过气"，又有呼吸频率、深度及节律改变的体征，甚至辅助呼吸肌也参与呼吸运动。左心衰竭引起的呼吸困难又称为心源性呼吸困难。

1. 呼吸困难发生机制

（1）肺淤血和肺水肿，使肺的顺应性降低，呼吸肌必须做更大的功、消耗更多的能量，才能保证正常通气量，所以患者感到呼吸费力。

（2）支气管黏膜淤血、水肿及气道内分泌物使呼吸道阻力增大。

（3）肺毛细血管压增高和间质水肿使肺间质压力增高，刺激肺毛细血管旁感受器（肺 J 感受器），引起反射性浅快呼吸。

2. 呼吸困难的形式和机制

（1）劳力性呼吸困难　是左心衰竭最早出现的症状，患者常在体力活动时引起或加重呼吸困难，而在休息后缓解或减轻。其机制是：①活动时机体耗氧量增加，而衰竭的左心室不能相应增加心输出量，因此机体缺氧进一步加重，刺激呼吸中枢，使呼吸加快、加深，出现呼吸困难；②体力活动时心率加快，舒张期变短，左心室充盈减少，可加重肺淤血；③体力活动时回心血量增加，可加重肺淤血。

（2）端坐呼吸　左心衰竭导致严重肺淤血时，患者在平卧时呼吸困难加重，常被迫采取半卧位或坐位以减轻呼吸困难的现象称端坐呼吸。其机制是：①患者取端坐位时，由于重力作用，下半身静脉血回流减少，从而减轻肺淤血；②患者取端坐位时，膈肌位置下降，肺活量增加，从而改善通气功能；③端坐位可减少下肢水肿液的吸收，使血容量降低，减轻肺淤血。

（3）夜间阵发性呼吸困难　是左心衰竭早期的典型表现。表现为患者夜间熟睡后因突感气闷、气急而惊醒，被迫坐起，可伴有咳嗽或泡沫样痰，发作轻者坐起后有所缓解，逐渐消失。严重者可持续发作，咳粉红色泡沫样痰，甚至发展为急性肺水肿。其机制是：①平卧位使膈肌上抬，肺活量降低，减少心肌供氧；同时静脉回心血量增多，加重肺淤血；②入睡后迷走神经兴奋性升高，小支气管平滑肌收缩，气道阻力增大；③熟睡后呼吸中枢敏感性降低，只有肺淤血发展到比较严重时，PaO_2 降到一定水平时，才能刺激呼吸中枢，患者突感气闷而被惊醒。若患者在气促咳嗽的同时伴有哮鸣音，则称心源性哮喘。

（4）急性肺水肿　急性左心衰竭时，肺毛细血管内压力突然升高，导致血浆漏出至肺泡腔和肺间质从而引起急性肺水肿。患者突发气促、发绀、端坐呼吸、咳嗽、咯粉红色或无色泡沫痰，患者双肺可闻及湿啰音和哮鸣音。急性肺水肿是急性左心衰竭最严重的表现，护士一旦发现患者有急性肺水肿的表现，应立即报告医生并及时采取相应的抢救措施。

二、体循环淤血

右心衰竭或全心衰竭时，可引起体循环静脉淤血，静脉压升高，内脏器官淤血和水肿等。

1. 心源性水肿　水肿是右心衰竭或全心衰竭的主要临床表现之一，称为心源性水肿。受重力影响，水肿首先出现于低垂部位。患者直立时，水肿首先出现在足和胫前部，卧位时，水肿首先出现于骶尾部，严重时，可伴发腹水和胸腔积液等。其机制是：①由于右心室泵功能下降，心室舒张末期容积和压力增高，体循环静脉回流受阻，毛细血管及静脉血压升高，产生静脉淤血；②胃肠道淤血、肝淤血导致低蛋白血症，进一步加重心源性水肿。

2. 上腔静脉淤血　右心衰竭时，上腔静脉回流受阻，可出现颈静脉充盈或怒张，肝－颈静脉回流征阳性。

3. 肝淤血肿大　右心衰竭时，下腔静脉回流受阻，导致肝脏淤血、肿大，可出现肝区压痛。长期右心衰竭可导致心源性肝硬化，肝功能减退。

4. 胃肠道功能障碍　胃肠道长期淤血，可引起食欲不振、恶心、呕吐、腹胀等症状。胃肠道蛋白质消化吸收障碍，又可引起水肿。

三、心输出量减少

心输出量减少可使器官组织的血液量减少，并引起一系列症状和体征。

1. 心泵血功能降低

（1）心输出量降低　心输出量是每分钟一侧心室泵出的血量。成人心输出量正常值为 3.5～5.5L/min。在低输出量性心力衰竭的失代偿期，心输出量低于正常值。高输出量性心力衰竭时，其心输出量从心衰前的高水平下降，但其绝对值仍接近或高于正常水平。

（2）心脏指数降低　心脏指数是指单位体表面积的每分心输出量。成人心脏指数正常值为 2.5～3.5L/（min·m²）。心力衰竭时心脏指数可降至 2.2L/（min·m²）以下。

（3）左室射血分数降低　急性心力衰竭时，每搏输出量降低而左心室舒张末期容积增大，射血分数降低，可降至30%以下。

（4）心室充盈受损　心力衰竭时，射血分数降低、心室射血后剩余血量增多，使心室收缩末容积增多，心室容量负荷增大，心室充盈受限。在心衰早期可以出现心室舒张末压升高。临床上常用肺动脉楔压反映左心房压和左心室舒张末压；以中心静脉压反映右心房压及右心室舒张末压。

2. 心率增快　由于交感神经系统兴奋，患者在心力衰竭早期既有明显的心率增快。因此心悸常是心力衰竭患者最早、最明显的症状。

3. 动脉血压的变化　急性心力衰竭时，心输出量锐减，导致动脉血压降低，甚至发生心源性休克。慢性心力衰竭时，机体通过外周血管收缩、心率加快、水钠潴留等代偿活动，可使动脉血压维持正常。

4. 器官血液重新分布　心力衰竭时，交感-肾上腺髓质系统兴奋，使具有丰富 α 受体的皮肤、骨骼肌和腹腔脏器血管收缩，血流量减少，而心、脑血管无明显收缩，保证心、脑血液供应。严重时，心、脑血流量亦可减少。

（1）肾血流量减少，肾小球滤过率下降，导致少尿、水钠潴留，可伴有氮质血症。

（2）皮肤血流量减少，患者出现皮肤苍白、皮肤温度降低，严重时可有发绀。

（3）骨骼肌血流量减少，患者易疲乏，运动耐受力降低等表现。

（4）脑血供减少，心输出量严重减少时，脑血流量亦下降，患者可出现头晕、头痛、眩晕、失眠、记忆力减退、烦躁不安、直立性低血压等症状。

✖ 练一练

心衰患者端坐体位可减轻肺淤血的机制是（　　）。

A. 端坐时迷走神经相对兴奋

B. 端坐时部分血流因重力关系转移到躯体下半部

C. 端坐时膈肌位置相对下移

D. 端坐位可减少下肢水肿液的吸收

E. 端坐位机体耗氧量减少

答案解析

PPT

第五节　心力衰竭的防治原则

1. 积极防治原发病，消除诱因　如解除冠脉堵塞和痉挛，控制血压，控制感染，纠正心律失常，维持水、电解质平衡等。

2. 改善心肌的舒缩功能　应用正性肌力药物，通过增加心肌收缩力而增加心输出量，适用于充血性心力衰竭的患者，如洋地黄类药物（地高辛）。选用钙拮抗剂或 β 肾上腺素受体阻断药，使心舒期延长，扩张冠脉血管，改善心肌舒张性能，适用于室壁顺应性降低和舒张功能不全所致的心力衰竭。

3. 减轻心脏负荷　①降低后负荷：应用动脉血管扩张药（如 ACEI）可降低外周阻力，减少心肌耗氧量，同时可提高心输出量，改善外周血流量。②调整前负荷：静脉血管扩张药以减少回心血量，减轻心脏前负荷。通过休息、控制钠盐的摄入、适当使用利尿剂也有利于减轻心脏前负荷。

♥护爱生命

心力衰竭是各种心脏疾病进展至严重阶段而引起的一种复杂的临床综合征，此病不能治愈，治疗目标是为了防止和延缓心力衰竭的发生、发展，缓解临床症状。

为了提高患者生活质量，改善长期预后，降低病死率与住院率，在护理方面，应向患者及家属讲解心力衰竭的原因、诱因及临床特点，从而提醒患者积极配合治疗原发疾病，并注意避免诱发因素，如平时要注意预防感冒，在感冒流行季节或气候骤变情况下，患者要减少外出，出门应戴口罩，并适当增添衣服，患者还应少去人群密集之处。患者若发生呼吸道感染，则非常容易使病情急剧恶化。同时提醒患者养成健康的生活方式，如适量活动，但切忌活动过多、过猛，更不能参加较剧烈的活动，以免心力衰竭突然加重。饮食宜清淡，少盐、少油饮食，多吃蔬菜、水果。对于已经出现心力衰竭的患者，一定要控制盐的摄入量。盐摄入过多会加重体液潴留，加重水肿，但也不必完全不吃盐。通过对心力衰竭专业知识的讲解，让患者乃至更多的人认识心力衰竭、了解心力衰竭的预防，从而提高患者生存质量并促进全民健康。

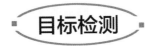

答案解析

一、选择题

【A 型题】

1. 心力衰竭概念的主要内容是（　　）。

  A. 心输出量不能满足机体需要　　　　　　B. 心肌舒张功能障碍

  C. 心输出量绝对下降　　　　　　　　　　D. 心输出量相对下降

  E. 心肌收缩功能障碍

2. 引起心肌损害导致舒缩功能障碍的直接因素是（　　）。

  A. 动脉瓣膜关闭不全　　　　　　　　　　B. 室间隔缺损

  C. 高血压　　　　　　　　　　　　　　　D. 心肌炎

  E. 肺源性心脏病

3. 引起心脏容量负荷过重的因素是（　　）。

  A. 动脉瓣膜狭窄　　　　　　　　　　　　B. 动脉瓣膜关闭不全

  C. 肺栓塞　　　　　　　　　　　　　　　D. 肺源性心脏病

  E. 肺动脉高压

4. 引起心脏压力负荷过重的因素是（　　）。

  A. 高血压　　　　B. 室间隔缺损　　　C. 甲亢　　　　D. 动静脉瘘　　　E. 慢性贫血

5. Ⅲ级心功能不全的表现是（　　）。

  A. 在休息时无症状和体征

  B. 轻体力劳动时无症状和体征

  C. 一般体力劳动时可出现气急、心悸

  D. 轻体力劳动时即出现心衰的症状和体征

E. 安静时即出现心衰的症状和体征

6. 临床上引起心肌细胞坏死最常见的原因是（ ）。

    A. 病毒感染   B. 细菌感染   C. 急性心肌梗死   D. 阿霉素中毒   E. 锑中毒

7. 心力衰竭的诱因是（ ）。

    A. 心肌炎   B. 心肌病   C. 高血压   D. 心肌梗死   E. 肺部感染

8. 破坏心脏舒缩活动协调性最常见的原因是（ ）。

    A. 各类心律失常   B. 心室顺应性降低

    C. 心室舒张势能减少   D. 心肌能量代谢紊乱

    E. 心肌肥大的不平衡生长

9. 左心衰引起呼吸困难的病理生理基础是（ ）。

    A. 左心室收缩功能减弱   B. 肺顺应性增强

    C. 肺泡敏感性增加   D. 肺静脉回流增多

    E. 肺动脉高压

10. 钙拮抗剂治疗心衰患者的病理生理基础是（ ）。

    A. 清除诱因   B. 增强心肌收缩功能

    C. 改善心肌舒张性能   D. 减轻心脏的前负荷

    E. 调整心脏的前负荷

11. 心力衰竭发病的关键环节是（ ）。

    A. 心肌收缩性减弱   B. 心肌舒张功能异常

    C. 心脏各部分舒缩活动不协调   D. 心输出量减少

    E. 心肌细胞凋亡坏死

12. 心肌肌节的最适长度是（ ）。

    A. $2.0\mu m$ B. $2.2\mu m$ C. $2.4\mu m$ D. $2.6\mu m$ E. $2.8\mu m$

13. 引起心肌向心性肥大的原因是（ ）。

    A. 高血压   B. 动脉瓣膜关闭不全

    C. 动静脉瘘   D. 室间隔缺损

    E. 甲状腺功能亢进

14. 心衰时出现血流重新分布，以保证（ ）。

    A. 心、肺的供血   B. 心、脑的供血

    C. 心、肾的供血   D. 肝、脑的供血

    E. 肾、脑的供血

15. 产生心源性水肿最主要的发病因素是（ ）。

    A. 水钠潴留   B. 毛细血管压升高

    C. 血浆胶体渗透压下降   D. 淋巴回流受阻

    E. 水钠潴留和毛细血管压升高

【X 型题】

16. 可以引起低输出量性心力衰竭的因素是（ ）。

    A. 冠心病   B. 高血压   C. 心瓣膜病   D. 心肌炎   E. 严重贫血

17. 有关高输出量性心力衰竭特点的描述正确的是（ ）。

    A. 心输出量较发病前有所下降   B. 心输出量可高于正常水平

C. 回心血量多于正常水平

D. 心脏负荷明显增大

E. 其产生主要原因是高血压

18. 心力衰竭的诱因有（　　）。

A. 全身感染

B. 酸碱平衡紊乱

C. 电解质代谢紊乱

D. 阿霉素中毒

E. 妊娠与分娩

19. 引起右心衰竭的原因有（　　）。

A. 大块肺栓塞

B. 肺动脉高压

C. 慢性阻塞性肺疾病

D. 法洛四联症

E. 二尖瓣狭窄

20. 心衰患者出现劳力性呼吸困难的机制是（　　）。

A. 体力活动时需氧量增加

B. 体力活动时心率加快，加剧心肌缺氧

C. 体力活动时迷走神经相对兴奋

D. 体力活动时中枢神经系统相对抑制

E. 体力活动时回心血量增多，加重肺淤血

二、综合问答题

1. 心衰时因心输出量不足临床上可出现哪些临床表现？

2. 试述心衰患者出现劳力性呼吸困难的原因。

三、实例解析题

患者，女，70岁，患风湿性心脏病30年。近日感冒后出现胸闷、气促、夜间不能平卧，腹胀，双下肢水肿。查体：颈静脉怒张，肝颈静脉回流征阳性；双肺可闻及湿啰音；心界向两侧扩大，心音低钝，心尖部可闻及舒张期隆隆样杂音；肝大，肋下三指。

讨论：该患者发生了什么病理过程？发生的原因及机制是什么？

（胡玲）

书网融合……

📖 重点回顾　　📱 微课　　⏱ 习题

第二十章　呼吸衰竭

知识目标：

1. **掌握**　呼吸衰竭的概念、发生机制；呼吸衰竭时机体的功能代谢变化。
2. **熟悉**　呼吸衰竭发生的原因。
3. **了解**　呼吸衰竭防治的病理生理学基础类型。

技能目标：

能准确控制呼吸衰竭患者的吸氧浓度。

素质目标：

利用呼吸衰竭防治的病理生理基础知识，进行健康教育；对呼吸衰竭患者，具有耐心细致的护理观念和心理疏导意识。

导学情景

情景描述： 患者，女，74 岁。因呼吸困难 2 小时急诊入院。查体：血压 105/80mmHg，心率 110 次/分，体温 36℃；意识模糊，不能准确回答问题。双肺呼吸音粗，肺底可闻及一些啰音。心律不齐，无杂音，腹软，未触及包块，双下肢无水肿。血常规检查：WBC 11.8×10^9/L，中性粒细胞为 88.9%。血气分析：$PaCO_2$ 45mmHg，PaO_2 50.8mmHg。经过抗菌，吸氧治疗后，呼吸困难缓解，血气分析恢复正常。

情境分析： 结合体格检查和实验室检查等，该患者发生了呼吸衰竭。呼吸衰竭时机体各系统功能变化最重要的原因是低氧血症、高碳酸血症和酸碱平衡紊乱。

讨论： 该患者发生了哪个类型的呼吸衰竭？发生机制是什么？

学前导语： 呼吸衰竭亦称呼吸功能不全，通常是外呼吸功能严重障碍的后果，了解呼吸衰竭的发生原因和机制，合理地防治呼吸衰竭。

人体正常的生命活动需要呼吸系统结构完整，功能健全。人体的呼吸功能包括外呼吸、内呼吸和气体在血液中的运输。外呼吸包括肺通气和肺换气。肺通气是指肺泡与外界之间进行气体交换的过程，肺换气是指肺泡与毛细血管之间进行气体交换的过程。

呼吸衰竭（respiratory failure）指静息状态下，由于外呼吸功能严重障碍，以致动脉血氧分压降低伴有或不伴有动脉血二氧化碳分压增高的病理过程。正常人在静息时的 PaO_2 随年龄及所处海拔高度而异。一般以 PaO_2 低于 60mmHg（8kPa），伴有或不伴有 $PaCO_2$ 高于 50mmHg（6.67kPa），作为判断呼吸衰竭的主要血气标准。

看一看

成年人在海平面静息时的动脉血氧分压（PaO_2）的正常范围为（$100 - 0.32 \times$ 年龄）± 4.97mmHg，随年龄、运动及所处海拔高度而异；动脉血二氧化碳分压（$PaCO_2$）的正常范围为 40 ± 5.04mmHg，极少受年龄的影响。

呼吸衰竭根据动脉血气分析结果可分为Ⅰ型呼吸衰竭（即低氧血症型呼吸衰竭）和Ⅱ型呼吸衰竭（即高碳酸血症型呼吸衰竭）；根据主要发生机制不同，分为通气性呼吸衰竭和换气性呼吸衰竭；根据原发病变部位不同，分为中枢性呼吸衰竭和外周性呼吸衰竭；根据发病的缓急，可分为急性呼吸衰竭和慢性呼吸衰竭。

第一节　呼吸衰竭的病因及发生机制

PPT

一、病因

很多疾病都能直接或间接影响肺的呼吸功能而导致呼吸衰竭。

（一）神经系统疾病

1. 呼吸中枢受损　见于脑血管意外、脑水肿、脑炎、脑外伤、严重缺氧及镇静药、安眠药、麻醉药使用过量等。

2. 周围神经损害　见于脊髓损伤、多发性神经炎及脊髓灰质炎等。

（二）肌肉、骨骼和胸膜疾病

1. 呼吸肌活动障碍　见于呼吸肌疲劳、重症肌无力、多发性肌炎、低钾血症、缺氧、酸中毒及营养不良等。

2. 胸廓、骨骼病变　见于严重胸廓畸形、多发性肋骨骨折等使胸廓扩张受限。

3. 胸膜病变　见于胸腔积液、气胸、胸膜粘连及胸膜纤维化等使肺扩张受限。

（三）气道和肺部病变

1. 气道疾病　见于喉头水肿、气管异物、肿瘤等所致上呼吸道狭窄或梗阻，也常见于慢性支气管炎、支气管哮喘、慢性阻塞性肺气肿等所致的下呼吸道狭窄或梗阻。

2. 肺部病变　见于肺部炎症、肺不张、肺气肿、弥漫性肺纤维化、肺淤血、肺水肿和肺小动脉栓塞等。

二、发生机制

外呼吸功能健全是人体进行正常生命活动的重要保障。各种原因引起肺通气和（或）肺换气功能发生严重障碍时，即可引发呼吸衰竭。

（一）肺通气功能障碍

正常成人在静息时，肺总通气量约为 6 L/min，其中有效通气量即肺泡通气量约为4L/min，当肺通气功能严重障碍使肺泡通气不足时即可引起呼吸衰竭。肺通气功能障碍包括限制性通气不足和阻塞性通气不足。

1. 限制性通气不足　吸气时肺泡扩张受限制所引起的肺通气不足称为限制性通气不足（restrictive hypoventilation）。平静状况下，吸气运动是呼吸肌收缩引起的主动过程，由呼吸中枢、呼吸肌、胸腔和肺等器官共同完成，其中任何环节障碍均可导致肺泡扩张受限引起肺泡通气不足。

（1）呼吸肌活动障碍　如颅脑和脊髓外伤、中枢神经系统疾病、服用过量的安眠药和镇静药物等均可使呼吸中枢受损或抑制；低钾血症、重症肌无力和多发性神经根炎等神经肌肉疾病累及呼吸肌时，均可因呼吸肌收缩减弱或膈肌活动受阻，以致肺泡不能正常扩张而发生通气不足。

（2）胸廓顺应性降低　严重胸廓畸形、纤维性胸膜增厚和多发性肋骨骨折等病变可限制胸廓的扩张，导致肺泡扩张受限，引起肺通气不足。

（3）肺的顺应性降低　严重的肺纤维化和肺泡表面活性物质减少可降低肺的顺应性，使肺泡扩张的弹性阻力增大而导致限制性通气不足。正常时由Ⅱ型肺泡上皮细胞产生的表面活性物质，能降低肺泡表面张力，降低肺的回缩力，提高肺的顺应性，稳定肺泡直径。Ⅱ型肺泡上皮细胞受损（循环灌流不足、氧中毒、脂肪栓塞）或发育不全（新生儿呼吸窘迫综合征）所致表面活性物质合成与分泌不足，肺过度通气或肺水肿等所致表面活性物质的过度消耗、稀释和破坏时均可使表面活性物质减少，肺泡表面张力增加而肺顺应性降低，从而使肺泡不易扩张而发生限制性通气不足

（4）胸腔积液或气胸　大量胸腔积液时肺严重受压，而造成肺扩张受限制；开放性气胸时胸内负压消失，肺塌陷从而限制了肺扩张。

2. 阻塞性通气不足　由于气道狭窄或阻塞所致的通气障碍称为阻塞性通气不足（obstructive hypoventilation）。

在呼吸过程中，气体分子之间和气体分子与气道内壁之间的摩擦力形成了气道阻力。成人的气道阻力 80% 发生于直径大于 2mm 的支气管与气管。影响气道阻力的因素有气道内径、长度、形态、气流速度和形式等，其中最主要的是气道内径。当管壁痉挛、肿胀或纤维化，管腔被黏液、渗出物、异物等阻塞，肺组织弹性降低对气管管壁的牵引力减弱，均可使气道内径变窄或不规则而增加气流阻力，从而引起阻塞性通气不足。气道阻塞可分为 2 类。

（1）中央型气道阻塞　指气管分叉处以上的气道阻塞。阻塞若位于胸外，如声带麻痹、喉头水肿和炎症等，吸气时气体流经病灶引起的压力降低，可使气道内压明显低于大气压，导致气道狭窄加重；呼气时则因气道内压大于大气压而使阻塞减轻，故患者表现为吸气性呼吸困难。阻塞若位于中央气道的胸内部分，吸气时由于胸内压降低使气道内压大于胸内压，故使阻塞减轻；呼气时由于胸内压升高而压迫气道，使气道狭窄进一步加重，患者表现为呼气性呼吸困难（图 20-1）。

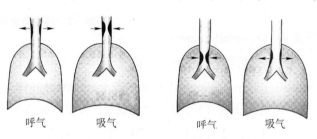

图 20-1　不同部位气道阻塞呼吸困难的特征

（2）外周型气道阻塞　常发生于内径小于 2mm 的细支气管，其结构特点是无软骨支撑、管壁薄，与周围肺泡结构紧密相连，呼吸时，由于胸内压的改变，其内径也随之扩大和缩小。吸气时胸膜腔内压降低，随着肺泡的扩张，细支气管受到周围弹性组织的牵拉，其口径变大和管道伸长；呼气时，则小气道缩短变窄。慢性支气管炎、支气管哮喘和肺气肿等慢性阻塞性肺疾病主要侵犯小气道，不仅使管壁增厚、痉挛和顺应性降低，而且管腔也被分泌物堵塞，肺泡壁的损坏还可降低对细支气管的牵引力，因此小气道阻力大大增加，患者表现为呼气性呼吸困难。

无论是限制性通气不足还是阻塞性通气不足，都可使肺泡通气量减少，导致氧气的吸入和二氧化碳的排出均受阻。所以肺泡气氧分压下降和肺泡气二氧化碳分压升高时，流经肺泡毛细血管的血液不能被充分动脉化，导致 PaO_2 降低，$PaCO_2$ 升高，发生Ⅱ型呼吸衰竭。外周气道阻塞时除有肺泡通气不足外，还因为阻塞的部位与程度不均匀，往往同时有肺泡通气与血流比例失调而引起换气功能障碍。

（二）肺换气功能障碍

肺换气功能障碍包括弥散障碍、肺泡通气与血流比例失调及解剖分流增加。

1. 弥散障碍（diffusion impairment） 是指由于肺泡膜面积减少或肺泡膜异常增厚及气体弥散时间缩短所引起的气体交换障碍。肺泡气与肺泡毛细血管血液之间的气体换气是一个物理弥散过程。气体弥散速度取决于肺泡两侧的气体分压差、气体的分子量和溶解度、肺泡膜的面积与厚度，气体弥散量还取决于血液与肺泡膜接触时间。肺部病变引起弥散障碍可发生于下列情况。

（1）肺泡膜面积减少　正常成人肺泡总面积约$80m^2$，静息呼吸时参与换气的肺泡表面积为$35 \sim 40m^2$，运动时可增加到$60m^2$左右。由于储备量大，只有当肺泡膜面积减少一半以上时，才会发生换气功能障碍。肺泡膜面积减少见于肺叶切除、肺实变、肺气肿、肺水肿和肺不张等。

（2）肺泡膜厚度增加　肺泡膜的薄部为气体交换部位，它由肺泡上皮、毛细血管内皮及两者共有的基底膜构成，其厚度不到$1\mu m$，氧和二氧化碳均易透过（图20-2）。虽然气体从肺泡腔到达红细胞内还要经过肺泡表面液体层、毛细血管内皮、血浆层和红细胞膜，但总厚度也不到$5\mu m$，故正常气体交换是很快的。当肺水肿、肺泡透明膜形成、间质性肺炎、肺纤维化等病理情况下，可因弥散距离增宽，导致弥散速度减慢。

（3）血液与肺泡的接触时间过短　正常静息时，血液流经肺泡毛细血管的时间约为0.75秒，而血液氧分压和肺泡分压达到平衡的时间只需要0.25秒。肺泡面积减少或膜增厚时，虽然弥散速度减慢，但在静息时气体交换仍可在正常的接触时间（0.75秒）内达到血气和肺泡气的平衡，而不至于发生血气的异常。只有在体力负荷增加等使心输出量增加和肺血流加快、血液和肺泡接触时间过短的情况下，才会出现气体交换不充分而发生低氧血症。

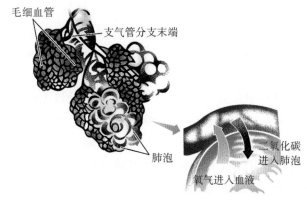

图20-2　肺泡与血液之间的气体交换

2. 肺泡通气血流比例失调（ventilation perfusion ratio mismatch） 血液流经肺泡时能否获得足够的氧和充分地排出二氧化碳，使血液动脉化，还取决于肺泡通气量与血流量的比例。正常成人在静息状态下，肺泡每分钟通气量（V_A）约为4L，肺血流量（Q）每分钟约为5L，两者的比值（V_A/Q）约为0.8。在某些肺部疾病时，肺泡通气与血流分布极不均匀，造成部分肺泡通气与血流比例失调（图20-3），从而发生气体交换障碍引起呼吸衰竭。这是肺部疾病引起呼吸衰竭最常见最重要的机制。

（1）部分肺泡通气不足　支气管哮喘、支气管炎、阻塞性肺气肿等引起的气道阻塞，以及肺纤维化，肺水肿等引起的限制性通气障碍，可导致肺泡通气的严重不均匀。如病变肺泡通气明显减少，而血流无相应减少，甚至还可因炎性充血等使血流增多（如大叶性肺炎早期），使V_A/Q显著降低，以至流经这部分肺泡的动脉血未经充分动脉化便掺入动脉血内，这种情况称功能性分流（functional shunt）或静脉血掺杂（venous admixture），类似于动静脉短路。正常成人由于肺内通气分布不均匀形成的功能性分流约占肺血流量的3%，慢性阻塞性肺疾病严重时，功能性分流可增加至肺血流量的30%～50%，从而严重地影响换气功能。

（2）部分肺泡血流不足　肺动脉分支栓塞、肺微血管阻塞、肺动脉炎、肺血管收缩等，都可使部分肺泡血流减少，V_A/Q可显著大于正常，患部肺泡血流量少而通气多，肺泡通气不能充分被利用，称为无效腔通气（dead space ventilation）。正常人的生理无效腔约占潮气量的30%，疾病时功能性无效腔可明显增多，可高达潮气量的60%～70%，从而导致呼吸衰竭。

总之，无论是部分肺泡通气不足引起的功能性分流增加，还是部分肺血流不足引起的功能性无效

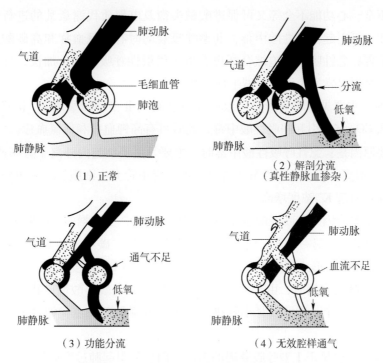

图 20-3 肺泡通气与血流关系的模式图

腔增加，均可导致 PaO_2 降低，而 $PaCO_2$ 可正常或降低，极严重时也可以升高。

（3）解剖分流增加 生理情况下，肺内也存在解剖分流，即一部分静脉血经支气管静脉和极少的肺内动静脉交通支直接流入肺静脉。这些解剖分流（anatomic shunt）的血流量正常占心输出量的 2% ~ 3%。在支气管扩张时，可因肺内动静脉短路开放，使解剖分流量增加，静脉血掺杂增多，而导致呼吸衰竭。解剖分流的血液完全未经气体交换的过程，又称为真性分流。在肺的严重病变，如肺实变、肺不张时流经该病变部位的血液完全未进行气体交换而掺入动脉血，类似解剖分流。吸入纯氧可有效地提高功能性分流的 PaO_2，而对真性分流的 PaO_2 无明显作用，用这种方法可对两者进行鉴别。

❓ 想一想

慢性阻塞性肺疾病（COPD）是一组慢性气道阻塞性疾病的统称，其特点为肺实质和小气道受损，导致慢性气道阻塞、呼气阻力增加及肺功能不全。COPD 是引起慢性呼吸衰竭的最常见的原因，那么 COPD 引起慢性呼吸衰竭的机制是什么？

答案解析

PPT

第二节 呼吸衰竭时机体的代谢及功能变化

呼吸衰竭时引起机体各系统功能代谢变化的最根本原因是低氧血症、高碳酸血症以及由此引起的酸碱平衡紊乱。低氧血症和高碳酸血症对机体影响的程度取决于其发生的速度、持续时间、程度及机体原有的功能代谢状况等。慢性呼吸衰竭患者在发病过程中，常先出现一系列代偿适应性反应，以增加组织的供氧，调节酸碱平衡和改善组织器官的功能、代谢以适应新的内环境；呼吸衰竭严重时，机体代偿不全，则可出现严重的代谢和功能紊乱。

一、酸碱平衡及电解质代谢紊乱

呼吸衰竭引起的缺氧和二氧化碳潴留本身就可引起酸碱平衡紊乱及电解质代谢紊乱，而呼吸衰竭的并发症如肾功能不全、心功能不全等又可促进酸碱失衡及电解质代谢紊乱的进行。Ⅰ型和Ⅱ型呼吸衰竭时均有低氧血症，可引起代谢性酸中毒；Ⅱ型呼吸衰竭时有低氧血症和高碳酸血症，可引起代谢酸中毒和呼吸性酸中毒；急性呼吸窘迫综合征患者由于代偿性呼吸加深、加快，可出现代谢酸中毒和呼吸性碱中毒。呼吸衰竭时常发生混合酸碱平衡紊乱。

1. 呼吸性酸中毒 主要见于通气障碍所致的呼吸衰竭（Ⅱ型呼吸衰竭）。Ⅱ型呼吸衰竭时，由于通气功能障碍，导致 CO_2 潴留引起呼吸性酸中毒，此时可有高钾血症和低氯血症。

高钾血症的主要原因是：急性呼吸性酸中毒时，主要是由于细胞内外离子分布改变，细胞内 K^+ 外移而引起血清 K^+ 浓度增高；慢性呼吸性酸中毒时，由于肾小管上皮细胞泌氢和重吸收碳酸氢钠增多而排钾减少，故也可导致血清 K^+ 浓度增高。

造成低氯血症的主要原因是：高碳酸血症使红细胞中 HCO_3^- 生成增多，同时细胞外 Cl^- 转移，使血浆中的 Cl^- 进入红细胞增多；另一方面，由于肾小管泌 H^+ 增加，碳酸氢钠重吸收和再生增多，而较多的 Cl^- 则以氯化钠和氯化铵的形式随尿排出，因而也可引起血清 Cl^- 浓度降低。

2. 代谢性酸中毒 呼吸衰竭时，由于缺氧使糖酵解增强，乳酸等酸性产物增多，可发生代谢性酸中毒。若患者合并肾功能不全，则可因肾小管排酸保碱功能降低而加重代谢性酸中毒。此时血清钾浓度增高明显。

3. 呼吸性碱中毒 主要见于Ⅰ型呼吸衰竭的患者。因缺氧引起肺过度通气，可发生呼吸性碱中毒。此时血清钾浓度降低，血氯增高。

4. 代谢性碱中毒 Ⅱ型呼吸衰竭时，如果人工呼吸机使用不当，通气过度，二氧化碳排出过多，而原来代偿性增多的 HCO_3^- 又不能及时排出，形成代偿性碱中毒。

5. 混合性酸碱平衡紊乱

（1）呼吸性酸中毒合代谢性酸中毒　见于Ⅱ型呼吸衰竭患者，由于严重缺氧，无氧代谢加强，酸性代谢产物增多，可引起呼吸性酸中毒合并代谢性酸中毒。此时血浆 pH 值明显降低，血钾显著增高。

（2）呼吸性酸中毒合代谢性碱中毒　见于Ⅱ型呼吸衰竭时，人工呼吸机使用不当而导致过度通气。

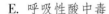 练一练20-1

Ⅰ型呼吸衰竭可出现的酸碱平衡紊乱是（　　）。

A. 代谢性酸中毒　　　　　B. 呼吸性碱中毒合并代谢性酸中毒

C. 代谢性碱中毒　　　　　D. 呼吸性酸中毒合并代谢性酸中毒

E. 呼吸性酸中毒

答案解析

二、呼吸系统的变化

引起呼吸衰竭的原发疾病会导致呼吸系统的变化，如限制性通气障碍患者常表现为浅快呼吸；阻塞性通气障碍患者常表现为深慢呼吸。且随阻塞部位不同表现形式有所不同，气道阻塞位于胸腔内段则表现为呼气性呼吸困难，气道阻塞位于胸外者表现为吸气性呼吸困难；中枢性呼吸衰竭患者常表现为浅慢呼吸，可出现呼吸节律紊乱（潮式呼吸、间歇呼吸、叹气样呼吸、抽泣样呼吸等）。

呼吸衰竭造成的体内低氧血症或高碳酸血症必然影响呼吸功能。低氧血症和高碳酸血症可刺激外周和（或）中枢化学感受器反射性地兴奋呼吸中枢使呼吸运动增强，但严重的低氧血症（$PaO_2 < 30mmHg$）和高碳酸血症（$PaCO_2 > 80mmHg$）可抑制呼吸中枢，使呼吸运动减弱，甚至可导致呼吸停止。需要注意的是：严重的Ⅱ型呼吸衰竭时，中枢化学感受器被抑制，对二氧化碳敏感性降低，呼吸运动主要靠 PaO_2 降低对外周化学感受器的刺激得以维持。在此情况下，氧疗只能吸入25%～30%的氧，以免缺氧完全纠正后反而呼吸抑制，加重高碳酸血症，使病情恶化。

三、循环系统的变化

一定程度的 PaO_2 降低和 $PaCO_2$ 升高可兴奋心血管运动中枢，使心率加快，心收缩力增强。外周血管收缩，加上呼吸运动增强使静脉回流增加，导致心输出量增加。这些代偿性反应有利于机体抵御缺氧和二氧化碳潴留所引起的损伤。严重的缺氧和二氧化碳潴留可直接抑制心血管中枢和心脏活动，引起血管扩张、血压下降、心肌收缩力下降、心率失常等严重后果。

呼吸衰竭可累及心脏，主要引起右心肥大与衰竭，即肺源性心脏病。其发生机制较复杂，主要与肺动脉高压和心肌受损有关。

1. 肺动脉高压 肺泡缺氧和二氧化碳潴留所致血液氢离子浓度过高，均可引起肺小动脉收缩，使肺动脉压升高。肺小动脉长期收缩和缺氧的直接作用，使其血管壁平滑肌和成纤维细胞肥大和增生，血管壁增厚，管腔狭窄，形成持久、稳定的慢性肺动脉高压。某些肺部病变如肺小动脉炎、肺毛细血管床的大量破坏、肺栓塞等也能成为肺动脉高压的原因。长期缺氧引起的代偿性红细胞增多，使血液的黏度增加，会增加肺血流的阻力和加重右心的负荷。

2. 心肌受损 缺氧和酸中毒可降低心肌舒、缩功能。呼吸困难时，用力呼气使胸内压异常增高，心脏受压，影响心脏的舒张功能；用力吸气则胸内压异常降低，可增加右心收缩的负荷，促使右心衰竭。

练一练20-2

呼吸衰竭时引起肺动脉高压的主要原因是（ ）。

A. 肺循环血量增多 B. 肺小静脉收缩

C. 左心衰竭 D. 肺小动脉收缩

E. 肺内微血栓形成

答案解析

四、中枢神经系统的变化

中枢神经系统对缺氧最敏感，呼吸衰竭时会引起一系列神经精神症状。当 PaO_2 降至 8.0kPa（60mmHg）时患者可出现智力和视力轻度减退；当 PaO_2 迅速降至 $5.33 \sim 6.66$ kPa（40~50mmHg）以下时，则会引起一系列神经精神症状，如头痛、精神错乱、定向与记忆障碍、嗜睡、不安以致惊厥和昏迷；当 PaO_2 低于 2.67kPa（20mmHg）时，只需几分钟即可造成神经细胞的不可逆性损害。

二氧化碳潴留对神经系统功能也有明显影响。当 $PaCO_2$ 超过 10.7kPa（80mmHg）时，可引起头痛、头晕、烦躁不安、言语不清、扑翼样震颤、精神错乱、嗜睡、昏迷、抽搐和呼吸抑制等，称为二氧化碳麻醉（carbon dioxide narcosis）。

这种由呼吸衰竭引起的脑昏迷称为肺性脑病，其发生机制如下。

1. 低氧血症 缺氧可导致神经细胞能量代谢障碍。ATP 生成减少，影响钠钾泵的功能，可引起 Na^+ 及水增多，形成脑细胞水肿；缺氧也使脑血管扩张及糖酵解增强导致代谢性酸中毒，引起细胞和细胞器受损；缺氧和酸中毒还能损伤血管，更加重脑缺氧，由此形成恶性循环，严重时可导致脑疝形成。

2. 高碳酸血症及酸碱平衡紊乱 CO_2 潴留可直接抑制中枢神经系统功能；CO_2 潴留引起脑血管扩张，毛细血管通透性增高，导致或加重脑水肿；CO_2 潴留使脑脊液中的 pH 值显著降低，H^+ 进入脑细胞造成神经细胞内酸中毒，导致脑细胞水肿、变性和坏死。此外，酸中毒时氧化磷酸化相关的酶活性降低，脑组织能量进一步缺乏，使损伤加重。

五、肾功能变化

呼吸衰竭时肾可能受损,轻者尿中出现蛋白、红细胞、白细胞及管型等,严重时可发生急性肾衰竭,出现少尿、氮质血症和代谢性酸中毒。此时结构往往无明显变化,为功能性肾衰竭。其机制是缺氧和高碳酸血症反射性地通过交感神经使血管收缩、肾血流量严重减少所致。

六、胃肠道变化

呼吸衰竭时常出现消化功能障碍,表现为食欲不振、消化不良等。主要为缺氧可使胃黏膜血管收缩,降低胃黏膜的屏障作用;CO_2潴留可增强胃壁细胞碳酸酐酶的活性,使胃酸分泌增多;二者作用的结果导致胃黏膜发生糜烂、坏死、出血与溃疡形成等病理变化。

第三节 呼吸衰竭的防治原则 @微课

PPT

一、去除病因及诱因,防治原发病

积极治疗原发病是防治呼吸衰竭的关键。原发病若得不到控制和治愈,将导致呼吸功能难以改善。如慢性阻塞性肺疾病的患者若发生感冒与急性支气管炎,可诱发呼吸衰竭和右心衰竭,故应注意预防,一旦发生呼吸道感染应积极进行抗感染治疗。

对于可能引起呼吸衰竭的疾病,还必须同时防止诱因的作用,例如对于创伤、休克患者,要避免吸入高浓度氧、输注久存血库的血液或输液过量等,以免诱发成人呼吸窘迫综合征。有呼吸系统疾病的患者必须做手术时,应先检查患者的肺功能情况,对肺功能已有损害或慢性呼吸衰竭的患者更应积极防止及去除各种诱因的作用,以免诱发急性呼吸衰竭。

👁看一看

允许性高碳酸血症通气法作为一种被证实的肺保护性通气策略逐渐用于临床。传统的正压通气通常采用大潮气量(12~15ml/kg)和低呼吸频率的方法来维持各种心肺疾病的动脉血气达到正常或基本正常。然而近年来研究表明,这种通气方法存在许多弊端,除降低心输血量和引起低血压外,还诱发严重的呼吸机相关性肺损伤。将呼吸机潮气量设置为6~8ml/kg,允许动脉血二氧化碳分压比正常值稍高,但不超过80~100mmHg,避免大潮气量和肺过度牵张引起的损伤,从而减少呼吸机相关性肺损伤及支气管肺发育不良的发生。

二、畅通气道和提高通气

常用的方法有:清除气道内容物或分泌物;解除支气管痉挛;用抗炎治疗减轻气道的肿胀与分泌;给予呼吸中枢兴奋剂;必要时辅以气管插管、气管切开、机械呼吸等。

三、改善缺氧

无论哪种类型的呼吸衰竭都有严重缺氧,因此纠正缺氧、提高 PaO_2 水平对每个患者都是必要的。纠正缺氧的目标:争取在短时间内使患者提高到能供给组织必须氧的水平,PaO_2升至 6.67kPa~8.0kPa(50~60mmHg),动脉血氧饱和度升至85%左右。

Ⅰ型呼吸衰竭有缺氧而无二氧化碳潴留,可吸入较高浓度的氧(一般不超过50%)。慢性Ⅱ型呼吸衰竭时，既有缺氧又有二氧化碳潴留，因此给氧要谨慎，给氧原则上以持续低浓度低流量为宜（一般25%～30%、流速为1～2L/min）。应使PaO_2达到安全水平8.0～9.33kPa（60～70mmHg），以求能供给组织足够的氧，但又不致引起二氧化碳麻醉，同时还能保持低氧血症对外周化学感受器的兴奋，维持呼吸的兴奋性。然后根据患者情况调整并逐渐提高吸入氧的浓度及流量。如在给氧时出现二氧化碳分压进行性上升，则须助以人工通气以促进二氧化碳的排出。

四、改善内环境及重要器官的功能

注意及时纠正酸碱失衡，水、电解质紊乱；预防与治疗肺源性心脏病、肾功能不全、肺性脑病等。

护爱生命

体外膜氧合（extracorporeal membrane oxygenation，ECMO），是抢救垂危患者生命的新技术，是体外肺辅助技术中的一种。ECMO技术源于心外科的体外循环，1975年成功用于治疗新生儿严重呼吸衰竭。ECMO在临床中主要用于部分或完全替代患者心肺功能，让其充分休息。体外膜氧合的主要原理是通过静脉内导管把静脉血引到体外，然后经过体外膜氧合器进行氧合，氧合后的血液再重新通过静脉或动脉输回体内。按照治疗目的和血液转流方式，ECMO可分为静脉－静脉方式ECMO（V－V ECMO）和静脉－动脉方式ECMO（V－A ECMO）两种。V－V ECMO适用于仅需要呼吸支持的患者，V－A ECMO可同时支持呼吸和循环功能，为患者提供足够的氧供和有效的循环支持。

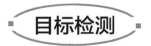
目标检测

答案解析

一、选择题

【A型题】

1. 呼吸衰竭是指（　　）。

　　A. 由内呼吸功能障碍引起的病理过程

　　B. 由外呼吸功能严重障碍引起低氧血症的病理过程

　　C. $PaO_2 < 80mmHg$ 的病理过程

　　D. 有呼吸困难的病理过程

　　E. 严重肺部疾病引起的病理过程

2. 通气功能障碍时，动脉血气变化的特点为（　　）。

　　A. PaO_2 下降　　　　　　　　　　　B. PaO_2 下降，$PaCO_2$ 下降

　　C. PaO_2 下降，$PaCO_2$ 升高　　　　D. PaO_2 正常，$PaCO_2$ 升高

　　E. PaO_2 下降，$PaCO_2$ 正常

3. $PaCO_2$ 升高，常合并低氧血症，这是由于（　　）。

　　A. 弥散障碍　　　　　　　　　　　　B. 肺死腔样通气形成

　　C. 左心衰竭　　　　　　　　　　　　D. 肺泡通气不足

　　E. 生理分流量增加

4. 海平面条件下，Ⅱ型呼吸衰竭的诊断指标是（　　）。

　　A. $PaO_2 < 8.0kPa$　　　　　　　　　B. $PaO_2 < 9.3kPa$

　　C. $PaCO_2 > 6.67kPa$　　　　　　　　D. $PaO_2 < 10.6kPa$ 伴 $PaCO_2 > 6.67kPa$

　　E. $PaO_2 < 8.0kPa$ 伴 $PaCO_2 > 6.67kPa$

5. 多发性肋骨骨折可引起（　　）。

A. 阻塞性通气障碍   B. 限制性通气障碍

C. 弥散障碍   D. 肺换气障碍

E. 气体运输障碍

6. 功能性分流是指（　　）。

  A. 肺动静脉短路开放   B. 部分肺泡 V_A/Q 比率增高

  C. 无效腔通气量增多   D. 部分肺泡 V_A/Q 比率降低

  E. 以上都不是

7. 下列情况不会引起限制性通气不足的是（　　）。

  A. 呼吸中枢抑制   B. 气道口径变小

  C. 呼吸肌收缩乏力   D. 气胸

  E. 肺泡表面活性物质减少

8. 下列疾病患者表现为呼气性呼吸困难的有（　　）。

  A. 白喉   B. 支气管小异物阻塞

  C. 声带麻痹   D. 气胸

  E. 肺纤维化

9. 老年性慢性支气管炎时可出现（　　）。

  A. 无效腔通气   B. 限制性通气障碍

  C. 阻塞性通气障碍   D. 解剖分流

  E. 弥散障碍

10. 呼吸衰竭发生肾衰竭最主要的机制是（　　）。

  A. 缺氧直接损伤肾脏   B. 反射性肾血管收缩

  C. 并发心功能不全   D. 并发 DIC

  E. 并发休克

11. Ⅱ型呼吸衰竭患者进行氧疗时，其浓度应该为（　　）。

  A. 25%   B. 35%   C. 45%   D. 55%   E. 65%

12. 呼吸衰竭引起胃肠黏膜糜烂、坏死以致溃疡形成的主要机制（　　）。

  A. 缺氧应激使体内糖皮质激素分泌增多

  B. 合并弥散性血管内凝血使胃壁缺血

  C. 并发休克使胃肠微循环血量减少

  D. 缺氧和酸中毒，胃壁血管收缩及胃酸分泌增多

  E. 酸中毒所致

13. 外周型气道阻塞时，呼吸困难主要表现为（　　）。

  A. 吸气性呼吸困难   B. 呼气性呼吸困难

  C. 呼吸加深、加快   D. 阵发性呼吸困难

  E. 以上都不对

14. 中央型气道阻塞部位在胸膜腔外，呼吸困难主要表现为（　　）。

  A. 吸气性呼吸困难   B. 呼气性呼吸困难

  C. 阵发性呼吸困难   D. 呼吸加深、加快

  E. 以上都不对

15. 肺部疾病引起呼吸衰竭最常见的机制为（　　）。

  A. 肺通气功能障碍   B. 气体弥散障碍

  C. 肺泡通气血液比例失调   D. 解剖分流增加

E. 肺泡表面活性物质减少

【X 型题】

16. 有关肺泡通气血流比例失调，下列正确的是（　　）。

　　A. 可以是部分肺泡通气不足

　　B. 可以是部分肺泡血流不足

　　C. 是肺部病变引起呼吸衰竭的重要机制，此时肺总通气量可不减少

　　D. 患者 PaO_2 降低而 $PaCO_2$ 不升高

　　E. 可见于气道堵塞，总肺泡通气量降低而肺血流量未减少时

17. 肺性脑病的发病环节是（　　）。

　　A. 二氧化碳潴留使周围血管阻力降低　　　　B. 脑脊液及细胞内 pH 值降低

　　C. 血清氯浓度降低　　　　　　　　　　　　D. 脑疝形成

　　E. 二氧化碳扩张脑血管

18. 关于通气/血流比值的变化，下述不正确的是（　　）。

　　A. 阻塞性通气障碍比值升高　　　　　　　　B. 限制性通气障碍比值升高

　　C. 肺内动静脉分流增加，比值升高　　　　　D. 无效腔通气时，比值降低

　　E. 无效腔通气时，比值增高

19. 呼吸衰竭发病的基本机制是（　　）。

　　A. 肺通气障碍　　　　　　　　　　　　　　B. 肺泡通气血液比例失调

　　C. 弥散障碍　　　　　　　　　　　　　　　D. 老年性慢性支气管

　　E. 溺水

20. 呼吸衰竭时全身各系统功能代谢变化的产生是由于（　　）。

　　A. 低氧血症　　　B. 高碳酸血症　　　C. 酸碱平衡紊乱　D. 肺小动脉收缩　E. 肺小静脉收缩

二、综合问答题

1. 简述呼吸衰竭的发病机制。

2. Ⅰ型呼吸衰竭和Ⅱ型呼吸衰竭的氧疗有何不同？为什么？

三、实例解析题

患者，男，82 岁，患慢性阻塞性肺疾病 30 年。近 2 周来咳嗽、脓痰加剧，2 天来神志不清，胡言乱语，动脉血气分析：pH 值 7.20，$PaCO_2$ 92mmHg，PaO_2 50mmHg。

讨论：患者初步诊断应考虑是什么？患者吸氧时应注意什么？

（高寒）

书网融合……

重点回顾

微课

习题

第二十一章　肾功能衰竭 _e微课

学习目标

知识目标：

1. 掌握　急、慢性肾功能衰竭的概念和发病机制。

2. 熟悉　急、慢性肾功能衰竭的功能和代谢变化；急、慢性肾功能衰竭泌尿功能障碍、体液内环境改变的发生机制；慢性肾功能衰竭时肾性高血压、肾性贫血、出血倾向、肾性骨营养不良的发生机制。

3. 了解　急、慢性肾功能衰竭的病因；急、慢性肾功能衰竭的防治原则。

技能目标：

能根据肾功能衰竭的症状，解释其发生机制。

素质目标：

利用肾功能衰竭的病理知识，进行健康教育；对肾功能衰竭的患者，具有耐心细致的护理观念和心理疏导意识。

导学情景

情景描述： 患者，男，42 岁，因"呕大量鲜血"而急诊入院。患者 2 个月前开始出现上腹部隐痛不适，进食后明显，伴饱胀感。曾在当地医院按"慢性胃炎"进行治疗，近半月症状加重，分别于 10 小时与 2 小时以前呕大量鲜血，急诊来院。查体：BP 120/80mmHg，P 118 次/分。实验室检查：血尿素氮（BUN）20.04mmol/L，血肌酐（SCr）405μmol/L，血钾 6.38mmol/L，血钠 139mmol/L，尿蛋白（－），尿比重 1.020。

情景分析： 该情境为胃溃疡患者胃壁的较粗大血管被破坏，急性大量失血。临床上局部表现溃疡、大失血症状，全身表现可以发生失血性休克，伴肾供血急剧减少，导致肾功能不全。

讨论： 肾功能不全的原因有哪些？肾脏供血减少导致的肾功能不全分几个阶段？

学前导语： 肾功能不全分器质性与功能性两种，以肾脏排泄功能、内分泌功能等功能异常为临床表现，严重可导致肾功能衰竭，临床上及时发现并进行正确干预，可影响病情发展变化趋势。

肾脏是人体主要的排泄器官，肾脏通过泌尿活动排泄机体的可溶性代谢废物，调节和维持水、电解质及酸碱平衡，此外，肾脏还有内分泌功能，可分泌多种生物活性物质如肾素、前列腺素、促红细胞生成素及 $1,25-(OH)_2-D_3$ 等。肾脏的功能对于维持机体内环境稳定及保证正常的生命活动具有重要意义。

肾功能衰竭（renal failure）是指任何病因引起的肾功能严重障碍，使代谢产物和毒性物质在体内蓄积，导致水、电解质和酸碱平衡紊乱，可伴有肾脏内分泌功能障碍的病理生理学过程。也可称为肾功能不全。

肾功能不全的评价

肾功能不全的诊断主要依赖于血生化检查指标，如尿素氮、血肌酐、尿酸。其中尿素氮易受食物影响，尿酸易受原发性痛风、高尿酸血症等代谢因素影响，因此临床上常用血肌酐数值进行评价。

慢性肾功能不全的发生、发展过程可根据肌酐清除率以及患者的症状、体征分为四期。

1. 代偿期　GFR 50～80ml/min，血肌酐 133～177μmol/L，除有原发疾病表现外，无临床症状。

2. 失代偿期　GFR 20～50ml/min，血尿素氮≥7.1mmol/L，血肌酐 178～442μmol/L，伴随消化道的症状，如恶心、呕吐、贫血。

3. 肾衰竭期　GFR 降到 10～20ml/min，血尿素氮 17.9～28.6mmol/L，血肌酐 443～707μmol/L，有水、电解质、酸碱平衡的紊乱，以及体内各系统的症状。

4. 尿毒症期　GFR＜10ml/min，血肌酐＞707μmol/L，血尿素氮＞28.6mmol/L，毒性物质在体内集聚明显增多，各系统的症状明显加重。

然而，血肌酐（SCr）也容易受饮食、代谢、药物、性别等多种因素影响，重要的是，SCr 常在 GFR 下降50%以上时，才发生明显改变，故使用 MDRD 和 C－G 公式，将 SCr 数值换算为肾小球滤过率（GFR），即估算肾小球滤过率（eGFR），用来评估肾小球滤过功能，对早期发现肾功能损害有重要意义。SCr＞133umol/L，eGFR＜60ml/min，诊断为肾功能不全。

其他如肾脏的 B 超检查、放射性同位素肾图、肾血流量检测，也常可早期发现一些问题，是值得推荐的无创性检查手段。

PPT

第一节　急性肾功能衰竭

急性肾功能衰竭（acute renal failure，ARF）是指由于各种病因引起急性肾泌尿功能严重障碍，导致机体内环境出现严重紊乱的病理生理过程。临床主要表现为少尿或无尿、水中毒、高钾血症、代谢性酸中毒和氮质血症等。

临床上，急性肾功能衰竭根据尿量分为少尿型和非少尿型，大多数患者为少尿型肾衰竭，少数患者尿量不减少，但肾功能障碍及氮质血症较明显，称为非少尿型肾衰竭。无论是少尿型还是非少尿型，肾小球滤过率（GFR）降低是急性肾功能衰竭的中心环节。

一、病因及分类

根据不同的发病原因，急性肾功能衰竭可分为肾前性、肾性、肾后性三类。

（一）肾前性急性肾功能衰竭

凡能使有效循环血量减少、心输出量下降及引起肾血管收缩的因素，可以导致肾灌流不足，肾小球滤过率下降，水钠潴留，使肾泌尿功能急骤降低，引发急性肾功能衰竭。

常见于各类休克、创伤、严重烧伤、大出血、严重脱水、急性心力衰竭等，因缺血时间短，无肾实质损害，一旦恢复肾血流，肾功能可转为正常，故肾前性 ARF 又称为功能性 ARF。如肾供血不足持续存在，则可导致肾小管坏死，发展成为器质性肾功能衰竭。

（二）肾性急性肾功能衰竭

由肾实质器质性病变引起的肾功能衰竭称为肾性急性肾功能衰竭，临床上以肾缺血和肾毒物引起的急性肾小管坏死最常见。

1. 急性肾小管坏死　临床上最常见。①肾缺血：持续性肾缺血可以导致肾小管上皮细胞变性、坏死。②肾毒性物质：包括重金属（如汞、砷、铅等）、药物（新霉素、卡那霉素、磺胺等）、生物性毒素（蛇毒、蕈毒等）含碘的造影剂和有机毒物（甲醛、有机磷等）等，经肾排泄时，直接损害肾小管上皮细胞变性、坏死，导致肾衰竭。

2. 肾小管阻塞　如血红蛋白（各种原因所致的溶血）、肌红蛋白（挤压综合征）、尿酸盐结晶等均可因堵塞、损伤肾小管而致本病。

3. 急性肾实质性病变　急性肾小球肾炎、系统性红斑狼疮、急进性高血压等广泛损伤肾小球；急、慢性肾盂肾炎常直接造成肾间质损害，感染可波及肾实质；肾动脉血栓或栓塞等肾血管疾病可损害肾脏实质结构。

（三）肾后性急性肾功能衰竭

肾后性急性肾功能衰竭是指从肾盏到尿道口任何部位阻塞引起的急性肾功能衰竭，常见于双侧尿路结石、盆腔肿瘤和前列腺肥大、前列腺癌等引起的尿路梗阻。早期并无肾实质损害，如及时解除梗阻，肾泌尿功能可很快恢复；如梗阻时间过久，则造成肾器质性损害。

练一练

对功能性肾功能衰竭描述正确的是（　　）。

A. 为慢性肾功能衰竭　　　　　　B. 为肾性肾功能衰竭

C. 可以进展为器质性肾衰　　　　D. 肾小球结构受损

E. 有尿毒症症状

答案解析

二、发生机制

各种原因引起的急性肾功能衰竭的发生机制不尽相同，但中心环节均为 GFR 降低。

（一）肾缺血

在急性肾功能衰竭的初期，肾缺血主要与肾灌注压降低、肾血管收缩有关。

1. 肾灌注压下降　各种肾前性急性肾功能衰竭，由于循环血量减少，使肾血液灌注不足，当动脉血压下降到 80mmHg 时，肾血流失去自身调节功能，肾灌注压降低，血流量急剧减少，GFR 下降。

2. 肾血管收缩　肾血管收缩是肾前性急性肾功能衰竭初期的主要发病机制，引起肾血管收缩的因素主要包括以下方面。

（1）交感 - 肾上腺髓质系统兴奋，血中儿茶酚胺增多。

（2）肾素 - 血管紧张素系统的激活（管 - 球反馈机制），导致肾小动脉收缩，肾血流减少，引起少尿或无尿。

（3）激肽和一氧化氮合成减少。

（4）内皮素合成增多。

（二）肾小球病变

肾缺血时，肾血管内皮细胞因缺血、缺氧导致细胞水肿，可使血管管腔变窄，肾血流减少，GFR下降；急性肾小球肾炎、狼疮性肾炎等，可以直接使肾小球滤过膜结构受损，滤过面积减少，GFR下降。

（三）肾小管阻塞

由于肾小管上皮细胞坏死的脱落碎片、异型输血的血红蛋白、挤压综合征的肌红蛋白、磺胺结晶等，均可在肾小管内形成管型阻塞肾小管腔，原尿不容易通过，同时，其上方管腔内压力升高，造成肾小球有效滤过压降低，导致少尿。

（四）肾小管原尿反流

由于肾缺血和肾毒物引起肾小管上皮细胞广泛坏死，基膜断裂，尿液经断裂的基膜扩散到肾间质，直接减少尿的生成；同时，肾间质水肿，并压迫肾小管和肾小管周围的毛细血管，肾小管受压，阻塞加重；毛细血管受压，血流减少，加重肾损害，形成恶性循环。

表 21-1 功能性与器质性 ARF 尿液特点

项目	功能性急性肾衰	器质性急性肾衰
尿比重	>1.020	<1.015
尿渗透压（mmol/L）	>700	<250
尿钠含量（mmol/L）	<20	>40
尿/血肌酐	>40:1	<20:1
尿蛋白	阴性或微量	+ ~ + + + +
尿沉渣镜检	轻微	各种管型、红细胞、白细胞及变形上皮细胞
甘露醇利尿效果	佳	差

❓ 想一想

观察表 21-1，思考：功能性急性肾衰与器质性急性肾衰有什么区别？

答案解析

三、机体功能及代谢变化

临床上约 80% 的急性肾衰竭患者为少尿型，发展过程可分为少尿期、多尿期和恢复期三个阶段。

（一）少尿期

少尿期是病情的最危重阶段，尿量显著减少，并伴有水、电解质和酸碱平衡紊乱，代谢产物蓄积，持续时间为 7 ~ 14 日，长者 3 ~ 4 周，持续时间越长，预后越差。

1. 尿量和尿质的改变

（1）少尿或无尿 患者尿量迅速减少，出现少尿（<400ml/24h）或无尿（<100ml/24h），与肾血流量减少、肾小球滤过率下降和肾小管阻塞等因素有关。

（2）低比重尿 尿比重低（1.010 ~ 1.015），是由于肾小管损伤造成原尿浓缩稀释功能障碍所致。

（3）尿钠高 肾小管对钠的重吸收障碍，致尿钠含量高（>40mmol/L）。

（4）血尿、蛋白尿、管型尿 由于肾小球滤过障碍和肾小管受损，尿中可出现红细胞、白细胞、蛋白质等；尿沉渣检查可见透明、颗粒和细胞管型。

2. 水中毒

（1）少尿致水钠潴留。

（2）体内分解代谢加强，内生水增多。

（3）摄入或输入水分过多等原因，均可引起体内水潴留，并导致稀释性低钠血症，水分向细胞内转移引起细胞水肿。严重时可出现心功能衰竭、肺水肿和脑水肿。

3. 代谢性酸中毒

（1）肾小球滤过率降低，使酸性代谢产物滤过减少而在体内蓄积。

（2）肾小管分泌 H^+ 和 NH_4^+ 能力降低，使 $NaHCO_3$ 重吸收减少。

（3）分解代谢增强，体内固定酸产生增多。

酸中毒可抑制心血管系统和中枢神经系统功能，影响体内多种酶的活性，并促进高钾血症的发生。

4. 高钾血症 是急性肾功能衰竭患者最危险的并发症，常为少尿期的首要致死原因。高钾血症可引起心律失常，严重时可出现心室颤动或心跳停止。

（1）尿量减少使钾随尿排出减少。

（2）组织损伤和分解代谢增强，使细胞内钾大量释放到细胞外液。

（3）酸中毒时，细胞钾离子向细胞外转移。

（4）输入库存血或食入含钾量高的食物或药物等。

酸中毒和低血钠会加重高血钾对心肌的毒性作用，三者形成急性肾衰竭的"死亡三角"。

5. 氮质血症 肾功能衰竭时，因肾不能充分排出代谢产物，以及体内蛋白质分解代谢增强（如严重感染、发热、广泛肌肉坏死等），致使血中非蛋白氮（NPN）物质含量升高（ $>28.6mmol/L$ ），称为氮质血症（azotemia）。轻度氮质血症对机体影响不大，中度或重度氮质血症时，可引起呕吐、腹泻，甚至昏迷。

正常人血液中有9种非蛋白含氮化合物，即尿素、尿酸、肌酐、嘌呤、核苷酸、氨基酸等。肾功能障碍时，血液中只有前三种的浓度升高，尤以尿素升高为主，故尿素氮（BUN）作为氮质血症的检测指标（BUN 的正常值为 $3.57 \sim 7.14mmol/L$ ）。

（二）多尿期

急性肾功能衰竭患者，如能安全度过少尿期，尿量开始增加到 $400ml/d$ 以上时，即进入多尿期，说明病情趋向好转。随着病程发展，尿量可成倍增加，$6 \sim 7$ 天后，可达 $4000ml/d \sim 6000ml/d$ 。多尿期的形成机制如下。

（1）肾血流量和肾小球滤过功能逐渐恢复正常。

（2）新生肾小管上皮细胞功能尚不成熟，水、钠重吸收功能仍低下。

（3）肾间质水肿消退，肾小管内管型被冲走，阻塞解除。

（4）少尿期潴留在血中的尿素等代谢产物经肾小球大量滤出，增加原尿渗透压，产生渗透性利尿。

多尿期早期，由于肾功能尚未彻底恢复，氮质血症、高钾血症和酸中毒并不能立即得到改善。后期，由于水、电解质大量排出，易发生脱水、低钾血症和低钠血症。多尿期持续 $1 \sim 2$ 周，可进入恢复期。

（三）恢复期

尿量开始减少并逐渐恢复正常，血中非蛋白氮含量下降，水、电解质和酸碱平衡紊乱得到纠正。但肾小管功能需要数月甚至更长时间才能完全恢复。少数患者由于肾小管上皮细胞和基底膜破坏严重，转变为慢性肾功能衰竭。

非少尿型急性肾功能衰竭，约占 ARF 的 20%，可能由于肾内病变较轻，因而临床表现一般较轻，病程较短，并发症少，预后较好。

（1）尿量不减少，平均 $1000ml/d$ 左右。

（2）尿比重低，尿钠高于正常，但较少尿型低。

（3）有氮质血症。

其发生机制可能是肾小球滤过率下降程度不如少尿型严重，肾小管损害较轻，部分功能存在，主要表现为尿浓缩功能障碍，所以尿量较多，尿比重低。

近年报道非少尿型有增多趋势，少尿型和非少尿型可相互转化，非少尿型向少尿型转变，表示病情在恶化。

四、防治原则

（一）控制原发病或致病因素

正确处理可能引起 ARF 的原发疾病或致病因素，如外伤、出血、严重感染、低血容量性休克、肾中毒和尿路梗阻等。

对低血容量性休克，在血容量回复、休克纠正后如尿量仍不增加，提示肾脏已受损，由功能性转向肾性肾功能衰竭，此时应及时采取利尿治疗，如应用甘露醇、呋塞米等利尿剂。

（二）合理用药，治疗 ARF

应慎用对肾脏有损害作用的某些药物，如非甾体抗炎药、氨基糖苷类抗生素等。

（1）对少尿期患者应注意"量出为入"的原则，维持水、电解质平衡，控制氮质血症，如有尿毒症倾向，应及时进行透析治疗。严格控制水钠摄入、积极处理高钾血症、纠正代谢性酸中毒。注意防治并发感染（与限制蛋白摄入、侵入性操作、机体抵抗力下降等有关）。

（2）对多尿期患者，应注意补充水、钠、钾及抗感染。

（3）对恢复期的患者，应加强营养，增强活动，以利疾病康复，逐渐恢复劳动力。

❤ 护爱生命

ARF 具有病情发展快、预后差及严重影响生活等特点，ARF 除了及时发现、正确治疗外，健康指导也非常重要，例如肾毒物造成的 AFR 在少尿期时，患者需要控制水、盐、蛋白质的摄入，尤其注意限制高钾食物（如橘子、香蕉、红枣等）的摄入，需要医护人员对患者的生活进行悉心指导，明确饮食、运动等因素对疾病发展过程影响的重要性；对于疾病过程中出现的恶心、呕吐、胸闷、烦躁头痛等不适症状，除了对症治疗，更应注意医患沟通过程的人文关怀，可以帮助患者解除焦虑，提高患者的依从性，促进疾病痊愈。

👁 看一看

AKI 与 CKD

改善全球肾脏病预后组织（KDIGO）是一个全球性的非营利性基金会，成立于 2003 年。KDIGO 成员主要由来自世界各地的肾脏病学家组成，其中也有多学科背景的医学专家，致力于通过国际合作制定和推广全球肾脏病临床实践指南，改善全球肾脏疾病患者的医疗水准和预后。

1. AKI　2012 年 3 月，KDIGO 指南确立了最新的急性肾损伤（AKI）诊断及分级标准（表 21-2）。符合下列情况之一者可被确诊 AKI：①48 小时内血肌酐（SCr）升高绝对值≥26.5μmol/L（0.3mg/dl）；②血肌酐较基础值升高≥50%（增至 1.5 倍）——确认或推测 7 天内发生；③尿量<0.5ml/(kg·h)超过 6 小时（排除梗阻性肾病或脱水状态）。单独使用尿量改变作为诊断与分期标准时，必须考虑到影响尿量的一些因素如尿路梗阻、血容量状态、利尿剂使用等导致尿量减少的原因。

急性肾损伤（AKI）是指急性肾功能衰竭的全过程，而传统的"急性肾功能衰竭（ARF）"仅仅指肾功能严重损害的一个时期，主要表现为肾脏排泄及对水、电解质、酸碱调节功能障碍，伴有组织学及影像学检查的异常，持续时间不超过 3 个月。AKI 指南推荐血清肌酐和尿量仍然作为 AKI 最好的标志物，采用 AKI 诊断标准，规定了诊断 AKI 的时间窗（48 小时），提高了诊断的灵敏性（SCr 动态升高 ≥26.5μmol/L），有助于早期识别和诊断急性肾功能衰竭，以便及早采取治疗措施。

2. CKD　2004~2006 年，国际肾脏病协会（ISN）修订并确认了美国肾脏病协会（ASN）提出的慢性肾脏病（CKD）定义及分期系统（表 21-3），并向全球推广。CKD 取代了慢性肾衰竭（CRF）、慢性肾损伤（CRI）等名称，成为对各种原因所致慢性肾脏疾病（病程 3 个月以上）的统称，被普遍应用于各种肾脏病及非肾脏病的国际学术期刊，并被录入国际疾病分类代码（ICD）第 9 版，成为正式疾病的分类名词。

AKI 可促进 CKD 的发生和发展；另一方面，CKD 患者又是 AKI 的易发人群。

表 21-2　AKI 分级系统

分期	肌酐标准	尿量标准
1 期	SCr 升高≥26.5μmol/L（0.3mg/dl）或增加到基线的 1.5~1.9 倍	<0.5ml/（kg·h）超过 6h
2 期	增加到基线的 2.0~2.9 倍	<0.5ml/（kg·h）超过 12h
3 期	增加到基线的 3 倍以上 或升高 >4.0mg/dl（>353.6μmol/L） 或开始肾脏替代治疗 或对于 <18 岁患者，其 eGFR 下降至 <35ml/（min·1.73m²）	<0.3ml/（kg·h）超过 24h 或无尿超过 12h

表 21-3　CKD 分期系统

分期	描　述	eGFR
1 期	肾损伤伴 GFR 正常或升高	≥90ml/（min·1.73m²）
2 期	肾功能轻度下降	60-89ml/（min·1.73m²）
3 期	肾功能中度下降	30~59ml/（min·1.73m²）
4 期	肾功能重度下降	15~29ml/（min·1.73m²）
5 期	终末期肾病	<15ml/（min·1.73m²）

第二节　慢性肾功能衰竭

慢性肾功能衰竭（chronic renal failure，CRF）是指各种肾脏疾病的晚期，由于肾实质进行性破坏，肾单位逐渐减少，不足以充分排出代谢产物和维持内环境的恒定，导致体内代谢产物蓄积，水、电解质和酸碱平衡紊乱，可伴有肾脏内分泌功能障碍，并伴有一系列临床症状的综合性病理过程。

一、病因

凡能引起肾实质进行性破坏的疾病，均能引起 CRF。

1. 肾脏疾病　慢性肾小球肾炎、慢性肾盂肾炎、肾结核、肾肿瘤、多囊肾、全身性红斑狼疮等，其中慢性肾小球肾炎最为常见，占慢性肾功能衰竭患者总数的 50%~60%。

2. 肾血管病变　糖尿病性肾小动脉硬化症、高血压性肾小动脉硬化等。

3. 尿路慢性阻塞　尿路结石、前列腺肥大、肿瘤等。

4. 其他　药物性肾损害、肾外伤等。

二、发生机制

关于慢性肾功能衰竭的发生机制，迄今仍不甚清楚。可能与健存肾单位日益减少、矫枉失衡、肾小球过度滤过等因素有关。

（一）健存肾单位日益减少

在慢性肾脏疾病时，肾单位不断遭受破坏而丧失功能，如慢性肾小球肾炎（图 21 - 1），肾功能只能由那些未受损的残余肾单位（健存肾单位）来承担，这些肾单位出现高灌注、高滤过，以保证肾脏的排泄功能。随着疾病的进一步发展，肾单位继续不断受损，使丧失功能的肾单位逐渐增多，完整的健存肾单位则逐渐减少，健存肾单位/受损肾单位的比值逐渐变小。当健存肾单位减少到不足以维持正常的泌尿功能时，机体出现内环境紊乱。

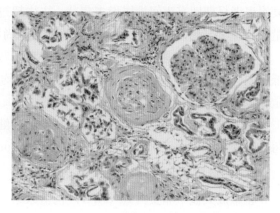

图 21 - 1　慢性肾炎之肾小球病变

（二）矫枉失衡

矫枉失衡（trade - off）学说认为，在肾脏疾病晚期，体内某些溶质增多，机体通过代偿使某种调节因子分泌增多，以促进这些溶质的排泄，这就是所谓"矫枉"过程。这种矫枉作用可以引起新的代谢紊乱，使内环境发生"失衡"，使机体进一步受损。例如，肾脏疾病晚期由于肾小球滤过率降低，使肾脏排磷减少，发生高磷血症和低钙血症。低钙血症引起甲状旁腺激素（PTH）分泌增多，PTH 促进肾脏排磷，使内环境恢复稳定。但是，当健存肾单位明显减少，GFR 极度降低，则不能保证 PTH 升高刺激下的血磷充分排泄，而且，由于 PTH 的溶骨作用，骨钙入血，导致肾性骨营养不良，还可见软组织坏死、皮肤瘙痒与神经传导障碍等。

（三）肾小球过度滤过

由于肾脏疾病晚期，部分肾单位破坏后，残存肾单位发生代偿。随着代偿肾单位负荷过重，出现肾小球过度滤过（glomerular hyperfiltration），长期负荷过重引起肾小球纤维化和硬化，促进慢性肾功能衰竭。

由于肾脏具有非常强大的代偿储备能力，引起慢性肾功能衰竭的各种疾病并非突然导致肾功能障碍，而是一个非常缓慢的、渐进的过程。

三、机体功能和代谢变化

（一）尿的变化

慢性肾功能衰竭的早期，患者常出现多尿、夜尿、等渗尿等，晚期出现少尿 。

1. 多尿　成人 24 小时尿量超过 2000ml 称为多尿（polyuria）。多尿是慢性肾功能衰竭较常见的症状，发生多尿的机制如下。

（1）就健存的有功能的肾单位而言，由于代偿作用而功能加强，肾血流集中在这些肾单位，使这些肾单位的肾小球滤过率增高，原尿生成增多，流经肾小管时流速加快，肾小管重吸收不充分，因而使终尿增多。

这种多尿有一定的代偿意义，但因滤过膜面积绝对减少，原尿的总量少于正常，不足以保证机体代谢产物的充分排泄。多尿是未经浓缩或浓缩不足所致，在多尿出现的同时，血中非蛋白氮仍不断升高。

（2）滤出的原尿中溶质（如尿素）含量高，产生渗透性利尿。

（3）慢性肾功能衰竭时肾髓质破坏使高渗环境不能形成，尿浓缩功能降低。

2. 夜尿　正常成人每日尿量约为 1500ml，白天尿量约占总量的 2/3，夜间尿量占 1/3。慢性肾功能衰竭患者早期即有夜间排尿增多症状，往往超过 500ml，甚至夜间尿量与白天尿量相近或超过白天尿量，这种情况称为夜尿（nocturia），发生机制尚不清楚。

3. 低渗或等渗尿　慢性肾功能衰竭早期，肾浓缩功能降低而稀释功能正常，因而出现低比重尿或低渗尿，随着病情发展，肾脏浓缩及稀释功能均发生障碍，终尿的渗透压接近血浆渗透压，尿比重常固定在 1.008~1.012，称为等渗尿。

4. 少尿　晚期肾单位大量破坏，尽管单个健存肾单位尿液生成仍多，但由于肾单位数量极度减少，每日终尿总量可少于 400ml，而出现少尿（oliguria）。

（二）氮质血症

正常成人血中非蛋白氮（NPN）包括尿素、肌酐、尿酸、氨基酸肽类、胍类等，其中血浆尿素氮（BUN）占 50%。

CRF 早期由于健存肾单位的代偿作用，血中 NPN 升高不明显，只有当摄入蛋白质增加或体内分解代谢增强时，NPN 才会明显升高。CRF 发展到晚期，由于肾单位的大量破坏和肾小球滤过率的降低，血中 NPN 可明显升高（NPN >28.6mmol/L，称为氮质血症）。

（三）水、电解质及酸碱平衡紊乱

1. 水、钠代谢紊乱　由于肾脏对水负荷变化的调节适应能力下降，当水摄入增加时不能相应地增加排泄而发生水潴留，引起肺水肿、脑水肿和心力衰竭。当严格限制水摄入时，不能相应地减少水的排出而发生脱水，使血容量减少甚至血压降低。这是由于肾脏对尿的浓缩与稀释能力降低所致。

水代谢紊乱常引起血钠过高或过低，钠代谢异常也常伴有水代谢紊乱。所有慢性肾功能衰竭患者均有不同程度的钠丢失，失钠引起细胞外液和血管内液量减少，可进一步降低肾小球滤过率。因此，如过分限制钠的摄入，易发生低钠血症，补钠过多，又可引起水钠潴留，导致水肿、高血压，甚至引起充血性心力衰竭。

2. 钾代谢紊乱　只要尿量不减少，慢性肾功能衰竭患者的血钾浓度可长期维持正常。由于醛固酮分泌增多使肾远曲小管分泌钾增多，即使肾小球滤过率下降，也能维持血钾浓度在正常水平而不至于升高。但当晚期出现少尿时，或因严重酸中毒、急性感染、应用钾盐过多时，可发生严重高钾血症。如进食过少或严重腹泻，又可出现低钾血症。严重的高钾血症和低钾血症均可影响心脏和神经肌肉的活动而威胁生命。

3. 钙、磷代谢紊乱　慢性肾功能衰竭时血磷升高、血钙降低，同时继发甲状旁腺功能亢进和肾性骨营养不良。

在慢性肾功能衰竭早期，肾小球滤过率降低使磷排出减少，发生高磷血症，此时血钙降低。血浆中游离钙减少能刺激甲状旁腺分泌 PTH，PTH 可抑制肾对磷的重吸收，使磷排出增多。随着慢性肾功能衰竭的进行性加重，肾小球滤过率极度下降。此时，PTH 分泌增多已不能使磷充分排出，故血磷显著升高。并且此时 PTH 增高不但不能调节钙、磷代谢，反而因加强溶骨活性，使骨磷释放增多。其结果一方面使血磷水平不断上升，形成恶性循环；另一方面使骨盐溶解、骨质脱钙，发生肾性骨营养不良。成年人表现为骨质疏松、纤维性骨炎和骨软化症，在儿童表现为肾性佝偻病。

血磷升高，从肠道排出增多，与肠道钙结合成磷酸钙，妨碍肠道的钙吸收，肾实质受损，造成 25-OH-D$_3$ 向 1,25-(OH)$_2$-D$_3$ 的活化障碍，妨碍肠道的钙吸收，加重低钙血症。

4. 高镁血症　CRF 晚期伴有少尿时，可因镁排出障碍，导致高镁血症，若同时摄入含镁的药物，更易引起高镁血症。

5. 代谢性酸中毒　由于肾小球滤过率下降，使硫酸、磷酸等酸性产物滤过减少，肾小管排氢和碳酸氢盐的重吸收减少，肾小管上皮细胞产氨减少，可出现明显的代谢性酸中毒。

（四）肾性高血压

因肾实质病变引起的高血压称为肾性高血压（renal hypertension）。

1. 水钠潴留 肾排钠、排水减少，体内水钠潴留，引起血容量增加和心输出量增多，导致血压升高，此种高血压称为钠依赖性高血压。80%～90%的肾性高血压是由水钠潴留引起的，限制钠盐摄入和使用利尿剂可有效控制高血压。

2. 肾素 - 血管紧张素系统活性增强 慢性肾脏疾病，常常由于肾血流量减少，刺激肾球旁细胞分泌肾素，并激活肾素 - 血管紧张素系统（RAS），使血管收缩、外周血管阻力增加，引起血压升高，称为肾素依赖性高血压。此类患者使用利尿剂或限制钠盐摄入，不能有效降低血压，只有采用药物减轻 RAS 活性，才能明显降压。

3. 肾分泌扩血管物质减少 肾髓质的间质细胞分泌降压物质前列腺素减少，血管扩张、排钠、降低交感神经活性的作用减弱，引起血压升高。

（五）肾性贫血

97% 的 CRF 患者伴有贫血，贫血是部分患者早期就诊的唯一原因。贫血程度与肾功能损害程度一致，机制如下。

1. 促红细胞生成素（EPO）产生不足 肾实质被破坏，EPO 生成减少，导致骨髓红细胞生成减少。

2. 骨髓造血功能受抑制 血浆中存在抑制红细胞生成的物质如精胺、胍类、PTH 等。

3. 红细胞寿命缩短 CRF 患者血浆中的胍类、PTH 等毒性物质使红细胞脆性增加，易于溶血。

4. 出血 CRF 患者常有出血倾向，出血可加重和促进贫血的发生。

5. 铁和叶酸的缺乏 ①血小板功能障碍导致胃黏膜慢性出血，造成铁的丢失；②血液透析时由于血浆残留于透析膜，以及透析器漏血；③频繁抽血检查。叶酸缺乏也多见于血液透析患者。铁和叶酸的缺乏影响血红蛋白的合成。

（六）出血倾向

由于血中毒性物质抑制血小板功能，使血小板黏附和聚集减少、血小板因子Ⅲ释放被抑制，发生凝血机制障碍。表现为皮下瘀斑和黏膜出血，如胃肠道出血、鼻衄等。

四、防治原则

（1）治疗原发疾病，控制能够加重病情的诱因。

（2）优质低蛋白饮食，但需保证足够的热量和维生素的摄入；维持水、电解质和酸碱平衡，尽量保持内环境的稳定。

（3）积极控制高血压，尽量选用不减少肾脏血流量的降压药物。

（4）积极治疗，纠正贫血。

（5）慢性肾功能衰竭的替代治疗有血液透析、腹膜透析、肾移植。

PPT

第三节 尿毒症

尿毒症（uremia）是指急性和慢性肾功能衰竭发展到最严重的阶段，由于肾单位大量破坏，使终末代谢产物和内源性毒性物质在体内蓄积、水和电解质及酸碱平衡紊乱、内分泌功能失调，从而引起一系列自体中毒症状。

一、发生机制

研究发现在尿毒症患者血浆中有200余种代谢产物或毒物性质，这些物质在尿毒症的临床症状中起着重要的作用。

（一）甲状旁腺激素

PTH毒性作用最强，可引起中枢及周围神经受损、肾性骨营养不良、皮肤瘙痒、高脂血症、贫血、尿毒症痴呆等。甲状旁腺切除可解除或缓解上述症状。

（二）胍类化合物

胍类化合物是体内精氨酸的代谢产物，主要包括甲基胍、胍基琥珀酸和肌酐等，可引起嗜睡、肌肉痉挛、出血、呕吐、腹泻、贫血等。

（三）多胺

多胺是氨基酸代谢产物，可引起恶心、呕吐、蛋白尿，也可抑制钠钾泵的活性，促进肺水肿和脑水肿的发生。

（四）尿素

尿素是人体内蛋白质代谢的主要终末产物，可引起头痛、食欲缺乏、恶心、糖耐量降低等。

（五）其他

如尿酸、肌酐、酚类、中分子和大分子毒素等，对机体均有一定的毒性作用。

二、机体功能和代谢变化

在尿毒症时，除泌尿功能障碍，水、电解质和酸碱平衡紊乱，氮质血症以及贫血、出血、高血压等进一步加重外，还出现各系统的功能障碍和物质代谢紊乱。

（一）神经系统

有材料报道，尿毒症患者出现神经症状者可高达86%，主要表现为两种形式。

1. 尿毒症性脑病 中枢神经系统早期受累的表现为大脑抑制。开始有淡漠、疲乏、记忆力减退等，病情加重时出现记忆力、判断力、定向力和计算力障碍，并常出现欣快感或抑郁症，妄想和幻觉，最后可有嗜睡和昏迷。病理形态学变化为脑实质出血、水肿或点状出血，神经细胞变性，胶质细胞增生，这些变化以大脑皮质、网状结构等处较为严重。

2. 周围神经病变 常见下肢疼痛、灼热和痛觉过敏，运动后消失，应嘱患者常常活动腿部。进一步发展则表现为肢体无力、步态不稳、膝腱反射减弱，最后可出现运动障碍。病理形态变化为神经脱髓鞘和轴索变化。

（二）心血管系统

约50%以上的尿毒症患者有心血管损害，主要表现为心律紊乱、充血性心力衰竭，晚期出现尿毒症性心包炎等，是尿毒症患者重要死亡原因之一。其机制为：高钾血症引起心律紊乱；水钠潴留、高血压、酸中毒、贫血、毒性物质作用可引起心力衰竭；尿毒症毒素刺激心包引起纤维素性心包炎。

（三）呼吸系统

肺是尿毒症常见的受累器官之一。尿毒症时酸中毒使呼吸加深、加快，严重时由于呼吸中枢抑制而出现潮式呼吸或深而慢的呼吸（Kussmaul呼吸）；唾液酶分解尿素生成氨使呼出气体有氨臭味；尿素刺激可导致纤维素性胸膜炎；水钠潴留、心力衰竭、低蛋白血症可引发肺水肿而导致呼吸困难。

（四）消化系统

消化系统症状是出现最早、最突出的症状，表现为食欲减退、恶心、呕吐、腹泻，口腔黏膜溃疡，消化道出血等。其原因主要是当尿素经胃肠道排出时，肠道细菌的尿素酶将其分解成氨，从而刺激胃肠道黏膜，引起溃疡性或假膜性炎症。此外，因肾实质破坏使胃泌素灭活减少，PTH 增多又促进胃泌素释放，结果使胃泌素增多而导致胃酸分泌增多，促使溃疡形成。

（五）内分泌系统

除前列腺素、促红细胞生成素、$1,25-(OH)_2-D_3$ 等生成障碍和 PTH 分泌过多外，还有垂体 – 性腺功能失调。女性患者出现月经不规则、闭经、流产；男性患者性欲减退、阳痿、精子减少或活力下降。

（六）皮肤变化

尿毒症患者可因贫血面色苍白，皮肤常呈黄褐色，这种皮色改变一度认为是尿色素增加之故，现已证明皮肤色素主要为黑色素。皮肤瘙痒似与继发性甲状旁腺功能亢进有关，因切除甲状旁腺能立即解除这种痛苦的症状。如仔细观察患者的皮肤，可见很细小的白色结晶堵塞汗腺，即体液内高浓度尿素形成的所谓的尿素霜。

（七）免疫系统

60% 以上的尿毒症患者常有严重感染，并为其主要死因之一。这可能是免疫功能低下所致，主要表现为细胞免疫反应明显受到抑制，而体液免疫反应正常或稍减弱。血中中性粒细胞吞噬和杀菌能力减弱。尿毒症患者的皮肤和器官移植物存活期延长，迟发性变态反应降低，淋巴细胞转化试验反应减弱。尿毒症患者所出现的细胞免疫异常，可能因毒性物质对淋巴细胞分化和成熟有抑制作用，或者对淋巴细胞有毒性作用。

（八）物质代谢紊乱

1. 糖代谢 50%～75% 的尿毒症患者糖耐量降低，表现为轻型糖尿病曲线，但空腹血糖正常，也不出现尿糖。给予外源性胰岛素后血糖值仍延迟降低，提示患者有胰岛素拮抗物存在，使外周组织对胰岛素反应降低。

2. 蛋白质代谢 由于尿毒症毒素的影响，机体蛋白质合成障碍，分解增加。加之患者厌食，蛋白质和热量摄入不足，而造成负氮平衡和低白蛋白血症。其特点是血清白蛋白和运铁蛋白减少，必需氨基酸水平降低。

3. 脂肪代谢 患者常有高脂血症，主要是血清甘油三酯增高。这是由于胰岛素拮抗物质使肝合成甘油三酯增加，也可能与脂蛋白酶活性降低致使甘油三酯清除率降低有关。

三、防治原则

（1）积极治疗原发疾病，防止肾实质进一步损害。

（2）消除加重肾功能负担的诱因，防止肾功能进一步恶化。如控制感染，纠正水、电解质和酸碱平衡紊乱，控制高血压，避免使用肾毒性药物等。

（3）注意蛋白质的合理摄入，低盐饮食。

（4）处理高钾血症。

（5）有透析指征者应尽快给予透析治疗。

（6）成功的肾移植是目前治疗尿毒症最根本的办法。

答案解析

目标检测

一、选择题

【A 型题】

1. 关于急性肾功能衰竭描述正确的是（　　）。
   - A. 有功能性和器质性两种
   - B. 为肾脏实质受损
   - C. 一定有蛋白尿
   - D. 为肾间质受损
   - E. 有尿毒症症状

2. 关于慢性肾功能衰竭描述正确的是（　　）。
   - A. 有功能性和器质性两种
   - B. 因肾脏结构缓慢受损导致
   - C. 一定有水肿症状
   - D. 为肾实质受损
   - E. 一定有尿毒症症状

3. 成人 24 小时尿量超过（　　）为多尿。
   - A. 1000ml
   - B. 2000ml
   - C. 3000ml
   - D. 4000ml
   - E. 2500ml

4. 引起肾前性急性肾功能衰竭的病因是（　　）。
   - A. 急性肾炎
   - B. 肾动脉血栓形成
   - C. 休克
   - D. 尿路梗阻
   - E. 汞中毒

5. 失血性休克引起急性肾功能衰竭的最主要发病机制是（　　）。
   - A. 肾血流量减少
   - B. 儿茶酚胺增多
   - C. 白细胞流变特性改变
   - D. 肾小管阻塞
   - E. 原尿回漏

6. 肾毒物引起急性肾衰竭时，肾脏损害的突出表现是（　　）。
   - A. 肾血管损害
   - B. 肾小球病变
   - C. 肾间质纤维化
   - D. 肾小管坏死
   - E. 肾间质水肿

7. 下述情况不会产生肾后性急性肾衰竭的是（　　）。
   - A. 前列腺癌
   - B. 前列腺肥大
   - C. 一侧输尿管结石
   - D. 尿道结石
   - E. 盆腔肿瘤

8. 急性肾小管坏死时可出现（　　）。
   - A. 尿钠减少，尿比重升高
   - B. 尿钠减少，尿比重降低
   - C. 尿钠增多，尿比重升高
   - D. 尿钠增多，尿比重降低
   - E. 尿钠正常，尿比重降低

9. 慢性肾功能衰竭最常见的致病因素是（　　）。
   - A. 慢性肾盂肾炎
   - B. 慢性肾小球肾炎
   - C. 肾结核
   - D. 高血压性肾小动脉硬化
   - E. 尿路结石

10. 慢性肾功能衰竭患者常出现（　　）。

  A. 血磷升高，血钙升高   B. 血磷升高，血钙降低

  C. 血磷降低，血钙升高   D. 血磷降低，血钙降低

  E. 血磷正常，血钙升高

11. 急性肾功能衰竭少尿期，患者最常见的酸碱平衡紊乱类型是（　　）。

  A. 代谢性酸中毒   B. 代谢性碱中毒

  C. 呼吸性酸中毒   D. 呼吸性碱中毒

  E. 呼吸性碱中毒合并代谢性碱中毒

12. 慢性肾功能衰竭患者出现等渗尿标志着（　　）。

  A. 健存肾单位极度减少   B. 肾血流量明显降低

  C. 肾小管重吸收钠减少   D. 肾小管泌钾减少

  E. 肾小管浓缩和稀释功能均丧失

13. 尿毒症患者最早出现和最突出的症状是（　　）。

  A. 尿毒症心包炎   B. 心力衰竭

  C. 消化道症状   D. 外周神经感觉异常

  E. 尿毒症肺炎

14. 慢性肾功能衰竭患者易发生出血的主要原因是（　　）。

  A. 毛细血管壁通透性增加   B. 血小板功能异常

  C. 血小板数量减少   D. 凝血物质消耗增多

  E. 纤溶系统功能亢进

15. 无尿指 24 小时总尿量少于（　　）。

  A. 50ml   B. 100ml   C. 150ml   D. 200ml   E. 250ml

16. 慢性肾功能衰竭的非透析治疗包括（　　）。

  A. 低蛋白饮食   B. 高钙、高磷饮食

  C. 必需氨基酸治疗   D. 肠道透析

  E. 纠正水、电解质紊乱

17. 慢性肾功能衰竭水负荷过多所致心力衰竭，有效的治疗措施是（　　）。

  A. 给予大剂量利尿剂   B. 给予饱和量洋地黄类药物

  C. 低盐和控制水的摄入   D. 血液或腹膜透析

  E. 应用血管扩张药

【X 型题】

18. 慢性肾功能衰竭患者发生贫血的原因是（　　）。

  A. 促红细胞生成素减少   B. 甲基胍毒性

  C. 出血   D. 溶血

  E. 血尿

19. 与肾血流灌注压降低有关的因素是（　　）。

  A. 全身血压降低   B. 肾小球囊内压升高

  C. 出球小动脉收缩   D. 入球小动脉收缩

  E. 胶体渗透压升高

20. 肾性高血压的发病机制是（　　）。

A. 水钠潴留

B. 酸中毒

C. 肾脏降压物质减少

D. 血浆肾素浓度增加

E. 精神紧张

二、综合问答题

1. 简述急性肾功能衰竭的患者治疗原则。

2. 简述肾功能的评价指标。

三、实例解析题

患者，男，42岁，因"呕大量鲜血"而急诊入院。患者2个月前开始出现上腹部隐痛不适，进食后明显，伴饱胀感。曾在当地医院按"慢性胃炎"进行治疗，近半月症状加重，分别于10小时与2小时以前呕大量鲜血，急诊来院。查体：BP 120/80mmHg，P 118次/分。实验室检查：血尿素氮（BUN）20.04mmol/L，血肌酐（SCr）405μmol/L，血钾6.38mmol/L，血钠139mmol/L，尿蛋白（－），尿比重1.020。

讨论：此病例发生肾功能衰竭的原因是什么？试用思维导图分析疾病发展变化过程。

（卢琳琳）

书网融合……

重点回顾　　　　微课　　　　习题

第二十二章　肝性脑病

<table>
<tr>
<td rowspan="1">学习目标</td>
<td>
知识目标：
1. 掌握　肝性脑病的概念和发生机制。
2. 熟悉　肝性脑病的常见诱因和防治原则。
3. 了解　肝性脑病的分类和分期。
技能目标：
针对肝性脑病患者能提出饮食、生活禁忌。
素质目标：
利用肝性脑病的相关知识，进行肝病预防的健康教育。
</td>
</tr>
</table>

📖 导学情景

情景描述：患者，男，50岁，因便血、精神萎靡入院。患者有乙肝病史15年，近1个月食欲不振、腹胀、乏力、消瘦。2天前解柏油样便，精神萎靡，不应答或答非所问。查体：皮肤巩膜黄染，腹部膨隆有移动性浊音，腹壁静脉曲张，肝未触及，脾大肋下3cm。实验室检查：Hb 90g/L，血小板70×10^9/L，谷丙转氨酶130IU。

情景分析：肝性脑病是继发于严重肝脏疾病的神经精神综合征，主要是毒性物质引起脑组织的代谢和功能障碍所致。患者乙肝病史，发展为慢性肝炎，继而发展为肝硬化，肝硬化晚期肝解毒功能障碍，出现神经精神症状，最后发展为肝性脑病。

讨论：什么是肝性脑病？常见诱因有哪些？

学前导语：肝性脑病是肝功能障碍的晚期阶段。肝功能障碍为什么会出现精神神经症状？有哪些学说说明肝功能障碍影响脑功能？肝性脑病如何防治？

肝脏是人体最大的腺体，参与体内的消化、代谢、排泄、解毒以及免疫等多种功能。来自于胃肠道吸收的物质，几乎全部进入肝脏，在肝脏内代谢。肝脏虽有强大的代偿储备能力，但当肝细胞严重受损时，可引起多种功能障碍和一系列临床表现，严重的可导致肝功能衰竭。

第一节　肝性脑病的病因及分类

PPT

肝性脑病（hepatic encephalopathy，HE）是排除其他脑疾病前提下，继发于严重肝功能紊乱的一组神经精神综合征。肝细胞严重受损时，由于清除氨的能力下降和产氨过多，导致血氨升高，氨通过干扰脑组织的能量代谢，影响脑内神经递质，抑制神经细胞兴奋性而引起肝性脑病的发生。早期表现有人格障碍、意识障碍等，晚期表现为昏迷，称肝昏迷，甚至死亡。

一、病因

各种原因造成的严重肝脏损害或门体静脉分流术引起，如病毒性暴发性肝炎、伴有广泛肝细胞坏死的中毒、药物性肝炎、门脉性肝硬化、血吸虫性肝硬化、酒精性肝硬化、营养不良性肝硬化、肝豆状核变性、原发性肝癌等。

二、分类

根据肝脏结构的异常、精神病学的症状和体征及持续时间将肝性脑病分为三类。

1. A 型　为急性肝衰竭性脑病，常为急性经过，无明显诱因，血氨可不增高，病情发展快，又称暴发型肝性脑病。

2. B 型　为门体静脉分流术引起，肝结构正常，无器质性改变的肝病。

3. C 型　最常见，常继发于各种慢性肝病，一般呈慢性经过，常有明显诱因，血氨往往增高，又称门体脑病。

👁 **看一看**

肝性脑病根据临床症状可分四期。一期（前驱期）：轻微的神经精神症状，如欣快感、焦虑、淡漠、易激动、烦燥等，精神集中时间短，轻度的知觉障碍。二期（昏迷前期）：症状加重，出现行为异常、嗜睡、淡漠、明显的人格障碍和行为异常、频发扑翼样震颤。三期（昏睡期）：有明显的精神错乱、定向障碍、言语混乱、昏睡但能唤醒等表现。四期（昏迷期）：意识丧失，进入昏迷状态，不能唤醒，对疼痛刺激无反应，称肝昏迷。

第二节　肝性脑病的发生机制

PPT

肝性脑病的发生机制尚不完全清楚。一般认为，主要是由于脑组织的功能和代谢障碍引起的。目前有几种学说来解释肝性脑病的发生，但每个学说都不完善，只能从一定角度解释发生机制，现将几种学说简述如下。

一、氨中毒学说

临床上约80%的肝性脑病患者血及脑脊液中氨浓度升高，采用各种降血氨的治疗有效。临床观察也表明大部分肝性脑病的发生与血氨升高有关，以上都说明了氨的代谢障碍与肝性脑病的发生有密切关系。

1. 血氨升高的机制　生理情况下，血氨的来源与去路保持着动态平衡，浓度能维持在正常范围，血氨浓度不超过$59\mu mol/L$。当氨的清除不足而生成增多时，血氨升高，氨可通过血脑屏障入脑，作为神经毒素诱发肝性脑病。其中氨清除不足在肝性脑病的发生中更为重要。

（1）氨的清除不足　氨的清除主要是在肝脏内经鸟氨酸循环合成尿素后经肾排出而被清除。肝功能严重障碍时，因ATP供给不足及肝内参与此代谢的酶系统严重受损，导致氨经鸟氨酸循环转化成尿素受阻，使血氨增高；门体分流术使来自肠道的氨绕过肝直接进入体循环，也可致血氨升高。

（2）氨的生成增多　①肠道产氨增多：肝功能发生障碍，尤其是肝硬化时，影响肠道消化、吸收和排空，肠道细菌繁殖增多，由细菌合成的促使氨生成的酶增多，同时产氨原料增多，使肠道内氨的合成和吸收增多；当上消化道出血时，细菌分解血浆蛋白增多，氨产生增多。另外，肝肾综合征时，尿素排出减少而弥散入血达肠腔，经细菌分解产氨。②肾脏产氨增多：发生呼吸性碱中毒时，或使用碳酸酐酶利尿药时，因H^+减少使铵盐生成较少，血氨升高。③肌肉产氨增多：患者躁动或肌肉震颤，腺苷酸分解产氨增多。肠道的pH值影响氨的吸收，当肠道处于酸性环境时，NH_3与H^+结合成不易吸收的铵盐（NH_4^+）而随粪便排出。反之，当肠道处于碱性环境时，肠道吸收氨增多，使血氨含量增多。临床上常采用酸化肠道环境来减少氨的吸收。

2. 氨对脑组织的毒性作用

（1）干扰脑的能量代谢　脑组织能量主要靠葡萄糖代谢提供，氨通过干扰葡萄糖的代谢来影响脑组织的能量供应，致脑能量代谢障碍。

（2）氨对神经元细胞膜的抑制作用　氨可干扰细胞膜上 Na^+，K^+ – ATP 酶的功能，铵盐竞争性抑制 K^+ 入胞。细胞内外钠钾的失衡影响神经细胞的生物电活动，导致脑细胞兴奋、传导功能下降。

（3）氨使脑内神经递质发生改变　脑内氨增多可使脑内兴奋性神经递质（谷氨酸和乙酰胆碱等）减少，而使抑制性神经递质（γ–氨基丁酸和谷氨酰胺等）生成增多，使神经信息传递障碍，引起脑功能紊乱。

（4）刺激大脑的边缘系统　边缘系统与情绪、记忆、性格和行为等密切相关，氨能使大脑边缘系统异常兴奋，从而产生一系列精神症状。

✎ **练一练22-1**

氨对脑的毒性作用不包括（　　）。

A. 使脑内兴奋性递质产生减少　　　　B. 干扰脑的能量代谢

C. 使脑的敏感性增高　　　　　　　　D. 使脑的抑制性递质产生增多

E. 抑制脑细胞能量代谢

答案解析

二、假性神经递质学说

由于肝功能严重受损和门体静脉侧支循环建立时，肠道内蛋白质分解产生的氨基酸在细菌作用下生成苯乙胺和酪胺大量入血，并在脑内转化为苯乙醇胺和羟苯乙醇胺。它们的化学结构与正常的神经递质去甲肾上腺素和多巴胺非常相似，但不能完成真性神经递质的功能，故称为假性神经递质。苯乙醇胺和羟苯乙醇胺增多取代去甲肾上腺素和多巴胺被肾上腺素能神经元所摄取，导致信息传递受阻，从而使脑干网状结构上行激活系统唤醒功能抑制，出现神经精神症状，甚至昏迷。

该学说的支持点：应用左旋多巴可以明显改善肝性脑病的病情，机制是左旋多巴进入脑内转变成多巴胺和去甲肾上腺素，与假性神经递质的竞争性增强，使神经传导功能恢复，促进患者苏醒。不支持部分：肝性脑病患者死亡后脑内去甲肾上腺素和多巴胺与正常人无明显差别；另外通过实验给大鼠脑室注射大剂量羟苯乙醇胺，动物活动无明显异常。

三、血浆氨基酸失衡学说

肝性脑病患者常可见血浆氨基酸的失平衡，表现为芳香族氨基酸（aromatic amino acids，AAA）增多，支链氨基酸（branched chain amino acids，BCAA）减少，BCAA/AAA 在血浆中的比值由 3～3.5 降为 0.6～1.2。血浆氨基酸失衡的原因是肝功能障碍时，肝细胞灭活胰岛素和胰高血糖素能力下降。胰高血糖素增多，使肝和肌肉产生大量芳香族氨基酸入血。芳香族氨基酸在肝内降解，降解减少，同时肝脏糖异生能力下降，芳香族氨基酸转为糖能力降低，因而使血中芳香族氨基酸增多。支链氨基酸主要在骨骼肌中代谢，胰岛素的增高促进肌肉组织摄取、利用支链氨基酸，使血中支链氨基酸含量下降，另外血氨增高也可促进支链氨基酸代谢，使其减少。

生理情况下，芳香族氨基酸与支链氨基酸竞争同一载体，转运通过血脑屏障，血中芳香族氨基酸增多而支链氨基酸减少，必然使芳香族氨基酸（主要是苯丙氨酸和酪氨酸）进入脑细胞增多，脑细胞内高浓度的苯丙氨酸，可抑制酪氨酸羟化酶活性，使正常神经递质（多巴胺和去甲肾上腺素）合成减少，假神经递质合成增多，而假神经递质又进一步抑制正常神经递质的产生。氨基酸学说是假性神经递质学说的补充和发展。

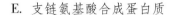 **练一练22-2**

肝性脑病患者血中支链氨基酸减少的原因是（ ）。

A. 支链氨基酸经肠道排出   B. 支链氨基酸被骨骼肌摄取

C. 支链氨基酸经肾排出   D. 支链氨基酸进入脑内

E. 支链氨基酸合成蛋白质

答案解析

四、GABA 学说

γ-氨基丁酸（GABA）属于抑制性神经递质，介导突触后及突触前神经抑制，肝性脑病的发生与GABA 能神经元抑制性活动增强有关。GABA - A 受体激动剂为 GABA 和苯二氮䓬类，氨可使它们结合能力增高，中枢抑制性增强，氨具有中枢抑制的协同作用。

五、其他神经毒质的作用

许多神经毒质可能参与肝性脑病，如硫醇、脂肪酸、酚、吲哚等。硫醇可抑制尿素的合成；肝脏清除脂肪酸不足，可抑制脑的能量代谢及氨的分解。

第三节　肝性脑病的诱因

PPT

一、氨的负荷增加

氨的负荷过度是诱发肝性脑病最常见的原因。肝硬变患者常见的上消化道出血、高蛋白饮食、输血、大量饮酒等外源性氮负荷过度，可由于促进血氨增高而诱发肝性脑病；由于肝肾综合征等所致的氮质血症、低钾性碱中毒和呼吸性碱中毒，过多、过快放腹水，便秘，感染等内源性氮负荷过重等，也可诱发肝性脑病。

二、血脑屏障通透性增加

正常时一些神经毒质不能通过血脑屏障，血脑屏障通透性的增高可使神经毒质入脑增多，参与肝性脑病发病过程。能量代谢障碍等所致的星形胶质细胞功能下降，可使血脑屏障通透性增强。

三、脑敏感性增加

严重肝病患者，体内各种神经毒质增多，在毒质物质的作用下，脑对药物或氨的毒性物质的敏感性增高，因而当使用止痛、镇静麻醉以及氯化铵等药物时，则易诱发肝性脑病。感染、缺氧、电解质紊乱等也可增强脑对毒性物质的敏感性，而诱发肝性脑病。

？ 想一想

肝硬化患者如何预防肝性脑病的发生？

答案解析

PPT

第四节 肝性脑病的防治原则

一、防止诱因的发生

减少氮负荷，严格控制蛋白质摄入；防止上消化道出血，避免食用质硬粗糙食物；防止便秘，可通过灌肠、导泻清除肠内积食，减少毒素入体；预防因利尿、放腹水、低钾血症诱发肝性脑病；肝性脑病患者因血脑屏障通透性增加、脑敏感性增高，因此用药要谨慎，特别慎用止痛、镇静、麻醉药。

二、降低血氨

通过口服乳果糖使肠道 pH 值降低，减少肠道氨的产生并促进排出；应用谷氨酸、精氨酸降血氨；纠正水电解质酸碱紊乱，特别注意纠正碱中毒；口服新霉素等抑制肠道细菌产氨。

三、其他治疗措施

口服或静注支链氨基酸，纠正氨基酸的不平衡；可给予左旋多巴，促进患者清醒。

四、肝移植

肝移植是治疗终末期肝病的有效方法。

护爱生命

肝脏是人体重要的代谢器官，物质经胃肠道吸收后，几乎全部进入肝脏，在肝脏合成、分解、转化及贮存，因此肝脏是体内物质能量代谢的中心站。肝脏参与多种蛋白质的合成，以完成正常生命活动；参与胆汁的合成，协助脂肪的消化；参与脂质和激素的代谢及生物转化；参与有毒产物、有害物质的解毒；还参与药物代谢。另外，肝脏中的 Kupffer 细胞可以吞噬、清除来自肠道的异物和细菌、病毒、毒素等。肝脏是生命活动必不可少的重要器官，一旦发生病变危害性极大，因此应以积极预防为主，爱肝护肝。

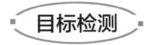

答案解析

一、选择题

【A 型题】

1. 下述诱发肝性脑病的因素中最常见的是（　　）。

    A. 消化道出血　　　　　　　　　　　　B. 利尿剂使用不当

    C. 便秘　　　　　　　　　　　　　　　D. 尿毒症

    E. 感染

2. 肝性脑病患者氨清除不足的原因主要是（　　）。

    A. 三羧酸循环障碍　　　　　　　　　　B. 谷氨酸合成障碍

    C. 谷氨酰胺合成障碍　　　　　　　　　D. 鸟氨酸循环障碍

E. 肾小管泌氨减少

3. 临床应用左旋多巴治疗部分肝性脑病的机制是（　　）。

  A. 降低血氨

  B. 促进支链氨基酸进入脑组织

  C. 促进芳香族氨基酸进入脑组织

  D. 促进神经细胞形成真性神经递质

  E. 促使脑内产生苯乙醇胺

4. 肝性脑病时血氨生成过多的最主要原因是（　　）。

  A. 肠道产氨增多

  B. 肌肉产氨增多

  C. 肾产氨增多

  D. 肾小管重吸收氨增多

  E. 酸碱平衡紊乱

5. 口服新霉素防止诱发肝性脑病的机制是（　　）。

  A. 防止肠道感染

  B. 抑制肠道细菌，减少氨的产生

  C. 预防腹泻发生

  D. 降低肠道 pH 值

  E. 防止感染以减少内源性氨产生

6. 假性神经递质在肝性脑病中的作用是（　　）。

  A. 替代谷氨酰胺

  B. 替代乙酰胆碱

  C. 替代去甲肾上腺素

  D. 替代谷氨酸

  E. 替代酪胺

7. 假性神经递质引起肝性脑病的机制是（　　）。

  A. 干扰脑的能量代谢

  B. 使脑细胞产生抑制性突触后电位

  C. 干扰脑细胞膜的功能

  D. 与正常递质竞争受体，但其效应远较正常递质为弱

  E. 对抗乙酰胆碱

8. 引起肝性脑病的毒性物质不包括（　　）。

  A. 羟苯乙醇胺　　　B. 苯乙醇胺　　　C. 多巴胺　　　D. 短链脂肪酸　　　E. 硫醇

9. 消化道出血诱发肝性脑病的最主要机制是（　　）。

  A. 引起失血性休克

  B. 肠道产氨增加

  C. 破坏血脑屏障，假性神经递质入脑

  D. 血中苯乙胺和酪胺增加

  E. 肝脏缺血、缺氧

10. 肝性脑病是指（　　）。

  A. 肝功能衰竭所致昏迷

  B. 肝脏疾病并发脑部疾病

  C. 肝功能衰竭并发脑部疾病

  D. 肝功能衰竭所致精神紊乱性疾病

  E. 肝功能衰竭所致精神神经综合征

11. 假性神经递质的作用是（　　）。

  A. 引起碱中毒

  B. 抑制糖酵解

  C. 对抗乙酰胆碱

  D. 阻碍三羧酸循环

  E. 干扰去甲肾上腺素和多巴胺的功能

12. 肝性脑病时，芳香族氨基酸入脑的机制是（　　）。

    A. 血氨浓度增加
                  B. 血脑屏障破坏

    C. 血硫醇含量增加
               D. 血支链氨基酸减少

    E. 血短链脂肪酸增加

13. 血氨增高引起肝性脑病的机制是（　　）。

    A. 干扰大脑能量代谢
           B. 使乙酰胆碱产生过多

    C. 影响大脑皮质兴奋传导
       D. 使去甲肾上腺素作用减弱

    E. 使脑干网状结构不能正常活动

14. 下列治疗肝性脑病的措施中，错误的是（　　）。

    A. 补充葡萄糖
                   B. 给予左旋多巴

    C. 静脉点滴谷氨酸钠
            D. 补充钾盐，纠正低钾血症

    E. 给予足量碱性药纠正酸中毒

15. 氨清除不足的主要原因是（　　）。

    A. 尿素合成障碍
                 B. 酪氨酸合成障碍

    C. 谷氨酸合成障碍
              D. 丙氨酸合成障碍

    E. 谷氨酰胺合成障碍

【X 型题】

16. 肝性脑病的发病机制学说有（　　）。

    A. 氨中毒学说
                  B. 矫枉失衡学说

    C. 假性神经递质学说
           D. GABA 学说

    E. 血浆氨基酸失衡学说

17. 肝功能严重损害时，激素代谢紊乱为（　　）。

    A. 雌激素升高
                  B. 胰岛素升高

    C. 醛固酮升高
                D. 肾上腺素下降

    E. 抗利尿激素下降

18. 下列预防肝性脑病的措施中正确的是（　　）。

    A. 禁饮酒
                     B. 保持大便通畅

    C. 高蛋白饮食
                D. 口服乳果糖

    E. 慎用巴比妥类药物

19. 肝性脑病时，氨基酸失衡主要是因为（　　）。

    A. 肝脏降解芳香族氨基酸减少
    B. 肝脏释放芳香族氨基酸增多

    C. 肌肉利用支链氨基酸增多
    D. 肝脏利用支链氨基酸增多

    E. 支链氨基酸经肠道排出

20. 可诱发肝性脑病的因素有（　　）。

    A. 感染
                     B. 应用利尿剂

    C. 代谢性酸中毒
              D. 消化道出血

    E. 便秘

二、综合问答题

1. 血氨升高对脑有何毒性作用？

2. 简述肝性脑病常见的诱发因素。

三、实例解析题

患者，男，55 岁。5 年前诊断为肝硬化。1 天前上消化道出血，继之出现说胡话，扑翼样震颤，即而进入昏迷。查体：肝病面容，颈部可见蜘蛛痣，腹膨隆，腹水征阳性，腹壁静脉曲张，脾肋下 3cm，肝脏未及。

讨论：该患者可能的诊断是什么？该病的防治原则有哪些?

（关鑫）

书网融合……

 重点回顾　　　　　习题

参考文献

［1］张承彦，董海霞，陈罡. 病理学［M］. 北京：中国协和医科大学出版社，2021.

［2］张俊会，吴红芳. 病理学［M］. 上海：上海科学技术出版社，2020.

［3］刘红. 病理学［M］.3版. 北京：科学出版社，2020.

［4］黄琼. 病理学与病理生理学［M］.2版. 北京：中国医药科技出版社，2019.

［5］王锦，程坤. 病理学［M］. 武汉：华中科技大学出版社，2019.

［6］步宏，李一雷. 病理学［M］.9版. 北京：人民卫生出版社，2018.

［7］王建枝，钱睿哲. 病理生理学［M］.9版. 北京：人民卫生出版社，2018.

［8］丁运良，王见退，郭家林. 病理学与病理生理学［M］. 北京：科学出版社，2018.

［9］丁凤云，孙志军. 病理学与病理生理学［M］. 北京：中国医药科技出版社，2018.

［10］张忠，王化修. 病理学与病理生理学［M］.8版. 北京：人民卫生出版社，2018.

［11］刘圆月，商战平. 病理学与病理生理学［M］. 北京：中国医药科技出版社，2018.

［12］宋晓环. 病理学基础［M］.2版. 北京：人民卫生出版社，2017.

［13］王万铁，商战平. 病理生理学［M］. 北京：科学技术文献出版社，2017.

［14］申丽娟，王娅兰. 病理学［M］. 北京：中国医药科技出版社，2016.

［15］商战平，卢彦珍. 病理生理学［M］. 北京：中国医药科技出版社，2016.

［16］钱睿哲，何志巍. 病理生理学［M］. 北京：中国医药科技出版社，2016.

［17］王建枝，钱睿哲. 病理生理学［M］.3版. 北京：人民卫生出版社，2015.

［18］宋晓环，张俊会. 病理学［M］. 武汉：华中科技大学出版社，2015.

［19］魏昕，杨清成，张俊会. 病理学［M］.2版. 西安：世界图书出版社，2015.